8·9급 대비

관리운영직군

전직시험

공중보건

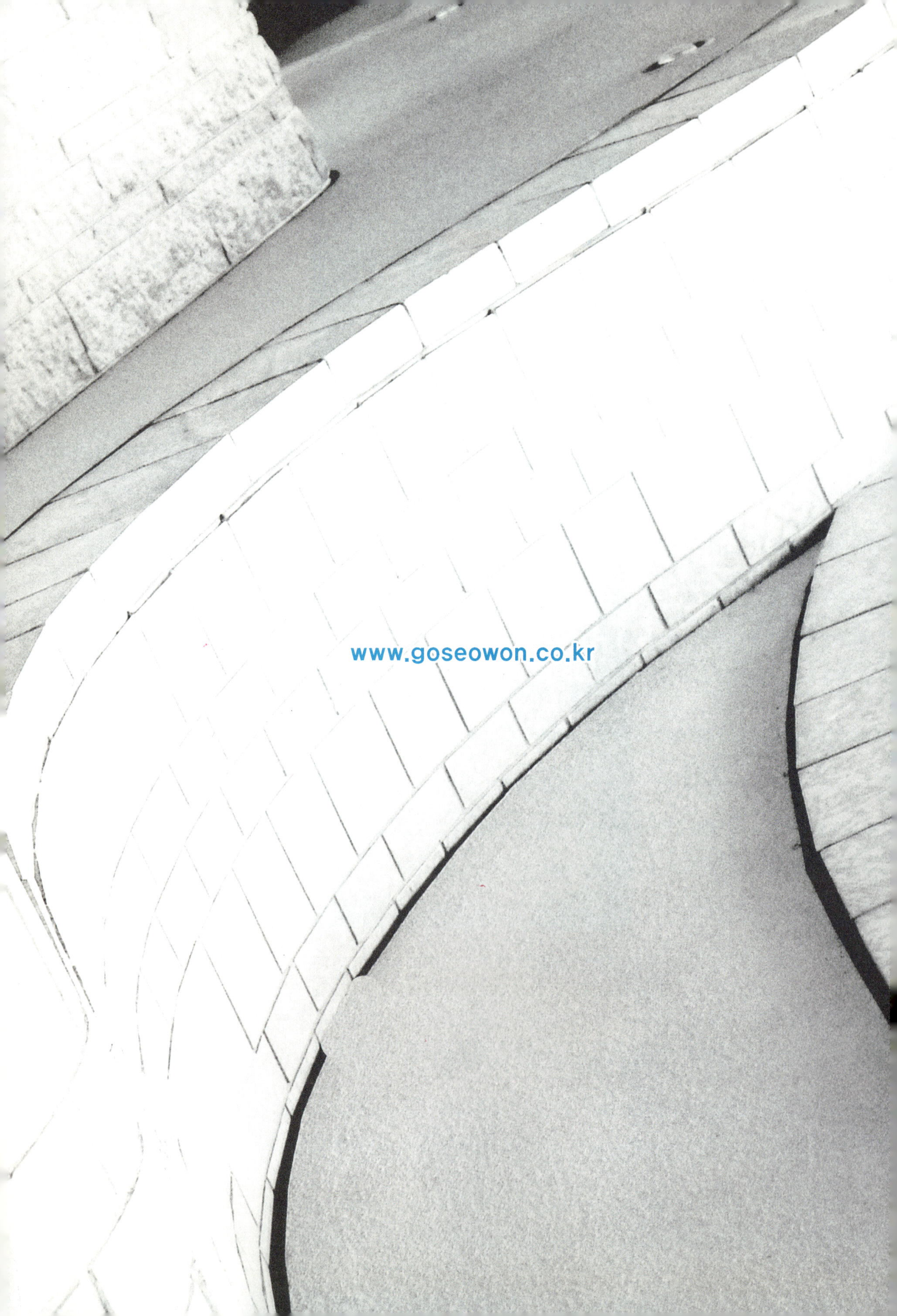
www.goseowon.co.kr

Preface

지속되는 경기불황과 취업난 속에 공무원시험의 경쟁률과 합격선이 꾸준히 증가하고 있음에도 불구하고 공무원시험의 인기는 더욱 치솟고 있는 추세입니다.

관리운영직군 공무원의 전직임용은 국가공무원법에 따른 전직시험을 통하여 해당 기관의 직제 개정으로 감축하는 관리운영직군 직렬에 속하는 공무원의 정원에 상응하여 증원되는 정원이 배정되는 직렬에 속하는 공무원으로 전직할 수 있도록 시행하는 것으로서, 공무원시험에 새로이 응시하는 것이 아니라 경력자 가운데 시험을 통해 행정직 또는 기술직 공무원으로 전환하는 것입니다.

국가공무원법에 따른 선택형 필기시험에서는 각 과목에서 40% 이상 득점하고 전 과목 총점의 60% 이상 득점한 사람으로 합격자를 결정합니다. 학습의 목표가 고득점이 아닌 합격이기 때문에 무엇보다 전략을 잘 세우는 것이 중요합니다. 시험에 나올 만한 핵심이론을 파악하고 최근 출제경향을 익혀 짧은 시간 내에 보다 효과적인 학습을 완성해야 합니다.

본서는 광범위한 내용을 체계적으로 간추려 수험생으로 하여금 단기간에 보다 효율적으로 학습할 수 있도록 핵심이론을 정리하였습니다. 또한 출제가 예상되는 다양한 유형의 문제를 수록하여 학습내용을 점검하고 부족한 부분을 보충할 수 있도록 하였습니다.

신념을 가지고 도전하는 사람은 반드시 그 꿈을 이룰 수 있습니다.
서원각이 수험생 여러분의 꿈을 응원합니다.

Structure

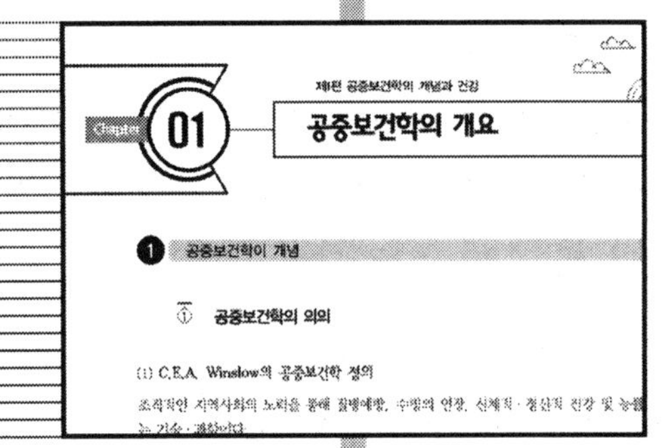

핵심이론정리

공중보건 전반에 대해 체계적으로 편장을
구분한 후 해당 단원에서 필수적으로 알아야
할 내용을 정리하여 수록했습니다. 출제가
예상되는 핵심적인 내용만을 학습함으로써
단기간에 학습 효율을 높일 수 있습니다.

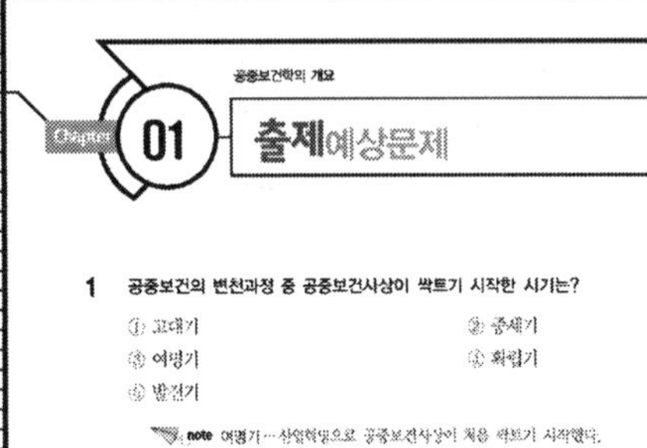

출제예상문제

그동안 치러진 국가직 및 지방직 기출문제
를 분석하여 출제가 예상되는 문제만을 엄
선하여 수록하였습니다. 다양한 난도와 유
형의 문제들로 연습하여 시험에 확실하게
대비할 수 있습니다.

상세한 해설

매 문제 상세한 해설을 달아 문제풀이만으로도 개념학습이 가능하도록 하였습니다. 문제풀이와 함께 이론정리를 함으로써 완벽하게 학습할 수 있습니다.

⑤ 1935년 미국

note 사회보장의 발달사
- ㉠ 사회보장제도의 창시자 : 비스마르크
- ㉡ 세계 최초 사회보장제도의 모체 : 비스마르크의 3대
  - 1883년 의료보험법
  - 1884년 산업재해보상법
  - 1889년 연금보험법
- ㉢ '사회보장' 용어의 최초 사용 : 1935년 6월 미의회에서
- ㉣ 최초로 사회보장법을 제정한 나라 : 미국
- ㉤ 사회보장이 가장 발달한 나라 : 영국(최초 보건소 설치
- ㉥ 우리나라 : 1963년 11월 「사회보장에 관한 법률」 제정 용어를 최초로 사용

최근기출문제분석

최근 시행된 기출문제를 상세한 해설과 함께 구성하여 시험 출제경향을 파악할 수 있도록 하였습니다. 기출문제를 풀어봄으로써 실전에 보다 철저하게 대비할 수 있습니다.

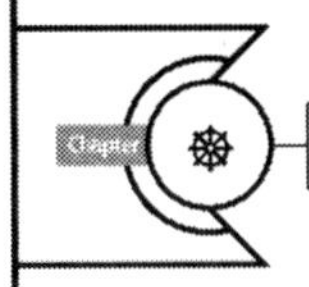

1 보건복지부에서 제3차 국민건강증진종합계획(Health Plan 2020)을 발표하였다. 주요 강생활 실천 확산 분야로 옳은 것만 묶인 것은?

① 금연, 건강검진
② 알콜미, 운동
③ 신체활동, 절주
④ 비만, 정신보건

Contents

공무원의 구분 변경에 따른 전직임용 등에 관한 특례규정

[시행 2014.11.19.] [대통령령 제25751호, 2014.11.19., 타법개정]

제2장 관리운영직군 공무원의 전직임용

제3조(관리운영직군 공무원의 전직) ① 다음 각 호의 어느 하나에 해당하는 공무원은 「국가공무원법」(이하 "법"이라 한다) 제28조의3에 따른 전직시험(이하 "전직시험"이라 한다)을 통하여 해당 기관의 직제의 개정으로 감축하는 관리운영직군 직렬에 속하는 공무원의 정원에 상응하여 증원되는 정원이 배정되는 직렬(관리운영직군 및 우정직군의 직렬은 제외한다. 이하 같다)에 속하는 공무원으로 전직할 수 있다.

   1. 대통령령 제24852호 공무원임용령 일부개정령 부칙 제7조 제1항에 따라 관리운영직군 공무원으로 임용된 것으로 보는 공무원
   2. 다른 법령에서 관리운영직군 공무원으로 임용된 후 법 제28조 제2항 제7호에 따라 국가공무원으로 임용되거나 법 제28조의2에 따라 전입한 공무원

② 제1항에 따른 직제의 개정으로 증원되는 일반직공무원의 직위에는 해당 기관의 일반직공무원의 초과현원에 관계없이 해당 기관의 관리운영직군 공무원 중 전직시험에 합격한 공무원을 인사혁신처장이 정하는 시기에 임용(이하 "전직임용"이라 한다)하여야 한다.

③ 해당 기관의 관리운영직군에 감축할 정원이 없는 직렬에 대해서는 「행정기관의 조직과 정원에 관한 통칙」 제24조 제2항에도 불구하고 전직시험의 합격 인원에 해당하는 정원이 전직예정 직렬에 있는 것으로 보고 전직임용할 수 있다. 이 경우 해당 직렬 일반직공무원의 현원이 정원과 일치될 때까지 그 초과현원에 상응하는 정원이 해당 기관에 따로 있는 것으로 본다.

④ 제1항에 따른 관리운영직군 직렬에 상응하는 직렬의 범위 및 전직임용 등에 관하여 필요한 사항은 인사혁신처장이 정한다.

제4조(전직시험 실시기관) 「공무원임용령」(이하 "임용령"이라 한다) 제2조 제3호에 따른 소속 장관(이하 "소속 장관"이라 한다)은 전직시험을 직접 실시하거나 인사혁신처장에게 위탁하여 실시할 수 있다.

[대통령령 제24856호(2013.11.20) 부칙 제2조의 규정에 의하여 이 조는 2016년 12월 31일까지 유효함]

제5조(전직시험의 요건 및 방법 등) ① 전직예정 직급에 상당하는 관리운영직군 공무원으로 6개월 이상 근무한 공무원은 「공무원임용시험령」(이하 "시험령"이라 한다) 제18조에 따른 자격증 소지 여부와 관계없이 전직시험에 응시할 수 있다.

② 전직시험은 다음 각 호의 어느 하나의 방법에 따른다.

   1. 선택형 필기시험. 이 경우 소속 장관이 필요하다고 인정하는 경우에는 실기시험을 병과(倂科)할 수 있다.
   2. 서류전형과 면접시험(전직예정 직렬 관련 분야 석사 학위 이상 소지자만 해당한다)
   3. 서류전형(인사혁신처장이 정하는 자격증 소지자만 해당한다)

③ 제2항 제1호에 따른 필기시험의 과목은 별표 1과 같다. 다만, 소속 장관이 해당 기관의 업무 특성 등을 고려하여 필요하다고 인정하는 경우 인사혁신처장과 협의하여 시험령 별표 1을 적용할 수 있다.

[대통령령 제24856호(2013.11.20) 부칙 제2조의 규정에 의하여 이 조는 2016년 12월 31일까지 유효함]

관리운영직군에서 행정 · 기술직군으로 전직할 경우 시험과목

직렬 \ 직류 \ 계급		6 · 7급		8 · 9급	
교정	교정	헌법	교정학	형사소송법개론	교정학개론
보호	보호	헌법	형사소송법	사회	형사소송법개론
출입국관리	출입국관리	영어	행정법	영어	국제법개론
행정	일반행정	행정학	행정법	사회	행정학개론
세무	세무	행정법	세법	사회	세법개론
관세	관세	행정법	관세법	사회	관세법개론
사서	사서	행정법	자료조직론	사회	자료조직개론
공업	일반기계	물리학개론	기계공작법	물리	기계일반
	전기	물리학개론	전기자기학	물리	전기이론
	화공	화학공학개론	화공열역학	화학	유기공업화학
농업	일반농업	재배학	식용작물학	생물	식용작물
임업	전 직류	생물학개론	조림학	생물	조림
해양수산	선박항해	선박개론	항해학	물리	항해
	선박기관	선박개론	선박기관학	물리	선박기관
보건	보건	보건학	보건행정학	생물	공중보건
시설	일반토목	물리학개론	응용역학	물리	응용역학개론
	건축	물리학개론	건축계획학	물리	건축계획
전산	전산개발	소프트웨어공학	자료구조론	컴퓨터일반	소프트웨어공학
방송통신	전송기술	물리학개론	통신이론	물리	무선공학개론

제6조(전직시험의 합격 결정) ① 제5조 제2항 제1호에 따른 선택형 필기시험에서는 각 과목 만점의 40퍼센트 이상, 전 과목 총점의 60퍼센트 이상 득점한 사람을 합격자로 한다.

② 제5조 제2항 제2호에 따른 면접시험에서는 시험령 제13조 제1항에 따라 임명된 시험위원의 과반수가 같은 영 제5조 제3항의 평정요소 5개 항목 중 2개 항목 이상을 "하(미흡)"로 평정하였거나, 시험위원의 과반수가 어느 하나의 동일한 평정요소를 "하(미흡)"로 평정하였을 때에는 불합격으로 한다.

[대통령령 제24856호(2013.11.20) 부칙 제2조의 규정에 의하여 이 조는 2016년 12월 31일까지 유효함]

제7조(관리운영직군 공무원으로 신규채용된 공무원) 기능직공무원으로 재직 하던 중 특수경력직공무원이 되기 위하여 퇴직한 사람 등이 인사혁신처장과 협의를 거쳐 종전 기능직공무원의 직급에 상응하는 관리운영직군 공무원으로 신규채용된 경우 해당 공무원의 전직시험 및 전직임용 등에 관하여는 제3조부터 제6조까지의 규정을 준용한다.

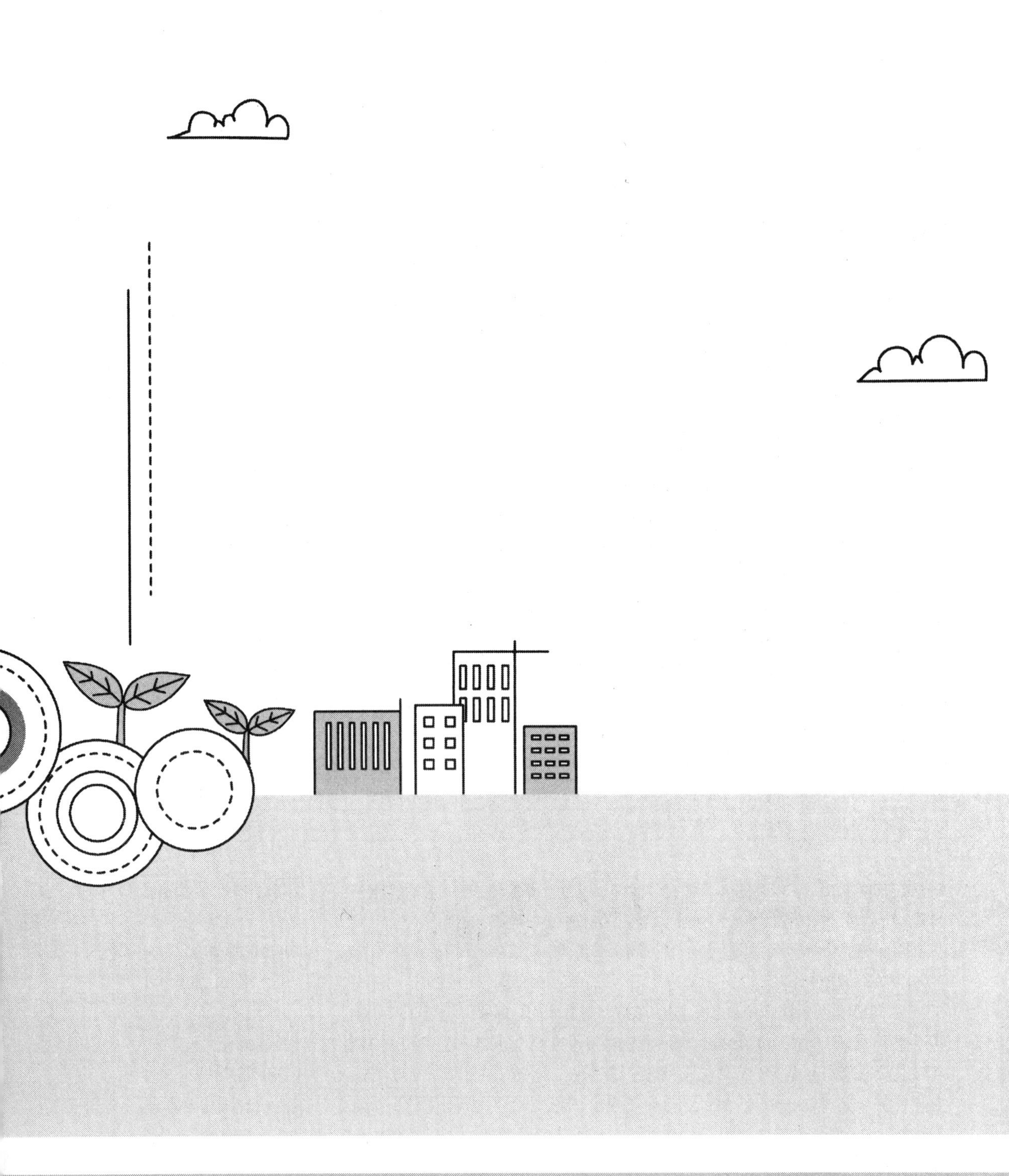

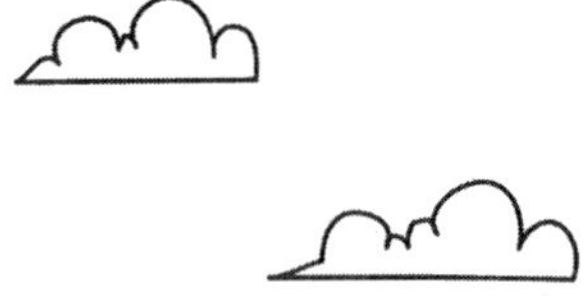

공중보건학의 개념과 건강

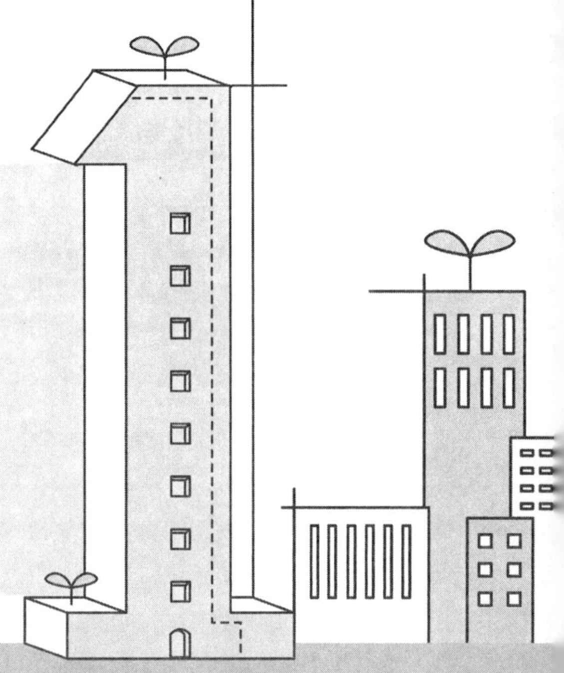

Chapter 01 공중보건학의 개요

1 공중보건학이 개념

① 공중보건학의 의의

(1) C.E.A. Winslow의 공중보건학 정의

조직적인 지역사회의 노력을 통해 질병예방, 수명의 연장, 신체적·정신적 건강 및 능률을 증진시키는 기술·과학이다.

(2) 공중보건의 목적

공중보건은 개인이 아닌 지역사회가 주최가 되어 지역주민의 질병을 예방하고 건강한 삶을 영위하도록 돕는 것을 목적으로 한다.

② 공중보건학의 범위

(1) 환경관리 분야

환경위생, 식품위생, 환경오염, 산업보건 등이 있다.

(2) 질병관리 분야

전염병 및 비전염병 관리, 역학, 기생충 관리 등이 있다.

(3) 보건관리 분야

보건행정, 보건교육, 모자보건, 의료보장제도, 보건영양, 인구보건, 가족계획, 보건통계, 정신보건, 영유아보건, 사고관리 등이 있다.

① 공중보건학의 변천과정

(1) 고대기

이집트와 로마에 상·하수도 시설과 목욕탕 시설이 있었으며, 이집트의 주택청결법에 관한 기록이나 로마의 인구조사를 실시한 것은 공중보건의 흔적들이다.

(2) 중세기

① 공중보건에 있어서 암흑기라 할 수 있다.

② 종교에 의지하여 의학은 단지 신체의 질병을 치료하는 데 국한되었다.

(3) 여명기(요람기)

① 산업혁명으로 공중보건사상이 시작되었다.

② 1848년 세계 최초로 영국에서 Chadwick에 의해 공중보건법이 제정되었다.

③ Ramazzini … 직업병 연구가 시작되었다.

④ E. Jenner … 우두종두법이 개발되었다.

(4) 확립기

① 예방의학적 사상이 시작되었다.

② 1866년 Pettenkofer가 뮌헨대학에 처음으로 위생학 강좌를 개설하였다.

③ Pasteur, Koch, Lister에 의해 세균학, 면역학의 기초가 마련되었다.

(5) 20세기 후의 발전기

① 보건소가 설치되었다.

② 사회보건 및 사회보장제도가 체계화되는 등 사회보장제도가 발전하였다.

③ WHO가 1948년 4월 7일 발족하여 이날을 '세계보건의 날'로 정하였다.

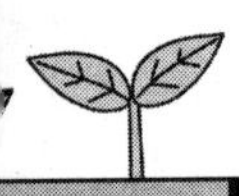

알마타선언

㉠ 1978년, 카자흐스탄의 알마타에서 세계보건기구 후원으로 열린 국제의료회의에서 '1차 보건의료'란 단어가 시작되었다.

㉡ 세계보건기구는 이 알마타선언 이후 '1차 보건의료'를 보건의료정책의 주요 전략으로 채택하였다.

㉢ 이로써 우리나라도 접근성, 의료비용 가용성, 지역사회 참여를 접근전략으로 '농어촌 1차 보건의료의 기반확충'이라는 정책을 수행하게 되었다.

공중보건학의 변천과정

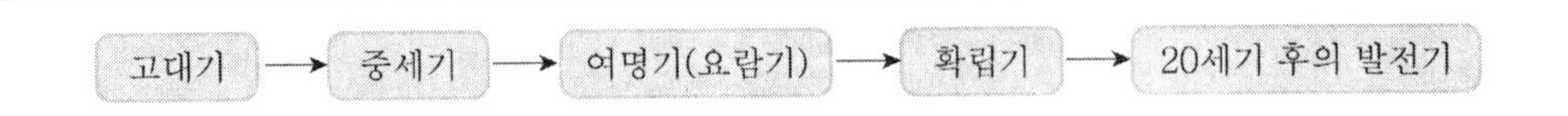

② 우리나라 공중보건의 역사

(1) 삼국시대

① 중국의학이 전래되었다.

② 고구려 소수림왕 때 인도의학이 포함된 불교의학이 들어와 왕실 치료자인 시의가 있었다.

(2) 고려

① 성종 때 의학제도를 정비해 의사를 두었다.

② 의약관청인 대의감 · 서민 의료기관인 제위보 등이 있었다.

③ 후기에는 의학교육기관인 의학원을 개성과 평양에 설립해 의박사를 두었다.

(3) 조선시대

① 전기에는 고려의학을 계승하였고, 후기에는 외세의 침략으로 크게 발전하지 못했다.

② 허준의 동의보감이 발간되었고, 갑오개혁 이후 서양의학의 도입으로 병원이 설립되면서 공중보건사업을 권장하게 되었다.

(4) 근대

① 위생과가 여러 차례 개정을 통해 보건부로 개칭되었고 1956년 보건소법이 공포됨에 따라 각 시 · 군 · 구에 보건소가 설치 · 운영되었다.

② 의료보험의 실시로 국민보건이 향상되었다.

Chapter **01** — **출제**예상문제

1 공중보건의 변천과정 중 공중보건사상이 싹트기 시작한 시기는?

① 고대기　　　　　　　　　　② 중세기
③ 여명기　　　　　　　　　　④ 확립기
⑤ 발전기

> **note** 여명기 … 산업혁명으로 공중보건사상이 처음 싹트기 시작했다.

2 공중보건의 수단으로 볼 수 없는 것은?

① 개인의 건강관리　　　　　　② 산업보건
③ 환경위생　　　　　　　　　④ 보건교육

> **note** ① 공중보건은 지역사회 주민 전체를 대상으로 한 환경관리, 질병관리, 보건관리 사업이므로 개인의 건강관리는 올바른 수단이 아니다. 보건교육은 보건관리의 수단, 환경위생과 산업보건은 환경관리의 수단이 된다.

3 다음 중 현대 공중보건학의 정의로 옳은 것은?

① 질병예방, 수명연장, 건강증진
② 조기발견, 수명연장, 건강증진
③ 질병예방, 조기발견, 건강증진
④ 질병치료, 수명연장, 건강증진

> **note** Winslow에 의하면 공중보건학은 질병예방, 수명연장, 건강을 증진시키는 기술이며 과학이라고 정의된다.

Answer 1.③ 2.① 3.①

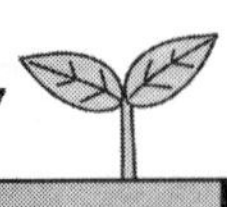

4 조선시대 보건의료 기관은?

① 대비원

② 활인서

③ 제위보

④ 상의국

⑤ 혜민국

note ①③ 고려시대 의료기관
④ 고려시대 어의 공급 담당기관
⑤ 고려시대 백성 질병 치료 위한 관서

5 다음 중 공중보건사업과 거리가 먼 것은?

① 전염병의 관리사업

② 질병의 예방사업

③ 의료장비 개발사업

④ 환경위생 개선사업

⑤ 보건 교육사업

note 공중보건사업의 범위
㉠ 환경관리 분야 : 환경위생, 식품위생, 환경오염, 산업보건
㉡ 질병관리 분야 : 전염병 및 전염병 관리, 역학, 기생충 관리
㉢ 보건관리 분야 : 보건행정, 보건교육, 모자보건, 의료보장제도, 보건영양, 인구보건, 가족계획, 보건통계, 정신보건, 영유아보건 등

6 다음 중 공중보건사업의 대상을 가장 잘 나타낸 것은?

① 지역사회의 전체 주민을 대상으로 한다.

② 저소득층을 대상으로 한다.

③ 전염병 환자만을 대상으로 한다.

④ 특정계층을 대상으로 한다.

⑤ 교육수준이 낮은 사람을 대상으로 한다.

note 공중보건사업은 지역사회의 주민 전체를 대상으로 하며, 단위로 한다. 공중보건의 최소단위는 지역사회이다.

7 공중보건의 3대 요소에 속하지 않는 것은?

① 질병치료　　　　　　　　　　② 질병예방

③ 수명연장　　　　　　　　　　④ 건강과 능률의 향상

⑤ 정신적 효율 증진

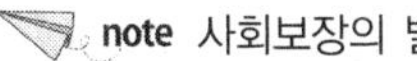 **note** 공중보건은 예방의학이자 사회의학이나, 질병치료는 임상의학이다.

8 다음 중 보건사업의 선정과정으로 옳은 것은?

① 지역사회의 요구

② 대통령의 지시

③ 집행예산

④ 보건복지부 장관의 지시

⑤ 건강문제를 알아내기 위한 지역사회의 조사결과

note 보건사업의 선정은 지역사회 조사결과에 의해 그 지역의 문제점을 개선하도록 해야 한다.

9 세계 최초로 사회보장법을 제정한 곳은 어디인가?

① 1925년 미국　　　　　　　　② 1925년 영국

③ 1935년 프랑스　　　　　　　④ 1935년 영국

⑤ 1935년 미국

note 사회보장의 발달사
　㉠ 사회보장제도의 창시자 : 비스마르크
　㉡ 세계 최초 사회보장제도의 모체 : 비스마르크의 3대 보험
　• 1883년 의료보험법
　• 1884년 산업재해보상법
　• 1889년 연금보험법
　㉢ '사회보장'용어의 최초 사용 : 1935년 6월 미의회에서 뉴딜정책을 설명하면서 최초로 사용
　㉣ 최초로 사회보장법을 제정한 나라 : 미국
　㉤ 사회보장이 가장 발달한 나라 : 영국(최초 보건소 설치)
　㉥ 우리나라 : 1963년 11월 「사회보장에 관한 법률」 제정, 1980년 10월 「사회보장」과 「사회복지」
　　용어를 최초로 사용

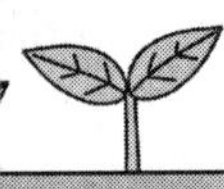

10 다음 중 지역사회 조직활동의 순서로 옳은 것은?

① 실태조사 – 필요성 작성 – 사업계획의 수립 – 교육활동

② 실태조사 – 사업계획의 수립 – 필요성 작성 – 교육활동

③ 필요성 작성 – 사업계획의 수립 – 실태조사 – 교육활동

④ 사업계획의 수립 – 필요성 작성 – 실태조사 – 교육활동

⑤ 교육활동 – 필요성 작업 – 사업계획의 수립 – 교육활동

> **note** 지역사회 조직활동의 순서 … 실태조사 – 필요성 작성 – 사업계획의 수립 – 교육활동

11 다음 중 공중보건의 범위에 속하지 않는 것은?

① 보건교육　　　　　　　　　　② 환경위생

③ 병·의원의 증대　　　　　　　④ 보건행정

⑤ 학교보건

> **note** 공중보건의 범위 … 보건교육, 보건행정, 환경위생, 산업보건, 보건영양 등 질병과 건강을 위한 모든 예방의학이 이에 속한다.

12 우리나라에 서양의학 지식이 도입된 시기는 언제인가?

① 조선 말기　　　　　　　　　　② 조선 초기

③ 조선 중기　　　　　　　　　　④ 일제치하

⑤ 미군정시대

> **note** 조선 말기 갑오개혁으로 서양의학이 도입되고 보건·의료제도에서 관제개혁을 단행하여 공중보건사업을 권장하게 되었다.

13 세계 최초로 공중보건법이 제정된 시기와 나라로 옳은 것은?

① 독일, 1842년　　　　　　　　② 스웨덴, 1848년

③ 프랑스, 1842년　　　　　　　④ 영국, 1848년

⑤ 미국, 1848년

Answer　　10.①　11.③　12.①　13.④

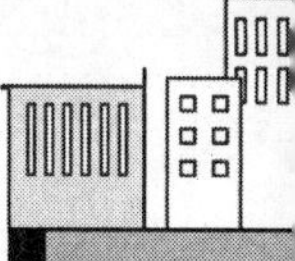

14 다음 중 알마타 선언과 가장 관계가 깊은 것은?

① 1차 보건의료의 실현 ② 인간답게 살 권리 인정

③ 2차 보건의료의 실현 ④ 전염병 발생시 공동노력

⑤ 모든 나라의 WHO 의무가입

note 알마타선언 … 1978년, 카자흐스탄의 알마타에서 세계보건기구 후원으로 열린 국제의료회의에서 '1차 보건의료'란 단어가 시작되었고, 세계보건기구는 이 알마타선언 이후 '1차 보건의료'를 보건의료정책의 주요 전략으로 채택하였다. 이로써 우리나라에서도 접근성, 의료비용 가용성, 지역사회 참여를 접근전략으로 '농어촌 1차 보건의료의 기반확충'이라는 정책을 수행하게 되었다.

15 후진국의 경우 공중보건사업의 접근방법으로 가장 중요한 것은 무엇인가?

① 행정력의 강화 ② 환자의 치료

③ 건강증진 활동 ④ 자발적 활동 장려

⑤ 보건교육 실시

note 후진국은 공중보건에 관한 지식이 부족하고 의욕이 저하된 상태이므로 강제력이 요구된다.

16 다음 중 공중보건학의 개념과 가장 거리가 먼 학문은 어느 것인가?

① 임상의학 ② 위생학

③ 예방의학 ④ 사회의학

⑤ 지역사회의학

note 공중보건은 치료의학이 아니라 예방의학이다.

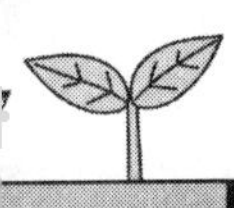

17 다음 중 공중보건의 궁극적 목표는 무엇인가?

① 모든 주민의 생존권 실현

② 모든 주민의 행복추구권 실현

③ 모든 주민의 건강과 장수의 실현

④ 모든 주민의 질병치료의 실현

⑤ 모든 주민의 안전권 실현

> **note** 공중보건은 모든 지역사회 주민의 질병을 예방하여 포괄적인 의미의 건강한 삶을 영위하도록 돕는 것이다.

18 다음 중 공중보건사업 수행의 3대 요소로 옳은 것은?

① 환경위생, 보건행정, 전염병 관리

② 보건교육, 질병예방, 전염병 관리

③ 보건행정, 질병예방, 환경위생

④ 질병예방, 전염병 관리, 보건관계 법규

⑤ 보건교육, 보건행정, 보건관계 법규

> **note** 공중보건사업 수행의 3대 요소는 보건교육, 보건행정, 보건관계 법규이다.

19 다음 중 공중보건의 범위에 속하지 않는 분야는 어느 것인가?

① 가족계획　　　　　　　　　② 모자보건

③ 산업위생　　　　　　　　　④ 헌혈사업

⑤ 성인보건

> **note** 공중보건의 범위
> ㉠ 기초분야 : 환경위생, 역학, 식품위생, 국민영양, 인구론, 보건통계, 정신보건, 우생학, 보건행정, 보건교육, 사회보장 등
> ㉡ 임상분야 : 모자보건, 학교보건, 성인보건, 가족계획, 보건간호 등
> ㉢ 응용분야 : 도시보건, 산업위생, 공해, 농어촌보건 등

Answer　17.③　18.⑤　19.④

20 공중보건은 범위가 넓어 대체로 기초분야, 임상분야, 응용분야로 나뉘어지는데, 다음 중 기초분야에 속하지 않는 것은?

① 정신보건
② 보건통계
③ 모자보건
④ 사회보장
⑤ 보건행정

> **note** ③ 임상분야에 속한다.

21 질병의 자연발생설을 부정하고 미생물설을 주장한 근대의학의 창시자는?

① E. Jenner
② R. Koch
③ L. Pasteur
④ B. Ramazzini
⑤ Pettenkofer

> **note** L. Pasteur
> ㉠ 결핵균을 발견하였다.
> ㉡ 1880년 공수병 연구, 생물의 자연발생설을 부정하였다.
> ㉢ 직업병을 규명하였다.

22 다음 중 공중보건학의 발달순서로 옳은 것은?

① 고대기 – 중세기 – 여명기 – 확립기 – 발전기
② 고대기 – 중세기 – 여명기 – 발전기 – 확립기
③ 고대기 – 여명기 – 중세기 – 확립기 – 발전기
④ 여명기 – 고대기 – 중세기 – 확립기 – 발전기
⑤ 여명기 – 발전기 – 고대기 – 중세기 – 확립기

> **note** 공중보건학의 발달순서 … 고대기 – 중세기 – 여명기(요람기) – 확립기 – 발전기

Chapter 02 건강과 질병의 기본개념

1 건강

① 건강의 개념

(1) 개념의 변화

과거에는 신체적 개념으로 많이 사용되었지만 그 후 정신적 개념, 생존능력, 사회생활능력 등을 포함하게 되어 점차 확대되어 가고 있는 경향이다.

(2) 세계보건기구의 정의

건강은 단지 질병이 없거나 허약하지 않을 뿐만 아니라 육체적·정신적·사회적으로 완전히 안녕한 상태를 말한다.

(3) Bernard의 정의

건강이란 외부환경의 변화에도 내부환경의 항상성이 유지되는 상태를 말한다.

② 건강의 지표

(1) WHO에서 정한 한 나라의 건강수준을 표시하는 종합건강지표

① **비례사망지수**(PMI) ··· 전체 사망자 수에 대한 50세 이상 사망자 수의 비율이다. 비례사망지수가 크면 건강수준이 높다는 것이다.

$$\text{비례사망지수} = \frac{\text{50세 이상 사망자 수}}{\text{전체 사망자 수}} \times 100$$

② **평균수명** … 사람의 수명을 평균하여 나타낸 연수이다. 0세의 평균여명, 즉 갓 태어난 신생아가 일정 조건하에 몇 해 동안 생존할 수 있는가 하는 기대연수이다.

③ **조사망률** … 그 해의 인구 수에 대한 연간 사망자 수의 비율이다.

$$조사망률 = \frac{연간\ 사망자\ 수}{그\ 해의\ 인구} \times 1,000$$

(2) 지역주민의 건강수준측정에 이용되는 지표

① **영아사망률** … 그 해에 출생한 영아에 대한 1년간의 생후 1년 미만 영아의 사망 수의 비율이다. 지역사회의 보건수준을 나타내는 가장 대표적인 지표이다.

$$영아사망률 = \frac{1년간의\ 생후\ 1년\ 미만의\ 사망자\ 수}{그\ 해의\ 출생아\ 수} \times 1,000$$

② **모성사망률** … 연간 출생아 수에 대한 연간 모성 사망 수의 비율이다.

$$모성사망률 = \frac{연간\ 모성사망\ 수}{연간\ 출생아\ 수} \times 1,000$$

③ **기타** … 조사망률, 평균연령, 비례사망지수 등이 있다.

2 질병

① 질병의 발생

(1) 질병발생의 요인

① **병인** … 여러 생물화학적 요인, 유해 중금속 등 물리·화학적 요인과 정신질환을 일으키는 각종 사회·경제적 요인을 말한다.

② **숙주** … 연령, 성별, 병에 대한 저항력, 영양상태, 유전적 요인, 생활습관 등이 있다.

③ **환경** … 숙주와 병인 간의 관계에서 지렛대 역할을 하는데, 인간을 둘러싼 물리적·생물학적·사회적·경제적인 것들을 모두 포함한다.

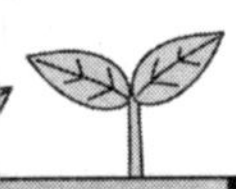

(2) 질병의 예방(레벨과 클락의 예방단계)

① **1차 예방** ⋯ 병인에 이완되기 전에 환경개선, 건강증진, 예방접종 등으로 미리 질병의 근원을 제거하는 방법이다.

② **2차 예방** ⋯ 병인에 이완된 후에 집단검진과 조기진단 등을 통해 조기치료하고 병의 악화를 방지하는 것이다.

③ **3차 예방** ⋯ 병후 회복기로 사회에 환원되기 위한 재활치료이다.

② 우리나라의 건강동향

(1) 사회적 변화

출생률 감소에 따른 인구의 정체현상, 인구의 노령화, 급격한 산업화 등이 있다.

(2) 문제점

① 인구의 도시집중으로 과밀지역에선 영유아보건이나 모자보건이, 과소지역에선 생산연령층 부족이 문제가 된다.

② 새로운 대사성 질환, 고혈압, 암과 같은 치료가 극히 어려운 비전염성 질환이 가장 큰 보건문제로 대두된다.

> **Tip** 보건문제(3p) ⋯ Population(인구), Poverty(빈곤), Pollution(오염)

3 세계보건기구(WHO)

① 생성 및 발달

(1) 목적

WHO는 모든 사람들이 가능한 최상의 건강수준에 도달하도록 하는 데 목적을 두고 있다. WHO 헌장에는 '건강이란 단순히 질병이 없는 상태가 아니라 육체적·정신적·사회적으로 완전히 안정된 상태'라고 정의하고 있다.

(2) 생성

1948년 4월 7일 발족하였으며, 스위스 제네바에 본부를 두고 있다.

(3) 우리나라

① **가입** … 우리나라는 서태평양지역에 1949년 8월 17일 65번째 회원국으로 가입하였고, 북한은 동남아시아지역에 1973년 5월 19일 138번째로 가입하였다.

② **분담금의 규모**

　㉠ 정규 분담금 : 한국의 WHO 정규분담금 규모는 2004년의 경우 7,818천불로 전체예산 중 1.82%에 해당되며, 부담순위는 회원국 중 10번째이다. 서태평양지역 국가 중에서는 일본에 이어 2번째이다.

　㉡ 자발적 분담금 : 2002~2003년 북한 말라리아 퇴치사업에 약 138만불 상당의 의약품 및 장비 등을 지원하였고, 2003년 이라크 인도적 지원계획에 따라 200만불 상당의 의약품, 기자재 등을 지원하였다.

② 조직과 기능

(1) 6개 지역 사무소

① **동지중해지역 사무소** … 이집트 알렉산드리아(본부) 등

② **동남아시아지역 사무소** … 인도 뉴델리(본부), 북한 등

③ **서태평양지역 사무소** … 필리핀 마닐라(본부), 우리나라 등

④ **남북아메리카지역 사무소** … 미국 워싱턴 D.C.(본부) 등

⑤ **유럽지역 사무소** … 덴마크 코펜하겐(본부) 등

⑥ **아프리카지역 사무소** … 콩고 브라자빌(본부) 등

(2) 기능

① 국제적인 보건사업에 대하여 지휘하고 조정한다.

② 보건서비스의 강화를 위한 각국 정부의 요청에 대하여 지원한다.

③ 각국 정부의 요청시 적절한 기술지원과 응급상황 발생시 필요한 도움을 제공한다.

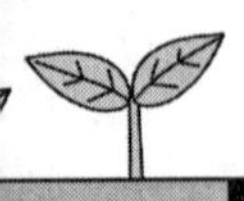

④ 전염병 및 기타 다른 질병들의 예방과 관리에 대한 업무를 지원한다.

⑤ 필요시 영양, 주택, 위생, 레크리에이션, 경제 혹은 작업여건, 그리고 환경위생 등에 대하여 다른 전문기관과의 협력을 지원한다.

⑥ 생체의학(Biomedical)과 보건서비스 연구를 지원 및 조정한다.

⑦ 보건, 의학, 그리고 관련 전문분야의 교육과 훈련의 기준을 개발 및 개발을 지원한다.

⑧ 생물학·제약학적 물질, 유사물질들에 대한 국제적인 표준을 세우고, 진단기법의 표준화를 추진한다.

⑨ 정신분야의 활동을 지원한다.

> **Tip** WHO는 Conventions, Agreements, Regulation을 제안하고 질병, 사망원인 그리고 공중보건 등에 대하여 국제적으로 통용될 수 있는 용어를 만들기도 하며 식품, 생물학·제약학적 물질, 유사물질 등에 대한 국제적인 표준을 제정하기도 한다.

출제예상문제

1 다음 중 α-index에 대한 설명으로 잘못된 것은?

① α-index 값이 크면 후진국에 가깝다.

② 선진국 간의 보건수준을 비교하는 데 사용한다.

③ α-index 값이 0에 가까울수록 환경상태가 불량하다.

④ 영아 사망수를 신생아 사망수로 나눈 값이다.

> **note** ③ 0에 가까울수록 신생아 사망수(선천적 기형이 원인)가 영아 사망수(환경위생의 불량이 원인)보다 크므로 선진국에 가깝고 1보다 크면 후진국에 가깝다.

2 WHO는 몇 개 지부이며, 우리나라가 속한 곳은?

① 6개 지부 – 서태평양지역   ② 5개 지부 – 서태평양지역

③ 4개 지부 – 동남아시아지역   ④ 4개 지부 – 환태평양지역

⑤ 7개 지부 – 동남아시아지역

> **note** ① 우리나라는 1949년 8월 65번째 회원국으로 가입하였으며 마닐라, 필리핀 등이 속한 서태평양지역 사무소에 속해 있다.
> ※ WHO의 6개 지역 사무소
> ㉠ 동지중해지역 사무소 : 이집트 알렉산드리아(본부) 등
> ㉡ 동남아시아지역 사무소 : 인도 뉴델리(본부), 북한 등
> ㉢ 서태평양지역 사무소 : 필리핀 마닐라(본부), 우리나라 등
> ㉣ 남북아메리카지역 사무소 : USA 워싱턴 D.C.(본부) 등
> ㉤ 유럽지역 사무소 : 덴마크 코펜하겐(본부) 등
> ㉥ 아프리카지역 사무소 : 콩고 브라자빌(본부) 등

Answer   1.③   2.①

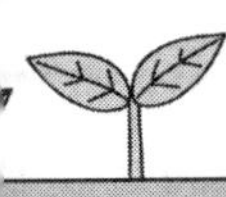

3 레벨과 클락의 예방단계에 대한 설명 중 1차 예방에 속하는 것은?

① 조기진단　　　　　　　　　　② 집단검진
③ 환경개선　　　　　　　　　　④ 조기치료

 **note** 레벨과 클락의 질병예방단계
　　ㄱ 1차 예방 : 병인에 이완되기 전에 환경개선, 건강증진, 예방접종 등으로 미리 질병의 근원을 제거한다.
　　ㄴ 2차 예방 : 병인에 이완된 후에 집단검진과 조기진단 등을 통해 조기치료하고 병의 악화를 방지한다.
　　ㄷ 3차 예방 : 병후 회복기로 사회에 환원되기 위한 재활치료이다.

4 다음 중에서 1차 보건의료에 해당하는 것은?

① 보건교육 – 급성질환관리　　　　② 조기치료 – 영양개선
③ 응급환자 – 전염병확산방지　　　④ 장기요양기관설립 – 풍토병관리
⑤ 재활치료 – 사회환원활동

note 조기치료는 원래 2차에 해당하지만 동시에 다른 사람에게 전파를 차단하므로 1차 보건의료에도 포함된다.

5 우리나라가 속해 있는 세계보건기구의 지역 사무소는?

① 환태평양지역 사무소　　　　　② 동남아시아지역 사무소
③ 서태평양지역 사무소　　　　　④ 극동아시아지역 사무소
⑤ 태평양지역 사무소

note ③ 우리나라는 1949년 8월 65번째 회원국으로 가입하였으며 마닐라, 필리핀 등이 속한 서태평양지역 사무소에 속해 있다.

Answer　　3.③　4.②　5.③

6 세계보건기구의 회원국에 대한 역할 중 가장 중요한 기능은?

① 기술 지원
② 재정 지원
③ 의약품 지원
④ 기술요원 지원
⑤ 보건의료시설 지원

> **note** ① 세계보건기구는 회원국에 대한 기술지원 및 자료공급, 보건사업의 지휘 및 조정, 전문가 파견을 통한 기술자문활동을 수행한다.

7 세계보건기구의 회원국에 대한 기능으로 볼 수 없는 것은?

① 의약품 지원사업
② 기술 지원사업
③ 교육 · 훈련사업
④ 보건정보 및 자료공급
⑤ 국제적인 보건사업의 지휘 및 조정

> **note** 세계보건기구의 기능
> ㉠ 국제적인 보건사업에 대하여 지휘하고 조정한다.
> ㉡ 보건서비스의 강화를 위한 각국 정부의 요청에 대하여 지원한다.
> ㉢ 각국 정부의 요청시 적절한 기술지원과 응급상황 발생시 필요한 도움을 제공한다.
> ㉣ 전염병 및 기타 다른 질병들의 예방과 관리에 대한 업무를 지원한다.
> ㉤ 필요시 영양, 주택, 위생, 레크리에이션, 경제 혹은 작업여건, 그리고 환경위생 등에 대하여 다른 전문기관과의 협력을 지원한다.
> ㉥ 생체의학(Biomedical)과 보건서비스 연구를 지원 및 조정한다.
> ㉦ 보건, 의학 그리고 관련 전문분야의 교육과 훈련의 기준을 개발 및 개발을 지원한다.
> ㉧ 생물학 · 제약학적 물질, 유사물질들에 대한 국제적인 표준을 세우고, 진단기법의 표준화를 추진한다.
> ㉨ 정신분야의 활동을 지원한다.

8 다음 중 세계보건기구의 정의로 옳은 것은?

① 국제적인 보건전문가단체
② 국제노동단체
③ 보건교육사업단체
④ 국제적인 의료사업단체
⑤ 국제적인 재정원조단체

> **note** WHO(World Health Organization)는 국제적인 보건전문가단체이다.

Answer   6.① 7.① 8.①

9 다음 중 건강의 정의를 가장 적절하게 표현한 것은?

① 허약하지 않은 상태　　　　　　　　② 질병이 없는 상태

③ 정신적 · 육체적 · 경제적 안녕상태　　④ 정신적 · 경제적 · 사회적 안녕상태

⑤ 육체적 · 정신적 · 사회적 안녕상태

> **note** 세계보건기구의 건강에 대한 정의는 단순히 질병이 없거나 허약하지 않을 뿐만 아니라 육체적 · 정신적 · 사회적으로 안녕한 완전한 상태를 말한다.

10 질병을 조기에 발견 및 치료하여 질병의 진전을 막는 것은?

① 1차 예방　　　　　　　　② 2차 예방

③ 3차 예방　　　　　　　　④ 4차 예방

⑤ 5차 예방

> **note** 질병의 예방
> ㉠ 1차 예방 : 질병의 근원을 제거한다.
> ㉡ 2차 예방 : 집단검진을 통해 질병을 조기 발견하여 치료한다.
> ㉢ 3차 예방 : 사회복귀를 위한 재활치료이다.

11 세계보건기구의 건강에 대한 정의에서 '사회적 안녕상태'가 뜻하는 것은?

① 보건행정제도가 잘 마련된 상태

② 범죄가 없는 상태

③ 자신의 역할을 충실히 수행할 수 있는 상태

④ 국민경제가 부유한 상태

⑤ 사회질서가 잘 확립된 상태

> **note** 사회적 안녕상태란 개개인이 사회에서 자신의 역할을 충분히 수행하고 있는 상태를 말한다.

Answer　9.⑤　10.②　11.③

12 다음 중 3차 예방활동의 의미를 옳게 설명한 것은?

① 재활 및 사회생활 복귀지도　　　　② 생활환경 개선활동

③ 질병의 조기발견 및 조기치료　　　④ 안전관리 및 예방접종활동

⑤ 건강증진활동

> **note** 3차 예방은 병후 회복기로 사회에 환원되기 위한 재활치료이다.

13 공중보건 수준평가의 기초자료로 가장 중요한 것은?

① 평균수명　　　　　　　　　　　　② 상수보급률

③ 질병발생률　　　　　　　　　　　④ 환자 수

⑤ 영아사망률

> **note** 한 나라의 건강수준지표는 비례사망지수, 평균수명, 조사망률이 있고, 지역주민의 건강수준지
> 표는 조사망률, 영아사망률, 모성사망률 등이 있는데 이 중 대표적인 것이 영아사망률이다.

14 다음 중 보건문제 3P가 옳게 묶인 것은?

① 질병, 고뇌, 죽음　　　　　　　　② 범죄, 질병, 빈곤

③ 인구, 공해, 질병　　　　　　　　④ 인구, 빈곤, 질병

⑤ 인구, 공해, 빈곤

> **note** 보건문제(3P) ⋯ 인구문제(Population), 공해문제(Pollution), 빈곤문제(Poverty)

15 세계보건기구가 정한 일반적인 보건수준을 나타내는 지표가 아닌 것은?

① 영아사망률　　　　　　　　　　　② 조출생률

③ 평균수명　　　　　　　　　　　　④ 모성사망률

⑤ 조사망률

> **note** 세계보건기구가 정한 일반적인 보건수준을 나타내는 지표로는 비례사망지수, 영아사망률, 조사
> 망률, 모성사망률, 평균수명, 평균연령 등이 있다.

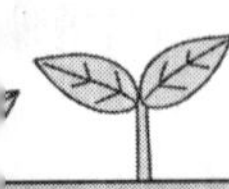

16 비례사망지수는 총사망자 수에 대한 무엇의 비율을 표시한 지수인가?

① 영아 사망수　　　　　　　　② 50세 이상 사망자 수

③ 60세 이상 사망자 수　　　　④ 여자 사망수

⑤ 유아 사망수

> **note** 비례사망지수 $= \dfrac{50세\ 이상\ 사망자\ 수}{전체\ 사망자\ 수} \times 100$

17 다음 중 세계보건기구(WHO)의 지역사무소가 아닌 것은?

① 동지중해지역 사무소　　　　② 남북아메리카지역 사무소

③ 유럽지역 사무소　　　　　　④ 북태평양 사무소

⑤ 아프리카지역 사무소

> **note** WHO의 6개 지역사무소
> ㉠ 동지중해지역 사무소(본부 : 이집트 알렉산드리아)
> ㉡ 동남아시아지역 사무소(본부 : 인도 뉴델리)
> ㉢ 서태평양지역 사무소(본부 : 필리핀 마닐라)
> ㉣ 남북아메리카지역 사무소(본부 : 미국 워싱턴 D.C.)
> ㉤ 유럽지역 사무소(본부 : 덴마크 코펜하겐)
> ㉥ 아프리카지역 사무소(본부 : 콩고 브라자빌)

18 2차 보건의료의 보건사업 내용으로 옳은 것은?

① 응급처치와 급성질환치료　　② 지역사회 보건교육

③ 필수의약품 공급　　　　　　④ 예방접종관리

⑤ 건강진단

> **note** ②③④는 1차 보건의료에 속한다.

19 질병의 예방에 대한 설명으로 잘못된 것은?

① 1차 예방은 질병의 근원을 제거하는 방법이다.

② 1차 예방에는 예방접종, 건강증진, 환경개선 등이 속한다.

③ 2차 예방은 병후 회복기로 재활치료가 포함된다.

④ 2차 예방은 집단검진과 조기진단을 통해 질병을 조기에 치료한다.

⑤ 3차 예방은 질병자의 사회환원을 돕는 활동이다.

> **note** ③ 3차 예방에 대한 설명이다.
>
> ※ 질병의 예방
> ㉠ 1차 예방 : 병인에 이완되기 전에 환경개선, 건강증진, 예방접종 등으로 미리 질병의 근원을 제거하는 방법이다.
> ㉡ 2차 예방 : 병인에 이완된 후에 집단검진과 조기진단 등을 통해 조기치료하고 병의 악화를 방지하는 것이다.
> ㉢ 3차 예방 : 병후 회복기로 사회에 환원되기 위한 재활치료이다.

20 다음 보기의 (   ) 안의 들어갈 말이 옳은 것은?

> (   )은 한 국가나 지역사회의 건강수준을 평가할 수 있는 대표적인 지표이고, 더욱 세밀한 평가를 위해서는 α-Index를 계산하고 그 값이 (   )에 가장 가까우면 그 지역의 보건수준이 높은 것이다.

① 영아 사망률 – 0.1 ② 영아 사망률 – 1.0

③ 비례사망지수 – 0.5 ④ 조사사망률 – 1.0

⑤ 평균수명 – 1.0

> **note** 한 국가나 지역사회의 건강수준을 평가하는 대표적인 지표는 영아 사망률이고, 더욱 세밀한 평가를 위해 α-Index를 계산하고 그 값이 1.0에 가장 가까울 때 보건수준이 높은 것으로 평가한다.
>
> ※ α-Index … 영아사망률 ÷ 신생아 사망률로 선진국일수록 1에 가깝다.

Answer 19.③ 20.②

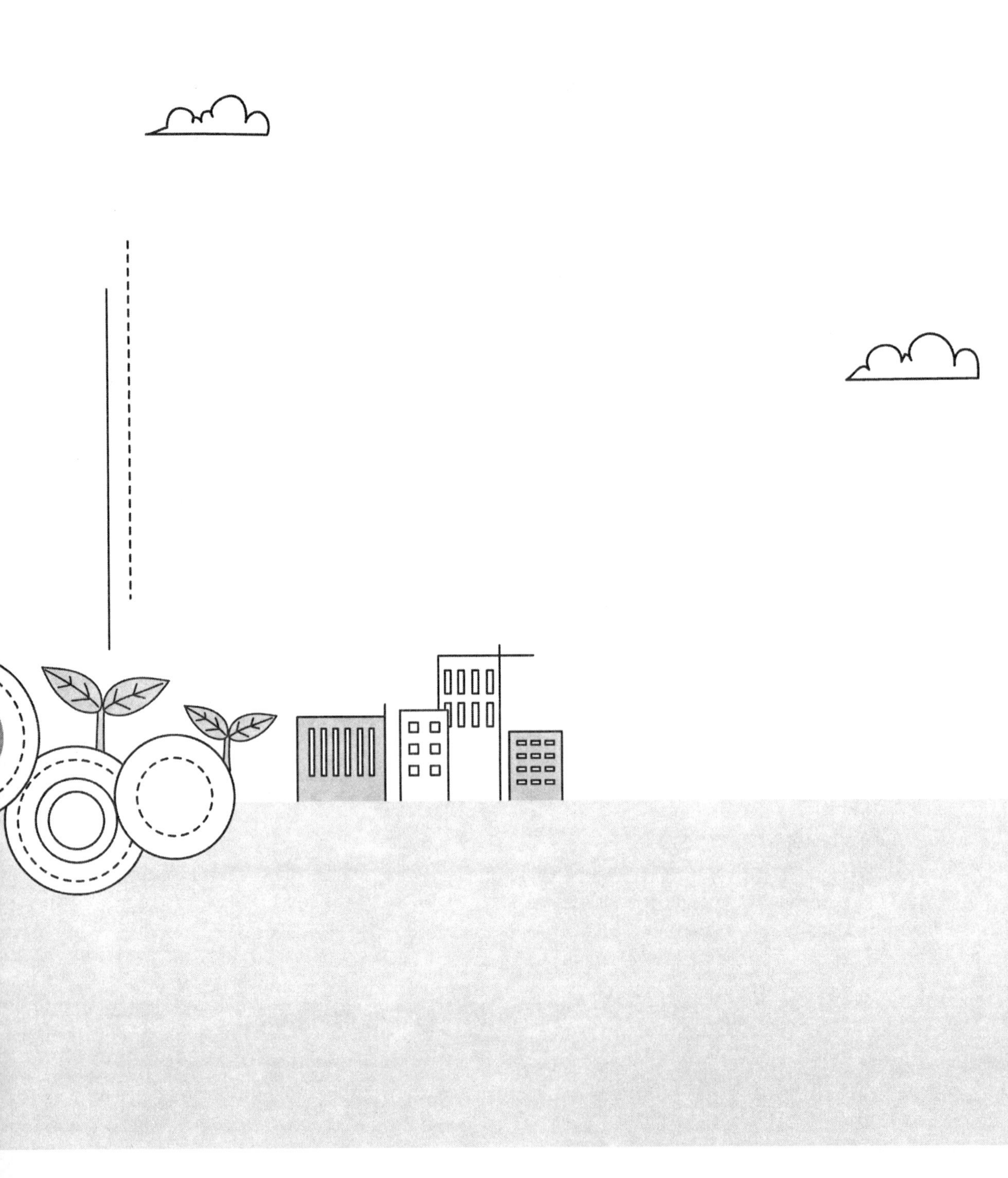

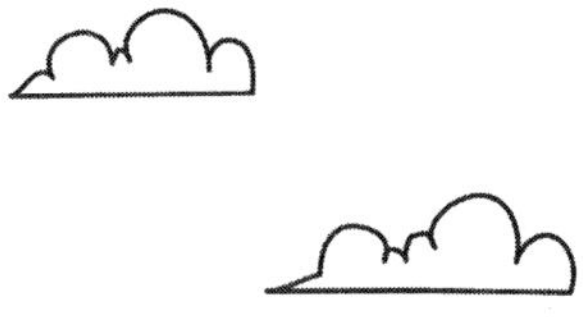

환경과 보건

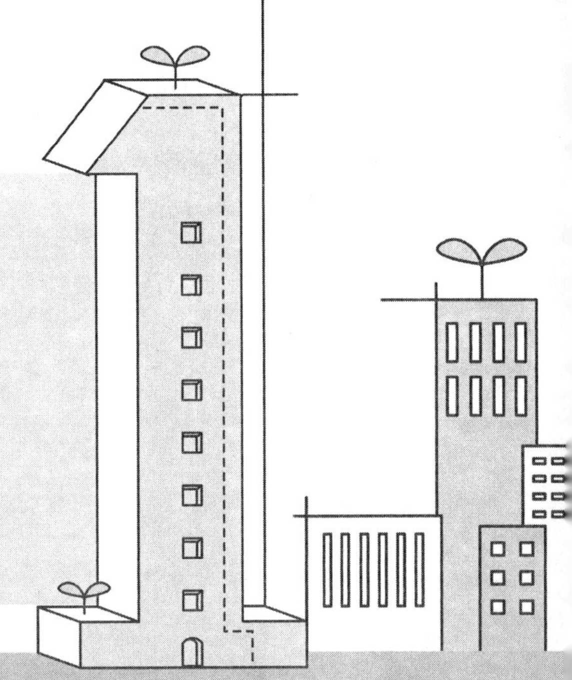

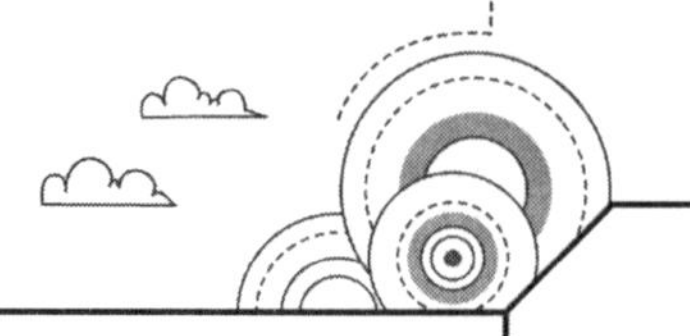

Chapter 01 환경위생

1 환경위생의 개요

① 환경위생의 개념

(1) 세계보건기구(WHO)의 정의

환경위생은 인간의 신체발육, 건강 및 생존에 유해한 영향을 미치거나 미칠 가능성이 있는 인간의 물리적 생활환경에 있어서의 모든 요인을 통제하는 것이다.

(2) 일반적 정의

인간과 환경의 상호관계속에서, 건강증진과 생활환경의 개선을 도모하는 것이다.

② 인간의 환경

(1) 자연적 환경

① **물리화학적 환경** … 공기, 토양, 광선, 물, 소리 등이다.

② **생물학적 환경** … 동물, 곤충, 미생물, 식물 등이다.

(2) 사회적 환경

① **인위적 환경** … 의복, 주거, 식생활, 산업시설 등이다.

② **문화적 환경** … 정치, 경제, 종교, 교육, 문화, 예술 등이다.

㉠ 급수·배수 처리, 수질오염 방지, 고형폐기물 처리
㉡ 유해곤충, 절족동물, 연체동물, 설치류와 중간숙주의 구제
㉢ 인간의 오물 및 인간, 동물, 식물에 대한 유해물질에 따른 토양오염의 예방과 관리
㉣ 식품위생, 방사선 방지
㉤ 노동위생, 특히 물리적·화학적·생물학적 위험방지
㉥ 대기오염 방지, 소음 방지
㉦ 주택과 근접환경, 특히 주택, 공립 및 공공건물의 공중위생의 방향
㉧ 도시와 농촌계획
㉨ 공수·해상 수송 및 육지 수송의 환경보전
㉩ 사고 방지
㉪ 공공레크리에이션과 관광여행, 특히 공공해안, 수영장, 캠프장 등의 환경보전
㉫ 전염병, 구급, 재해와 인구이동에 관련된 조치
㉬ 전면적 환경보건대책에 의한 위해방지

2 기후조건

① 개요

(1) 기후의 개념

① **기후** … 어떤 장소에서 매년 반복되는 정상상태에 있는 대기현상의 종합된 평균상태이다.

② **기상** … 대기 중에서 일어나는 하나의 물리적 현상이다.

(2) 기후에 영향을 미치는 요소

기온, 기습, 기류, 복사열, 기압, 풍향, 풍속, 강우, 구름량, 일조량 등이 있다.

② 기후와 적응현상

(1) 순응현상(순화)

외부환경의 변화가 일시적인 것이 아니고 계속적일 때 그 조건에 적응하는 능력이 강해진다. 같은 조건에서 적응력이 강해진 사람은 순화되지 않은 사람에 비하여 훨씬 잘 적응하고 조화되어 생활하게 되는데 이런 현상을 순화라고 한다.

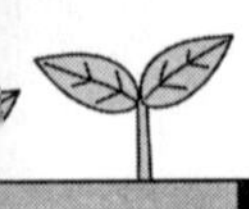

(2) 기후특성과 질병발생

① **풍토병** … 어느 지역의 기후 또는 기후로 인한 조건 때문에 발병하는 질병이다.

　예 말라리아, 수면병, 콜레라 등이 있다.

② **계절병** … 계절에 따라 주로 발생하는 질병이다.

　예 봄철에는 홍역, 결핵이 있고, 여름철에는 뇌염, 장티푸스, 이질, 장염, 말라리아, 겨울철에는 천식, 인플루엔자 등이 있다.

③ **기상병** … 기후상태에 따라 질병이 발생, 악화되는 것을 말한다.

　예 협심증, 기관지염, 류마티스, 심근경색, 천식 등이 있다.

(3) 기압 환경에서 나타나는 질병

① **고산병** … 저기압 상태에서 산소부족으로 발생한다. 높이 올라갈수록 기압은 낮아지는데 높은 산에 오를 때 주로 경험하게 된다.

② **잠함병**(감압증) … 급격한 감압에 의해 질소가 다량으로 혈액이나 지방조직에 기포화하여 발생하는 질병이다. 이는 잠수부가 깊은 해저에서 올라올 때 지그재그로 올라오지 않고 곧바로 위로 올라올 경우 기압이 급격히 떨어져 발생한다.

❸ 온열조건

① 개요

(1) 개념

온열요소 혹은 온열인자(기온, 기습, 기류, 복사열의 기후요소)에 의해 형성된 종합적 상태를 말한다.

(2) 온열요소

① **기온**

　㉠ 특징

　　• 기후요소 중 가장 중요하다.

　　• 복사열을 배제한 지상 1.5m 높이의 건구온도로 측정한다.

　　• ℃ 또는 ℉로 표시하며, ℃=5/9(℉ −32)이다.

- 온도측정은 수은 온도계(측정시간 2분), 알코올 온도계(측정시간 3분)로 한다.
  - 일상생활을 하는 데 가장 적합한 온도는 18±2℃이다.
  ⓛ 연교차
  - 연중 최고기온과 최저기온의 차이를 말한다.
  - 해안보다 내륙이, 저위도보다 고위도에서 크다.
  ⓒ 일교차 : 하루의 최고기온과 최저기온의 차이를 말한다.

② **기습**

  ㉠ 측정기구 : 아스만 통풍 건습계와 아우구스트 건습계 등이 있다.
  ㉡ 상대습도(비교습도) : 일정온도에서 공기 $1m^3$가 함유할 수 있는 포화 수증기량과 현재 함유되어 있는 수증기량과의 비율(%)을 말한다. 상대습도는 기온에 반비례한다.

  > 🖥 Tip 절대습도와 상대습도 … 절대습도는 상대습도의 상승에 비례하고, 상대습도는 그 지방의 기온 변화에 반비례한다.

③ **기류**

  ㉠ 기류는 카타 온도계(95~100°F)로 측정한다.
  ㉡ 기동 또는 바람이기도 하며, 기압의 차이와 기온의 차이에 의하여 생긴다.
  ㉢ 기류의 강도를 풍속 또는 풍력이라 하며, m/sec 또는 feet/sec로 표시한다.
  ㉣ 쾌적한 기류는 실내에서 0.2~0.3m/sec, 외기 중에서는 1.0m/sec이다.
  ㉤ 불감기류는 0.5m/sec 이하의 기류이다.

④ **복사열**

  ㉠ 측정기구는 흑구 온도계이다.
  ㉡ 적외선에 의한 열과 발열물체에 의한 2가지 경우로 나눌 수 있다.
  ㉢ 인체의 열 복사는 주위온도가 낮으면 체열의 방산이 커진다.
  ㉣ 복사열은 거리의 제곱에 비례해서 감소한다.

② 온열조건의 측정

(1) 온열지수

인체가 느끼는 온도는 온도계로 측정한 기온과 같지 않고, 기온뿐만 아니라 기습, 기류, 복사열 등을 종합해서 나타낸다.

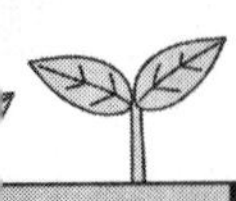

(2) 쾌적대

① **개념** … 기류를 고정시킬 때 기온과 기습의 변화에 따른 쾌적점을 이은 쾌적선을 중심으로 대부분이 쾌적하다고 느끼는 상하영역을 말한다.

② **쾌적대 기준** … 무풍안정시 보통 착의상태에서 쾌적대는 다음과 같다.

    ㉠ 기온 : 17~18℃

    ㉡ 습도 : 60~65%

    ㉢ 기온이 20℃이면 습도는 50% 정도

        💻 **Tip** 보건습도(실내외의 쾌감습도) … 40~70% 정도가 인간이 느끼는 가장 쾌적한 습도이다.

(3) 감각온도(실효온도, 등감온도)

① 실제 인간의 감각에 가장 적합한 온도로서 기온, 기습, 기류의 3인자가 종합적으로 인체에 작용하여 얻어지는 체감을 기초로 한 것이다.

        💻 **Tip** 감각온도는 Yaglou 등이 제안하였다.

② 감각온도는 가볍게 옷을 입고 경노동시 여름철 18~26℃, 겨울철 15.6~23.3℃이다.

③ 최적 감각온도는 여름철이 21.7℃(71°F) 겨울철이 18.9℃(66°F)이다. 기후에 대한 순화현상 때문에 여름보다 겨울이 낮다.

(4) 불쾌지수(DI : Discomfort Index ; 온습지수)

① **개념** … 인간이 기후상태에 따라 느끼는 불쾌감의 정도를 나타낸 지표이다.

② **불쾌지수별 불쾌감 정도**

    ㉠ DI ≥ 70 : 다소 불쾌(10% 정도)

    ㉡ DI ≥ 75 : 50% 정도의 사람이 불쾌

    ㉢ DI ≥ 80 : 거의 모든 사람이 불쾌(100% 불쾌)

    ㉣ DI ≥ 85 : 매우 불쾌(모든 사람이 견딜 수 없는 상태)

4 태양광선

① 개요

(1) 구성

자외선, 적외선, 가시광선, 감마선 등으로 구성되어 있다.

(2) 개념

① **자외선** … 우리 몸 안에서 광합성 작용을 일으키며 비타민 D2를 합성한다.

② **적외선** … 1800년 헤르셸이 발견했으며 가시광선이나 적색보다 긴 파장을 지녔다.

③ **가시광선** … 눈에 보이는 광선을 말한다.

② 종류

(1) 자외선

① **종류**

    ㉠ 원자외선 : 2,800Å 이하

    ㉡ 중자외선 : 2,800~3,200Å(인체에 유익한 작용을 하기 때문에 생명선 또는 Dorno ray라고
      한다)

    ㉢ 근자외선 : 3,200~4,000Å

② **자외선량**

    ㉠ 하루 중 정오에, 1년 중 7~9월 간에 많다.

    ㉡ 적도 부근, 고지대, 대기오염이 적은 지역 및 날씨가 쾌청할 때 많다.

③ **자외선이 인체에 미치는 영향**

    ㉠ 부정적인 영향

      • 피부에 홍반 및 색소침착, 부종, 수포현상, 피부박리, 피부암(Skin Cancer) 등을 유발한다.

      • 결막염, 설암, 백내장의 원인이 될 수 있다.

    ㉡ 긍정적인 영향

      • 비타민 D를 생성하여 구루병을 예방하고 피부결핵, 관절염 치료에도 효과가 있다.

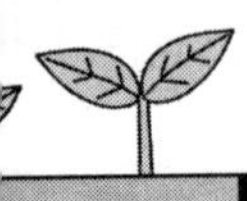

• 신진대사 및 적혈구 생성을 촉진하고, 혈압강하작용을 한다.

• 2,600~2,800Å에서는 살균작용을 한다.

❀ 자외선의 생물학적 작용 ❀

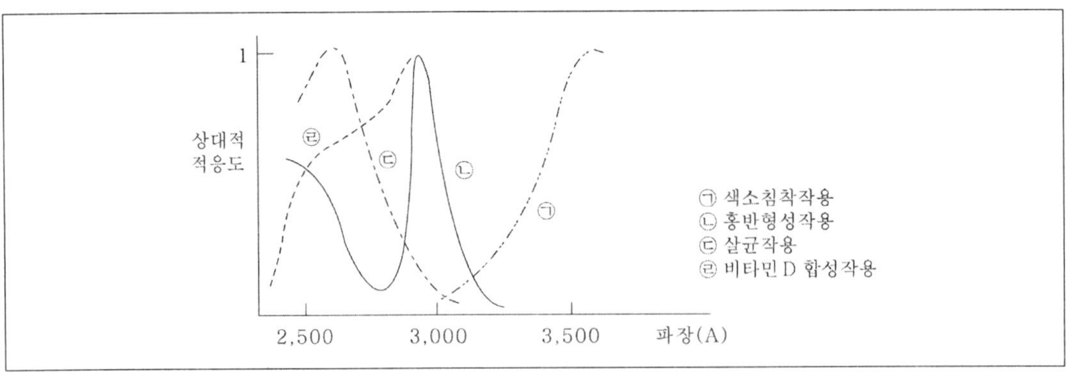

(2) 가시광선

① 망막을 자극하여 명암과 색채를 구별하게 하는 작용을 한다.

② 조명이 불충분하면 시력저하나 눈의 피로의 원인이 되고, 너무 강렬하면 시력장애나 어두운 곳에 적응하는 암순응능력을 저하시킨다.

③ 눈은 0.5Lux에서 10,000Lux 사이에 순응하며, 적당한 조도는 100~10,000Lux이다.

(3) 적외선

① **장점** … 혈액순환을 촉진하여 신진대사작용이 왕성하도록 함으로써 상처에 대한 치유작용을 한다.

② **단점** … 지나칠 때에는 두통, 현기증, 일사병 등의 원인이 된다.

❀ 복사선의 파장 ❀

단위 : angstron(Å)

종류	파장
자외선	3,790 이하
가시광선	3,800~7,600
자색	4,000~5,000
청색	4,500~5,000
녹색	5,000~5,700
황색	5,700~5,900
적색	6,100~7,600
적외선	7,700 이상

❺ 공기

① 공기의 조성

(1) 공기의 성분

대류권 내에는 산소(O_2)와 질소(N_2)가 99.0%를 차지하고 있다.

❉ 대류권 내의 공기조성 ❉

성분	화학기호	체적 백분율(%)	중량 백분율(%)
질소	N_2	78.10	75.51
산소	O_2	20.93	23.01
아르곤	Ar	0.93	1.286
이산화탄소	CO_2	0.03	0.04
네온	Ne	0.0018	0.0012
헬륨	He	0.0005	0.00007
크립톤	Kr	0.0001	0.0003

(2) 대기권

지상으로부터 대류권, 성층권(오존층), 중간권, 열권, 외기권으로 이루어져 있다.

❉ 대기권의 분류 ❉

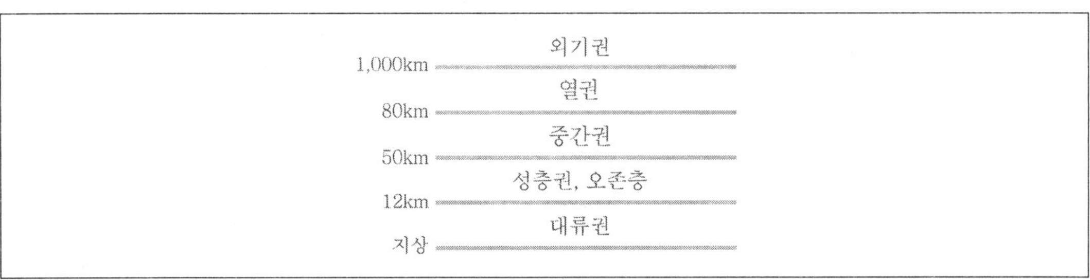

(2) 대기의 자정작용

대기의 화학적 조성은 여러 가지 환경적 요인에 의하여 변화되고 있으나 대기 스스로 계속적인 자체 정화작용에 의해 화학적 조성에 큰 변화를 초래하지 않는다. 다음은 대기의 자체정화작용을 나열한 것이다.

① 식물에 의한 탄소동화작용

② 바람에 의한 공기의 희석작용

③ 자외선 등 일광에 의한 살균작용

④ 산소나 오존, 과산화수소 등에 의한 산화작용

⑤ 강우와 강설에 의한 유해성 가스 및 먼지의 세정작용

② 실내 공기의 변화

실내 대기오염물질과 인체의 영향

오염물질	인체의 영향
분진	규폐증, 진폐증, 석면폐증 등
연소가스(CO, NO₂, SO₂, RSP)	만성 폐질환, 기도저항 증가, 중추신경 영향 등
석면	피부질환, 호흡기질환, 석면증, 폐암 등
미생물 (곰팡이, 박테리아, 바이러스, 꽃가루 등)	알레르기성 질환, 호흡기질환 등
라돈	폐암 등
포름 알데히드	눈·코·목 자극증상, 기침, 설사, 어지러움, 구토, 피부질환, 비암, 정서불안, 기억력 상실 등
유기용제(에스테르, 알데히드, 케톤 등)	피로감, 정신착란, 두통, 구역, 현기증, 중추신경 억제작용 등
악취	식욕감퇴, 구토, 불면, 알레르기증, 정신신경증 등

(1) 군집독(Crowd Poisoning)

① **개념** … 좁은 실내에 많은 사람이 밀집하게 되면, 실내 공기는 화학적·물리적으로 변화하게 된다. 따라서 불쾌감, 두통, 권태증, 현기증, 구역질, 구토 및 식욕부진 등의 증세가 나타나게 되는데 이를 군집독이라 한다.

② **발생요인** … 온도, 습도, CO₂, 유해가스, 구취, 채취 등이 혼합되어 발생한다.

③ **예방책** … 실내공기가 순환하도록 적절한 환기를 하여야 한다.

(2) 실내 온도

① 체온의 정상범위는 36.1~37.2℃로 42℃ 이상에서는 신경조직이 마비되어 사망하고, 30℃ 이하에서는 회복불능상태에 빠진다.

② 실내 쾌적온도는 18~20℃이다.

❀ 체온생산율(체중 70kg 기준) ❀

부위	체열생산(cal)	비율(%)
골격근	1,000	59.5
간	368	21.9
신장	74	4.4
심장	60	3.6
호흡	47	2.8
기타	131	7.8
합계	1,680	100

❀ 체온방출률(1일 기준) ❀

방열종류	방산열량(cal)	비율(%)
피부복사전도	1,792	73.0
피부증발	364	14.5
폐포증발	182	7.2
호흡	84	3.5
분뇨	48	1.8
합계	2,470	100

(3) 실내 습도

① 건조하면 호흡기 계통의 질병, 습하면 피부병의 원인이 될 수 있다.

② 실내의 적절한 습도는 40~70%이고, 40% 이하의 습도에서는 인체에 해를 미친다.

(4) 실내 기류

① **무풍** ⋯ 0.1m/sec 이하의 기류를 말한다.

② **불감기류** ⋯ 0.2~0.5m/sec의 기류를 말한다.

③ **신진대사의 최적기류** ⋯ 옥외에서는 1m/sec 전후이고, 실내에서는 0.2~0.3m/sec이다.

(5) 산소(O_2)

① 산소는 공기의 가장 중요한 성분으로, 공기 중에 21%를 차지한다.

② 실내 산소량이 10% 이하이면 호흡이 곤란해지고, 7% 이하이면 질식사의 위험이 있다.

③ 인간이 감당할 수 있는 위생적인 산소의 허용농도는 15~50%이다.

(6) 질소

① 질소는 공기 중에 약 78%를 차지하며, 인체 내 산소농도에 관여한다.

② **이상고기압에서 질소가 인체에 미치는 영향**

    ㉠ 3기압 이상 : 자극작용을 일으킨다.

    ㉡ 4기압 이상 : 마취작용이 시작된다.

    ㉢ 10기압 이상 : 전신기능이 손상되어 사망한다.

③ **이상기압시 발생되는 질병**

    ㉠ **잠함병(Caisson Disease ; 감압병)**

    • 발생원인 : 고기압상태에서 정상기압으로 갑자기 복귀할 때 체액 및 지방조직에 발생되는 질소가스가 주원인이 되어 발생한다.

    • 주요 증상 : 동통성 관절장애를 일으킨다.

    • 예방책 : 사전에 적성검사나 신체검사를 통해 신체이상자를 발견해 예방한다.

    ㉡ 급격 기압강하증 : 이상기압시 급격한 기압강하로 인해 발생한다.

(7) 일산화탄소

① **특징**

    ㉠ CO는 무색, 무미, 무취, 무자극의 맹독성 가스이다.

    ㉡ 비중이 공기와 거의 같으므로 혼합되기 쉽다.

    ㉢ 혈액 중의 헤모글로빈과 결합하여 HbCO를 형성하여 인체의 조직에 저산소증을 일으킨다. 이때, CO의 Hb에 대한 결합력은 O_2에 비해 약 250~300배나 강하므로 이것이 Hb의 산소운반 장해작용과 산소해리 장해작용 등 2중작용에 의한 O_2의 부족을 초래하는 조직 저산소증의 주된 중독기전으로 해석된다.

② **HbCO량(농도)과 중독증상**

    ㉠ 10% 이하 : 무증상

    ㉡ 20% 이상 : 임상증상 출현

    ㉢ 40~50% 이상 : 두통 · 허탈

② 60~70% 이상 : 의식상실

② 80% 이상 : 사망

② 최대허용량 : 100ppm(0.01%)

③ **CO중독증 치료법** … 오염원으로부터 신속히 옮겨 안정·보온시키고 인공호흡과 고압산소요법을 시행하기도 한다. 이 경우 5% 정도의 CO_2를 함유한 산소를 흡입시키는 것이 가장 효과적이다.

(8) 이산화탄소(탄산가스)

① **특징**

㉠ 무색, 무취, 약산성을 지닌 비중이 큰 비독성 가스이다.

㉡ 소화제, 청량음료, Dry-ice 등으로 폭넓게 사용된다.

㉢ 실내 공기의 혼탁지표로 사용된다.

㉣ 최대 허용량은 1,000ppm(0.1%)이다.

② 공기 중에 0.03% 비율로 존재하고, CO_2의 위생학적 허용한도는 0.1%이다.

③ 폐포 내의 CO_2 농도는 5~6%이며, CO_2가 대기 중에 8%이면 호흡이 곤란해지고, 10% 이상에서는 의식을 잃고 사망한다.

(9) 오존

① 무색·무미·해초냄새가 나며, 산화성 표백제이다.

② 만성중독시에는 체내의 효소를 교란시켜 DNA, RNA에 작용하여 유전인자의 변화를 유발한다.

③ 오존은 강한 자외선을 막아주어 지구상의 생물들을 보호하는 역할을 한다.

④ 정상적일 때는 도시나 주택가의 공기 중에는 존재하지 않는다.

⑤ 광화학적 산화물로 자극성이 크며, 기침, 권태감, 폐렴, 폐충혈, 폐기종을 유발할 수 있다.

(10) 아황산가스

① 무색의 자극성과 액화성이 강한 가스이다.

② 먼지 다음으로 많이 배출되는 가스로, 산성비의 원인이 되며 대기오염의 지표가 된다.

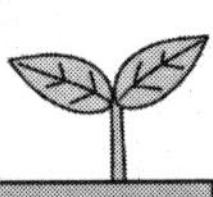

① 물의 중요성

(1) 물과 인체의 관계

① 물은 사람 체중의 60~70%를 차지하고 있으며, 이는 세포 내에 40%, 조직 내에 20% 그리고 혈액 내에는 5% 정도가 함유되어 있다.

② 체내 수분량이 10% 정도만 결핍되어도 바로 생리적 이상이 생기고, 20~22%가 소실되면 생명이 위태롭다.

③ 하루 동안 물의 필요량은 2.5~3.0ℓ 이다.

(2) 물의 위생적 영향

① **수인성 질병의 전염원**

　　㉠ 수인성 질병 : 장티푸스, 콜레라, 파라티푸스, 세균성 이질 등이 있다.

　　㉡ 수인성 기생충 질환 : 간디스토마, 폐디스토마, 주혈 흡충증, 긴촌충 등이 있다.

❀ 물과 식품에 의한 전염병의 유행 ❀

구분	물에 의한 전염병	식품에 의한 전염병
발생지역	급수지역에 다발한다.	급식지역에 다발한다.
환자의 발생	폭발적이다.	폭발적이다.
환자구성	성별·연령별 구별이 없다.	성별·연령별 특징을 보인다.
잠복기	길다.	짧다.
치명률	낮다.	높다.
병원체의 검출	병원체가 검출되지 않는다.	병원체가 검출된다.
계절	계절에 영향을 받지 않는다.	계절과 관계없이 발생하나, 고온 다습하여 병원소의 증식이 왕성하고 곤충발생이 큰 여름철에 많이 발생한다.

② **유해물질의 오염원**…불소 함유량이 다량인 경우 장기 음용시 반상치, 극소량일 경우 우치가 우려된다.

② 상수도

(1) 상수의 공급과정

상수는 수원지에서 정수장, 배수지, 공도관을 거쳐 가정에 공급된다.

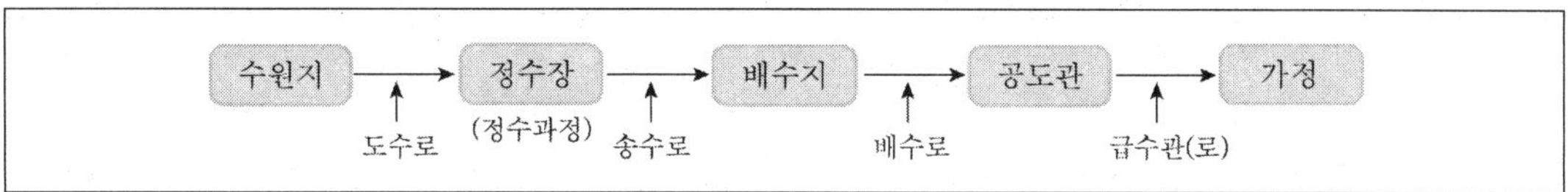

(2) 상수의 수원

① **의의** ··· 지표수를 주로 수원으로 사용한다.

② **수원의 종류**

   ㉠ **천수(기상수)**

     • 비나 눈으로 내려오는 수증기로 깨끗한 연수이다.

     • 지역환경상태에 영향을 크게 받기 때문에 세균, 먼지 등에 오염되기 쉽다.

   ㉡ **지표수** : 상수원으로 이용되나 산업장이나 농장으로부터 부단히 오염되고, 유기물질이 많아 세균, 미생물의 번식이 쉽다. 또, 탁도가 높아 확실한 정수가 필요하다.

   ㉢ **지하수**

     • 일반적으로 세균, 유기물, 먼지가 적지만 수량이 많지 않고 경도가 높다.

     • 깊이에 따라 수질이 좋은 것이 일반적이지만 최근 지하수 개발의 남발로 안전성에 위협을 받고 있다.

     • 건물건축시에는 최소한 1.5m 이상이어야 한다.

   ㉣ **복류수**

     • 하천의 하상을 흐르는 물로 지하수와 지표수의 중간 정도의 수질이다.

     • 수질이 비교적 양호하나 다량의 수량을 얻기 힘들다.

(3) 상수의 정수방법

① **일반 정수법**

   ㉠ **물의 정수**

     • 자정작용 : 침전, 자외선에 의한 살균, 산화, 생물에 의한 식균 등의 작용에 의해 일어난다.

     • 인위적인 정수법 : 침전, 여과, 폭기, 흡착, 소독, 응집 등이 있다.

     • 특수처리 : 경수의 연화, 생물제거법, 제철법, 제망간법이 있다.

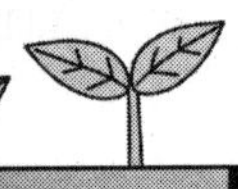

> **Tip** Mills와 Reincke … 물을 여과해 급수한 바 장티푸스 환자 및 일반사망률을 감소시키는 결과
> 를 발견한 사람들이다. 이러한 상수여과의 효과를 Mills – Reincke 현상이라 한다.

ⓛ 여과방법

• 완속여과법(영국식 여과법)

- 완속여과지 : 여과지 위층에는 모래를 60~90cm 정도를 깔고, 굵은 모래, 작은 자갈, 큰 자갈을 각각 10~15cm 두께로 깔며, 최하층에는 둥근 돌을 20~30cm 정도를 빈틈없이 깐다.

- 여과속도 : 통상의 표류수에서는 4~5m/일이 적절하며, 원수의 수질이 양호하고 특별한 지장이 없을 때에는 8m/일의 한도 내에서 조절할 수 있다.

- 여과지의 사용기간 : 1~2개월을 기준으로 하며, 원수가 양호할 경우 5~6개월도 사용할 수 있다.

- 여과막(생물막) : 원수를 여과할 때 모래층 상부에 남게 되는 부유물이 형성하는 콜로이드막을 말한다. 여과막은 세균의 99%를 제거하므로 안전하다.

• 급속여과법(미국식 여과법)

- 급속여과지 : 완속여과지와 마찬가지로 잔모래를 사용하지만, 완속여과지보다 다소 거칠고 균일한 모래(0.45~0.7mm)를 선택한다. 모래층의 두께는 60~70cm가 적당하다.

- 여과지의 세척 : 급속여과지는 여과막이 빨리 두터워지므로 물에 의한 역류세척을 한다.

> **Tip** 급속여과지 세척방법
> ㉠ 기계적으로 모래를 뒤섞으면서 물로 세척하는 방법
> ㉡ 압축공기를 보내서 모래층을 흐트린 다음 물을 보내서 세척하는 방법
> ㉢ 물만으로 세척하는 방법

- 여과속도 : 하루 120~150m/일로 완속여과의 40배 정도이다.

❀ 완속여과법과 급속여과법 ❀

구분		완속여과법	급속여과법
침전법(예비처리)		보통침전법	약품침전법
여과막 세척		모래 제거 후 보충(사면대치)	역류세척
여과속도		저속(3m/일, 최고 8m까지)	고속(120~150m/일)
1회 사용일수		1~2개월	1일
소요면적		넓은 면적	좁은 면적도 가능
비용	건설비	고가	저가
	경상비	저가	고가
세균 제거율		98~99%	95~98%
운용기술		고도의 기술 불필요	고도의 기술 필요
탁도 · 색도가 높을 때		부적합	적합
이끼류가 발생하기 쉬운 장소		부적합	적합
수면이 동결되기 쉬운 장소		부적합	적합

② **특수 정수법**

ⓐ 경수연화법

- 일시경수 : $Ca(HCO_3)_2$, $Mg(HCO_3)_2$ 등을 함유하고 있는 경수를 끓여 일시적으로 연수가 되게 한 것이다.

$$Ca(HCO_3)_2 \xrightarrow{\text{가열}} CaCO_3\downarrow + CO_2 + H_2O$$

$$Mg(HCO_3)_2 \xrightarrow{\text{가열}} MgCO_3\downarrow + CO_2 + H_2O$$

$$MgCO_3 \xrightarrow{\text{가열}} Mg(OH)_2\downarrow + CO_2$$

- 영구경수 : $CaSO_4$, $MgSO_4$ 등의 황산염처럼 끓여도 변화가 없는 것을 말한다.
- 석회소다법 : 칼슘(Ca^{2+}), 마그네슘(Mg^{2+}) 이온이 침전과 여과과정을 통해 제거되기 쉬운 탄산칼슘과 수산화마그네슘으로 된다.

$$Ca(HCO_3)_2 + Ca(OH)_2 \longrightarrow 2CaCO_3\downarrow + 2H_2O(\text{중탄산염일 경우})$$
$$CaSO_4 + Na_2CO_3 \longrightarrow CaCO_3\downarrow + Na_2SO_4(\text{황산염일 경우})$$

- Zeolite(이온교환법) : 칼슘(Ca^{2+}), 마그네슘(Mg^{2+}) 이온이 Zeolite의 나트륨(Na^+) 이온과 치환된다.

$$CaSO_4 + NaO \cdot Z \rightleftarrows CaO \cdot Z + Na_2SO_4$$
$$Ca(HCO_3)_2 + NaO \cdot Z \rightleftarrows CaO \cdot Z + NaHCO_3$$

ⓑ 철 및 망간 제거법

- 수중에 철이나 망간이 0.3mg/L이 넘으면 세탁, 음료, 직물염색 등에 부적당하다.
- 철분은 침전, 여과에 의해 제거되지만 폭기를 하면 용해성 철분은 수산화제이철이 되어 응괴를 형성하여 침전되며, 여과에 의해서도 제거된다.
- 망간의 제거는 과망간산칼륨의 주입에 의한 산화법, 망간, 제올라이트법, 양이온 교환수지에 의한 교환처리법 등이 사용된다.

ⓒ 불소 주입 : 충치예방을 위해 불소화합물 0.7~1.5ppm을 첨가한다.

ⓓ 조류 제거법 : 수중에 식물성 생물이 많은 경우 여과막의 생성이 빨리 되므로 미리 제거할 필요가 있다. 황산동($CuSO_4$) 0.1~1.0ppm을 섞으면 조류의 번식을 막을 수 있다.

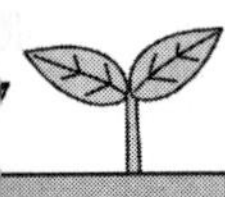

(4) 소독

① 소독법의 방법 및 특성

㉠ 자비소독법 : 100℃로 30분 정도 가열하는 방법으로, 가정에서나 소규모 소독시 이용한다.

㉡ 오존소독법 : $1.5\sim5g/m^3$에 15분 정도 접촉하는 방법으로, 강력한 산화력을 이용하여 잔류성이 없고 맛·냄새가 거의 없으나 비경제적이다.

㉢ 자외선 소독법 : 자외선 $2,800\sim3,200\text{Å}$에 소독하는 방법으로, 살균력이 강하나 투과력이 약한 것이 특징이다.

㉣ 염소소독법
- 불연속점 염소처리법을 이용한 방법이다.
- 소독력이 강해 가장 널리 이용되나, 냄새와 독성이 있다.

㉤ 음이온법 : Ag를 사용하여 수중세균을 사멸하는 방법으로 비경제적이다.

② 염소소독법

㉠ 염소소독의 원리
- 염소의 살균효과는 그 화학반응을 지배하는 요소인 농도, 반응시간, 온도, pH 및 수량에 따라 좌우된다.
- 온도, 반응시간, 염소의 농도가 증가하면 살균효과도 증가한다.

$$Cl_2 + H_2O \rightarrow HCl + HOCl$$
$$HOCl \leftrightarrow H^+ + OCl^-$$

㉡ 불연속점 염소처리
- 개념
  - 불연속점 염소처리법은 불연속점 이상으로 염소량을 주입하여 유리 잔류염소가 검출되도록 염소를 주입하는 방법을 말한다.
  - 결합형 잔류염소가 0이 되는 점을 파괴점 또는 불연속점이라 하며, 불연속점까지의 주 입염소량을 물의 염소요구량이라 한다.
- 염소요구량 : 투여한 염소량과 접촉시간 후 남아 있는 총잔류염소와의 차이를 말한다.
- 잔류염소 : 염소를 주입하였을 때에 염소요구량에 의해 소모되고 남아 있는 염소로서, 수영장 수질의 범위는 $0.4\sim0.6mg/L$이다. 잔류염소는 결합형과 유리형의 2종류가 있다.

❅ 잔류염소 곡선 ❅

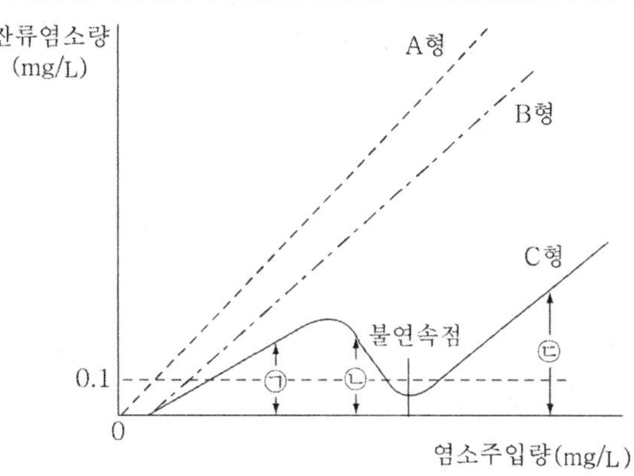

㉠ mono chloramine

㉡ mono + dichloramine

㉢ free + combined chlorine : Residual

- A형 : 증류수와 같은 순수한 물
- B형 : 어느 정도의 유기물이나 피산화성 유기물을 함유하는 경우
- C형 : 암모니아 화합물을 함유한 물

💻 Tip **결합형 잔류염소의 화학반응식**

㉠ $NH_3 + HOCl \rightarrow NH_2Cl + H_2O$ monochloramine : pH 8.5 이상

㉡ $NH_2Cl + HOCl \rightarrow NHCl_2 + H_2O$ dichloramine : pH 8.5~4.5

㉢ $NHCl_2 + HOCl \rightarrow NCl_3 + H_2O$ trichloramine : pH 4.5 이하

- 부활현상 : 염소처리 얼마 후 세균이 평상시보다 증가하는 경우를 말하며, 부활현상이 발생하는 경우는 다음과 같다.
  - 식균생물이 전부 사멸되면, 잔존해 있던 세균이 급증한다.
  - 조류가 사멸되면 남아 있는 세균이 이를 영양원으로 하여 번식한다.
  - 염소성분이 소실되면 아포형성균이 발아증식한다.

㉢ 염소소독의 장·단점

- 장점
  - 소독력과 잔류효과가 강하다.
  - 경제적이고, 조작이 간편하다.
- 단점 : 냄새가 심하고, 독성이 있다.

(5) 상수의 정수과정

'원수 → 침사조 → 침전조 → 소독조 → 송수 → 급수'의 과정을 거친다.

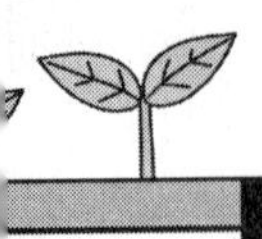

③ 먹는물(음용수)의 수질기준〈먹는물 수질기준 및 검사 등에 관한 규칙 제2조 별표1, 제2조 관련, 개정 2011.12.30〉

(1) 미생물에 관한 기준

① 일반세균은 1mL 중 100CFU(Colony Forming Unit)를 넘지 않아야 한다. 다만, 세부기준은 다음과 같다.

   ㉠ 샘물 및 염지하수 : 저온일반세균은 20CFU/mL, 중온일반세균은 5CFU/mL를 넘지 않아야 한다.

   ㉡ 먹는 샘물ㆍ먹는 염지하수 및 먹는 해양심층수 : 병에 넣은 후 4℃를 유지한 상태에서 12시간 이내에 검사하여 저온일반세균은 100CFU/mL, 중온일반세균은 20CFU/mL를 넘지 않아야 한다.

② 총대장균군은 100mL(샘물ㆍ먹는 샘물ㆍ염지하수ㆍ먹는 염지하수 및 먹는 해양심층수의 경우 250mL)에서 검출되지 않아야 한다. 다만, 제4조 제1항 제1호 나목 및 다목에 따라 매월 또는 매 분기 실시하는 총대장균군의 수질검사 시료수가 20개 이상인 정수시설의 경우에는 검출된 시료수가 5%를 초과하지 않아야 한다.

③ 대장균ㆍ분원성 대장균군은 100mL에서 검출되지 않아야 한다(샘물ㆍ먹는 샘물, 염지하수ㆍ먹는 염지하수 및 먹는 해양심층수는 제외).

④ 분원성 연쇄상구균ㆍ녹농균ㆍ살모넬라 및 쉬겔라는 250mL에서 검출되지 않아야 한다(샘물ㆍ먹는 샘물, 염지하수ㆍ먹는 염지하수 및 먹는 해양심층수의 경우에만 적용함).

⑤ 아황산환원 혐기성 포자형성균은 50mL에서 검출되지 않아야 한다(샘물ㆍ먹는 샘물, 염지하수ㆍ먹는 염지하수 및 먹는 해양심층수의 경우에만 적용함).

⑥ 여시니아균은 2L에서 검출되지 않아야 한다(먹는 물 공동시설의 경우에만 적용함).

(2) 건강상 유해영향 무기질에 관한 기준

① 납은 0.01mg/L를 넘지 않아야 한다.

② 불소는 1.5mg/L(샘물ㆍ먹는 샘물 및 염지하수ㆍ먹는 염지하수의 경우 2.0mg/L)를 넘지 않아야 한다.

③ 비소는 0.01mg/L(샘물ㆍ염지하수의 경우에는 0.05mg/L)를 넘지 않아야 한다.

④ 셀레늄은 0.01mg/L(염지하수의 경우에는 0.05mg/L)를 넘지 않아야 한다.

⑤ 수은은 0.001mg/L를 넘지 않아야 한다.

⑥ 시안은 0.01mg/L를 넘지 않아야 한다.

⑦ 크롬은 0.05mg/L를 넘지 않아야 한다.

⑧ 암모니아성 질소는 0.5mg/L를 넘지 않아야 한다.

⑨ 질산성 질소는 10mg/L를 넘지 않아야 한다.

⑩ 카드뮴은 0.005mg/L를 넘지 않아야 한다.

⑪ 보론은 1.0mg/L를 넘지 않아야 한다(염지하수의 경우 적용하지 아니한다).

⑫ 브롬산염은 0.01mg/L를 넘지 아니할 것(먹는 샘물, 염지하수, 먹는 염지하수, 먹는 해양심층수 및 오존으로 살균, 소독 또는 세척 등을 하여 음용수로 이용하는 지하수만 적용한다)

⑬ 스트론튬은 4mg/L를 넘지 아니할 것(먹는 염지하수 및 먹는 해양심층수의 경우에만 적용한다)

(3) 건강상 유해영향 유기물질에 관한 기준

① 페놀은 0.005mg/L를 넘지 않아야 한다.

② 다이아지논은 0.02mg/L를 넘지 않아야 한다.

③ 파라티온은 0.06mg/L를 넘지 않아야 한다.

④ 페니트로티온 0.04mg/L를 넘지 않아야 한다.

⑤ 카바릴은 0.07mg/L를 넘지 않아야 한다.

⑥ 1.1.1-트리클로로에탄은 0.1mg/L를 넘지 않아야 한다.

⑦ 테트라클로로에틸렌은 0.01mg/L를 넘지 않아야 한다.

⑧ 트리클로로에틸렌은 0.03mg/L를 넘지 않아야 한다.

⑨ 디클로로메탄은 0.02mg/L를 넘지 않아야 한다.

⑩ 벤젠은 0.01mg/L를 넘지 않아야 한다.

⑪ 톨루엔은 0.7mg/L를 넘지 않아야 한다.

⑫ 에틸벤젠은 0.3mg/L를 넘지 않아야 한다.

⑬ 크실렌은 0.5mg/L를 넘지 않아야 한다.

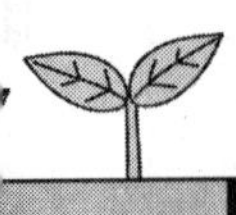

⑭ 1.1-디클로로에틸렌은 0.03mg/L를 넘지 않아야 한다.

⑮ 사염화탄소는 0.002mg/L를 넘지 않아야 한다.

⑯ 1.2-디브로모-3-클로로프로판은 0.003mg/L를 넘지 않아야 한다.

⑰ 1.4-다이옥산은 0.05mg/L를 넘지 않아야 한다.

(4) 소독제 및 소독 부산물질에 관한 기준(샘물·먹는 샘물 및 염지하수·먹는 염지하수·먹는 해양심층수·먹는 물 공동시설의 물의 경우에는 적용 제외)

① 잔류염소(유리 잔류염소를 말함)는 4.0mg/L를 넘지 않아야 한다.

② 총트리할로메탄은 0.1mg/L를 넘지 않아야 한다.

③ 클로로포름은 0.08mg/L를 넘지 않아야 한다.

④ 브로모디클로로메탄은 0.03mg/L를 넘지 않아야 한다.

⑤ 디브로모클로로메탄은 0.1mg/L를 넘지 않아야 한다.

⑥ 클로랄하이드레이트는 0.03mg/L를 넘지 않아야 한다.

⑦ 디브로모아세토니트릴은 0.1mg/L를 넘지 않아야 한다.

⑧ 디클로로아세토니트릴은 0.09mg/L를 넘지 않아야 한다.

⑨ 트리클로로아세토니트릴은 0.004mg/L를 넘지 않아야 한다.

⑩ 할로아세틱에시드(디클로로아세틱에시드와 트리클로로아세틱에시드 및 디브로모아세틱에시드의 합으로 함)는 0.1mg/L를 넘지 않아야 한다.

(5) 심미적 영향물질에 관한 기준

① 경도는 1,000mg/L(수돗물의 경우 300mg/L, 먹는 염지하수 및 먹는 해양심층수의 경우 1,200mg/L)를 넘지 않아야 한다. 다만, 샘물 및 염지하수의 경우에는 적용하지 않는다.

② 과망간산칼륨 소비량은 10mg/L를 넘지 않아야 한다.

③ 냄새와 맛은 소독으로 인한 냄새와 맛 이외의 냄새와 맛이 있어서는 안 된다. 다만, 맛의 경우는 샘물, 먹는 샘물 및 염지하수, 먹는 물 공동시설의 물에는 적용하지 아니한다.

④ 동은 1mg/L를 넘지 않아야 한다.

⑤ 색도는 5도를 넘지 않아야 한다.

⑥ 세제(음이온 계면활성제)는 0.5mg/L를 넘지 않아야 한다. 다만, 샘물 및 먹는 샘물, 염지하수, 먹는 염지하수 및 먹는 해양심층수의 경우에는 검출되지 않아야 한다.

⑦ 수소이온 농도는 pH 5.8 이상 pH 8.5 이하이어야 한다. 다만, 샘물, 먹는 샘물 및 먹는 물 공동시설의 물의 경우에는 pH 4.5 이상 pH 9.5 이하이어야 한다.

⑧ 아연은 3mg/L를 넘지 않아야 한다.

⑨ 염소이온은 250mg/L를 넘지 않아야 한다(염지하수의 경우에는 적용하지 아니한다).

⑩ 증발잔류물이 수돗물의 경우에는 500mg/L, 먹는 염지하수 및 먹는 해양심층수의 경우에는 미네랄 등 무해성분을 제외한 증발잔류물이 500mg/L를 넘지 않아야 한다.

⑪ 철은 0.3mg/L를 넘지 않아야 한다. 다만, 샘물 및 염지하수의 경우에는 적용하지 아니한다.

⑫ 망간은 0.3mg/L(수돗물의 경우 0.05mg/L)를 넘지 않아야 한다. 다만, 샘물의 경우에는 적용하지 아니한다.

⑬ 탁도는 1NTU(Nephelometric Turbidity Unit)를 넘지 않아야 한다. 다만, 지하수를 원수로 사용하는 마을상수도, 소규모 급식시설 및 전용 상수도를 제외한 수돗물의 경우에는 0.5NTU를 넘지 않아야 한다.

⑭ 황산이온은 200mg/L를 넘지 않아야 한다. 다만, 샘물, 먹는 샘물 및 먹는 물 공동시설의 물은 250mg/L를 넘지 아니하여야 하며, 염지하수의 경우에는 적용하지 아니한다.

⑮ 알루미늄은 0.2mg/L를 넘지 않아야 한다.

(6) 방사능에 관한 기준(염지하수의 경우에만 적용한다)

① 세슘(Cs-137)은 4.0mBq/L를 넘지 않아야 한다.

② 스트론튬(Sr-90)은 3.0mBq/L를 넘지 않아야 한다.

③ 삼중수소는 6.0Bq/L를 넘지 않아야 한다.

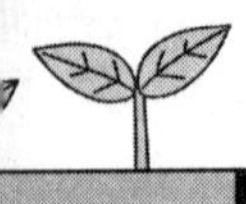

① 주택의 보건학적 조건

(1) 부지

① 일광의 수열량이 많은 곳이 좋다.

② 빗물과 오수의 배제가 편리해야 한다.

③ 하천 또는 호수면보다 높은 곳에 위치해야 한다.

④ 수분의 투과가 양호한 사토양의 지질이 좋다.

⑤ 지반이 견고해야 건축물의 기초가 튼튼하다.

⑥ 통학, 통근에 편리해야 한다.

⑦ 도심지와 교통이 편리한 곳에 위치해야 한다.

⑧ 진개와 오물로 매몰된 토지는 10년 이상 된 곳이어야 한다.

⑨ 지하수면은 항상 지면보다 2m 이하에 있어야 한다.

⑩ 공기의 오염원과 위험물 저장소로부터 먼 곳이 좋다.

⑪ 소음발생원이나 정신교육상 불리한 지역은 부적당하다.

(2) 구조

① 지붕과 벽은 방서, 방한, 방수, 방음이 잘 되어야 한다.

② 천정과 지붕의 공간을 넓게 해 방열이 좋게 한다.

③ 천정은 일반적으로 2.1m 정도가 적당하다.

④ 마루는 지면으로부터 45cm 정도의 간격을 두어야 한다.

⑤ 거실 · 침실 및 어린이방은 남쪽, 화장실 · 부엌 등은 북쪽으로 배치해야 한다.

② 환기

(1) 자연환기

① 중성대가 방바닥 가까이에 있으면 사람이 심한 온도 차이를 느껴 건강에 장해요인이 되므로 천정 가까이에 형성되는 것이 좋다.

② 창의 크기는 바닥면적의 1/20 이상이어야 한다.

③ 환기횟수는 하루에 1~2회가 적당하다.

> **Tip** 중성대(Neutral Zone) … 실내 기온이 실외 기온보다 높은 경우 압력의 차이에 의해서 실내로 들어오는 공기는 하부로 이동하고, 실외로 나가는 공기는 상부로 이동하게 된다. 이때, 그 중간에 압력 0의 지대, 즉 중성대가 형성된다.

(2) 인공환기

① **공기조정법** … 가장 이상적인 환기법으로 공기의 온·습도 조절이 가능하고 배기의 오염물을 처리하는 여과설비를 갖추고 있다.

② **배기식 환기법** … 오염물의 배기·처리에 효과적이다.

③ **송풍식 환기법** … 신선한 공기공급이 가능하며 오염물 자체를 희석시킨다. 오염물의 제거는 불가능한 단점이 있다.

④ **병용식 환기법** … 급·배기를 동시에 할 수 있어 편리하다.

(3) 소요 환기량 산출식

1인당 1시간 1회에 필요한 환기량은 $30m^2$이다. 즉, 공기 중의 CO_2 농도의 서한도를 지표로 할 때 소요 환기량 산출식은 다음과 같다.

$$V = \frac{K}{CO - C}(m^3)$$

- V : 소요 환기량(m^3/hr)
- CO : 0시간 후의 실내 CO_2 농도(CO_2의 서한용량 − 0.1%)
- K : 작업장에서 발생하는 1인 1시간의 호출 CO_2량(21L)
- C : 외기의 CO_2 용량(0.03%)

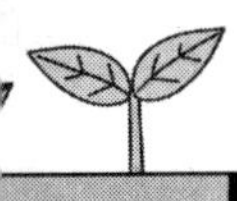

③ 채광 및 조명

(1) 자연조명(주간조명)

① 일광의 장점

    ㉠ 중추신경을 자극해 기분을 상쾌하게 한다.

    ㉡ 신진대사작용을 촉진한다.

    ㉢ 조광의 조성 평등으로 눈의 피로가 적다.

    ㉣ 살균작용으로 피부를 튼튼하게 한다.

    ㉤ 장기의 기능을 증진시켜 식욕을 촉진한다.

    ㉥ 적혈구와 헤모글로빈의 양 증가로 산소흡수능력을 증가시킨다.

    ㉦ 구루병을 예방하고 실내 공기 속의 세균을 살균하는 작용을 한다.

② 자연조명에서 고려해야 할 사항

    ㉠ 창의 방향 : 거실은 남향, 작업실은 동북 또는 북향이 좋다. 일조량이 최소 1일 4시간 이상이어야 하므로, 앞 건물과의 거리가 그 건물 높이의 2~3배가 되어야 한다.

    ㉡ 창의 면적 : 거실면적의 1/5~1/7이 적당하며, 동일한 면적인 경우 세로로 긴 창이 조도를 균등하게 하므로 효과적이다.

    ㉢ 거실의 안쪽 길이 : 바닥에서 창틀 상단 높이의 1.5배 이하가 좋다.

    ㉣ 개각과 입사각 : 개각은 4~5°, 입사각은 28° 이상이 좋으며, 개각과 입사각이 클수록 밝다.

    ㉤ 차광방법
- 빛의 양이 많으면 커튼이나 차광물을 이용하여 조절하는 것이 좋다.
- 벽지의 색깔에 따라 반사율이 달라 방안의 빛 조절이 가능하므로 벽지의 선택이 중요하다. 벽지의 색깔에 따른 반사율은 흰색은 90%, 담크림색은 60%, 황색·농갈색은 40%, 진한 녹색은 25%이다.

(2) 인공조명

① 인공조명의 방법

    ㉠ 직접조명
- 빛이 광원으로부터 작업면에 직접 전달되는 것을 말한다.
- 효율이 크고 경제적이나, 강한 음영과 과도한 휘도로 불쾌감을 준다.
- 천정이 높거나 암색일 때 적용한다.

    ㉡ 간접조명
- 빛이 벽이나 천정 등에 반사되어 산광상태로 온화하며, 음영이나 현휘도 생기지 않는다.

- 조명효율이 낮고, 비경제적인 단점이 있다.
- 천정의 높이가 적당하며 천정과 벽체 상부가 밝은 색이어서 반사가 잘 될 때만 적용한다.

ⓒ 반간접(반직접)조명

- 반투명의 역반사 갓에 의해 작업면상에 오는 광선의 1/2 이상은 간접광으로, 나머지는 직접광으로 받는다.
- 눈의 피로가 적어 가장 위생적인 방법이다.

> **Tip** 인공조명의 조도 … 낮에는 200~1,000Lux 정도, 밤에는 20~200Lux 정도의 조도가 적당하다.

② 인공조명시 고려사항

㉠ 조도는 작업상 충분해야 한다.

㉡ 광색은 주광색에 가까운 것이 좋다.

㉢ 유해가스의 발생이 없어야 한다.

㉣ 폭발이나 발화의 위험이 없어야 한다.

㉤ 빛이 좌상방에서 비추는 것이 좋다.

㉥ 조도는 균등하게 유지하고, 가급적 간접조명이 되도록 해야 한다.

㉦ 취급이 간편하고, 가격이 저렴해야 한다.

❋ 장소별 인공조명의 표준조도 ❋

장소	표준조도(Lux)
정밀작업실, 양장점, 이용원, 제도실, 기계점, 재봉실, 백화점 지하층 등	100~200
사무실, 독서실, 교실, 도서관, 백화점 상층 등	80~120
일반 작업실, 일반 상점 등	50~100
강당, 대합실, 실내 체조경기장 등	30~80

(3) 부적당한 조명의 피해

① **근시**(조도가 낮을 때 발생) … 안축이 길거나, 수정체 또는 각막의 굴절력이 커서 평행광선이 망막의 전방에서 상을 맺는 현상이다.

② **안정**(눈동자)**피로** … 근거리 작업을 할 때 눈이 쉽게 피로하여 머리가 아프면서 눈의 불쾌감, 건조감 등이 나타나는 증상이다.

③ **안구진탕증**(탄광부) … 보다 나은 시력을 보존하기 위한 안구의 보상작용으로 생기는 현상이다.

④ **전광성 안염, 백내장**(용접공, 고열작업자) … 급성각막 표층염 등 각막에 염증이 생기는 질병이다.

⑤ **작업능률 저하** … 부적당한 조명으로 인해 눈의 피로가 쉽게 오는 등 작업의 능률이 저하된다.

(4) 인공 조명기구

① **백열등** ··· 백열가스등이나 백열전기등을 가리킨다.

② **형광등** ··· 저압의 수은방전으로 방사된 자외선을 형광체에 의해서 가시광선으로 변환시켜 빛을 내는 방전등이다.

③ **수은등** ··· 수은증기 내의 아크방전으로 생기는 빛을 이용한 방전관이다.

④ **나트륨등** ··· 나트륨 증기속에서 아크방전에 의해 방사되는 빛을 이용한 등으로, 저압나트륨등과 고압나트륨등으로 구분된다.

④ 실내온도 조절

(1) 난방법

① **국소난방** ··· 온원을 실내에 두는 방법이다.
　⊙ 경제적이나 먼지, 연소산물에 의한 공기오염 및 화재발생의 위험이 있다.
　ⓒ 난방기구는 난로, 온돌, 페치카, 화로, 전기난로 등이 있다.

② **중앙난방**
　⊙ 공기난방 : 공기조절을 통한 난방법이다.
　ⓒ 온수난방 : 조작이 쉽고 경제적이다.
　ⓒ 증기난방 : 면적이 큰 건물에 적합하고 지역난방으로도 이용된다. 이때 실내 습도조절이 요구된다.

③ **지역난방** ··· 광범위한 지역의 많은 건물에 증기 또는 오수를 공급한다.

④ **난방시 유의점**
　⊙ 유해가스가 배출되지 않도록 한다.
　ⓒ 온도의 실내 분포를 고르게 하며 바닥과 머리 높이의 온도차가 $2 \sim 3℃$ 이상이 되지 않도록 한다.
　ⓒ 적당한 실내 습도를 유지하도록 유의해야 한다.

(2) 냉방법

❄ 실내 장소별 적정온도 ❄

장소	온도(℃)
욕실 · 병실	20~22
거실 · 사무실 · 경작업실 · 학교 · 소아실	18~20
강당 · 집회장 · 작업실	16~18
침실(온돌)	14~16(12~14)
중작업실 · 체조장	10~15
대합실 · 사원 · 외출복 착용 장소	10~15

① **적정온도** … 냉방시 실내외 온도의 차이는 5~7℃ 이내가 적당하며, 10℃ 이상이 되면 냉방병 발생의 우려가 있다.

② **냉방병의 증상** … 감기증세의 지속, 소변의 배설량 증가, 요통 · 신경통의 발생, 생리불순, 위장장애 등이 있다.

8 의복

① 의복의 목적

(1) 의복의 목적(필요성)

① 체온조절이 가장 큰 목적이다.

② 신체의 청결과 보호를 위해 필요하다.

③ 사회생활에서 예의 · 품격 · 개인의 취향 등을 표시한다.

(2) 의복의 위생학적 조건

① 기후조절 능력이 좋아야 한다.

② 피부보호 능력이 커야 한다.

③ 체온조절 능력이 커야 한다.

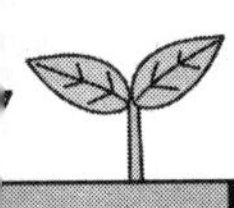

(3) 의복과 건강

의복은 가볍고 함기량이 커야 한다.

① **의복이 두꺼운 경우** … 수분증발을 방해하여 피복이 땀에 젖으므로 급격한 냉각시 감기에 걸릴 수 있다.

② **의복이 무거운 경우** … 호흡작용이나 혈액순환의 장애를 일으키고 원활한 신체활동을 저해한다.

② 의복기후와 특성

(1) 개요

① **의복기후의 정의** … 의복과 신체표면 사이에 형성되는 기후를 의복기후라 한다.

② **적정 의복기후**

    ㉠ 보통의 경우 : 기온은 32±1℃, 습도는 50±10%, 기류는 10m/sec 이하를 유지하는 것이 좋다.

        Tip 인간의 신체는 30℃ 이하에서는 냉감을, 34℃ 이상에는 더위를 느낀다.

    ㉡ 보행의 경우 : 기온은 30±1℃, 습도는 45±10%, 기류는 40m/sec가 적당하다.

(2) 특성

① **열전도율**

    ㉠ 열전도율은 열이 물체 속을 전도하는 정도를 나타낸 수치이다.

    ㉡ 공기의 열전도율을 100으로 하였을 때 동물털은 6.1, 견직물은 19.2, 마직은 29.5의 열전도율을 지닌다.

    ㉢ 열전도율과 함기성은 반비례 관계이다.

        Tip 함기성 … 섬유 사이에 공기를 함유하는 성질을 말하며, 함기량은 모피 98%, 모직 90%, 무명 70~80%, 마직 50%이다.

② **방한력**

    ㉠ 방한력은 열 차단력으로서, 단위는 CLO가 사용된다.

    ㉡ 1CLO는 기온 21℃(70°F), 기습 50% 이하, 기류 10m/sec에서 피부온도가 33℃(92°F)로 유지될 때의 의복의 방한력이다.

        Tip 1CLO의 보온성은 9℃이고 2CLO의 보온성은 12℃이다.

③ **흡수성** … 마>견>면>모직물 순으로 흡수성이 크다. 오물 부착성은 흡수성에 비례한다.

④ **흡습성** … 모>견>마>면직물 순으로 흡습성이 크다.

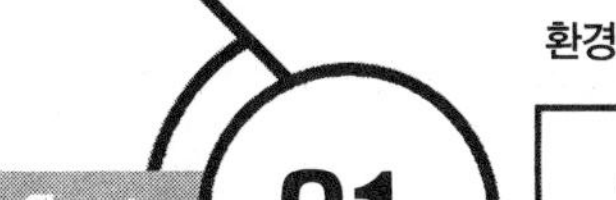

Chapter 01 출제예상문제

1 다음 중 온열인자에 해당하지 않는 것은?

① 복사열　　　　　　　　　　② 기온

③ 기류　　　　　　　　　　　④ 기압

> **note** 온열인자(체온조절의 4대 요소) ⋯ 기온, 기류, 습도(기습), 복사열

2 다음 보기 중 물의 자정작용에 해당되는 것은?

㉠ 산화	㉡ 살균
㉢ 침전	㉣ 세정

① ㉠㉡　　　　　　　　　　② ㉡㉢

③ ㉡㉢㉣　　　　　　　　　④ ㉠㉡㉢

⑤ ㉠㉡㉢㉣

> **note** 물의 자정작용 ⋯ 침전, 자외선에 의한 살균, 산화, 생물에 의한 식균 등의 작용이 일어난다.

3 실내 공기오염의 지표인 기체와 그 서한량으로 옳은 것은?

① CO_2 − 0.1%　　　　　　② CO − 0.1%

③ CO_2 − 11%　　　　　　④ CO − 10%

> **note** 서한량(서한도)
> ㉠ CO_2 : 0.1%(1,000ppm)
> ㉡ CO : 0.01%(100ppm)

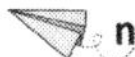

Answer 1.④ 2.④ 3.①

4 인공조명시 고려해야 할 사항으로 옳지 않은 것은?

① 유해한 가스가 나오지 않아야 한다.

② 색은 주광색이어야 한다.

③ 조명도를 균등하게 유지하도록 해주어야 한다.

④ 작업상 충분한 조도를 낼 수 있어야 한다.

⑤ 작업시 직접조명을 사용해야 하며, 우상방에 위치하는 것이 좋다.

> **note** 인공조명시 고려사항
> ㉠ 조도는 작업상 충분해야 한다.
> ㉡ 광색은 주광색에 가까운 것이 좋다.
> ㉢ 유해가스의 발생이 없어야 한다.
> ㉣ 폭발이나 발화의 위험이 없어야 한다.
> ㉤ 빛이 좌상방에서 비추는 것이 좋다.
> ㉥ 조도는 균등하게 유지하고, 가급적 간접조명이 되도록 해야 한다.
> ㉦ 취급이 간편하고, 가격이 저렴해야 한다.

5 완속사 여과처리법에 대한 설명 중 잘못된 것은?

① 넓은 면적이 필요하다.

② 여과막은 역류세척을 한다.

③ 건설비는 많이 드나 경상비는 적게 든다.

④ 고도의 운용기술이 필요하지 않다.

⑤ 보통 1회에 1~2개월 정도 사용할 수 있다.

> **note** ② 완속사 여과처리법은 사면대치(모래 제거 후에 보충)의 방법으로 한다. 역류세척은 급속사 여과처리법의 세척방법이다.

6 다음 중 수돗물 정화과정의 순서가 맞는 것은?

① 여과 – 폭기 – 침전 – 소독　　　　② 폭기 – 여과 – 침전 – 소독

③ 침전 – 폭기 – 여과 – 소독　　　　④ 소독 – 폭기 – 침전 – 여과

> **note** 수돗물의 정화과정 … 침전 – 폭기 – 여과 – 소독

Answer　4.⑤　5.②　6.③

7 다음 중 공기의 자정작용이 아닌 것은?

① 희석작용　　　　　　　　　　② 여과작용
③ 산화작용　　　　　　　　　　④ 살균작용

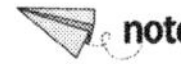 **note** 공기의 자정작용
　　㉠ 바람에 의한 희석작용
　　㉡ 산소, 오존, 과산화수소에 의한 산화작용
　　㉢ 비·눈에 의한 대기 중의 용해성 가스 및 부유먼지의 제거(세정작용)
　　㉣ 자외선에 의한 살균작용

8 정수장에서 발생하는 발암물질과 관련이 있는 것은?

① 염화물　　　　　　　　　　② 불소
③ Se　　　　　　　　　　　　④ Mn
⑤ Cs

note 정수장에서 염소소독을 하는 경우 발암물질인 THM이 발생한다.

9 다음 중 실내의 기류를 측정하고자 할 때 사용되는 것은?

① 풍속계　　　　　　　　　　② 카타 온도계
③ 흑구 온도계　　　　　　　　④ Aneroid 가압계
⑤ 건구 온도계

note 실내의 기류측정은 카타 온도계에 의한다.

10 다음 먹는 물의 수질기준에 관한 설명으로 옳지 않은 것은?

① 수은은 0.001mg/L를 넘지 아니할 것
② 대장균은 50mL에서 검출되지 아니할 것
③ 시안은 0.01mg/L를 넘지 아니할 것
④ 염소이온은 250mg/L를 넘지 아니할 것
⑤ 경도는 300mg/L를 넘지 아니할 것

note ② 대장균은 100mL에서 검출되지 않아야 한다.

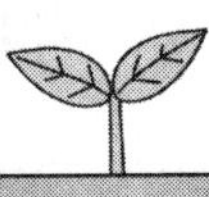

11 다음은 먹는 물의 수질기준을 열거한 것이다. 옳은 것은?

① pH 5.8 이상 pH 8.5 이하이어야 할 것

② 색도는 10도를 넘지 아니할 것

③ 탁도 2NTU를 넘지 아니할 것

④ 대장균군은 50mL 중에서 검출되지 않을 것

⑤ 수은은 0.5mg/L를 넘지 아니할 것

> **note** 먹는 물의 수질기준〈먹는 물 수질기준 및 검사 등에 관한 규칙 제2조 별표1〉
>
> ㉠ 미생물에 관한 기준
> • 일반세균은 1mL 중 100CFU(Colony Forming Unit)를 넘지 않아야 한다. 다만, 세부 기준은 다음과 같다.
> - 샘물 및 염지하수: 저온일반세균은 20CFU/mL, 중온일반세균은 5CFU/mL를 넘지 않아야 한다.
> - 먹는 샘물 · 먹는 염지하수 및 먹는 해양심층수: 병에 넣은 후 4℃를 유지한 상태에서 12시간 이내에 검사하여 저온일반세균은 100CFU/mL, 중온일반세균은 20CFU/mL를 넘지 않아야 한다.
> • 총대장균군은 100mL(샘물 · 먹는 샘물 · 염지하수 · 먹는 염지하수 및 먹는 해양심층수의 경우 250mL)에서 검출되지 않아야 한다. 다만, 제4조 제1항 제1호 나목 및 다목에 따라 매월 또는 매 분기 실시하는 총대장균군의 수질검사 시료수가 20개 이상인 정수시설의 경우에는 검출된 시료수가 5%를 초과하지 않아야 한다.
> • 대장균 · 분원성 대장균군은 100mL에서 검출되지 않아야 한다(샘물 · 먹는 샘물, 염지하수 · 먹는 염지하수 및 먹는 해양심층수는 제외).
> • 분원성 연쇄상구균 · 녹농균 · 살모넬라 및 쉬겔라는 250mL에서 검출되지 않아야 한다(샘물 · 먹는 샘물, 염지하수 · 먹는 염지하수 및 먹는 해양심층수의 경우에만 적용함).
> • 아황산환원 혐기성 포자형성균은 50mL에서 검출되지 않아야 한다(샘물 · 먹는 샘물, 염지하수 · 먹는 염지하수 및 먹는 해양심층수의 경우에만 적용함).
> • 여시니아균은 2L에서 검출되지 않아야 한다(먹는 물 공동시설의 경우에만 적용함).
>
> ㉡ 건강상 유해영향 무기질에 관한 기준
> • 납은 0.01mg/L를 넘지 않아야 한다.
> • 불소는 1.5mg/L(샘물 · 먹는 샘물 및 염지하수 · 먹는 염지하수의 경우 2.0mg/L)를 넘지 않아야 한다.
> • 비소는 0.01mg/L(샘물 · 염지하수의 경우에는 0.05mg/L)를 넘지 않아야 한다.
> • 셀레늄은 0.01mg/L를 넘지 않아야 한다.
> • 수은은 0.001mg/L를 넘지 않아야 한다.
> • 시안은 0.01mg/L를 넘지 않아야 한다.
> • 크롬은 0.05mg/L를 넘지 않아야 한다.
> • 암모니아성 질소는 0.5mg/L를 넘지 않아야 한다.
> • 질산성 질소는 10mg/L를 넘지 않아야 한다.
> • 카드뮴은 0.005mg/L를 넘지 않아야 한다.

Answer 11.①

- 보론은 1.0mg/L를 넘지 않아야 한다.
- 브롬산염은 0.01mg/L를 넘지 아니할 것(먹는 샘물, 염지하수, 먹는 염지하수, 먹는 해양심층수 및 오존으로 살균, 소독 또는 세척 등을 하여 음용수로 이용하는 지하수만 적용한다)
- 스트론튬은 4mg/L를 넘지 아니할 것(먹는 염지하수 및 먹는 해양심층수의 경우에만 적용한다)

ⓒ 건강상 유해영향 유기물질에 관한 기준
- 페놀은 0.005mg/L를 넘지 않아야 한다.
- 다이아지논은 0.02mg/L를 넘지 않아야 한다.
- 파라티온은 0.06mg/L를 넘지 않아야 한다.
- 페니트로티온 0.04mg/L를 넘지 않아야 한다.
- 카바릴은 0.07mg/L를 넘지 않아야 한다.
- 1.1.1-트리클로로에탄은 0.1mg/L를 넘지 않아야 한다.
- 테트라클로로에틸렌은 0.01mg/L를 넘지 않아야 한다.
- 트리클로로에틸렌은 0.03mg/L를 넘지 않아야 한다.
- 디클로로메탄은 0.02mg/L를 넘지 않아야 한다.
- 벤젠은 0.01mg/L를 넘지 않아야 한다.
- 톨루엔은 0.7mg/L를 넘지 않아야 한다.
- 에틸벤젠은 0.3mg/L를 넘지 않아야 한다.
- 크실렌은 0.5mg/L를 넘지 않아야 한다.
- 1.1-디클로로에틸렌은 0.03mg/L를 넘지 않아야 한다.
- 사염화탄소는 0.002mg/L를 넘지 않아야 한다.
- 1.2-디브로모-3-클로로프로판은 0.003mg/L를 넘지 않아야 한다.
- 1.4-다이옥산은 0.05mg/L를 넘지 않아야 한다.

ⓔ 소독제 및 소독 부산물질에 관한 기준(샘물 · 먹는 샘물 및 먹는 물 공동시설의 물의 경우에는 적용 제외)
- 잔류염소(유리 잔류염소를 말함)는 4.0mg/L를 넘지 않아야 한다.
- 총트리할로메탄은 0.1mg/L를 넘지 않아야 한다.
- 클로로포름은 0.08mg/L를 넘지 않아야 한다.
- 브로모디클로로메탄은 0.03mg/L를 넘지 않아야 한다.
- 디브로모클로로메탄은 0.1mg/L를 넘지 않아야 한다.
- 클로랄하이드레이트는 0.03mg/L를 넘지 않아야 한다.
- 디브로모아세토니트릴은 0.1mg/L를 넘지 않아야 한다.
- 디클로로아세토니트릴은 0.09mg/L를 넘지 않아야 한다.
- 트리클로로아세토니트릴은 0.004mg/L를 넘지 않아야 한다.
- 할로아세틱에시드(디클로로아세틱에시드와 트리클로로아세틱에시드의 합으로 함)는 0.1mg/L를 넘지 않아야 한다.

ⓜ 심미적 영향물질에 관한 기준
- 경도는 300mg/L(먹는 샘물의 경우 500mg/L)를 넘지 않아야 한다. 다만, 샘물 및 염지하수의 경우에는 적용하지 아니한다.
- 과망간산칼륨 소비량은 10mg/L를 넘지 않아야 한다.
- 냄새와 맛은 소독으로 인한 냄새와 맛 이외의 냄새와 맛이 있어서는 안 된다. 다만, 맛의 경우는 샘물, 먹는 샘물 및 염지하수, 먹는 물 공동시설의 물에는 적용하지 아니한다.
- 동은 1mg/L를 넘지 않아야 한다.
- 색도는 5도를 넘지 않아야 한다.

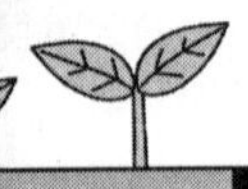

- 세제(음이온 계면활성제)는 0.5mg/L를 넘지 않아야 한다. 다만, 샘물 및 먹는 샘물의 경우에는 검출되지 않아야 한다.
- 수소이온 농도는 pH 5.8 이상 pH 8.5 이하이어야 한다. 다만, 샘물, 먹는 샘물 및 먹는 물 공동시설의 물의 경우에는 pH 4.5 이상 pH 9.5 이하이어야 한다.
- 아연은 3mg/L를 넘지 않아야 한다.
- 염소이온은 250mg/L를 넘지 않아야 한다.
- 증발잔류물이 수돗물의 경우에는 500mg/L, 먹는 염지하수 및 먹는 해양심층수의 경우에는 미네랄 등 무해성분을 제외한 증발잔류물이 500mg/L를 넘지 않아야 한다.
- 철은 0.3mg/L를 넘지 않아야 한다. 다만, 샘물의 경우에는 적용하지 아니한다.
- 망간은 0.3mg/L(수돗물의 경우 0.05mg/L)를 넘지 않아야 한다. 다만, 샘물의 경우에는 적용하지 아니한다.
- 탁도는 1NTU(Nephelometric Turbidity Unit)를 넘지 않아야 한다. 다만, 수돗물의 경우에는 0.5NTU를 넘지 않아야 한다.
- 황산이온은 200mg/L를 넘지 않아야 한다.
- 알루미늄은 0.2mg/L를 넘지 않아야 한다.

ⓑ 방사능에 관한 기준(염지하수의 경우에만 적용한다)

- 세슘(Cs-137)은 4.0mBq/L를 넘지 않아야 한다.
- 스트론튬(Sr-90)은 3.0mBq/L를 넘지 않아야 한다.
- 삼중수소는 6.0Bq/L를 넘지 않아야 한다.

12 다음 중 수영장 수질의 잔류 염소량의 범위로 옳은 것은?

① 0.2~0.4mg/L
② 0.3~0.5mg/L
③ 0.4~0.6mg/L
④ 0.5~0.7mg/L
⑤ 0.6~0.8mg/L

> **note** 수영장 수질의 잔류 염소량은 0.4~0.6mg/L 이상이다.

13 다음 중 충치예방책으로 상수도에 넣는 불소의 적정량은 얼마인가?

① 1.5~2mg/L
② 0.6~1.0mg/L
③ 2~3mg/L
④ 0.1~0.3mg/L
⑤ 4~5mg/L

14 다음 중 대장균의 특징으로 볼 수 없는 것은?

① 통성 혐기성균　　　　　　　　② 무포자균

③ 막대균　　　　　　　　　　　　④ 그램 양성균

⑤ 유당을 이용하여 산 및 가스를 생성하는 균

15 다음 중 저기압 환경에서 나타날 수 있는 질병은?

① 고산병, 항공병　　　　　　　　② 동상, 동창

③ 피부암, 피부염　　　　　　　　④ 잠함병

⑤ 소음성 난청

16 다음 중 수질오염의 생물학적 지표로 사용되는 것은?

① 경도　　　　　　　　　　　　　② 탁도

③ 대장균 수　　　　　　　　　　④ 용존산소량

⑤ 병원 미생물 수

Answer　　14.④　15.①　16.③

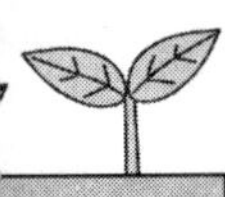

17 연탄가스 중 자극증상을 나타내는 것은?

① 일산화탄소 ② 이산화탄소
③ 아황산가스 ④ 산소
⑤ 오존

> **note** ① 일산화탄소(CO) : 무색, 무미, 무취의 맹독성 가스이다. Hb에 대한 결합력은 O_2에 비해 약 250 ~ 300배 정도 강하며, 최대 허용량은 100ppm(0.01%)이다.
> ② 이산화탄소(CO_2) : 무색, 무취, 약산성의 비중이 큰 비독성 가스로 소화제, 청량제 등 그 용도가 넓으며, 실내 공기의 혼탁지표로 사용된다. 최대 허용량은 1,000ppm(0.1%)이다.
> ③ 아황산가스(SO_2) : 무색, 자극성과 액화성이 강한 가스로 먼지 다음으로 많이 배출되며 산성비의 원인이 된다.
> ⑤ 오존(O_3) : 무색, 무미, 해초(마늘)냄새가 나며, 산화성 표백제이다. 만성중독시에는 체내의 효소를 교란시켜 DNA, RNA에 작용하여 유전인자의 변화를 유발한다.

18 다음 중 감압증이 생길 수 있는 환경조건은?

① 고온상태 ② 고습상태
③ 채석작업 ④ 잠수작업
⑤ 저온상태

> **note** 감압증(잠함병)은 잠수작업시 깊은 해저에서 곧바로 위로 올라올 경우 기압이 급격히 떨어져 발생될 수 있다.

19 다음 중 자외선이 인체에 미치는 영향이 아닌 것은?

① 피부암 ② 변비
③ 피부의 색소침착 ④ 백내장
⑤ 피부 비후

> **note** 자외선이 인체에 미치는 영향
> ㉠ 부정적인 영향 : 피부암, 피부의 색소침착, 백내장, 부종, 수포현상 등
> ㉡ 긍정적인 영향 : 구루병 예방, 관절염 치료, 살균작용 등

Answer 17.③ 18.④ 19.②

20 CO와 O_2 중 헤모글로빈과의 결합력은 어느 쪽이 얼마나 더 강한가?

① O_2, 50배
② CO, 100배
③ CO, 150배
④ CO, 250배
⑤ O_2, 500배

> **note** CO는 O_2보다 헤모글로빈과의 결합력이 250~300배 정도 강하다.
> ※ 혈중 Hb－CO의 중독증상
> ㉠ 10% 이하 : 무증상
> ㉡ 10% : 거의 무증상, 운동하면 호흡곤란
> ㉢ 10~20% : 임상증상 출현
> ㉣ 40~50% : 두통, 허탈
> ㉤ 60~70% : 의식상실
> ㉥ 80% 이상 : 사망

21 이산화탄소를 실내 공기의 오탁측정지표로 사용하는 이유로 옳은 것은?

① 미량으로도 인체에 해를 끼칠 수 있기 때문이다.
② 무색, 무취지만 약산성을 지닌 독성가스이다.
③ 산소와 반비례하기 때문이다.
④ 공기오탁의 전반적인 사태를 추측할 수 있기 때문이다.
⑤ 다른 측정방법이 없기 때문이다.

> **note** 이산화탄소의 허용기준은 0.1%이다. 이산화탄소가 0.3% 이상이면 불쾌감을 느끼고 5% 이상시 호흡촉진, 10% 이상시에는 호흡곤란으로 사망에 이른다. 즉, 이산화탄소의 비율증가는 공기오탁사태의 파악을 가능하게 해 공기의 오탁측정지표가 된다.

22 수질검사 중 과망간산칼륨 소비량의 측정과 관계된 것은?

① 경도
② 탁도
③ 세균 수
④ 유기물질
⑤ 대장균

> **note** ④ 과망간산칼륨 소비량과 유기물의 농도는 비례한다.
> ※ 먹는 물 기준에 따르면 과망간산칼륨 소비량은 10mg/L를 넘지 않아야 한다.

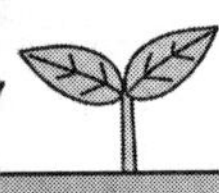

23 「먹는물 수질기준 및 검사 등에 관한 규칙」에 규정된 먹는 물의 수질기준 중 대장균군에 대한 기준은?

① 50cc 중에 검출되지 아니할 것

② 10cc 중에 검출되지 아니할 것

③ 1cc 중에 10% 이하일 것

④ 10cc 중에 10% 이하일 것

⑤ 100cc 중에 검출되지 아니할 것

> **note** 대장균 수 … 대장균군은 100cc(100mL) 중에 검출되지 않아야 한다.

24 모든 사람이 불쾌감을 느끼는 지수는?

① 80

② 85

③ 90

④ 95

⑤ 100

> **note** 불쾌감 정도
> ㉠ 불쾌지수(DI) ≥ 70 : 다소 불쾌(10% 정도)
> ㉡ 불쾌지수(DI) ≥ 75 : 50% 정도의 사람이 불쾌
> ㉢ 불쾌지수(DI) ≥ 80 : 거의 모든 사람이 불쾌(100% 불쾌)
> ㉣ 불쾌지수(DI) ≥ 85 : 매우 불쾌(모든 사람이 견딜 수 없는 상태)

25 불쾌지수측정시 고려해야 하는 요소를 모두 고르시오.

㉠ 습구온도	㉡ 건구온도
㉢ 기류	㉣ 복사열

① ㉠㉡

② ㉠㉢

③ ㉡㉣

④ ㉢㉣

⑤ ㉠㉢㉣

> **note** DI = 0.72(Td + Tw) + 40.6(℃ 사용의 경우)
> [DI : 불쾌지수, Td : 건구온도, Tw : 습구온도]

Answer 23.⑤ 24.① 25.①

26 다음 중 복사열 측정에 이용되는 기구는?

① 수은 온도계　　　　　　　　　② 카타 온도계

③ 흑구 온도계　　　　　　　　　④ 아스만 통풍 건습계

⑤ 아우구스트 건습계

> **note** ① 기온 측정　② 기류 측정　④⑤ 습도 측정

27 다음 중 카타 온도계 최상부 온도의 눈금은 얼마인가?

① 80°F　　　　　　　　　　　② 85°F

③ 90°F　　　　　　　　　　　④ 95°F

⑤ 100°F

> **note** 카타 온도계의 눈금은 95~100°F이다.

28 모든 사람이 쾌적감을 느끼는 겨울철의 최적 감각온도는 다음 중 어느 것인가?

① 60°F　　　　　　　　　　　② 64°F

③ 66°F　　　　　　　　　　　④ 71°F

⑤ 80°F

> **note** 최적 감각온도
> ㉠ 여름철 : 71°F(21.7℃)
> ㉡ 겨울철 : 66°F(18.9℃)

29 작업장에서 이산화탄소의 최대 허용량은 얼마인가?

① 100ppm　　　　　　　　　　② 300ppm

③ 500ppm　　　　　　　　　　④ 1,000ppm

⑤ 1,500ppm

> **note** 최대 허용량
> ㉠ CO : 100ppm(0.01%)
> ㉡ CO_2 : 1,000ppm(0.1%)

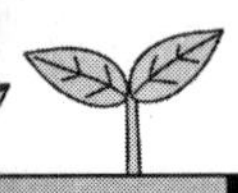

30 다음 중 자비소독을 정의내린 것으로 옳은 것은?

① 70℃에서 10초간 소독
② 100℃에서 30초간 소독
③ 100℃에서 1시간 소독
④ 160℃에서 20분간 소독
⑤ 100℃ 이하에서 30분간 소독

> **note** 자비소독 … 가정에서 사용하는 소독법으로 대량소독은 어렵다. 100℃의 물에 30분간 끓여 소독하는 방법이다.

31 다음 중 실내의 쾌적온도 및 습도로 맞는 것은?

① 15±2℃, 40~70%
② 18±2℃, 40~70%
③ 20±2℃, 40~70%
④ 20±2℃, 60~80%
⑤ 22±2℃, 40~70%

> **note** 실내의 쾌적온도 및 습도 … 18±2℃, 40~70%

32 대기의 자정작용과 관계가 없는 것은?

① 희석작용
② 탄소동화작용
③ 세정작용
④ 살균작용
⑤ 여과작용

> **note** 대기의 자정작용 … 대기 스스로 자체 정화작용을 하는 것이다.
> ㉠ 바람에 의한 희석작용
> ㉡ 식물의 탄소동화작용
> ㉢ 산소, 오존 등에 의한 산화작용
> ㉣ 강우, 강설에 의한 세정작용
> ㉤ 자외선에 의한 살균작용 등

33 대기의 오염도를 측정하는 경우 대기오염지표로 사용되는 것은?

① CO_{20}
② CO
③ O_2
④ O_3
⑤ SO_2

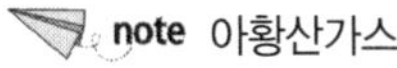

ⓝote 아황산가스의 특징
　ㄱ 무색, 자주성과 액화성이 강한 가스이다.
　ㄴ 먼지 다음으로 많이 배출되는 가스이며, 산성비의 원인이 된다.
　ㄷ 대기오염의 지표로 사용된다.

34 산화성 표백제이면서 해초(마늘) 냄새가 나는 것은?

① 일산화탄소　　　　　　　　　② 이산화탄소
③ 오존　　　　　　　　　　　　④ 산소
⑤ 아황산가스

ⓝote 오존 … 무색, 무미, 해초(마늘) 냄새가 나는 산화성 표백제이다. 만성중독시 체내의 효소를 교
란시켜 DNA, RNA에 작용하여 유전인자의 변화를 유발한다.
　※ 일산화탄소와 이산화탄소의 특징
　　ㄱ 일산화탄소
　　　• 무색, 무취, 무자극성 가스로 공기보다 가벼운 기체(비중 0.976)이다.
　　　• 허용기준은 100ppm(0.01%)이며, 물체의 불완전연소 초기 및 소화시기에 많이 발생한다.
　　　• 헤모글로빈과의 친화력이 산소보다 250~300배 정도 강하다.
　　ㄴ 이산화탄소 : 무색, 무취, 약산성의 비중이 큰 비독성 가스이다.

35 다음 중 군집독의 원인으로 가장 적합한 것은?

① 유해물질 등의 증가 때문이다.　　　② 산소의 부족 때문이다.
③ 공기의 물리·화학적 변화 때문이다.　　④ 탄산가스의 증가 때문이다.
⑤ CO, SO_2 등 가스의 증가 때문이다.

ⓝote 군집독 … 다수인이 밀폐된 공간에 있을 때, 실내 공기의 물리·화학적 조성의 변화로 두통, 구토,
메스꺼움, 현기증 등을 유발하는 것을 군집독이라 한다.

36 사람의 신체부위 중 체열을 가장 많이 방출하는 곳은?

① 간　　　　　　　　　　　　　② 머리
③ 얼굴　　　　　　　　　　　　④ 피부
⑤ 오줌, 똥

ⓝote 피부의 체열방산량은 전체 방산량의 약 88%이다.

37 다음 중 바르게 연결된 것은?

<table>
<tr><td>㉠ 감각온도</td><td>(1) 기온, 기습</td></tr>
<tr><td>㉡ 쾌감점</td><td>(2) 기온, 기습, 기류, 복사열</td></tr>
<tr><td>㉢ 불쾌지수</td><td>(3) 18℃, 65%</td></tr>
<tr><td>㉣ 등온지수</td><td>(4) 기온, 기습, 기류</td></tr>
<tr><td>㉤ 카타온도계</td><td>(5) 실내기류 측정</td></tr>
</table>

① ㉠ – (4), ㉡ – (2), ㉢ – (3), ㉣ – (1), ㉤ – (5)

② ㉠ – (3), ㉡ – (4), ㉢ – (2), ㉣ – (5), ㉤ – (1)

③ ㉠ – (4), ㉡ – (3), ㉢ – (1), ㉣ – (2), ㉤ – (5)

④ ㉠ – (2), ㉡ – (3), ㉢ – (4), ㉣ – (5), ㉤ – (1)

⑤ ㉠ – (5), ㉡ – (1), ㉢ – (3), ㉣ – (2), ㉤ – (4)

> **note** ㉠ 감각온도 – 기온, 기습, 기류
> ㉡ 쾌감점 – 18℃, 65%
> ㉢ 불쾌지수 – 기온, 기습
> ㉣ 등온지수 – 기온, 기습, 기류, 복사열
> ㉤ 카타 온도계 – 실내 기류의 측정기구

38 다음 중 보건학적 습도로 옳은 것은?

① 8~10% ② 18~20%

③ 20~30% ④ 40~70%

⑤ 80~90%

> **note** 실내외의 쾌감습도, 즉 보건습도는 40~70%이다.

39 우리나라 상수도의 수원은?

① 관정수 ② 천층수

③ 복류수 ④ 지표수

⑤ 심층수

Answer 37.③ 38.④ 39.④

40 우리나라의 수질기준상 사용허가를 할 수 없는 것은?

① 단순히 병원미생물의 오염가능성이 있다고 판단될 경우
② 암모니아성 질소와 질산성 질소가 검출되지 아니한 경우
③ 일반세균 수가 1cc중 100CFU 이하인 경우
④ 과망간산 칼륨의 소비량이 20ppm 이하인 경우
⑤ 색도 5도, 탁도 1NTU인 경우

41 상수도의 정수과정으로 옳은 것은?

① 원수→침전조→소독조→침사조
② 원수→침전조→침사조→소독조
③ 원수→침사조→침전조→소독조
④ 원수→소독조→침사조→침전조
⑤ 원수→소독조→침전조→침사조

42 상수에 있어서 Mills-Reincke 현상을 옳게 설명한 것은?

① 염소주입시 세균감소 현상
② 상수가 우유를 희석할 때 드는 물의 양
③ 대장균과 잡균의 자정작용
④ 물을 통한 세균감염이 폭발적으로 증가하는 현상
⑤ 물의 여과시 세균 수의 감소현상

Answer 40.④ 41.③ 42.⑤

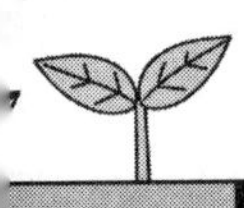

43 다음 중 지표수의 특징으로 옳지 않은 것은?

① 경도가 높다.

② 세균, 미생물의 번식력이 활발하다.

③ 부유성 유기물이 많다.

④ 수온 변화가 심하다.

⑤ 탁도가 높아 확실한 정수가 필요하다.

> **note** ① 지표수는 경도가 낮은 것이 특징이다.
> ※ 지하수와 지표수의 특징
> ㉠ 지하수
> • 일반적으로 세균, 유기물, 먼지가 적지만 수량이 많지 않고 경도가 높다.
> • 깊이에 따라 수질이 좋은 것이 일반적이지만 최근 지하수 개발의 남발로 안정성에 위협을 받고 있다.
> ㉡ 지표수
> • 상수원이 되고 있으나, 산업장이나 농장으로부터 부단히 오염되고 유기물질이 많아 세균, 미생물의 번식에 적합하다.
> • 탁도가 높아 확실한 정수가 필요하다.

44 지표수의 특징으로 볼 수 없는 것은?

① 용존산소를 많이 함유하고 있다.   ② 구성성분은 유동적이다.

③ 수질변동이 비교적 심하다.   ④ 경도가 낮다.

⑤ 부유성 유기물이 적다.

> **note** ⑤ 지표수는 부유성 유기물이 많다.

45 지하수의 특징에 대한 설명 중 옳지 않은 것은?

① 유기물 함량이 적다.   ② 경도가 높다.

③ 유속이 적다.   ④ 자정속도가 빠르다.

⑤ 연중 수온이 거의 일정하다.

> **note** 지하수 … 유황, 철 등 무기물이 많으며 탁도는 낮고 유기물, 세균 등이 적어 수질이 양호하다.

Answer   43.①   44.⑤   45.④

46 다음 중 내용의 연결이 올바르게 묶인 것은?

<table>
<tr><td>㉠ 완속여과</td><td>(1) 급속여과</td></tr>
<tr><td>㉡ 급속여과</td><td>(2) 완속여과</td></tr>
<tr><td>㉢ 약품침전</td><td>(3) 역류세척</td></tr>
<tr><td>㉣ 보통침전</td><td>(4) 사면대치</td></tr>
</table>

① ㉠ - (1), ㉡ - (2), ㉢ - (3), ㉣ - (4)

② ㉠ - (1), ㉡ - (2), ㉢ - (4), ㉣ - (3)

③ ㉠ - (2), ㉡ - (4), ㉢ - (1), ㉣ - (3)

④ ㉠ - (3), ㉡ - (4), ㉢ - (1), ㉣ - (2)

⑤ ㉠ - (4), ㉡ - (3), ㉢ - (1), ㉣ - (2)

> **note** ㉠ 완속여과 – 사면대치
> ㉡ 급속여과 – 역류세척
> ㉢ 약품침전 – 급속여과
> ㉣ 보통침전 – 완속여과

47 다음은 물의 염소요구량에 대한 설명이다. 맞는 것은?

① 수중의 유기물질을 산화시키고 남는 염소량

② 염소를 주입했을 때 소모되고 남아있는 염소

③ 투여한 염소량과 접촉시간 후 남아있는 총잔류염소와의 차이

④ 수중에 여분으로 넣어주는 염소량

⑤ 수중에 0.1ppm이 되도록 주입하는 염소량

> **note** 염소요구량 … 수중의 유기물질 산화에 필요한 염소량을 말한다.

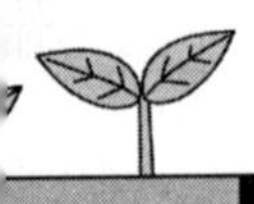

48 불연속점 염소처리를 옳게 설명한 것은?

① 유리 잔류염소가 검출되도록 염소를 주입하는 방법

② 결합형 잔류염소로써 유지될 수 있도록 처리하는 염소처리

③ 염소처리 후 세균이 평상시보다 증가하는 현상

④ 염소요구량 만큼 처리하는 염소처리

⑤ 간격을 두고 처리하는 염소처리

> **note** 불연속점 염소처리법 … 불연속점 이상으로 염소량을 주입하여 유리 잔류염소가 검출되도록 염소를 주입하는 방법을 말한다.

49 여과법과 관계가 없는 것으로 연결된 것은?

① 급속여과법 – 역류세척법   ② 완속여과법 – 사면대치법

③ 급속여과법 – 약품침전법   ④ 완속여과법 – 보통침전법

⑤ 급속여과법 – 10m/일

> **note** 완속여과와 급속여과

구분	완속여과(영국식)	급속여과(미국식)
여과속도	3~5m/일(최고 8m까지)	120~150m/일
침전법(예비처리)	보통침전법(중력침전)	약품침전법
제거율	98~99%	95~98%
모래층 청소	사면대치	역류세척
비용(경상비)	적다.	많다.
건설비	많다.	적다.
부유물질 제거	모래층 표면	모래층 표면과 내부
장점	세균제거율이 높다.	• 탁도, 색도가 높은 물에 좋다. • 수면동결이 쉬운 곳에 좋다.

50 다음 중 완속여과법과 관계없는 것은?

① 사면대치를 한다.   ② 건설비가 많이 든다.

③ 여과속도는 3~5m/일이다.   ④ 세균제거율은 98~99%이다.

⑤ 수면동결이 쉬운 곳이 좋다.

Answer   48.①   49.⑤   50.⑤

✈ **note** ⑤ 급속여과법의 장점이다. 즉, 급속여과는 물이 잘 어는 곳(수면동결이 쉬운 곳)이 좋다.

51 다음은 상수 처리과정 중 급속여과에 대한 설명이다. 옳지 않은 것은?

① 1일 처리수량이 완속여과에 비해 크다.
② 유지관리비가 적게 든다.
③ 침전법은 약품침전법을 사용한다.
④ 탁도가 높은 물의 처리에 적합하다.
⑤ 수면동결이 쉬운 곳이 좋다.

✈ **note** 급속여과는 약품응집 때문에 유지관리비가 많이 든다.

52 수원(水源)의 종류가 아닌 것은?

① 천수　　　　　　　　　　　② 하천수
③ 지표수　　　　　　　　　　④ 지하수
⑤ 복류수

✈ **note** 수원(水源)의 종류에는 천수, 지표수, 지하수, 복류수가 있다.

53 다음 설명 중 맞지 않는 것은?

① 활성오니법은 유지관리가 어렵다.
② 활성오니법은 소요동력이 많다.
③ 활성오니법은 파리의 발생이 많다.
④ 살수여상법은 슬러지 발생량이 적다.
⑤ 살수여상법은 하수량의 변화에 조치가 쉽다.

✈ **note** 활성오니법 … 하수량의 20~30%에 해당하는 활성오니를 넣어 산소를 공급하여 하수 중 유기물질을 산화·분해시키는 방법이다.

54 수중 유기물질이 호기성 분해를 하였을 때 생성되는 최종산물로만 짝지어진 것은?

㉠ CO_2	㉡ 암모니아
㉢ 황산염	㉣ 메탄
㉤ 유화수소	㉥ 초산염

① ㉠㉡㉢　　　　　　　　　　　　② ㉠㉢㉣

③ ㉠㉢㉤　　　　　　　　　　　　④ ㉠㉢㉥

⑤ ㉡㉢㉥

> **note** 호기성 분해의 최종산물 … 이산화탄소, 물, 황산염, 질산염, 초산염 등이 있다.

55 1ppm과 같은 농도의 단위는?

① $\mu g / L$　　　　　　　　　　　② g / L

③ mg / L　　　　　　　　　　　④ mg / m^3

⑤ $mg /$

> **note** PPM
> ㉠ 무게기준 : $1ppm = 1mg/kg$
> ㉡ 비중, 밀도가 1일 때 : $1ppm = 1mg/L$
> ㉢ 부피기준 : $1ppm = 1\mu 1/1 = 1mL/L$

56 먹는 물 수질 기준상 불소가 넘지 않아야 하는 기준은?

① $0.5{\sim}1.0mg/L$　　　　　　　　② $1mg/L$ 이상

③ $1.5mg/L$　　　　　　　　　　④ $1.5{\sim}2.0mg/L$

⑤ $2.0{\sim}2.5mg/L$

> **note** 상수도의 불소는 $1.5mg/L$를 넘지 않아야 한다. 다만, 샘물 및 먹는 샘물은 $2.0mg/L$를 넘지 않아야 한다.

57 먹는 물의 수질기준 중 옳은 것은?

① 대장균군 50mL 중에서 검출되지 않을 것

② 탁도 2NUT를 넘지 않을 것

③ 색도 10도를 넘지 않을 것

④ pH 5.8 이상 pH 8.5 이하일 것

⑤ 수은 0.5mg/L를 넘지 않을 것

> **note** 먹는 물의 수질기준
> ㉠ 수소이온농도 : pH 5.8 이상 pH 8.5 이하이어야 한다.
> ㉡ 탁도 : 1NUT를 넘지 않아야 한다.
> ㉢ 색도 : 5도를 넘지 않아야 한다.
> ㉣ 수은 : 0.001mg/L를 넘지 않아야 한다.
> ㉤ 대장균군 : 100mL에서 검출되지 않아야 한다.

58 먹는 물의 수질기준 중 일반세균에 대한 기준은?

① 1mL 중 1,000CFU를 넘지 않아야 한다.

② 1mL 중 100CFU를 넘지 않아야 한다.

③ 1mL 중 샘물의 저온일반세균은 5CFU를 넘지 않아야 한다.

④ 1mL 중 샘물의 중온일반세균은 20CFU를 넘지 않아야 한다.

⑤ 1mL 중 먹는 샘물의 저온일반세균은 20CFU를 넘지 않아야 한다.

> **note** 일반세균의 수질기준
> ㉠ 원칙 : 1mL 중 100CFU(Colony Forming Unit)를 넘지 않아야 한다.
> ㉡ 세부기준
> • 샘물 : 저온일반세균은 20CFU/mL, 중온일반세균은 5CFU/mL를 넘지 않아야 한다.
> • 먹는 샘물(4℃ 유지하여 12시간 이내에 검사) : 저온일반세균은 100CFU/mL, 중온일반세균은 20CFU/mL를 넘지 않아야 한다.

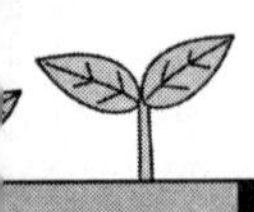

59 다음 중 먹는 물의 수질기준을 초과하는 항목은?

① 염소이온 – 200mg/L

② 질산성 질소 – 5mg/L

③ 과망간산칼륨 소비량 – 15mg/L

④ 암모니아성 질소 – 0.2mg/L

⑤ 일반세균수 1mL당 – 50CFU

> **note** 먹는 물의 수질기준
> ㉠ 과망간산칼륨 소비량 : 10mg/L를 넘지 아니할 것
> ㉡ 암모니아성 질소 : 0.5mg/L를 넘지 아니할 것
> ㉢ 염소이온 : 250mg/L를 넘지 아니할 것
> ㉣ 질산성 질소 : 10mg/L를 넘지 아니할 것
> ㉤ 일반세균수 : 1mL당 100CFU를 넘지 아니할 것

60 수질검사에서 과망간산칼륨의 소비량이 많다는 것은 무엇을 나타내는가?

① 색도가 5도를 넘는다.

② 유기물이 많다.

③ 대장균이 많다.

④ 탁도가 높다.

⑤ 혐기성 부패가 일어나고 있다.

> **note** 과망간산칼륨 소비량이 많다는 것은 유기물 농도가 높다는 의미이다.

61 다음은 혐기성 분해의 특징이다. 거리가 먼 것은?

① 고농도의 유기성 하수, 분뇨처리에 이용한다.

② 혐기성 분해는 깨끗하게 처리되므로 가장 좋은 방법으로 알려져 있다.

③ 메탄가스를 연료로 이용할 수 있다.

④ 혐기성 분해오니 발생량은 호기성 분해오니보다 적으며 탈수가 쉽다.

⑤ 혐기성 소화, 부패조, 임호프탱크 등이 있다.

> **note** ② 혐기성 처리는 유기물질의 농도가 높아 산소공급이 어려워 호기성 처리가 곤란할 때 이용되는 방법이다.

62 다음 중 소음에 대한 기본대책이 아닌 것은?

① 가장 효과적인 방법으로 소음원을 제거한다.

② 소음원의 밀폐로 소리가 밖으로 새어나가지 않도록 차단한다.

③ 밀폐가 불가능한 소음원의 경우 소음기를 사용한다.

④ 방음판, 방음벽을 설치한다.

⑤ 법적인 규제의 강화로 소음을 억제시킨다.

> **note** 소음방지대책
> ㉠ 공장단지는 주거지역과 단절시키거나 차음벽을 설치한다.
> ㉡ 법적 기준을 제정하고 철저한 이행을 확보한다.
> ㉢ 교통소음은 소음기 부착, 경적 사용제한, 속도제한을 한다.
> ㉣ 건설장은 무음해머를 사용하거나 방음시설을 한다.

63 다음 중 직접조명의 장점으로 맞는 것은?

① 조도의 증가
② 과도한 휘도
③ 강한 음영
④ 눈의 피로예방
⑤ 비용의 고가

> **note** 직접조명은 효율이 크고 경제적이다. 그러나 강한 음영과 휘도로 불쾌감을 준다.
> ②③은 직접조명의 단점이고 ④⑤는 간접조명의 장·단점이다.

64 조명선택시 고려사항이 아닌 것은?

① 유해가스가 없어야 한다.
② 백열등이어야 한다.
③ 열 발생이 적어야 한다.
④ 간접조명이어야 한다.
⑤ 취급이 간편하고 저렴해야 한다.

> **note** 조명의 조건
> ㉠ 조도는 작업상 충분할 것
> ㉡ 광색은 주황색에 가까울 것
> ㉢ 폭발이나 발화의 위험이 없을 것
> ㉣ 취급이 간편하고 가격이 저렴할 것

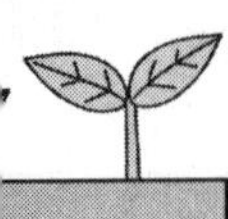

65 가장 이상적인 인공조명방법은 무엇인가?

① 직접조명
② 자연조명
③ 반간접조명
④ 태양
⑤ 간접조명

> **note** 간접조명은 산광상태가 온화하고 음영과 편휘가 없어 가장 이상적인 조명법이나 비효율적이고 유지비가 비싼 단점이 있다.

66 실내 공기에 있어서 일산화탄소의 서한도는 얼마인가?

① 0.01%
② 0.1%
③ 1%
④ 10%
⑤ 21%

> **note** CO의 서한도는 100ppm(0.01%)이고, CO_2의 서한도는 1,000ppm(0.1%)이다.
> ※ 서한도(TLV ; Threshold Limit Values) … 하루 8시간 작업 동안에 폭로된 평균농도로, 역한도치라고도 한다. 대부분 작업자가 매일 반복하여 노출되어도 건강상 악영향을 받는 일이 없다고 생각되는 유해물질의 농도를 말한다.

67 의복기후에 대한 설명으로 옳지 않은 것은?

① 적정 의복기후는 보통 32±1℃의 기온과 50±10%의 습도, 10m/sec의 기류이다.
② 열전도율은 함기성과 비례관계에 있다.
③ 방한력은 열차단력으로 CLO를 단위로 사용한다.
④ 흡수성이 큰 순서는 마 > 견 > 면 > 모직물 순이다.

> **note** ② 열전도율과 함기성은 반비례관계이다.

68 인공조명에 대한 설명으로 잘못된 것은?

① 간접조명은 눈의 피로가 적어 가장 위생적인 조명방법이다.

② 간접조명은 음영이나 현휘가 생기지 않는다.

③ 직접조명은 효율이 크고 경제적이다.

④ 직접조명은 천정이 높거나 암색일 때 사용하면 유리하다.

⑤ 반간접조명은 광선의 1/2 이상은 간접광, 나머지는 직접광이다.

> **note** ① 가장 위생적인 조명방법은 반간접(반직접) 조명이다.
>
> ※ 인공조명방법의 장·단점
>   ㉠ 직접조명
>   • 장점 : 효율이 크고 경제적이다.
>   • 단점 : 강한 음영과 휘도로 불쾌감을 준다.
>   ㉡ 간접조명
>   • 장점 : 음영이나 현휘가 생기지 않고, 온화하다.
>   • 단점 : 조명효율이 낮고 비경제적이다.
>   ㉢ 반간접(반직접) 조명 : 눈의 피로가 적어 가장 위생적이다.

Answer 68.①

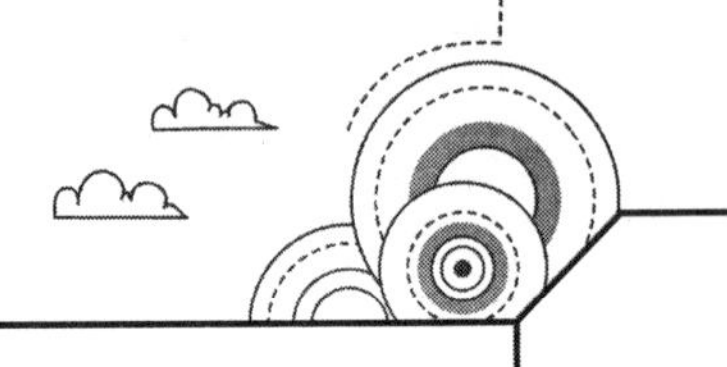

Chapter 02 환경보건

1 환경오염

① 환경오염의 특성

(1) 다양화

환경오염을 일으키는 물질이 다양화되었다.

(2) 누적화

환경의 자정능력을 벗어나 환경오염이 누적되고 있다.

(3) 다발화

환경오염을 유발시키는 공장, 인구 등이 증가하고 있다.

(4) 광역화

예전에는 공단지역에 한정되어 있었으나, 도시의 발달로 인근지역으로까지 광역화되고 있다.

② 환경오염의 유형

(1) 대기오염(WHO의 정의)

대기오염이란 대기 중에 인공적으로 배출된 오염물질이 존재하여 오염물질의 양과 그 농도 및 지속시간이 어떤 지역주민의 불특정 다수인에서 불쾌감을 일으키거나 해당지역에 공중보건상 위해를 미치고 인간이나 식물, 동물의 생활에 해를 주어 도시민의 생활과 재산을 향유할 권리를 방해받는 상태를 말한다.

(2) 수질오염

오염원은 농축산폐수, 생활하수, 공장폐수 등이 있다.

(3) 분뇨 및 폐기물

① 분뇨

 ㉠ 변소에서 나오는 고체성 또는 액체성 물질을 말한다.

 ㉡ 분뇨의 처리시에는 수원(水源)에 영향이 없어야 하고 위생해충을 박멸시키며 냄새가 없어야
  한다.

② 폐기물 … 폐기물은 일반폐기물과 특정폐기물로 나뉘어진다.

 ㉠ 일반폐기물은 사람에게 무해한 쓰레기를 말한다.

 ㉡ 특정폐기물은 산업폐기물 중 인체에 유해한 물질을 말한다.

(4) 소음과 진동

① 소음 … '원치 않는 소리'로서 단순히 시끄러운 소리가 아니라 감각에 불쾌감을 주는 비주기적인
음이다.

② 진동 … '흔들림'으로서 어떤 물체가 전후·좌우의 방향으로 주기적인 운동을 하는 것을 말한다.

② 대기오염

① 대기오염의 정의 및 특징

(1) 정의

① 오염물질이 외부 공기에 존재할 경우만을 말한다.

② 사람뿐만 아니라 동·식물과 재산상 피해를 줄 수 있는 물질이다.

(2) 특징

① 오염물질의 발생원인이 인위적이어야 한다.

② 감지할 수 있는 물질로 존재한다.

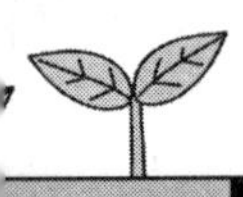

② 대기오염 물질

(1) 입자상 물질

① **연무** … 시정거리가 1km로 회백색을 띠며 입자의 핵 주위에 증기가 응축하거나 액이 표면장력에 의해 둥근 모양으로 공기 중에 떠돌아 다니는 액체입자이다.

② **먼지** … 물질이 분쇄나 폭파 등으로 붕괴될 때 생성되는 약 1μm 이상인 미세입자에서부터 육안으로 볼 수 있는 수백 μm 정도까지의 고체분이다. 먼지는 정전기력에 의해 응집한다.

③ **훈연(Fume)** … 증기라고도 하며 휘발, 연소, 승화 또는 화학반응 등으로 생성된 기체가 응축할 때 형성되는 약 1μm 이하의 고체이다.

④ **안개** … 습도가 100%에 가까우며 아주 미세한 물방울이 공기에 떠 있는 현상이며 시정거리 1km 이하이다.

⑤ **박무** … 아주 작고 건조한 입자가 대기 중에 많이 떠 있는 현상으로 검은 배경에서는 청자색을 띠며 밝은 배경에서는 황갈색으로 보인다.

⑥ **검댕이(Soot)** … 지름이 1μm 이하인 탄소입자로서 탄수화물이 탈 때 불완전연소에 의해 생성된다. 0.1μm 이하의 입자는 잘 가라앉지 않는다.

(2) 가스상 물질

① **황산화물**
   ㉠ 석탄이나 석유는 모두 0.1~5%의 황을 함유하는데, 이들이 연소할 때 황은 산화되어 황산화물[대부분은 아황산가스(SO_2) 형태로 배출]이 가스상으로 발생된다.
   ㉡ 황산화물의 주요 배출원은 화력발전소, 자동차, 각종 난방시설 및 정유공장 등이며, 특히 대기의 습도가 높을 때는 부식성이 강한 황산 미스트를 형성하여 산성비의 원인이 된다.

② **질소산화물(NO_x)**
   ㉠ 시야를 흐리게 하고 농작물에 피해를 주며 눈, 코, 점막에 자극을 준다.
   ㉡ 주요 오염물질은 일산화질소(NO) 및 이산화질소(NO_2)이며, 광화학 반응에 의한 2차 오염물질을 발생시킨다.

③ **일산화탄소(CO)** … 탄소의 불완전연소시 발생하는 것으로 무색, 무미, 무취로 자동차 배기가스 중 80%가 CO이다.

④ **탄화수소**

　㉠ 자동차 배기가스에서 많이 발생되고, 가정용 쓰레기나 정유공장에서도 발생한다.

　㉡ 연료의 불완전연소나 연소과정에서 새로운 물질로 변형되어 배출된다.

　㉢ 발암성 물질인 Benzo(a)pyrene, Benzo(e)pyrene과 같은 물질들도 포함하고 있으며, 대기 중에서 광화학적 스모그를 조장한다.

⑤ **다이옥신**

　㉠ 다이옥신에 염소가 붙어 있는 화합물은 독성이 매우 높다.

　㉡ 제초제에 불순물로 포함되어 있거나 PVC와 같은 유기화합물을 소각할 때 불완전연소에 의해 발생한다.

⑥ **아황산가스**(SO_2 ; 이산화황)

　㉠ 자극성 냄새를 갖는 무색의 기체로 호흡기 계통에 유해하여 점막의 자극과 염증 및 흉통, 호흡곤란을 일으킨다.

　㉡ 대기를 오염시키는 가장 대표적인 물질로서 분진, 매연과 함께 대기오염의 측정지표로 사용되고 있다.

　㉢ 석탄이나 석유와 같은 화석연료 중에 들어 있는 유황성분이 연소할 때 산소와 결합해서 발생하여 대기 중에 배출된다.

⑦ **시안화합물** … 시안화합물 중 KCN은 청산가리라고 불리우는 맹독성 물질이다. 인체조직을 걸식상태로 만든다.

(3) 광화학 스모그

① **스모그** … 연기와 안개의 합성어에 의해 나타나는 연무현상을 말한다.

② **런던형 스모그** … 1952년 석탄의 연소에 의해 생성된 아황산가스와 무풍다습하고 기온역전이 있는 기상조건 때문에 오염물질이 축적되어 발생한다.

③ **로스엔젤레스형 스모그**

　㉠ 1954년 자동차 연료가 연소할 때 생기는 질소산화물과 탄화수소는 자외선을 받아 광화학반응을 일으켜 산화력이 큰 옥시던트를 2차적으로 발생시켰다.

　㉡ 2차 오염물질인 알데하이드, PAN, 오존 등이 이 옥시던트들이며, 이들이 일으킨 스모그 현상이다.

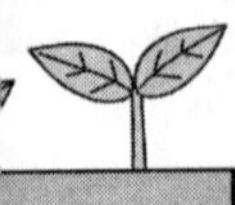

$$NO_x$$
$$HC(\text{올레핀계 탄화수소}) \xrightarrow{\text{자외선}} O_3, PAN, PBN, NOCl, HCHO \text{ 등 생성}$$

③ 기상과 대기오염

(1) 온실효과

① 대기 중의 수증기와 CO_2는 태양의 단파 복사에너지를 거의 통과시키거나 적외선 부분의 장파 복사에너지를 선택 흡수하며, 또 지구 장파 복사에너지가 공간 밖으로 나가는 것을 막아줌으로 대기의 온도를 유지하고 보호하는 역할을 한다. 대기 중의 수증기와 CO_2가 적외선을 흡수해 지구온도가 올라가는 현상을 온실효과라 한다.

② 대기오염에 의한 CO_2양의 증가는 대기의 온도를 상승시킨다. CO_2농도 300ppm이 2배로 증가할 경우 대기의 온도는 1~3℃ 상승하게 될 것이다.

(2) 양산효과

대기 중의 각종 먼지, 화산재, 우주진 등은 태양에너지를 반사시켜 입사에너지양을 감소시킨다. 1%의 입사량 감소는 지구의 온도를 0.8℃ 하강시킨다.

(3) 기온역전

일반적으로 상공으로 갈수록 기온은 하강하나, 상공의 기온이 하층보다 높을 때에는 대기는 매우 안정한 상태가 되어 공기의 교환도 적고 확산도 잘 안 된다. 이를 역전이라 한다.

① **접지역전**
  ㉠ 복사역전 : 밤에는 지표면이 식기 때문에 접해 있는 공기가 상공의 기온보다 낮아지고 상층의 공기는 하층보다 덜 식기 때문에 보통 120~250m의 낮은 상공에서 복사역전층이 형성된다. 바람이 적고 구름이 없는 맑은 날 밤에 잘 발달한다.
  ㉡ 이류형 역전 : 따뜻한 공기층이 밑에서부터 냉각되거나 또는 여름철 소나기가 온 후 증발에 의해 지표면이 식으면 발생한다.

② **침강성 역전** … 고기압 구역 내에서 공기층 전체가 침강하면서 단열승온이 되어 매우 안정된 공기층이 형성된다. 이는 장기적으로 지속되며 대기오염 물질의 수직확산을 방해한다.

③ **전선성 역전** … 온난전선에서는 난기가 한기 위를 덮고, 한랭전선에서는 냉기가 난기의 밑으로 깔려들기 때문에 일어난다.

(4) 열섬효과

① 불규칙적인 지표 때문에 공기의 이동이 적어 바람이 적은 대신 공장, 화력발전소, 주택 등에서의 연료소모가 크기 때문에 열 방출량이 크고, 또한 태양복사열도 지붕이나 도로 등에서 반사되는 비율이 크므로 주위의 시골보다 기온이 2~5℃나 높고 비가 많이 오며 안개가 자주 생기게 되는 현상이다.

② 먼지지붕효과라고 하기도 하며, 직경 10km 이상의 도시에서 잘 나타난다.

(5) 오존층의 파괴

① 태양광선 중 단파장의 자외선이 지구표면에 도달하는 것을 차단하는 역할을 하는 오존(O_3)은 지구상에서 생명의 진화를 가능하게 한다.

② CFC는 1930년대 초에 염소, 불소, 탄소원자를 합성하여 만든 화합물로 냉장고의 냉매와 스프레이용의 부사제, 플라스틱 포말물질의 재료로서 이용된다.

③ CFC가 일단 대기 중으로 방출되면 이 한 분자는 열 보유력이 CO_2보다 2만 배가 더 커서 온실효과를 부추기는 구실을 한다.

④ 성층권으로 이동한 CFC가 자외선에 의해 분해하면서 염소를 방출하여 O_3를 O_2로 분해시켜 오존층을 파괴하는 심각한 결과를 초래한다.

(6) 산성비

① 일반적으로 빗물의 pH가 5.6 이하일 때를 산성비라 한다.

② 생태계를 파괴시키며, 금속물의 부식이나 석조건물의 부식과, 특히 농작물이나 삼림에 피해가 크고 인체에서 심계항지증, 탈모, 피부질환, 안질환 등을 유발시킨다.

③ 원인물질은 황산 65%, 질산 30%, 염산 5%이다.

(7) 엘리뇨 현상

① 크리스마스를 지난 후 남미 에콰도르, 페루 연안에서 남쪽으로 흐르는 난류의 비정상적인 해면온도의 상승을 말한다.

② 이 현상은 대개 1~10년을 주기로 평균 6년에 한 번씩 일어난다.

③ 홍수, 가뭄 등에 의한 경제적 손실, 기상이변은 질병을 옮기는 동물들의 서식지역을 확대하므로 동물매개 전염병, 수인성 전염병의 증가를 가져온다.

(8) 광화학 반응시 발생하는 물질

① **1차 오염물질** $\cdots$ CO, CO_2, H_2, HCl, Zn, Hg, 중금속 산화물 등이 있다.

② **2차 오염물질** $\cdots$ O_3, PAN, NOCl, PBN 등이 있다.

③ **1 · 2차 오염물질** $\cdots$ SO_2, SO_3, NO, NO_2 등이 있다.

④ 대기오염의 피해

(1) 인체에 미치는 영향

① **입자상 물질**

   ㉠ 직경 $0.5\mu m$ 이하의 것은 폐포까지 들어갔다가도 호흡운동에 의해 다시 밖으로 나오며, $0.5\mu m$ 이상의 입자는 거의 전부가 인후 및 기관지 점막에 침착하여 객담과 함께 밖으로 배출되거나 식도를 통해 위 속으로 넘어간다.

   ㉡ $0.5\sim5.0\mu m$ 정도의 입자들은 침착률이 가장 높아 폐포를 통해 흡입되어 혈관 또는 임파관으로 침입한다.

   ㉢ 광업 종사자는 규산에 의한 규폐증을 유발시킬 수 있고, 대기 중에서는 석면류가 폐에 침입해 섬유화를 일으켜 호흡기능을 저하시킬 뿐 아니라 석면폐질을 발생시킨다.

   ㉣ 석면은 혈청 속에서 마그네슘에 의해 강한 용혈작용을 하여 적혈구를 증가시킨다.

   ㉤ 자동차 배기가스에 포함된 입자 중 가장 중요한 것은 납(Pb)이다.

② **황산화물**

   ㉠ 대기 중 아황산가스(SO_2)에 포함된 유황의 80%는 원래 황화수소(H_2S)의 상태로 방출하여 공기 중에서 SO_2로 변한 것이다.

   ㉡ SO_2는 눈이나 기관지에 심한 고통을 준다.

   ㉢ 농도가 1~2ppm이면 대부분 냄새 또는 맛을 느끼고 20ppm에서는 눈에 자극을 느끼고 기침이 나온다.

   ㉣ 치사농도는 400~500ppm이며 작업장에서의 최대 허용농도는 8시간 10ppm이다.

   ㉤ 습도가 높으면 황산에어로졸을 형성하여 SO_2보다 더 위험해진다.

③ **질소산화물**

   ㉠ 질소산화물은 직접적으로 눈에 대한 자극이 없는 것을 제외하고는 SO_2의 피해와 거의 비슷한 기관지염, 폐기종, 폐렴 등의 호흡기질환을 일으킨다.

   ㉡ NO_2는 독성이 CO보다 약 5배 정도 강하며 자동차와 발전소가 주배출원이 된다.

ⓒ NO는 오존보다 독성이 강하며 CO와 같이 혈액 중의 헤모글로빈(Hb)과 결합하여 NO~Hb가 생성되고 CO~Hb의 결합력보다 수 배 강하다.

ⓔ NO_2가 인체에 미치는 영향

- 0.1ppm : 취기를 느낀다.
- 30ppm에서 8시간 : 시각 및 정신기능장애를 일으킨다.
- 200ppm에서 2~4시간 : 두통을 유발한다.
- 500ppm : 시력장애, 허탈, 두통 등을 유발한다.

④ **탄소산화물**

ⓐ 공기 중에 CO농도가 1,000ppm을 넘으면 동물은 1시간 내에 의식을 잃고 4시간 내에 죽는다.

ⓑ 혈액 중에 CO농도가 10ppm 이하이면 병적 증상이 나타나지 않으나 100ppm이면 현기증, 두통, 지각상실증, 300~400ppm이면 시력장애, 복통, 구역질 1,000ppm이면 치명적이 된다.

ⓒ CO의 급성 중독은 뇌조직과 신경계통에 가장 많은 피해를 준다.

ⓔ CO_2의 양은 대기 중에 10% 이상이 되면 호흡이 곤란해지며 졸음, 두통, 발한, 허탈감이 나타나고 환각상태에 빠지기도 한다.

⑤ **오존(O_3)**

ⓐ 오존은 독성이 강하다.

ⓑ 오존은 무색이며 0.07ppm까지는 향기로운 냄새가 나나 0.1ppm에서는 마늘냄새가 나는 산화력이 강한 기체로 눈을 자극한다.

ⓒ 오존은 DNA, RNA에 작용하여 유전인자에 변화를 일으키고 또 시력장애와 폐수종, 폐충혈을 일으킨다.

❀ 대기오염 물질과 증상 ❀

대기오염 물질	증상
황화수소(HCI)	폐충혈, 카타르성 비염
아미노아조벤젠(CHN)	호흡작용 저지
불화수소(HF)	코 결막염, 점막자극
수은(Hg)	구내염, 다발성 신경염, 미나마타병, 고혈압
카드뮴(Cd)	골연화증, 심한 통증
아르세닉(As)	피부암, 피부염, 인두염
포스겐(COC_{12})	질식
페놀(C_6H_5)	적혈구 감소, 백혈증
암모니아(NH_3)	호흡기 자극증상, 혈담, 폐수종

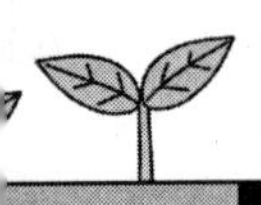

이산화셀레늄(SeO₂)	피부발진, 신경증상, 위장증상
실리콘 테트라플루오라이드(SiF₄)	질식
부유 분진	비타민 D 부족현상
검댕 분진	호흡기 장애에 대한 상승효과

(2) 동·식물에 미치는 영향

어떤 식물은 동물이나 사람에게 주는 영향보다도 가스나 스모그에 더 민감하게 패해가 나타나 환경파괴의 정도를 알리는 지표식물로 사용되기도 한다.

⊞ 대기오염 물질별 지표식물의 종류 ⊞

대기오염 물질	지표식물의 종류
Cl_2	메밀, 복숭아
NO_2	화본, 소나무
NH_3	토마토, 해바라기
H_2S	코스모스, 무, 크로버
SO_2	자주개나리, 장미
O_3	담배, 파, 시금치, 토란
PAN	강낭콩, 시금치, 상추
HF, SiF_4	글라디올러스, 살구, 복숭아

(3) 물질에 미치는 영향

대기오염은 금속 및 건물의 표면을 부식하고 직물 및 의류의 손상, 색상변화, 토질의 약화, 식물, 농축산물 및 예술품 등의 손상과 파손을 야기시켜 경제적 손실의 요인이 된다.

⑤ 대기오염 방지대책

(1) 국민적 대책

① 건강상의 장해를 방지

② 자연환경을 보존

③ 경제적인 손실을 방지

(2) 정책적 대책

① 에너지의 사용규제 · 대체

② 방지기술의 향상과 보급

③ 오염물질을 발생하지 않는 공법의 개발

④ 입지대책 등 사전조사

⑤ 대기오염 발생지에 대한 지도 · 계몽 및 법적 규제

⑥ 오염자 비용부담원칙의 적용

3 수질오염

① 수질오염 발생원

(1) 생활하수

① 생활하수 중 유기물은 70%가 침강 · 현탁성이고, 무기물은 70%가 용해성이다.

② 석탄, 석유를 원료로 하는 합성세제들은 수질오염의 주요 요인이며 다음과 같은 문제를 일으킨다.
  ㉠ 분해가 쉽지 않다.
  ㉡ 거품을 형성해 공기 중의 산소가 물 속에 용해하는 것을 방해한다.
  ㉢ 세제 속 인산염은 수중생물이 자라는 양분이 된다. 이것이 부패해 물 속 산소를 고갈시키고 수많은 생물을 죽게 한다. 이러한 부영양화 현상을 막기 위해 인산염이 없는 세제의 종류가 급증하고 있다.
  ㉣ 세제 자체의 독성 때문에 건강 장애, 탈모현상, 백혈구와 적혈구 감소, 정자 파괴, 습진 등의 피부병을 야기한다.
  ㉤ 세제 자체가 지방과 유기 독성물질을 용해시키는 성질을 가진 관계로 물 속 유독물질이 용해되어 오염현상을 가중시킨다.

(2) 농축산 폐수

① 축산분뇨는 다량의 유기물과 기생충란, 때로는 전염병균까지 포함한다.

② 화학비료와 농약 등은 독성이 심하다. 질소나 인 성분은 부영양화를 일으켜 수질오염을 가중시킨다.

(3) 공장 폐수

생산공정에서 냉각, 세정, 침지, 화학처리 등으로 쓰고 버리는 물이 가장 심각하고 유독한 오염물질이다. 이는 정화처리를 제대로 거치지 않아 심각한 오염을 가져온다.

② 수질오염의 피해 및 사건

(1) 질병의 유발

① 이타이이타이병

　㉠ 1945년 일본 도야마현 간쓰천 유역에서 발생되었다.

　㉡ 이 지역 상류에 있는 광업소에서 아연의 선광, 정련과정에서 배출된 카드뮴이 농작물에 오염되고 이를 섭취한 주민의 신뇨세관에 병변이 일어나 칼슘의 상실과 불균형을 일으켜 골연화증을 발생시켰다.

　㉢ 임상증상으로는 골연화증, 보행장해, 심한 요통과 대퇴 관절통, 신장기능 장해가 있다.

② 미나마타병

　㉠ 일본 구마모토현 미나마타만 주변 일대에서 발생되었다.

　㉡ 1952년경부터 공장의 알데히드초산 제조설비 내에서 생긴 메틸수은 화합물이 유출되어 어패류에 오염을 일으키고, 그 어패류를 주민이 먹고 환자가 계속해서 발생하였다.

　㉢ 발생환자의 태반을 통해 메틸수은이 태아에게도 미나마타병을 발생하게 하였다.

　㉣ 임상증상으로는 사지마비, 청력장해, 시야협착, 언어장해, 선천적 신경장해 등이 있다.

(2) 우리나라의 수질오염 피해사건

① 1989년 수돗물 중금속 사건

② 1990년 트리할로메탄(THM) 사건

③ 1991년 페놀 사건

④ 1993년 낙동강에 오염물 유출 사건

③ 수질오염의 지표

(1) 용존산소량(DO)

① **개념** … 물 속에 녹아 있는 산소량을 mg/L(ppm)로 나타낸 것이다.

② **용존산소가 감소되는 경우**
- ㉠ 오염물질의 농도가 높고 유량이 적을 때
- ㉡ 염류농도가 높을수록
- ㉢ 오탁물이 많이 존재할 때
- ㉣ 하천바닥의 침전물이 용출될 때
- ㉤ 조류가 호흡을 할 때

③ **용존산소가 증가하는 경우**
- ㉠ 포화 DO농도와 현재 DO농도 차가 클수록
- ㉡ 수온이 낮을수록
- ㉢ 기압이 높을수록
- ㉣ 공기방울이 작을수록
- ㉤ 염분이 낮을수록
- ㉥ 하천바닥이 거칠수록
- ㉦ 수심이 얕을수록
- ㉧ 유속이 빠를수록
- ㉨ 하천의 경사가 급할수록

(2) 생물화학적 산소요구량(BOD)

① 물속의 유기물질이 호기성 세균에 의해 분해되어 안정되는 과정에서 요구되는 산소량이다.

② 물 속에 유기물이 유입되면 이를 먹이로 살아가는 호기성 미생물이 빠르게 증가하면서 많은 산소를 필요로 하게 되므로 BOD가 높아진다.

③ BOD가 아주 높아지면 용존산소가 감소하고 호기성 미생물이 증식하면 메탄, 암모니아 및 황화수소 등이 발생하여 악취를 풍기면서 썩은 물로 변해 가는 것이다.

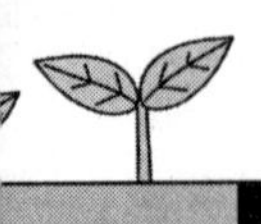

④ 음료수의 BOD는 2ppm 이하이어야 하고, 5ppm 이상이 되면 하천은 자기 복원력을 잃게 되며, 10ppm이 넘으면 혐기성 분해가 일어나 악취가 풍기는 시궁창으로 변하게 되어 공업용수로도 사용할 수 없다.

⑤ 수중생물의 생존을 위해서는 BOD가 5ppm 이하이어야 하고, 각 산업장의 방류수도 30ppm 이하로 규정하고 있다.

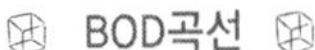

BOD곡선

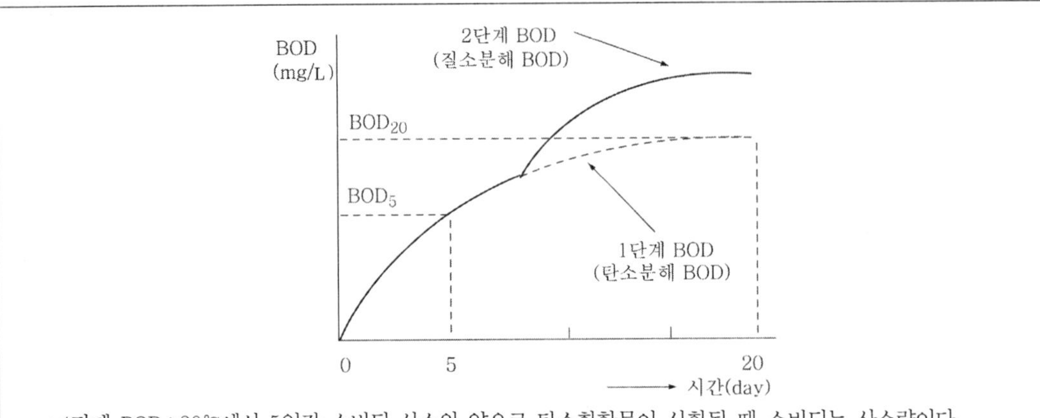

- 1단계 BOD : 20℃에서 5일간 소비된 산소의 양으로 탄소화합물이 산화될 때 소비되는 산소량이다.
- 2단계 BOD : 보통 100일 이상의 시간이 소요되고 질소화합물을 호기성 조건에서 미생물에 의해 분해시키는 데 필요한 산소량이다.

(3) 화학적 산소요구량(COD)

① **개념** … 수중에 함유되어 있는 유기물질을 강력한 산화제로 화학적으로 산화시킬 때 소모되는 산화제의 양에 상당하는 산소량이다. 산화제로는 과망간산칼륨과 중크롬산칼륨이 상용된다.

② **장점**

ㄱ COD는 미생물이 분해하지 못하는 유기물도 측정 가능하다.

ㄴ BOD보다 짧은 시간 내에 측정 가능하다.

ㄷ 독성물질이 있을 때도 측정 가능하다.

③ **단점** … COD값 자체로는 생물분해 가능한 유기물의 함량을 파악할 수 없다.

(4) 탁도

① 탁도는 주로 부유물질에 의해 야기된다.

② 부유물질은 플랑크톤이나 세균 이외의 미생물이 다량 함유되어 부패를 일으키고 메탄가스나 황화수소의 발생원인이 된다.

③ 크기가 직경 5mm 이상은 침전이 가능하고 3mm 이하는 현탁물질로 0.1mm 이하에서 0.001mm까지의 물질을 콜로이드상 물질이라 하며 그 이하를 용존물질이라 한다.

(5) 경도

물 속에 존재하는 Ca^{2+}, Mg^{2+}의 총량을 $CaCO_3$의 양으로 환산한 것을 ppm(mg/L)으로 표시한 값이다.

(6) LC50(Lethal Concentration 50)

임상용 동물에 독성을 경구 투여시 시험대상 동물의 50%가 죽는 농도이다.

(7) MTL(Median Tolerance Limit)

일정시간 폐수에 노출시킨 후 시험생물 중 50%가 살아남는 농도이다.

(8) 수소이온 농도(pH ; 수소이온 지수)

① 물 속에 존재하는 수소이온 농도의 많고 적음을 나타내는 지수이다.

② 산성, 중성, 알칼리성을 나타내는 척도로 0~14까지 있으며, pH가 7보다 작으면 산성이고 pH가 7 이상이면 알칼리성이다.

③ 유기물의 분해가 큰 하천수는 약산성이다.

④ 석회암층을 통과한 지하수는 약알칼리성이다.

⑤ 오염되지 않은 하천수는 중성이다.

⑥ 적당한 pH는 6.0~8.0이며, 물고기 등의 생활에 적합한 농도이다.

⑦ pH 11 이상, pH 4 이하의 경우 눈, 피부, 점막 등에 자극을 초래한다.

④ 수질오염 현상

(1) 부영양화 현상

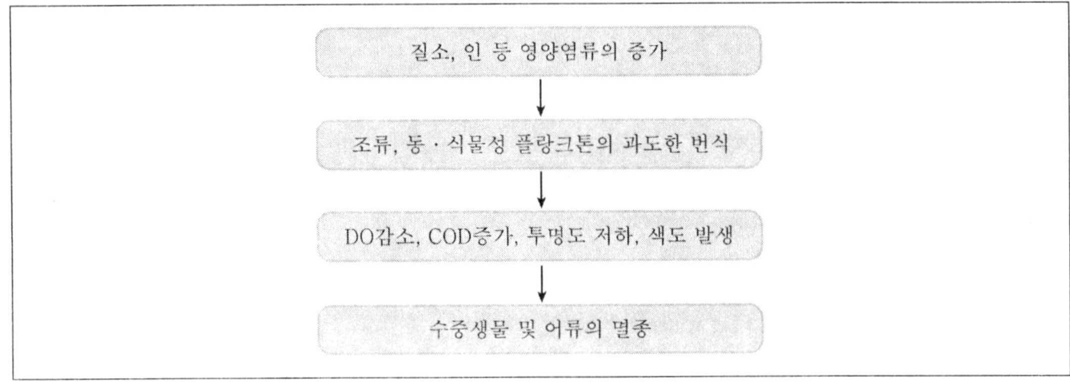

① 부영양상태가 되면 생물종도 증가하고 생산력도 높아져 BOD가 높아진다. 특히, 수온이 높아지는 여름에는 규조류, 편모조류 등 각종 조류가 급증하여 조화현상을 일으킨다.

② 인산염이 다량 유입되는 연안지역에서는 특정 종의 플랑크톤이 증가하여 물이 붉게 보이는 적조현상을 일으킨다.

③ 적조현상을 일으키는 플랑크톤은 야광충, 규조류, 편모조류, 섬모충류가 주류를 이룬다.

④ 우리나라는 해마다 4~10월까지 삼면의 바다는 물론이고 수도권 시민의 식수로서 마지막 보루라 할 소양호 등 내륙의 호수에서도 적조현상이 나타나고 있으며, 호수의 규모가 작을수록 적조발생률이 높게 나타난다.

⑤ 질산염이 식수를 통해 몸 속에 들어가면 세균은 질산염을 아질산염으로 환원시켜 혈액 속에 들어가 헤모글로빈과 결합해 메트헤모글로빈을 형성하여 산소운반능력을 감소시킨다.

> **Tip** 적조의 사전방지대책
> ㉠ 부영양화 방지
> ㉡ 적조발생 관찰 강화
> ㉢ 과잉양식의 방지
> ㉣ 적조의 경보체제 확립
> ㉤ 적조 다발지역 양식장의 해저 개선

(2) 유기염소계 화합물 오염

살충제와 PCB가 대표적이다. 유기염소계는 매우 안정된 화합물로 분해가 쉽지 않다. 이는 체내의 지방조직에 축적되어 피부병·수족마비·언어장애·생식불능·사산 등의 증상을 보인다.

(3) 열 오염

수온의 상승은 수중의 용존산소를 감소시키고 물의 부패와 물속의 독성물질을 활성화시켜 수중 생태계를 파괴시킨다.

(4) 기름 오염

유조선 사고, 기름굴착장 사고, 유조선에 기름을 싣고 내릴 때 유출되는 기름은 지구 전지역에 연쇄적으로 영향을 미친다. 일단 피해를 입은 생태계가 다시 회복하는 데에는 10년까지도 걸린다.

(5) 방사선 폐기물 오염

핵에너지 개발의 부산물인 방사선 폐기물이 방출될 경우 동·식물이나 사람에 흡수되어 먹이연쇄과정으로 연결된다. 이는 생물에 농축되므로 더욱 심각하다.

(6) 세균에 의한 오염

세균은 감염된 동물과 사람의 배설물을 통하여 물에 유입된다. 따라서 세균을 죽이기 위해 염소처리를 하고 있으나, 과다한 염소가 발암물질인 THM을 생성할 수 있으므로 이산화탄소를 병행 사용하는 것이 바람직하다.

④ 하수처리

① 하수도의 분류

(1) 합류식

① **개념** … 빗물과 하수를 함께 배출하는 방식이다. 우리나라는 합류식을 채택하고 있다.

② **장점**
　　㉠ 경제적이고 시공이 간편하며 하수도가 우수에 의해 자연청소가 된다.
　　㉡ 관이 크고 수리, 검사, 청소 등이 용이하다.

③ **단점** … 우기시 외부로의 범람과 우수 혼입시 처리용량이 많아지며, 하수량이 적어서 침전이 생기면 악취가 발생한다.

(2) 분류식

빗물과 하수를 분리 배출하는 방식이다.

② 하수처리 과정

(1) 1차 처리(예비처리)

① **스크린** … 부유물질을 제거, 분쇄하는 기능을 한다.

② **침사지** … 비중이 큰 물질인 모래, 자갈 등을 제거하는 장치이다.

③ **침전지** … 보통 침전시 13시간, 약품 침전시 3~5시간이 소요된다.

(2) 2차 처리(본처리)

① **혐기성 분해처리** … 유기물질의 농도가 높아 산소공급이 어려워 호기성 처리가 곤란할 때 산소 없이도 증식할 수 있는 혐기성균을 이용한다. 혐기성 소화(메탄발효법), 부패조, 임호프탱크가 있다.

   ㉠ 임호프만 방식(Imhoff Tank) : 두 개의 층으로 되어 상층에서는 침전이, 하층에서는 슬러지의 소화가 이뤄진다. 공장 폐수처리법으로 사용된다.

   ㉡ 부패조 : 주택이나 학교 등에서 사용되었으나 현재는 이용하지 않고, 악취가 나는 것이 단점이다.

   ㉢ 메탄발효법 : 혐기성 처리시 BOD 농도가 높고 무기성 영양소가 충분히 있어야 한다. 또 독성 물질이 없어야 하고 알칼리도가 적당하며 온도가 높아야 좋다.

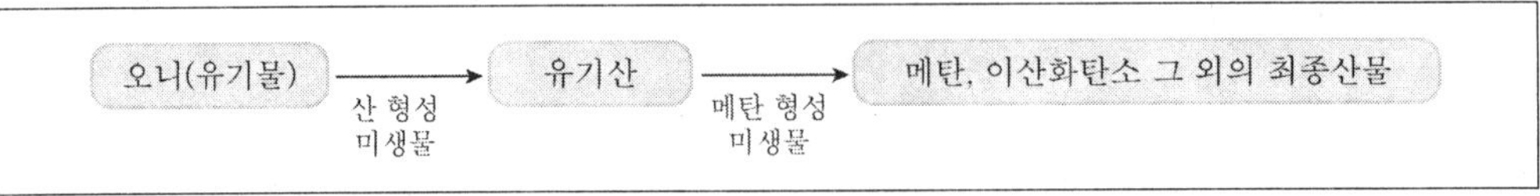

   💻 **Tip** 혐기성 분해처리의 **최종산물** … 메탄, 암모니아, 황화수소, 이산화탄소 등이 있다.

② **호기성 분해처리**

   ㉠ 산소가 있어야 증식할 수 있는 호기성균을 이용하는 처리방법이다.

   ㉡ 살수여상법과 활성오니법, 산화지법, 회전원판법이 있다.

   ㉢ 호기성 분해 : 유기물 + O_2 → CO_2 + H_2O + Energy

      💻 **Tip** 호기성 분해처리의 **최종산물** … 이산화탄소, 물, 황산염, 초산염, 질산염 등이 있다.

❀ 살수여상법과 활성오니법의 비교 ❀

구분	살수여상법	활성오니법
적용대상	산업폐수 처리, 분뇨의 소화처리 후 탈리액 처리에 이용된다.	도시 하수처리에 이용된다.
BOD제거법	80%	90%
슬러지 발생량	적다.	많다.
소요동력	반송률에 따라 다르다.	많다.
유지관리	쉽다.	어렵다.
장점	갑작스런 수량변화에 조치가 가능하다.	경제적이고 좁은 면적에서도 가능하다.
단점	• 높은 수압이 필요하다. • 파리발생으로 악취가 난다. • 체류시간이 짧아 적정처리가 어렵다. • 처리 정도를 결정하기 힘들다.	• 기계조작이 어렵고 고도의 숙련기술이 필요하다. • 동력 소비가 크다. • 슬러지의 양이 많다.

⑤ 분뇨 및 폐기물

① 분뇨

(1) 분뇨와 보건

기생충 질환, 전염병 질환을 예방하기 위해 처리방법을 개량화한다.

(2) 변소의 유형

① **침투변소** … 땅 속에 웅덩이를 파고 만든 변소로 가장 비위생적이다.

② **급취변소** … 급취구를 만들어 내용물을 수거하도록 하는 변소이다.

③ **낙하변소** … 하천이나 해상에 낙하하는 방법이다.

④ **수조변소** … 부패조 – 여과조 – 산화조 – 소독조

⑤ 수세식 변소

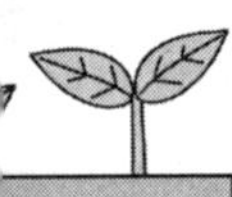

❀ 분뇨의 처리과정 ❀

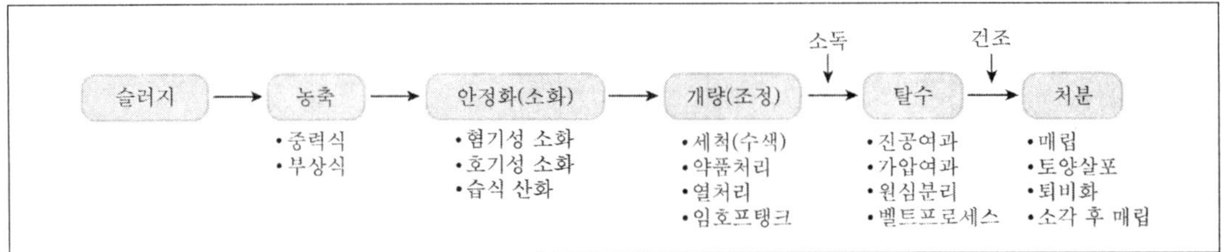

② 폐기물 처리

(1) 폐기물의 분류

주방쓰레기, 잡쓰레기, 길거리쓰레기, 공장쓰레기, 시장쓰레기, 동물 사체 등으로 분류된다.

(2) 일반폐기물의 처리

① **매립** … 저지대에 쓰레기를 버린 후 복토를 하는 방법이다.

　㉠ 매립경사는 30°가 적당하다.

　㉡ 지하수의 위치가 표면에서 멀리 떨어진 건조한 곳이 좋다.

　㉢ 쓰레기의 두께가 3m를 넘지 않도록 매립한다.

　㉣ 24시간 내 15~20cm 가량의 두께로 흙을 덮어 소화, 산화시킨 후 용적이 반으로 줄었을 때 다시 매립하는데, 이때 최종복토는 50cm 이상이어야 한다.

② **소각** … 가장 위생적이나 대기오염의 원인이다.

　㉠ 장점
　　• 처리장소가 좁아도 가능하다.
　　• 소각 후 재는 매립한다.
　　• 기후에 영향을 받지 않는다.
　　• 소각열을 이용할 수 있다.

　㉡ 단점
　　• 비경제적이다.
　　• 숙련공이 필요하다.
　　• 소각장소 선정이 까다롭다.
　　• 불완전연소시 일산화탄소가 발생할 우려가 있다.
　　• 악취가 발생한다.

③ **퇴비화** … 발효시 병원균과 기생충란이 사멸되어 퇴비로 사용하는 방법이다.

④ **투기법** … 후진국에서 많이 사용되는 방법인데, 악취와 위생해충의 번식 등으로 비위생적이다.

⑤ **사료법** … 주방쓰레기를 가축의 사료로 사용하는 방법이다.

(3) 특정폐기물 처리

① **BOD가 높고 부유물질이 다량 함유된 폐기물** … 예비처리 후 살수여상법, 활성오니법으로 처리한다.

② **BOD가 높고 유독물질이 함유된 폐기물** … 희석, 침전, 중화 후 살수여상법, 활성오니법으로 처리한다.

③ **BOD가 낮고 유독물질이 함유된 폐기물** … 중화제로 화학처리 후 희석, 응집, 침전 후 여과한다.

④ **BOD가 낮고 부유물질, 콜로라이드 물질이 다량 함유된 폐기물** … 예비처리 후 응집, 침전, 희석을 한 다음 공공하수도에 방류한다.

(4) 폐기물 처리방법

① **희석법** … 가장 많이 쓰였으나 최근에는 사용하지 않는다. 2~3시간 침전 후 방류하는데 방류수의 BOD는 5ppm 이하여야 한다.

② **중화법** … 소다류, 석회류를 사용해 중화시키는 방법이다.

③ **산화 · 환원법** … 폐수의 유기물과 무기물을 분해하여 처리하는 방법이다.

(5) 폐기물의 자원화

분리수거와 재활용을 통해 폐기물의 자원화를 꾀하고 있다.

6 소음, 진동 및 악취

① 소음

(1) 소음의 개요

① **소음의 특성** … 소음은 주관적이고 심리적인 혐오 정도에 관한 감각량이다.

② **측정단위** … 가청범위의 주파수는 20~20,000Hz인데 1,000~5,000Hz에서 가장 잘 들을 수 있다.

(2) 소음의 피해

① **청력 장해** … 소음도에 따라 일시적·영구적 난청이나 혈관질환을 유발할 수 있다.

❀ 소음이 인체에 미치는 영향 ❀

소음도(dB)	인체에 미치는 영향
100	단시간 노출시 일시적 난청
90	• 장시간 노출시 영구적 난청 • 소변량 증가 및 무력감
80	• 혈관 수축반응 • 양수막 조기파열 현상 • 심장병, 순환기 질병의 출현빈도 증가
70	• 말초혈관 수축반응 • 정신집중력 저하 • 부신피질(생명유지를 위한 내분비계) 호르몬 감소 • 청력 손실
60	• 저음으로 인한 위생적(건강 보전) 한계 • 조용한 곳에 비해 수면시간이 2배 정도 증가
50	• 호흡·맥박 수의 증가, 민원발생 감소 • 고음으로 인한 위생적 한계

② **기타 생체기능 장해** … 대화방해, 스트레스, 주의집중 곤란, 문제해결욕구 상실, 두통, 현기증 등을 유발한다.

(3) C5-dip현상

4,000Hz 전후에서 난청을 발견할 수 있는 현상이다.

(4) 소음방지대책

① 공장단지와 주거지역의 단절이나 차음벽을 설치한다.

② 법적 기준 제정과 철저한 이행이 요구된다.

③ 교통소음은 소음기 부착, 경적 사용제한, 속도제한을 한다.

④ 건설장에서는 무음해머를 사용하거나 방음시설을 한다.

② 진동과 악취

(1) 진동

① 어떤 물체가 전후·좌우의 방향으로 주기적인 운동을 하는 것을 말한다.

② 가옥에 금이 가거나 평형기능에 영향을 주어 구기, 현기증, 두통 등의 자각증상이 나타난다.

(2) 악취

① **인체에 대한 영향**···눈이나 인후부가 아프고 불쾌한 느낌이 들며 식욕이 떨어지고 구토와 구역감이 들고 마음이 조급해진다.

② **악취의 방지대책**···악취물질의 50%를 제거해도 사람이 느끼는 정도는 같고 거의 완전히 제거해야 비로소 악취가 적어졌다는 느낌을 받는다.

Chapter 02 출제예상문제

1 산성비(Aeid Rain)에 대한 설명으로 잘못된 것은?

① 산성이 강한 비(pH 5.6 이하)가 내리는 것을 말한다.

② 대기오염물질인 황산화물(SO_x)과 질산화물(NO_x)이 원인이 된다.

③ 산성비는 토양의 산성화 및 영양분의 용출로 인하여 산림피해를 일으킨다.

④ 호수 등이 산성화되어 어패류의 감소와 중금속 용출에 의한 오염을 일으킨다.

⑤ 공장의 매연, 가정 난방의 배기가스 등도 주요 원인으로 작용한다.

> **note** ⑤ 스모그 중 런던형 스모그에 대한 설명이다. 공장의 매연, 가정 난방의 배기가스 등이 주요
> 원인이며 석탄의 연소를 통해서 대기로 유입되는 매연, 아황산가스, 일산화탄소 등이 안개와
> 합쳐지면서 만들어진다. 특히, 아황산가스는 허파나 기도에 손상을 주어 호흡기 질환을 일으키
> 는 원인이 된다.

2 다음 중 부영양화를 유발하는 물질로 옳은 것은?

① 질산염
② 카드뮴
③ 메탄
④ 칼슘

> **note** 부영양화(Eutrophication) … 폭우 · 장마 등으로 인한 담수의 유입으로 식물 플랑크톤의 성장을
> 촉진시키는 무기영양염인 암모니아, 질산염, 인산염 등을 가진 자연수가 풍부해져 강, 호수, 바
> 다에 영양물질(질소, 인)이 급격히 증가하는 현상을 말한다. 부영영화는 처음에는 그 지역에서
> 생산력을 증가시키지만 나중에는 대량의 식물 플랑크톤이 나타나는 적조현상의 원인이 된다.

3 하수처리방법 중 혐기성 처리방식으로 옳은 것은?

① 산화지법
② 살수여상법
③ 임호프만 방식
④ 회전원판법
⑤ 활성오니법

Answer 1.⑤ 2.① 3.③

 ①②④⑤ 산소가 있어야만 증식이 가능한 호기성균을 이용한 호기성 처리방법이다.

※ 혐기성 처리방법…유기물질의 농도가 높은 경우에 산소 대신 메탄가스를 이용해 혐기성균을 증식해 처리하는 방법으로, 메탄발효법(혐기성 소화)과 부패조, 임호프만 방식이 있다.

4 다음 중 태양의 자외선을 흡수 · 차단하는 것은?

① 오존(O_3)
② 이산화탄소(CO_2)
③ 질소(N_2)
④ 아황산가스(SO_2)

 오존(O_3)

㉠ 기능 : 태양에서 오는 자외선 복사를 흡수하여 지상에 도달하는 유해 자외선 복사를 막아주는 역할을 한다.

㉡ 오존층 : 지구의 대류권 중 성층권 내의 고도 20~25km 부근에 오존이 밀집되어 있는 것이 오존층이다.

㉢ 오존층 파괴의 결과
- 인체의 피부와 눈, 면역체와 비타민 D의 합성에 악영향을 끼친다.
- 생태계에 커다란 변화를 일으킨다.
- 지구온난화를 가속화하고 기후변화에 영향을 미칠 것이다.

5 대기오염에 의한 2차 오염물질로 맞는 것은?

① 오존
② 이산화황
③ 일산화탄소
④ 중금속 산화물

 2차 오염물질…O3, PAN, NOCl, PBN 등이 있다.

6 다음 중 광화학반응에 의한 2차 오염물질은?

① PAN
② CH_4
③ NO
④ H_2S

 광화학 반응시 발생하는 물질

㉠ 1차 오염물질 : CO, CO_2, H_2, HCl, Zn, Hg, 중금속 산화물 등이 있다.
㉡ 2차 오염물질 : O_3, PAN, NOCl, PBN 등이 있다.
㉢ 1 · 2차 오염물질 : SO_2, SO_3, NO, NO_2 등이 있다.

Answer   4.①   5.①   6.①

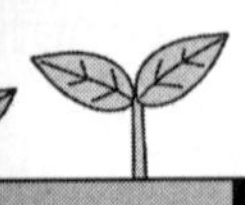

7 살수여상법과 활성오니법을 비교설명한 것으로 잘못된 것은?

① 살수여상법은 주로 산업폐수나 분뇨의 처리에 이용되고, 활성오니법은 도시의 하수처리에 이용된다.

② 살수여상법은 갑작스런 수량변화에도 적절한 조치가 가능하다.

③ 활성오니법은 슬러지 발생량이 적고 소요동력이 적게 든다.

④ 활성오니법은 경제적이나 기계조작이 어려운 단점이 있다.

note ③ 활성오니법은 슬러지 발생량이 많고 소요동력도 많다.

※ 살수여상법과 활성오니법의 비교

구분	살수여상법	활성오니법
적용대상	산업폐수 처리, 분뇨의 소화처리 후 탈리액 처리에 이용된다.	도시 하수처리에 이용된다.
BOD제거법	80%	90%
슬러지 발생량	적다.	많다.
소요동력	반송률에 따라 다르다.	많다.
유지관리	쉽다.	어렵다.
장점	갑작스런 수량변화에 조치가 가능하다.	경제적이고 좁은 면적에서도 가능하다.
단점	• 높은 수압이 필요하다. • 파리가 발생하여 악취가 난다. • 체류시간이 짧아 적정처리가 어렵다. • 처리 정도를 결정하기 힘들다.	• 기계조작이 어렵고 고도의 숙련 기술이 필요하다. • 동력 소비가 크다. • 슬러지의 양이 많다.

8 일반적으로 정화조의 내부청소는 어떻게 실시하는가?

① 주 1회 이상

② 월 1회 이상

③ 연 2회 이상

④ 연 1회 이상

note 개인하수처리시설의 관리기준〈하수도법 시행규칙 제33조 제1항 제2호〉 ··· 정화조는 연 1회 이상 내부청소를 해야 한다. 다만, 「수도법」에 따른 수도시설 중 취수시설로부터 유하거리 4킬로미터 이내의 상류지역과 상수원보호구역, 「환경정책기본법」에 따른 특별대책지역, 「한강수계 상수원 수질개선 및 주민지원 등에 관한 법률」, 「낙동강수계 물관리 및 주민지원 등에 관한 법률」, 「금강수계 물관리 및 주민지원 등에 관한 법률」 및 「영산강·섬진강 수계 물관리 및 주민지원 등에 관한 법률」에 따른 수변구역, 「자연공원법」에 따른 자연공원 및 공원보호구역, 「지하수법」

에 따른 지하수보전구역, 「환경정책기본법 시행령」 별표1에 따른 수질 및 수생태계의 환경기준을 등급 I로 보전하여야 할 필요성이 인정되는 수역의 수질에 영향을 미치는 지역으로서 환경부장관이 정하여 고시하는 지역에서 다음의 어느 하나에 해당하는 영업을 하는 건물 등에 설치된 정화조는 6개월마다 1회 이상 내부청소를 하여야 한다.
㉠「관광진흥법」에 따른 관광숙박업 또는 관광객 이용시설업(관광유람선업과 외국인전용 관광기념품판매업은 제외)
㉡「식품위생법」에 따른 식품접객업[제과점영업과 다방영업(주로 다류를 조리·판매하는 영업을 말함)은 제외]
㉢「공중위생관리법」에 따른 숙박업

9 대기오염에 따른 질병 중 가장 관련이 깊은 것은?

① 호흡기계 질병　　　　　　　　　② 순환기계 질병
③ 소화기계 질병　　　　　　　　　④ 비뇨기계 질병

> **note** 대기오염 물질에는 입자상 물질과 가스상 물질이 있는데, 모두 호흡기계 질병과 관련이 있다.

10 소음에 의한 건강장해와 관계없는 것은?

① 소음 폭로시간　　　　　　　　　② 소음의 주파수 구성
③ 소음의 방향　　　　　　　　　　④ 소음의 크기
⑤ 소음의 시간적 변동

> **note** 소음에 의한 건강장해는 폭로시간과 경도에 비례한다. 가청범위는 20~20,000Hz인데 1,000~5,000Hz에서 가장 잘 들을 수 있다.

11 불량조명에 의해 발생되는 직업병은?

① 안정피로　　　　　　　　　　　② 규폐증
③ 잠함병　　　　　　　　　　　　④ 진폐증
⑤ 피부염

> **note** 부적절한 조명은 안정피로, 근시, 안구진탕증 등을 일으킨다.

Answer　9.① 10.③ 11.①

12 C5 – dip현상과 가장 관련이 깊은 주파수는?

① 2,000Hz
② 4,000Hz
③ 6,000Hz
④ 8,000Hz
⑤ 10,000Hz

> **note** C5 – dip현상 … 4,000Hz 전후에서 난청을 발견할 수 있는 현상을 말한다.

13 공기 중에 인체에 유해한 납이 배출되는 원인은?

① 연료인 중유 중의 납
② 휘발유에 첨가하는 첨가제
③ 공장배기 중의 납
④ 토양에서 비산하는 납
⑤ 이상 모두 아님

> **note** 자동차가 중금속 오염의 주범이다.

14 광화학적 반응으로 생기는 대표적인 대기오염 물질인 것은?

① CO, CO_2
② H_2S, SO_2
③ CH_4, NH_3
④ O_3, PAN
⑤ NO, NO_2

> **note** 광화학 반응으로 생기는 대표적인 대기오염물질은 O_3, PAN, H_2, O_2, $NOCl$ 등이다.

15 대기오염 물질 중 광화학적 반응에 의해서 발생하는 물질은?

① H_2
② PAN
③ SO_2
④ CH
⑤ PB

> **note** 광화학적 반응에 의해 생성되는 물질 … O_3, PAN, $NOCl$ 등이 있다.

Answer   12.②   13.②   14.④   15.②

16 다음 중 광화학 반응에 의해서 생성된 2차 오염물질은?

① 오존, PAN　　　　　　　　　　② 이산화황, 이산화질소

③ 탄산가스, 유기산　　　　　　　④ PAN, CO

⑤ 오존, SO_2

> **note** 광화학 반응시 생성된 오염물질
> ㉠ 1차 오염물질 : CO, CO_2, H_2, HCl, Zn, Hg, 중금속 산화물 등
> ㉡ 2차 오염물질 : O_3, PAN, NOCl, PBN 등
> ㉢ 1 · 2차 오염물질 : SO_2, SO_3, NO, NO_2, 케톤 등

17 기온역전에 대한 설명으로 옳은 것은?

① 상층기온이 하층보다 높을 때 발생한다.

② 저기압으로 인하여 비가 올 때 발생한다.

③ 지구의 온도가 낮아지는 현상이다.

④ 고온 다습할 때 발생한다.

⑤ 지구의 온도가 높아지는 현상이다.

> **note** 역전 ··· 상층기온이 하층기온보다 높을 때, 즉 상공으로 갈수록 기온은 하강하나, 상공의 기층
> 이 하층보다 높을 때에는 대기는 매우 안정한 상태가 되어 공기의 교환도 적고 확산도 잘 안
> 된다. 이를 역전이라 한다.

18 대기의 온도가 지상으로부터 상공으로 올라가도 변화하지 않는 것을 무엇이라고 하는가?

① 온실효과　　　　　　　　　　　② 기후요소

③ 기온역전　　　　　　　　　　　④ 등온변화

⑤ 기온감률

> **note** 대기의 온도가 지상으로부터 상공으로 올라가도 변화하지 않는 것을 등온변화라 한다.

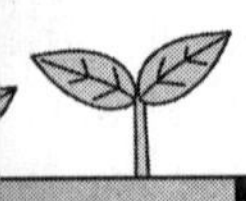

19 다음 중 기관지 침착률이 가장 큰 먼지의 크기는?

① $0.1\mu m$
② $0.1 \sim 0.4 \mu m$
③ $0.5 \sim 5.0 \mu m$
④ $5.0 \sim 7.0 \mu m$
⑤ $7.0 \mu m$

 **note** 먼지 크기에 따른 비교
ㄱ 기관지 침착률이 가장 큰 입자의 크기 : $0.5 \sim 5.0 \mu m$
ㄴ $0.5 \mu m$ 이하의 입자 : 호흡운동에 의해 배출된다.
ㄷ $5 \mu m$ 이상의 입자 : 기관지 점막에 침착하여 가래와 함께 배출되거나 소화기계를 통해서 배출된다.

20 진폐증을 일으키는 먼지의 크기로 옳은 것은?

① $0.5 \sim 5 \mu m$
② $5 \sim 10 \mu m$
③ $10 \sim 20 \mu m$
④ $20 \sim 100 \mu m$
⑤ $100 \sim 500 \mu m$

note $0.5 \sim 5.0 \mu m$ 의 입자들은 침착률이 가장 높아 폐포를 통해 흡입되어 혈관 또는 임파관으로 침입하여 규폐증, 진폐증 등을 일으킬 수 있다.

21 다음 중 진폐증과 상관없는 것은?

① 도로건설
② 채석장
③ 광산
④ 벽돌제조공
⑤ 페인트작업

note ⑤ 빈혈과 관계있다.

22 다음 중 온실효과를 일으키는 기체는?

① CO
② CO_2
③ O_3
④ O_2
⑤ SO_2

23 대기의 온실효과로 지구의 온도가 높아지고 있다. 그 이유는 무엇인가?

① CO_2의 증가로 적외선 부근의 복사열을 흡수하기 때문이다.
② 대기 중의 잔류기체가 자외선을 흡수하기 때문이다.
③ 대기 중 먼지의 증가로 이 먼지가 적외선을 흡수하기 때문이다.
④ CO_2 증가로 자외선 부근의 복사열을 흡수하기 때문이다.
⑤ 아황산가스 증가로 적외선 부근의 복사열을 흡수하기 때문이다.

24 수인성 전염병으로 옳지 않은 것은?

① 세균성 이질　　　　　　② 콜레라
③ 디프테리아　　　　　　④ 파라티푸스
⑤ 장티푸스

25 다음 중 수인성 질병이 아닌 것은?

① 장티푸스　　　　　　② 간염
③ 폴리오　　　　　　　④ 이질
⑤ 소아마비

Answer　23.①　24.③　25.③

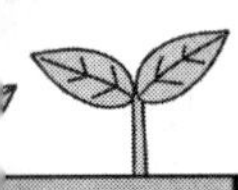

26 수인성 전염병의 특징으로 옳은 것은?

① 치명률, 발병률이 높다.

② 환자발생이 폭발적이다.

③ 잠복기는 식품계 전염병보다 짧다.

④ 2차 감염이 되지 않는다.

⑤ 음료수 사용지역과 환자발생 지역은 다르다.

> **note** 수인성 전염병인 콜레라, 장티푸스 등은 물이나 음식물을 통하여 전염될 수 있기 때문에 환자 발생이 집단적으로 이루어진다.

27 분뇨처리 중 오염처리의 경우 기생충 알과 병균을 즉시 사멸할 때 사용하는 온도는?

① 50℃   ② 55~60℃

③ 60~70℃   ④ 70℃

⑤ 75℃

> **note** 분뇨처리법 중 온열처리법에 대한 설명으로, 분뇨는 55~60℃로 가온처리하면 기생충 알과 병 균을 즉시 죽일 수 있다. 연료가 많이 들지만 위생적인 방법이다.

28 쓰레기 처리방법 중 가장 위생적인 방법은?

① 소각   ② 투기

③ 퇴비법   ④ 매몰

⑤ 비료화법

> **note** 쓰레기 처리방법 중 가장 위생적인 방법은 소각시키는 방법이다.

29 다음 중 진개처리법이 아닌 것은?

① 소각법   ② 퇴비화법

③ 동물사료화법   ④ 위생적 매립법

⑤ 활성오니법

Answer 26.② 27.② 28.① 29.⑤

30 링겔만 차트는 어디에 사용되는가?

① 연기량 측정

② 먼지 측량, 측정

③ 자외선 지수

④ CO_2 검출

⑤ SO_2 검출

note 간편한 매연(연기량) 측정방법으로 링겔만 차트가 많이 사용된다.

31 생물학적 산소요구량(BOD)을 가장 잘 나타낸 것은?

① 하수 중의 용존산소량

② 하수 중의 유기물을 산화하는 데 소모되는 산소량

③ 수중생물의 생존에 필요한 산소량

④ 수중생물의 생존에 필요한 용존산소량

⑤ 유기물이 산화되는 데 요구되는 산소량

note 생물학적 산소요구량(BOD) … 물속의 유기물질이 호기성 세균에 의해 분해되어 안정되는 과정에서 요구되는 산소량이다.
㉠ BOD_5(5일 BOD) : 시료를 20℃에서 5일간 배양할 때 호기성 미생물에 의해 유기물을 분해시키는 데 소모되는 산소량을 BOD_5라 한다. 보통 BOD값으로 사용되며, BODU의 약 0.68배이다.
㉡ 최종BOD : 보통 수중의 유기물 측정시 20℃에서 20일간 배양했을 때의 산소요구량을 최종 BOD라 한다.

32 공장폐수의 BOD가 200ppm이다. 이를 폐수처리시설로 정화하여 BOD치가 50% 제거되었다면 방류수의 BOD값은?

① 40ppm

② 60ppm

③ 80ppm

④ 100ppm

⑤ 150ppm

note $200 \times (1-0.5)=100$ppm

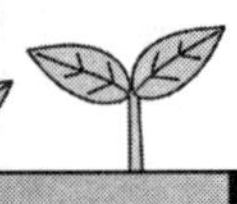

33 물 속에 녹아 있는 산소(DO)에 대한 설명으로 옳은 것은?

① 물의 오염도가 낮으면 DO는 낮아진다.

② 생물학적 산소요구량이 높으면 DO는 낮아진다.

③ 미생물의 호흡작용에 의해 DO는 증가한다.

④ 유기물질이 많으면 DO는 증가한다.

⑤ 유기물질이 적으면 DO는 감소한다.

> **note** ① 물의 오염도가 낮으면 DO는 높아진다.
> ③ 미생물의 호흡작용에 의해 DO는 감소한다.
> ④ 유기물질이 많으면 DO는 감소한다.
> ⑤ 유기물질이 적으면 DO는 증가한다.

34 BOD는 몇 도에서 얼마동안 저장한 후 측정한 값인가?

① 10℃, 5일간

② 10℃, 10일간

③ 15℃, 5일간

④ 15℃, 10일간

⑤ 20℃, 5일간

> **note** 생물학적 산소요구량(BOD) … 20℃에서 5일간 배양할 때 소모되는 산소량을 BOD_5라 하며 보통 BOD값으로 사용된다.

35 수소이온농도(pH)에 대한 설명으로 잘못된 것은?

① 석회암층을 통과한 지하수는 약알칼리성이다.

② 오염되지 않은 하천수는 중성이다.

③ 유기물의 분해가 큰 하천수는 약산성이다.

④ 적당한 pH는 5.0~6.0이다.

⑤ 물 속에 존재하는 수소이온농도의 대소를 나타내는 지수이다.

> **note** ④ 적당한 pH는 6.0~8.0이다.

Answer 33.② 34.⑤ 35.④

36 시안 화합물이 인체에 미치는 영향으로 옳은 것은?

① 조직 내 걸식상태　　　　　　② 골연화증

③ 신경 쇠약　　　　　　　　　　④ 비중격 결손

⑤ 시야 협착

> **note** 시안 화합물 중에서 KCN은 청산가리라고 불리우는 맹독성 물질로, 조직을 걸식상태로 만들어 치명적이다.

37 수질오염의 생물학적 오염지표로 사용되는 것은?

① 대장균 수　　　　　　　　　　② 탁도

③ 경도　　　　　　　　　　　　　④ 용존산소량

⑤ 수소이온지수

> **note** 생물학적 오염지표는 유기성 오염물질에 관한 지표를 의미한다.
> ④ 이화학적 지표이다.

38 냉면의 육수에서 대장균이 검출된 경우 이를 통해 알 수 있는 것은?

① 냉면의 신선도가 저하되었다.

② 냉면 육수가 부패되고 있다.

③ 병원균의 오염가능성이 높다.

④ 영양가가 매우 낮아졌다.

⑤ 병원균의 오염가능성이 없다.

> **note** 대장균이 검출되면 병원성 미생물이 생존해 있을 가능성이 있다.

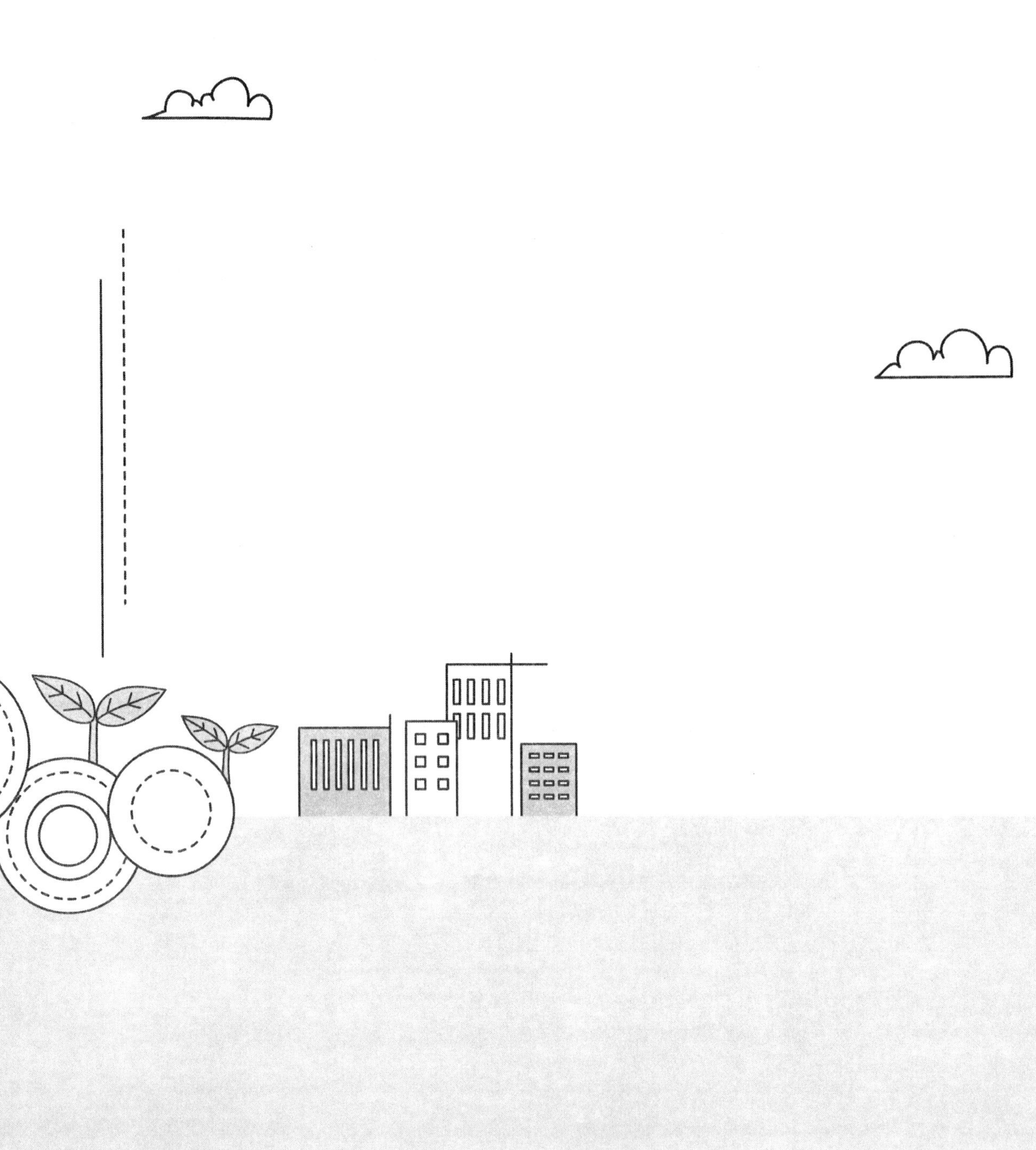

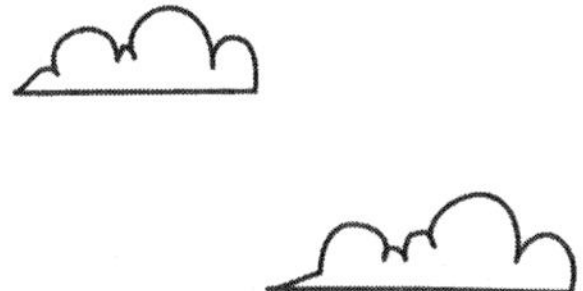

산업보건

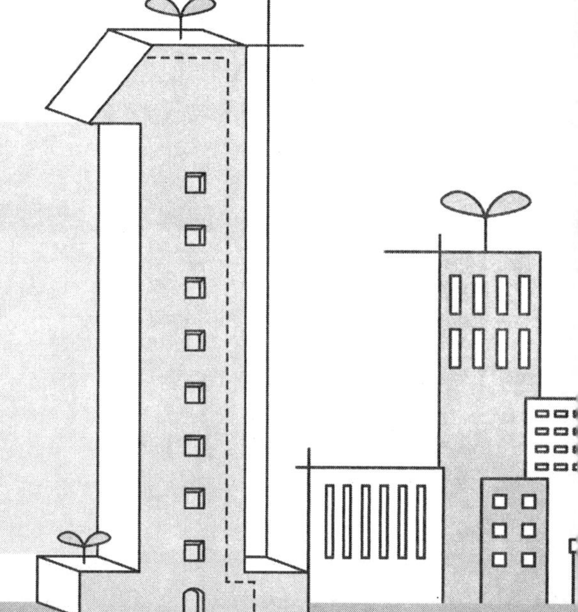

Chapter 01 산업보건의 개요

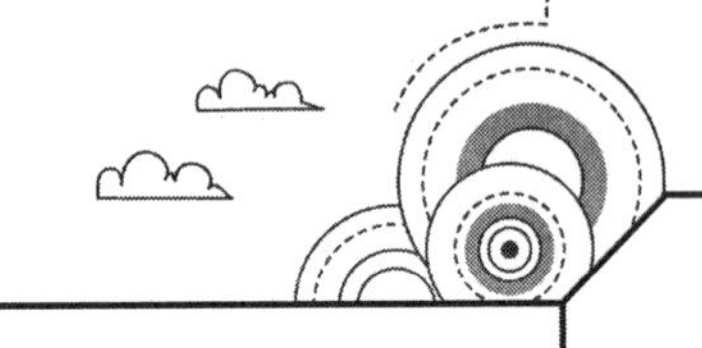

❶ 산업보건

① 산업보건의 정의 및 필요성

(1) 정의

국제노동기구(ILO)는 모든 직업에서 일하는 근로자들의 육체적·정신적·사회적 건강을 고도로 유지·증진시키며, 작업조건으로 인한 질병을 예방하고 건강에 유해한 취업을 방지하며 근로자를 생리적·심리적으로 적합한 작업환경에 배치하여 일하도록 하는 것이라 했다.

(2) 필요성

① 산업발달로 인한 노동인구 증가

② 근로자의 건강 보호·증진으로 생산성과 품질향상

③ 산업보건 관리가 인권문제로 대두

④ 작업환경으로 인해 발생하는 질병예방

(3) 관장

노동부는 산업안전·보건에 관한 사무를 관장하는 중앙행정기관으로, 산업재해를 예방하고 쾌적한 작업환경을 조성함으로써 근로자의 안전과 보건을 유지·증진하는 데 노력하여야 한다.

② 산업보건의 역사

(1) 다른 나라

① **히포크라테스** … 직업과 질병이 관계가 있다고 주장하였다.

② **갈렌** … 납 중독의 증상을 보고하였다.

③ G. Agricola … 16세기에 규폐에 관해 기술하였다.

④ B. Ramazzini … 1700년 직업병에 관해 기술하였다.

⑤ Pericival Pott … 1775년 영국 최초의 직업병이 발생하였다. 어린 굴뚝청소부에게서 음낭암을 발견하였다.

⑥ 1902년 영국에서 최초로 공장법을 만들었다.

⑦ 1919년 국제노동기구(ILO)가 발족하였다.

(2) 우리나라

① **1953년** … 근로기준법이 선포되었다.

② **1963년** … 산업재해보상보험법이 제정·공포되었다.

③ **1977년** … 의료보호, 의료보험이 시작되었다.

④ **1980년** … 노동청을 노동부로 개칭하였다.

⑤ **1981년** … 산업안전보건법 시행령이 공포되었다.

2 보건인력

① 안전보건관리책임자

(1) 정의

① **안전보건관리책임자** … 안전 및 보건에 관한 업무를 총괄·관리하는 책임자를 말한다.

② **안전보건관리책임자의 선임** … 상시 근로자 100인 이상을 사용하는 사업과 상시근로자 100인 미만의 사업 중 노동부령이 정하는 사업(총공사금액이 20억원 이상인 공사를 시행하는 건설업과 상시근로자 50인 이상 100인 미만을 사용하는 사업)에는 안전보건 관리책임자를 선임하여야 한다.

(2) 업무

① 산업재해예방계획의 수립에 관한 사항

② 안전보건관리규정의 작성 및 그 변경에 관한 사항

③ 근로자의 안전·보건교육에 관한 사항

④ 작업환경의 측정 등 작업환경의 점검 및 개선에 관한 사항

⑤ 근로자의 안전보건교육에 관한 사항

⑥ 산업재해의 원인조사 및 재발방지대책의 수립에 관한 사항

⑦ 산업재해에 관한 통계의 기록·유지에 관한 사항

⑧ 안전·보건에 관련되는 안전장치 및 보호구 구입시의 적격품 여부 확인에 관한 사항

⑨ 근로자의 유해·위험예방조치에 관한 사항으로서 안전규칙 및 보건규칙에서 정하는 근로자의 위험 또는 건강장해의 방지에 관한 사항

② 관리감독자

(1) 정의

① 사업주는 사업장의 관리감독자(경영조직에서 생산과 관련되는 업무와 소속 직원을 직접 지휘·감독하는 부서의 장이나 그 직위를 담당하는 자를 말함)로 하여금 직무와 관련된 안전·보건에 관한 업무로서 안전·보건점검 등의 업무를 수행하도록 하여야 한다.

② 다만, 위험방지가 특히 필요한 작업으로서 위험방지가 특히 필요한 작업에 대하여는 소속 직원에 대한 특별교육 등 유해 또는 위험한 작업에 근로자를 사용할 때 실시하는 특별교육 중 안전에 관한 교육, 당해 작업과 관련된 기계·기구에 대한 자체검사(관리감독자가 노동부령이 정하는 자격을 가진 자인 경우에 한함), 그 밖에 당해 작업의 성격상 유해 또는 위험을 방지하기 위한 업무로서 노동부장관이 정하여 고시하는 업무를 추가로 수행하도록 하여야 한다.

 위험방지가 특히 필요한 작업〈산업안전보건법 시행령 별표2〉

- 고압실내 작업(잠함공법 기타 압기공법에 의하여 대기압을 넘는 기압하의 작업실 또는 수갱 내부에 있어서 행하는 작업에 한함)
- 아세틸렌용접장치 또는 가스집합용접장치를 사용하여 행하는 금속의 용접·용단 또는 가열작업(발생기·도관 등에 의하여 구성되는 용접장치에 한함)
- 밀폐된 장소(탱크 내 또는 환기가 극히 불량한 좁은 장소를 말함)에서 행하는 용접작업 또는 습한 장소에서 행하는 전기용접작업
- 폭발성·물반응성·자기반응성·자기발열성 물질, 자연발화성 액체·고체 및 인화성 액체의 제조 또는 취급작업(시험연구를 위한 취급작업을 제외)
- 액화석유가스(LPG)·수소가스 등 인화성 가스 또는 폭발성 물질 중 가스의 발생장치 취급작업
- 화학설비 중 반응기·교반기·추출기의 사용 및 세척작업
- 화학설비의 탱크 내 작업
- 분말·원재료 등을 담은 호퍼·사이로 등 저장탱크의 내부작업
- 다음에서 정하는 설비에 의한 물건의 가열·건조작업
  - 건조설비 중 위험물 등에 관계되는 설비로 내용적이 1세제곱미터 이상인 것
  - 건조설비 중 가목의 위험물 등 외의 물질에 관계되는 설비로서, 연료를 열원으로 사용하는 것(그 최대연소소비량이 매 시간당 10킬로그램 이상인 것에 한함) 또는 전력을 열원으로 사용하는 것(정격 소비전력이 10킬로와트 이상인 것에 한함)
- 다음에 해당하는 집재장치(집재기·가선·운반기구·지주 및 이들에 부속하는 물건으로 구성되고, 동력을 사용하여 원목 또는 장작과 숯을 담아 올리거나 공중에서 운반하는 설비를 말함) 또는 운반색도(가선·운반기구·지주 및 이들에 부속하는 물건에 의하여 구성되고 원목 또는 장작과 숯을 일정구간 공중에서 운반하는 설비를 말함)의 조립·해체·변경 또는 수리작업 및 이들 설비에 의한 집재 또는 운반작업
  - 원동기의 정격출력이 7.5킬로와트를 넘는 것
  - 지간의 경사거리 합계가 350미터 이상인 것
  - 최대사용하중이 200킬로그램 이상인 것
- 동력에 의하여 작동되는 프레스기계를 5대 이상 보유한 사업장에서의 당해 기계에 의한 작업
- 목재가공용기계(둥근톱기계·띠톱기계·대패기계·모떼기기계 및 루타에 한하며 휴대용을 제외)를 5대 이상 보유한 사업장에서의 당해 기계에 의한 작업
- 운반용 하역기계를 5대 이상 보유한 사업장에서의 당해 기계에 의한 작업
- 1톤 이상의 크레인을 사용하는 작업 또는 1톤 미만의 크레인 또는 호이스트를 5대 이상 보유한 사업장에서의 당해 기계에 의한 작업
- 건설용 리프트·곤돌라를 이용한 작업
- 주물 및 단조작업
- 전압이 75볼트 이상인 정전 및 활선작업
- 콘크리트파쇄기를 사용하며 행하는 파쇄작업(2미터 이상인 구축물의 파쇄작업에 한함)
- 굴착면의 높이가 2미터 이상이 되는 지반 굴착(터널 및 수직갱 외의 갱굴착을 제외)작업
- 흙막이 지보공의 보강 또는 동바리의 설치 또는 해체작업
- 터널 안에서의 굴착작업(굴착용 기계를 사용하여 행하는 굴착작업 중 근로자가 칼날 밑에 접근하지 아니하고 행하는 작업을 제외) 또는 동 작업에 있어서의 터널 거푸집 지보공의 조립 또는 콘크리트작업
- 굴착면의 높이가 2미터 이상이 되는 암석의 굴착작업

- 높이가 2미터 이상인 물건을 쌓거나 무너뜨리는 작업(하역기계에 의하여서만 행하는 작업을 제외)
- 선박에 짐을 쌓거나 부리거나 이동시키는 작업
- 거푸집 동바리의 조립 또는 해체작업
- 비계의 조립·해체 또는 변경작업
- 건축물의 골조·교량의 상부구조 또는 탑의 금속제의 부재에 의하여 구성되는 것(5미터 이상인 것에 한함)의 조립·해체 또는 변경작업
- 처마 높이가 5미터 이상인 목조건축물의 구조 부재의 조립이나 건축물의 지붕 또는 외벽 밑에서의 설치작업
- 콘크리트 공작물(그 높이가 2미터 이상인 것에 한함)의 해체 또는 파괴작업
- 보일러(소형 보일러 및 다음에 정하는 보일러를 제외)의 설치 및 취급작업
  - 몸통 반지름이 750밀리미터 이하이고 그 길이가 1,300밀리미터 이하인 증기보일러
  - 전열면적이 3제곱미터 이하인 증기보일러
  - 전열면적이 14제곱미터 이하인 온수보일러
  - 전열면적이 30제곱미터 이하인 관류보일러
- 게이지 압력이 98킬로파스칼 이상으로 사용하는 압력용기의 설치 및 취급작업
- 방사선업무에 관계되는 작업(의료 및 실험용을 제외)
- 맨홀작업
- 고용노동부령이 정하는 밀폐공간에서의 작업
- 제30조에 따른 허가대상 유해물질 및 고용노동부령이 정하는 관리대상 유해물질의 제조 또는 취급작업(시험연구를 위하여 취급하는 작업을 제외)
- 법 제38조의4에 따른 석면 해체 제거작업
- 로봇작업
- 고용노동부령이 정하는 강렬한 소음작업

(2) 업무

① 사업장내 관리감독자가 지휘·감독하는 작업과 관련되는 기계·기구 또는 설비의 안전·보건점검 및 이상유무의 확인

② 관리감독자에게 소속된 근로자의 작업복·보호구 및 방호장치의 점검과 그 착용·사용에 관한 교육·지도

③ 당해 작업에서 발생한 산업재해에 관한 보고 및 이에 대한 응급조치

④ 당해 작업의 작업장의 정리정돈 및 통로확보의 확인·감독

⑤ 당해 사업장의 산업보건의·안전관리자(안전관리자의 업무를 안전관리대행기관에 위탁한 사업장의 경우에는 그 대행기관의 당해 사업장 담당자) 및 보건관리자(보건관리자의 업무를 보건관리대행기관에 위탁한 사업장의 경우에는 그 대행기관의 당해 사업장담당자)의 지도·조언에 대한 협조

⑥ 기타 당해 작업의 안전·보건에 관한 사항으로서 노동부장관이 정하는 사항

③ 안전관리자

(1) 정의

① **안전관리자** … 사업주는 안전에 관한 기술적인 사항에 대하여 사업주 또는 관리책임자를 보좌하고 관리감독자 및 안전담당자에 대하여 이에 관한 지도·조언을 하도록 하기 위하여 사업장에 안전관리자를 두어야 한다.

② **안전관리자의 선임**
  ㉠ 일반적인 사업의 경우 : 상시근로자 500인 이상이면 2명의 안전관리자를, 상시근로자 50인 이상 500인 미만인 사업은 1명의 안전관리자를 두어야 한다.
  ㉡ 운수업·통신업 등 : 상시근로자 1,000인 이상이면 2명, 상시근로자 50인 이상 1,000인 미만이면 1명의 안전관리자를 두어야 한다.
  ㉢ 건설업 : 공사금액 800억 원 이상 또는 상시근로자 600인 이상이면 2명, 공사금액 120억 원 이상 800억 원 미만 또는 상시근로자 300인 이상 600인 미만이면 1인을 두어야 한다.

(2) 역할

① 안전에 관한 기술적 문제를 다룬다.

② 안전담당자의 보조를 받고, 안전보건관리 책임자를 보조한다.

(3) 업무

① 산업안전보건위원회 또는 안전·보건에 관한 노·사협의체에서 심의·의결한 직무와 해당 사업장의 안전보건관리규정 및 취업규칙에서 정한 직무

② 방호장치, 기계·기구 및 설비 또는 보호구 중 안전에 관련되는 보호구의 구입시 적격품의 선정

③ 당해 사업장 안전교육계획의 수립 및 실시

④ 사업장 순회점검·지도 및 조치의 건의

⑤ 산업재해발생의 원인조사 및 재발방지를 위한 기술적 지도·조언

⑥ 산업재해에 관한 통계의 유지·관리를 위한 지도·조언(안전분야에 한함)

⑦ 법 또는 법에 의한 명령이나 안전보건관리규정 및 취업규칙 중 안전에 관한 사항을 위반한 근로자에 대한 조치의 건의

⑧ 기타 안전에 관한 사항으로서 노동부장관이 정하는 사항

④ **보건관리자**

(1) 선임

① 광업, 섬유염색 및 가공업, 모피가공 및 모피제품 제조업, 신발제조업, 코크스, 석유정제품 및 핵연료 제조업, 화합물 및 화학제품 제조업, 고무 및 플라스틱제품 제조업, 비금속 광물제품 제조업, 제1차 금속산업, 조립금속제품 제조업(기계 및 가구 제외), 기타 기계 및 장비 제조업, 컴퓨터 및 사무용 기기 제조업, 기타 전기기계 및 전기 변환장치 제조업, 자동차 및 트레일러 제조업, 기타 운송장비 제조업, 가구 제조업, 재생용 가공원료 생산업, 자동차 종합수리업, 자동차 전문수리업, 노동부령이 정하는 사업에서 상시근로자 2,000명 이상인 경우와 상시근로자 500인 이상 2,000인 미만인 경우 2명, 상시근로자 50인 이상 500인 미안인 경우 1명을 둔다.

② 제조업(광업을 포함)에서 상시근로자 3,000인 이상인 경우와 1,000인 이상 3,000인 미만인 경우 2명, 상시근로자 50인 이상 1,000인 미만인 경우 1명을 둔다.

③ 위 ①, ②의 사업과 육상운송 및 파이프라인 운송업(도시철도운송업 제외), 여행사 및 기타 여행보조업, 오락·문화 및 운동관련서비스업(방송업 및 골프장 운영업을 제외), 기타 공공, 수리 및 개인서비스업(하수처리, 폐기물처리 및 청소관련 서비스업, 세탁업을 제외), 건설업을 제외한 사업에서 상시근로자 5,000인 이상인 경우 2명, 상시근로자 50인 이상 5,000인 미만인 경우 1명을 둔다.

(2) 업무

① 산업안전보건위원회에서 심의·의결한 직무와 안전보건관리규정 및 취업규칙에서 정한 직무

② 건강장해를 예방하기 위한 작업관리

③ 보호구 중 보건에 관련되는 보호구의 구입시 적격품의 선정

④ 물질안전보건자료의 게시 또는 비치

⑤ 산업보건의의 직무

⑥ 근로자의 건강관리·보건교육 및 건강증진지도

⑦ **당해 사업장의 근로자 보호를 위한 의료행위**
　　㉠ 외상 등 흔히 볼 수 있는 환자의 치료
　　㉡ 응급을 요하는 자에 대한 응급처치
　　㉢ 상병의 악화방지를 위한 처치

ⓔ 건강진단결과 발견된 질병자의 요양지도 및 관리

ⓜ ⓐ~ⓔ의 의료행위에 따르는 의약품의 투여

⑧ 작업장 내에서 사용되는 전체환기장치 및 국소배기장치 등에 관한 설비의 점검과 작업방법의 공학적 개선 · 지도

⑨ 사업장 순회점검 · 지도 및 조치의 건의

⑩ 직업성 질환 발생의 원인조사 및 대책수립

⑪ 산업재해에 관한 통계의 유지 · 관리를 위한 지도 · 조언(보건분야에 한함)

⑫ 법 또는 법에 의한 명령이나 안전보건관리규정 및 취업규칙 중 보건에 관한 사항을 위반한 근로자에 대한 조치의 건의

⑬ 기타 작업관리 및 작업환경관리에 관한 사항

⑤ 산업보건의

(1) 정의

① **산업보건의** … 사업주는 근로자의 건강관리 기타 보건관리자의 업무를 지도하기 위하여 사업장에 산업보건의를 두어야 한다. 다만, 의사인 보건관리자를 둔 경우에는 그러하지 아니하다.

② **선임**

ⓐ 산업보건의를 두어야 할 사업의 종류 및 규모는 상시 근로자 50인 이상을 사용하는 사업으로서 의사가 아닌 보건관리자를 두는 사업장으로 한다. 다만, 보건관리대행기관에 보건관리자의 업무를 위탁한 경우에는 산업보건의를 두지 아니할 수 있다.

ⓑ 산업보건의는 외부에서 위촉할 수 있으며 이 경우 위촉된 산업보건의는 산업보건의의 직무를 수행하여야 한다.

ⓒ 위촉된 산업보건의가 담당할 사업장수 및 근로자수 기타 선임에 관하여 필요한 사항은 노동부장관이 정한다.

(2) 직무

① 건강진단실시 결과의 검토 및 그 결과에 따른 작업배치 · 작업전환 · 근로시간의 단축 등 근로자의 건강보호조치

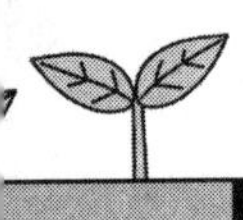

② 근로자의 건강장해의 원인조사와 재발방지를 위한 의학적 조치

③ 기타 근로자의 건강유지와 증진을 위하여 필요한 의학적 조치에 관하여 노동부장관이 정하는 사항

❸ 보호대상 근로자

① 여성근로자

(1) 여성근로자의 특징

① 어린 미숙련 근로자가 많다.

② 여성 생리현상이 작업능률에 영향을 준다.

③ 기혼여성은 처(가사), 모(육아), 근로자(직장)로서 3중 부담이 된다.

(2) 여성근로자의 보호

① 여성 직종에 맞게 적정배치를 한다.

② 주작업의 근로강도는 RMR 2.0 이하로 한다.

③ 중량물 취급작업은 중량을 제한(20kg)한다.

④ 서서 하는 작업과 휴식시간을 조정한다.

⑤ 고·저온 작업에서는 작업조건과 냉·난방을 고려한다.

⑥ 공업독물(납, 벤젠, 비소, 수은) 취급작업시는 유산·조산·사산의 우려가 있으므로 이에 대한 고려가 필요하다.

⑦ 생리휴가, 산전·산후 휴가 등의 고려가 필요하다.

❀ RMR(작업대사율 ; Relative Metabodic Rate ; 육체적 근로강도의 지표) ❀

$$R = \frac{근로대사량(= 작업시 소비에너지 : 동시간의 안정시 소비에너지)}{기초대사량}$$

※ RMR
　㉠ 1 이하(경노동), 1~2(중등노동), 2~4(강노동), 4~7(중노동), 7 이상(격노동)
　㉡ 여자는 2 이하 작업가능, 4 이상일 경우 휴식

② 연소근로자

(1) 연소근로자의 특성

① 연소자는 신체 정신의 발육과정에 있으므로 중노동은 성장발육을 저해하고 통찰력, 신경작용, 운동조절능력을 열등화할 수 있다.

② 직업병 및 공업중독에 취약하다.

③ 인격발달이 저해되기 쉽다.

④ 화학물질에 대한 감수성이 크다.

(2) 연소근로자의 보호

① 취업 최저연령은 15세이고, 다만, 취직인허증을 발급받은 13세 이상 15세 미만인 자는 가능하다.

② 유해, 위험근로가 제한된다.

③ 야간작업이 금지된다.

④ 근로시간의 제한이 있다.

⑤ 취급물의 중량제한이 있다.

③ 근로관련 법률

(1) 근로기준법

① **목적** … 헌법에 의하여 근로조건의 기준을 정함으로써 근로자의 기본적 생활을 보장·향상시키며 균형 있는 국민경제의 발전을 도모함을 목적으로 한다.

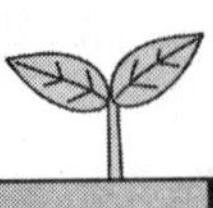

② **연혁** … 1953년 제정·공포되어 수차례의 개정 후 현재에 이르고 있다.

③ **규정내용** … 근로조건의 기준, 근로조건의 준수, 균등처우(차별적 처우금지), 강제근로의 금지, 폭행의 금지, 중간착취의 배제, 공민권 행사의 보장 등을 정하고 있다.

④ **적용범위** … 상시 5인 이상의 근로자를 사용하는 모든 사업 또는 사업장에 적용한다.

> **Tip** 근로시간
> ㉠ 1주간의 근로시간은 휴게시간을 제하고 40시간을 초과할 수 없다.
> ㉡ 1일의 근로시간은 휴게시간을 제하고 8시간을 초과할 수 없다.

⑤ **여성과 소년의 보호**

㉠ 최저연령과 취직인허증 : 15세 미만인 자(「초·중등교육법」에 따른 중학교 재학 중인 18세 미만인 자를 포함)는 근로자로 사용하지 못한다. 다만, 노동부장관이 발급한 취직인허증을 지닌 자는 근로자로 사용할 수 있다.

㉡ 사용금지

• 사용자는 임신 중이거나 산후 1년이 경과되지 아니한 여성(임산부)과 18세 미만인 자를 도덕상 또는 보건상 유해·위험한 사업에 사용하지 못한다.

• 사용자는 임산부가 아닌 18세 이상의 여성을 보건상 유해·위험한 사업 중 임신 또는 출산에 관한 기능에 유해·위험한 사업에 사용하지 못한다.

㉢ 근로시간 : 15세 이상 18세 미만인 자의 근로시간은 1일에 7시간, 1주일에 40시간을 초과하지 못한다. 다만, 당사자 사이의 합의에 따라 1일에 1시간, 1주일에 6시간을 한도로 연장할 수 있다.

(2) 산업안전보건법

① **목적** … 산업안전·보건에 관한 기준을 확립하고 그 책임의 소재를 명확하게 하여 산업재해를 예방하고 쾌적한 작업환경을 조성함으로써 근로자의 안전과 보건을 유지·증진함을 목적으로 한다.

② **적용범위** … 모든 사업 또는 사업장에 적용한다. 다만, 유해·위험의 정도, 사업의 종류·규모 및 사업의 소재지 등을 고려하여 대통령령이 정하는 사업에 대하여는 전부 또는 일부를 적용하지 아니할 수 있다.

출제예상문제

1 여성노동자를 고용한 경우 고려할 점이 아닌 것은?

① 유해물질 작업장에는 배치하지 않는다.

② 작업강도는 5.0이어야 한다.

③ 출산자는 산후휴가를 주어야 한다.

④ 여성의 생리현상을 고려해야 한다.

> **note** 여성근로자의 보호
> ㉠ 여성 직종에 맞게 적정배치를 한다.
> ㉡ 주작업의 근로강도는 RMR 2.0 이하로 한다.
> ㉢ 중량물 취급작업은 중량을 제한(20kg)한다.
> ㉣ 서서 하는 작업과 휴식시간을 조정한다.
> ㉤ 고·저온 작업에서는 작업조건과 냉·난방을 고려한다.
> ㉥ 공업독물(납, 벤젠, 비소, 수은) 취급작업시는 유산·조산·사산의 우려가 있으므로 이에 대한 고려가 필요하다.
> ㉦ 생리휴가, 산전·산후 휴가 등의 고려가 필요하다.
> ※ RMR(작업대사율 ; Relative Metabodic Rate ; 육체적 근로강도의 지표)
> ㉠ 1 이하(경노동), 1~2(중등노동), 2~4(강노동), 4~7(중노동), 7 이상(격노동)
> ㉡ 여자는 2 이하 작업가능, 4 이상일 경우 휴식
> $$R = \frac{\text{근로대사량}(= \text{작업시 소비에너지} : \text{동 시간의 안정시 소비에너지})}{\text{기초대사량}}$$

2 1902년 공장법을 제정하여 근로자보호의 기초를 마련한 나라는 어디인가?

① 독일   ② 영국

③ 미국   ④ 스웨덴

⑤ 프랑스

> **note** 영국은 1902년 최초로 공장법을 제정하였다.

Answer   1.②   2.②

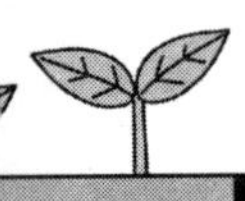

3 우리나라에서 산업재해보상보험법이 제정, 공포된 연도는 언제인가?

① 1953년   ② 1963년

③ 1977년   ④ 1980년

⑤ 1981년

> **note** ㉠ 1953년 : 근로기준법 제정, 공포
> ㉡ 1963년 : 산업재해보상보험법 제정, 공포
> ㉢ 1977년 : 1월 의료보호 시작, 7월 의료보험 시작
> ㉣ 1980년 : 노동청을 노동부로 개칭
> ㉤ 1981년 : 산업안전보건법 제정, 공포

4 근로기준법에 규정된 취업 최저연령은 몇 세인가?

① 11세   ② 13세

③ 15세   ④ 18세

⑤ 20세

> **note** 취업 최저연령은 15세이다.
> ※ **최저연령과 취직인허증**〈근로기준법 제64조, 시행령 제35조〉
> ㉠ 15세 미만인 자는 근로자로 사용하지 못한다.
> ㉡ 노동부장관이 발급한 취직인허증을 지닌 자는 근로자가 될 수 있다. 취직인허증은 13세 이상 15세 미만인 자가 받을 수 있다. 다만, 예술공연 참가를 위한 경우에는 13세 미만인 자도 취직인허증을 받을 수 있다.

5 근로기준법에 의한 여성근로자의 보호사항이 아닌 것은?

① 도덕적·보건적 유해작업을 제한한다.

② 주 근로강도는 2.0 이하로 한다.

③ 중량물을 20kg으로 제한한다.

④ 산전, 산후를 통하여 90일의 보호휴가를 준다.

⑤ 작업조건과 냉·난방을 고려한다.

6 **연소근로자의 특징으로 볼 수 없는 것은?**

① 인격의 형성 · 발달이 왜곡되기 쉽다.

② 체력이 가장 왕성한 시기이므로 근로강도를 제한할 필요가 없다.

③ 인체의 일부가 부분적으로 성장하거나 기능이 중지하는 경우가 많다.

④ 산업질환이나 공업중독 등 화학물질에 대한 감수성이 크다.

⑤ 연소근로자는 신체적 · 정신적 발육과정에 처해 있으므로 중노동시에는 성장과 발육에 지장이 없도록 한다.

7 **우리나라에서 산업안전보건법이 제정 · 공포된 때는?**

① 1953년   ② 1963년

③ 1977년   ④ 1981년

⑤ 1980년

Answer 6.② 7.④

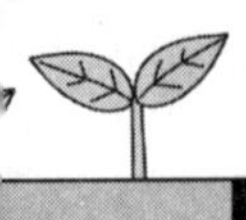

8 산업보건과 관련깊은 국제기구는?

① WTO

② ILO

③ UNICEF

④ IOPH

> **note** ILO(국제노동기구)
> ㉠ 의의 : ILO는 1919년 발족되어 산업보건의 발전을 주도하게 되었다.
> ㉡ 산업보건의 정의 : 국제노동기구(ILO)는 모든 직업에서 일하는 근로자들의 육체적 · 정신적 · 사회적 건강을 고도로 유지 · 증진시키며, 작업조건으로 인한 질병을 예방하고 건강에 유해한 취업을 방지하며 근로자를 생리적 · 심리적으로 적합한 작업환경에 배치하여 일하도록 하는 것이라 했다.

9 100인 이상을 사용하는 사업장과 상시근로자 100인 미만의 사업에 의무적으로 선임하는 관리자는?

① 안전보건 관리책임자

② 안전관리자

③ 보건담당자

④ 보건관리자

> **note** 안전보건 관리책임자
> ㉠ 정의 : 안전 및 보건에 관한 업무를 총괄 · 관리하는 책임자를 말한다.
> ㉡ 안전보건 관리책임자의 선임 : 상시 근로자 100인 이상을 사용하는 사업과 상시근로자 100인 미만의 사업 중 노동부령이 정하는 사업(총공사금액이 20억원 이상인 공사를 시행하는 건설업과 상시근로자 50인 이상 100인 미만을 사용하는 사업)에는 안전보건 관리책임자를 선임하여야 한다.

10 산업보건의 필요성이 아닌 것은?

① 산업발달로 인해 노동인구가 증가하였다.

② 근로자의 건강 보호·증진으로 생산성과 품질향상을 도모한다.

③ 산업보건 관리가 인권문제로 대두되었다.

④ 작업환경으로 인해 발생하는 질병치료에 집중한다.

> **note** ④ 산업보건은 질병치료가 아니라 질병예방에 중점을 둔다.

11 현장 근로자들의 보건을 담당하는 실무자는?

① 안전보건 관리책임자

② 안전관리자

③ 관리감독자

④ 보건담당자

> **note** 보건담당자 … 현장 근로자들의 보건을 담당하는 자로서, 근로자들의 건강관리 및 산업위생보건에 관한 제반사항을 담당한다.

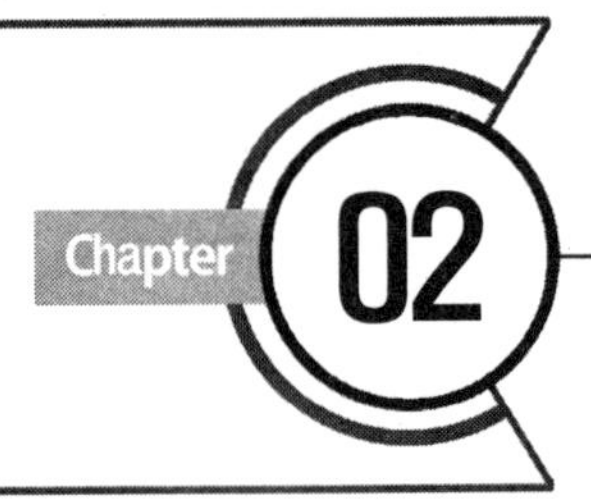

Chapter 02 산업보건의 내용

1 산업피로

① 원인 및 방지대책

(1) 산업피로의 원인

① **환경적 원인** … 온도, 습도, 조도, 소음, 환기, 작업시간(중등작업시 50분 작업 10분 휴식, 정밀 작업시 25분 작업 5분 휴식), 작업강도 등이다.

② **신체적 원인** … 연령, 성별, 체력, 체격, 작업숙련도, 수면시간, 신체결함, 각종 질병 등이다.

③ **심리적 원인** … 의욕저하, 책임감 가중, 각종 불만, 가정불화, 계속적인 피로 등이다.

(2) 방지대책

① 작업시간, 작업밀도, 휴식시간을 적절히 배분한다.

② 여가, 휴일, 레크리에이션을 이용한다.

③ 작업환경을 개선(안전, 위생 등)한다.

④ 개인의 특성에 맞게 적절히 배치한다.

(3) 근로자의 영양관리

① **중노동** … 비타민B_1, 칼슘이 필요하다.

② **고온작업** … 비타민A · B_1 · C, 식염이 필요하다.

③ **저온작업** … 비타민A · B_1 · C, 지방질이 필요하다.

④ **소음이 심한 작업** … 비타민B가 필요하다.

✬ 근로강도에 따른 영양관리 ✬

남자의 경우(21 ~ 30세 기준)

강도 \ 항목	열량 (kcal)	단백질 (g)	Ca (g)	철 (mg)	식염 (g)	Vit.A (IU)	Vit.B$_1$ (mg)	Vit.B$_2$ (mg)	Vit.niacin (mg)	Vit.C (mg)	Vit.D (IU)
경노동	2,200	80	0.6	10	15	2,000	1.1	1.1	11	65	400
중등노동	2,500	85	0.6	10	15	2,000	1.3	1.3	13	65	400
강노동	2,800	90	0.6	10	20	2,000	1.5	1.8	15	65	400
중노동	3,100	95	0.6	10	20	2,000	1.8	1.8	18	65	400
격노동	3,450	100	0.6	10	20	2,000	1.0	2.0	20	65	400

여자의 경우(21 ~ 30세 기준)

강도 \ 항목	열량 (Kcal)	단백질 (g)	Ca (g)	철 (mg)	식염 (g)	Vit.A (IU)	Vit.B$_1$ (mg)	Vit.B$_2$ (mg)	Vit.niacin (mg)	Vit.C (mg)	Vit.D (IU)
경노동	1,700	65	0.6	10	15	2,000	0.9	0.9	9	60	400
중등노동	2,000	70	0.6	10	15	2,000	1.1	1.1	11	60	400
강노동	2,000	75	0.6	10	20	2,000	1.2	1.2	12	60	400
중노동	2,000	80	0.6	10	20	2,000	1.4	1.4	14	60	400

② 근로시간

(1) 표준근로시간

① **1919년 제1회 국제노동헌장** … 8시간/1일, 48시간/1주를 초과할 수 없다.

② **1931년 제1회 국제노동헌장** … 8시간/1일, 40시간/1주를 초과할 수 없다.

③ **우리나라 근로기준법** … 8시간/1일, 40시간/1주를 초과할 수 없다.

(2) 근로시간 단축을 요하는 작업

① 저임금 근로자와 신규채용자

② 여성과 연소자의 근로

③ 야간업무일 경우

④ 심신 이상자(병후, 생리일, 임신, 산후 4~6주 사이)

⑤ 작업내용이 극도로 강해진 경우

⑥ 의식주 조건과 작업환경이 극히 불량인 경우

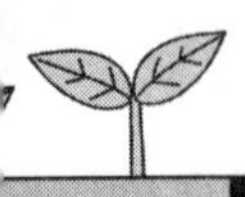

❷ 산업재해

① 산업재해의 개요

(1) 개념

근로자가 업무에 관계되는 작업으로 인하여 원하지도 않고, 계획하지도 않은 사건이 발생하여 사망, 불구, 폐질 등의 상태가 발생하는 것을 말한다.

(2) 특성

① 여름(7, 8, 9월), 겨울(12, 1, 2월)에 많이 발생한다.

② 목요일과 금요일에 다발한다.

③ 오전취업 3시간 전과 오후 업무시작 2시간 전에 다발한다.

> 💻 Tip Heinrich의 법칙 … 현성 재해 : 불현성 재해 : 잠재성 재해 = 1 : 29 : 300

(3) 재해지표

① 건수율 $= \dfrac{\text{재해 건수}}{\text{평균 실근로자 수}} \times 1{,}000$

② 도수율 $= \dfrac{\text{재해 건수}}{\text{연근로시간 수}} \times 1{,}000{,}000$

③ 강도율 $= \dfrac{\text{근로 손실일수}}{\text{연근로시간 수}} \times 1{,}000$

④ 평균 손실일수(중독률) $= \dfrac{\text{근로 손실일수}}{\text{재해 건수}} \times 1{,}000$

② 재해보상

(1) 재해보상 등급

재해보상은 14등급으로 되어 있다.

(2) 재해보상 근거

① **근로기준법** … 업무상 부상과 질병을 대상으로 하며, 사용자의 과실 여부를 묻지 않고 보상한다.

② **산업재해보상보험법** … 모든 사업장에 적용되는 것으로 근로자들이 많은 피해가 발생하여 사업자가 현실적으로 재해보상의 책임을 다할 수 없으므로, 정부가 주체가 되어 위험부담을 나누기 위해 보험제를 마련하였다.

3 직업병

① 직업병의 개요

(1) 유해인자

① 작업 강도

② 기온(고온, 저온), 기습

③ 폭로시간, 농도

④ 개인의 감수성(체질, 체력, 연령, 성별)

(2) 3대 직업병

① 규폐증

② 납(Pb) 중독

③ 벤젠(Benzene) 중독

> **Tip** 직업병으로 유발되는 질환 … 암(폐암, 간암, 방광암, 조혈질환암 등), 심장병, 고혈압, 뇌졸중 등이 있다. 암 중 자궁암과 유방암은 가족력에 의한다.

② 직업병의 종류

(1) 일반 직업병

① **고온작업**

　㉠ 열경련 : 체내 수분, 염분 소실로 발생하며 생리 식염수를 섭취한다.

　　ⓛ **열허탈** : 말초 혈액순환 부전으로 혼수상태와 허탈증상을 보인다. 실내에서 안정시켜 체온을 정상화한다.

　　ⓒ **울열증(열사병)** : 체온조절의 부조화로 뇌온상승, 중추신경 장애, 체온상승의 증세가 나타나는데, 이때 체온이 43℃ 이상에서는 약 80%가, 43℃ 이하에선 약 40%가 사망한다. 처치로는 수분정맥주사, 체온의 급속냉각이 있다.

　　ⓔ **열쇠약증** : 만성적 체열소모로 전신권태, 식욕부진, 위장장애, 빈혈의 증세가 나타나며 비타민 B_1을 투여하고 휴식시킨다.

② **저온작업**

　　㉠ 동상, 침수족, 참호족, 발적, 종창 등을 유발한다.

　　ⓛ 1도(발적), 2도(수포), 3도(괴사)로 분류된다.

③ **불량조명** … 안정피로, 안구진탕증(탄광부), 근시 등이 발생한다.

④ **자외선 노출작업**

　　㉠ 여름철 직사광선 작업이나 눈·얼음 위에서의 작업 또는 전기용접시 발생한다.

　　ⓛ 피부암, 피부색소 침착 등을 유발한다.

⑤ **적외선 노출작업** … 대장공, 용접공의 백내장, 열사병, 노선작업, 유리가공, 제철작업시 발생된다.

⑥ **방사선**

　　㉠ **라듐취급자** : 백혈병의 우려가 있다.

　　ⓛ **증상** : 임파선 및 골수에 작용하여, 조혈장애 및 면역기능을 저하시킨다.

⑦ **기압작업**

　　㉠ **고기압** : 잠함병(고압에서 저압으로 급격한 기압변화시 체내 질소가스의 증가로 발생), 치통, 시력장애, 현기증, 손발마비, 관절장애, 고막의 불쾌감 등이 생긴다.

　　ⓛ **저기압** : 고산병, 치통, 이명 등이 생긴다.

⑧ **소음작업** … 소음성 난청을 유발한다.

　　㉠ **가청음역** : 20~20,000Hz

　　ⓛ **생활음역** : 300~3,000Hz

　　ⓒ **소음성 난청음역** : 3,000~6,000Hz(100~120dB)

> **Tip** 소음에 의한 건강상 장해 유발요인
> 　㉠ 소음의 폭로시간
> 　ⓛ 소음의 크기
> 　ⓒ 소음의 주파수 구성
> 　ⓔ 소음의 시간적 변동

⑨ **진동작업** … 병타공, 연마공, 착암공에게서 발생한다. Raynaud's Disease로 불리는 이 병은 진동공구 사용시에 손가락 등 사지가 창백하게 변하면서 통증이 생기는 국소 진동증상을 보인다.

⑩ **진애작업** … 분진(먼지) 0.5~5μm 의 크기가 폐포침착률이 높다.

 ㉠ 진폐증 : 먼지에 의한 신체장애의 총칭이다.

 ㉡ 규폐증

  • 유리규산의 분진흡입으로 폐에 만성섬유증식 발생질환(폐결핵)이 생기는 것이다.

  • 석탄광부에게 많이 발생한다.

 ㉢ 석면폐증 : 소화용제, 절연제, 내화직물제조 근로자에서 암을 발생시킨다.

 ㉣ 면폐증(섬유폐증)

⑪ **공업중독**

 ㉠ 납 중독

  • 증상 : 빈혈, 두통, 신경마비, 복부 팽만감, 관절통 등의 증상을 유발한다.

  • 예방 : 국소배기, 개인보호구 착용, 작업 후와 식전 손 씻기 등으로 예방하고, 빈혈자와 임산부는 사용하지 않는다.

  • 인쇄공, 연 용접공, 페인트공, 안료공, 장난감 공장 근로자에게서 발생한다.

 ㉡ 수은 중독

  • 증상 : 구내염, 피로감, 홍독성 홍분이나 미나마타병을 유발한다.

  • 처치 : 우유나 계란 흰자를 먹여 단백질과 수은을 결합시켜 소변으로 배설하게 한다.

 ㉢ 카드뮴 중독

  • 접촉성 피부염, 전신장애, 이타이이타이병을 유발한다.

  • 허용농도는 0.2mg/m^{3}이고 합성수지, 도료, 안료공에게서 발생한다.

   📺 Tip 체내 축적된 카드뮴의 50 ~ 70%는 간과 신장에 축적된다. 만성중독의 3대 증상으로 폐기종, 신장기능 장해, 단백뇨를 들 수 있고 이외에도 뼈의 통증, 골연화, 골소공증의 증상이 있다.

 ㉣ 크롬 중독

  • 비중격천공, 비염, 인후염, 기관지염을 유발한다.

  • 허용농도는 0.1mg/m^3 이하이다.

 ㉤ 벤젠 중독

  • 조혈기능장애, 두통, 현기증, 오심, 구토, 근육마비, 피부의 홍반 · 괴사 등의 증상이 있다.

  • 조혈기능장애를 일으키는 것이 특징이며 백혈병을 일으킨다.

 ㉥ 일산화탄소(CO) 중독

  • 중독시 증상 : 두통, 현기증과 같은 자각증상과 구토, 매스꺼움, 복통, 이명(귀울림), 질식, 시신경 장애, 호흡곤란, 경련을 동반한다.

  • 중독 후유증 : 지각장애, 청력과 시신경 장애, 심장장애, 특히 뇌조직과 신경계에 가장 큰 장애를 일으킨다.

Ⓢ 비소(As) 중독

- 급성중독 증상 : 소화기, 호흡기, 신경계통 및 피부에 장애를 일으킨다. 주로 피로하며 토하고, 피부가 노래지며 배와 머리가 아프고, 심한 경우 신경이상 증세가 오고 호흡이 곤란해진다.
- 만성중독 증상 : 피부가 거칠어지고 식욕부진, 사지마비, 감각을 잃기도 한다. 장기적인 다량 섭취로 인해 피부암이나 폐암이 발생하기도 한다.

(2) 환경불량 직업병

① **이상고온** ⋯ 열중증을 일으키고 용광로공, 화부 등에게서 많이 발생한다.

② **이상기압** ⋯ 고산병, 잠함병, 항공병의 원인이 된다.

③ **이상소음** ⋯ 조선공·제철공 등에게 직업성 난청을 유발한다.

④ **이상저온** ⋯ 냉동작업, 터널작업시 참호족, 동상이 발생한다.

⑤ **방사선 장애** ⋯ X-Ray, 방사선 물질 등으로 인해 발생한다.

⑥ **이상진동** ⋯ 착암공, 천공공, 도로작업공 등에게 수지감각 마비, 골·관절 장애를 유발한다.

③ 직업병의 예방

(1) 의의

특정한 직업에 종사하는 사람의 직업이 원인이 되어 발생한 질병을 말한다.

(2) 예방대책

① 개인 보호구 착용

② 정기적인 건강진단 실시

③ 작업환경 개선(환기시설, 국소 배기시설)

④ 유해물질 발생억제

⑤ 예방적인 약제 또는 영양제 투입

⑥ 후생시설 설비(탈의장, 세면장 등)

① 개념 및 역할

(1) 개념

개인이나 집단의 건강과 관계되는 지식, 태도, 행동에 영향을 미칠 목적으로 학습경험을 베풀어주는 과정이다. 미국의 대학교수였던 그라우트는 "우리들이 알고 있는 건강에 관한 지식을 교육수단을 통해서 개인 또는 지역사회의 바람직한 행동으로 바꾸어 놓는 것"이라고 하였다.

(2) 역할

잘못되어 있는 지식, 태도 및 행동 등에 영향을 주어 이를 새롭고 올바른 양상으로 바꾸는 것이다.

② 종류 및 기능

(1) 종류

① 가정보건교육

② 학교보건교육

③ 지역사회 보건교육

④ 직업적 보건교육

(2) 기능

① 건강진단과 교육은 직업병의 조기발견과 치료를 돕는다.

② 안전 보호구 사용과 작업환경 개선을 장려하여 산업재해 발생을 감소시킨다.

③ 작업환경 조사와 보호구 점검 및 정비로 재해에 대비한다.

④ 고용주에게 산업장 안전에 대해 인식시킨다.

⑤ 작업환경과 개인위생교육을 실시한다.

Chapter 02 출제예상문제

1 직업병의 3대 요인으로 옳은 것은?

① 연 중독, 수은 중독, 크롬 중독　　　② 연 중독, 벤젠 중독, 규폐증

③ 크롬 중독, 카드뮴 중독, 벤젠 중독　④ 연 중독, 카드뮴 중독, 수은 중독

⑤ 규폐증, 수은 중독, 벤젠 중독

> **note** 3대 직업병 … 연(납) 중독, 벤젠 중독, 규폐증

2 다음 중 분진에 의한 직업병이 아닌 것은?

① 수폐증　　　　　　　　② 진폐증

③ 석면폐증　　　　　　　④ 규폐증

⑤ 면폐증

> **note** 진애(분진)작업에 의한 직업병에는 ②~⑤가 있다.

3 재해발생 상황을 총괄적으로 파악할 수 있는 지표인 건수율의 분모는?

① 평균 실근로자 수　　　　② 종업원수

③ 재해 건수　　　　　　　④ 손실작업 일수

⑤ 연 근로시간 수

> **note** 건수율 $= \left(\dfrac{\text{재해 건수}}{\text{평균실근로자 수}} \right) \times 1,000$

4 다음 중 직업병으로 유발되지 않는 암은?

① 방광암　　　　　　　　　　　② 폐암
③ 간암　　　　　　　　　　　　④ 유방암
⑤ 조혈질환암

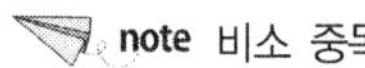 **note** ④ 유방암은 가족력 또는 다지방 식습관, 무수유로 인해 발생한다.

5 중금속 중독의 원인물질과 그 증상의 연결이 잘못된 것은?

① 납 – 빈혈　　　　　　　　　　② 비소 – 비중격결손, 기관지염
③ 카드뮴 – 신장기능 약화, 단백뇨　④ 아연 – 위장 장애, 금속열

note 비소 중독
　　ㄱ 급성중독 : 소화기, 호흡기, 신경계통, 피부에 장애를 일으키고 심한 경우에는 신경이상 증세,
　　　호흡곤란 등이 나타난다.
　　ㄴ 만성중독 : 피부암이나 폐암의 원인이 된다.
　　※ 크롬 중독의 경우 비중격결손이나 천공, 기관지염 등이 나타난다.

6 레이노드 디지즈(Raynaud's Disease)의 원인은?

① 진동　　　　　　　　　　　　② 소음
③ 납 중독　　　　　　　　　　　④ 고온작업

note Raynaud's Disease … 연마공, 착암공, 병타공에게 나타나는 국소 진동증상이다.

7 다음 산업재해지표의 공식으로 알맞은 것은?

① 건수율 $= \dfrac{\text{재해 건수}}{\text{평균 근로시간}} \times 1,000$　　② 강도율 $= \dfrac{\text{근로 손실일수}}{\text{평균 근로자 수}} \times 1,000$

③ 건수율 $= \dfrac{\text{재해 건수}}{\text{총 근로자 수}} \times 1,000$　　④ 강도율 $= \dfrac{\text{근로 손실일수}}{\text{연간 근로자 수}} \times 1,000$

note 건수율과 강도율
　　ㄱ 건수율 $= \dfrac{\text{재해 건수}}{\text{평균 실근로자 수(총 근로자 수)}} \times 1,000$
　　ㄴ 강도율 $= \dfrac{\text{근로 손실일수}}{\text{연간 근로시간 수}} \times 1,000$

Answer　4.④　5.②　6.①　7.③

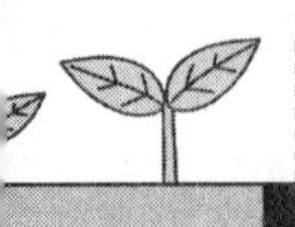

8 다음 중 산업환기로 제거될 수 있는 것은?

> ㉠ 유해한 고열　　　　　　　㉡ 특정한 유해물질
> ㉢ 금속먼지　　　　　　　　　㉣ 유기용제(중금속)

① ㉠㉡　　　　　　　　　　　② ㉠㉣
③ ㉠㉡㉢　　　　　　　　　　④ ㉠㉡㉢㉣

> **note** 공기 중 입자상 물질(먼지), 고열화학물질가스, 증기, 유기용제는 환기로서 제거될 수 있다. 특정한 유해물질은 카드뮴, 비소, 수은 등으로 환기로 제거될 수 없고 금속먼지도 일반 먼지와 달리 환기로 제거되지 않는다.

9 고온작업이나 중노동자에게 특히 많이 섭취시켜야 할 영양소는?

① 비타민E　　　　　　　　　　② 티아민(비타민B1)
③ 탄수화물　　　　　　　　　　④ 지방
⑤ 칼슘

> **note** 고온작업과 중노동 노동자의 필수 영양소
> 　㉠ 고온작업 : 비타민A, B, C, 염분
> 　㉡ 중노동 : $Vt.B_1$, 칼슘

10 다음 중 만성적 열중증을 나타내는 것은 무엇인가?

① 열사병　　　　　　　　　　　② 열쇠약
③ 열경련　　　　　　　　　　　④ 열허탈증
⑤ 울혈

> **note** ① 고온, 고습, 고열에 의한 체온조절 부조화에 의한 것이며, 염화나트륨과는 무관하다.
> ② 비타민 B_1의 결핍에 의한 만성적인 열 소모로 발생한다.
> ③ 체내 수분, 염분의 손실에 의해 발생한다.
> ④ 급성적인 열 소모로 인해 발생한다.
> ⑤ 한 국소의 정맥이 확대되어 정맥의 피가 막혀 충혈을 이루는 증세를 말한다.

Answer 8.② 9.② 10.②

11 다음 중 연노동시간당 손실노동 일수로서 재해분석을 하는 것을 무엇이라 하는가?

① 건폐율　　　　　　　　　　　② 건수율

③ 강도율　　　　　　　　　　　④ 도수율

⑤ 중독률

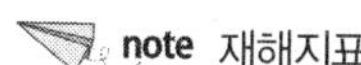 **note** 재해지표

　　　㉠ 건수율 = (재해 건수 / 평균 실근로자 수) × 1,000

　　　㉡ 강도율 = $\dfrac{근로\ 손실일수}{연근로시간\ 수} × 10^3$

　　　㉢ 도수율 = (재해 건수 / 연 근로시간 수) × 1,000,000

12 다음 중 열경련증의 원인은 무엇인가?

① 체내 수분 및 염분의 결핍　　　② 지방의 결핍

③ 아미노산의 결핍　　　　　　　④ 탄수화물의 결핍

⑤ 단백질의 결핍

　　　note 열경련은 체내 수분 및 염분의 결핍으로 발생되며 생리 식염수를 섭취한다. 근육의 경련, 이명, 현기증, 구토, 맥박증가 등의 증상을 보인다.

13 직업병의 예방조치로 옳은 것은?

① 작업환경 개선　　　　　　　　② 유해물질 발생억제

③ 정기적인 건강진단 실시　　　　④ 후생시설 설비

⑤ 모두 해당

　　　note 직업병 예방대책

　　　　㉠ 개인보호구 착용

　　　　㉡ 정기건강검진 실시

　　　　㉢ 작업환경 개선(환기시설, 국소 배기시설)

　　　　㉣ 유해물질 발생억제

　　　　㉤ 예방약제, 영양제 투입

　　　　㉥ 후생시설 설비(탈의장, 세면장 등)

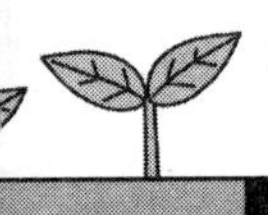

14 다음 중 산업재해지표와 상관이 없는 것은?

① 중독률

② 도수율

③ 강도율

④ 건수율

⑤ 발병률

> **note** 산업재해지표에는 도수율, 강도율, 건수율, 중독률(평균 손실일수)이 있다.

15 다음의 재해지표 중 실질적인 재해의 정도를 가장 잘 나타내는 것은?

① 중독률

② 도수율

③ 건수율

④ 강도율

⑤ 발생률

> **note** 도수율은 재해발생상황을 파악하기 위한 표준적 지표이다.

16 다음 중 벤젠중독의 특이증상은 어느 것인가?

① 신근마비 현상

② 피부장해

③ 중추신경 장해

④ 조혈기관 장해

⑤ 간장 및 신장의 장해

> **note** 벤젠중독은 피부홍반, 괴사, 두통, 구토, 근육마비 등의 증상을 보이나 조혈기관 장해가 가장 큰 특징이다.

17 다음의 직업 중 연(납) 중독과 상관이 없는 것은?

① 납 용접공

② 축전지 납 도포공

③ 납의 소결, 용광로 작업공

④ 페인트공

⑤ 활자공

> **note** 연(납) 중독은 인쇄공, 연 용접공, 페인트공, 안료공, 장난감공에게서 발생된다.

18 다음 중 공업중독을 일으키는 인자가 아닌 것은?

① 폭로시간　　　　　　　　　　　② 유해물의 농도

③ 인체 침입경로　　　　　　　　　④ 진동

　　▽note 공업중독 유발인자는 ①②③ 외에 개인의 감수성, 작업강도, 기상조건이 있다.

19 다음 중 체온조절의 부조화로 올 수 있는 것은?

① 열쇠약　　　　　　　　　　　　② 열경련

③ 열사병　　　　　　　　　　　　④ 열피로

⑤ 열허탈증

　　▽note 열사병은 체온조절의 부조화로 발생하여 뇌온상승, 중추신경장해, 체온상승의 증세를 보인다.

20 방사능 물질에 가장 예민한 신체부위는 어디인가?

① 임파선　　　　　　　　　　　　② 근육

③ 관절　　　　　　　　　　　　　④ 심장

⑤ 피부

　　▽note 방사선은 '골수, 생식기, 임파계 > 피부 > 근육 > 뼈 > 신경' 순으로 영향을 미친다.

21 다음 중 직업병으로 볼 수 없는 것은?

① 잠함병　　　　　　　　　　　　② Raynaud's disease

③ 후천성 면역결핍증　　　　　　　④ 안구진탕증

⑤ 규폐증

　　▽note 후천성 면역결핍증은 만성 전염병이다.

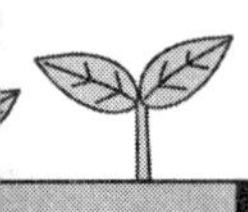

22 다음 중 고온환경과 관계없는 질병은?

① 열피로 ② 열경련

③ 열허탈증 ④ 열사병

⑤ 진폐증

> **note** 열중증에는 열경련, 열허탈, 열사병, 열쇠약이 있다.

23 다음 중 진폐증을 일으키는 먼지의 크기는?

① $0.1\mu m$ 이하 ② $0.5{\sim}5\mu m$

③ $5{\sim}10\mu m$ ④ $5{\sim}20\mu m$

⑤ $0.5{\sim}10\mu m$

> **note** $0.5{\sim}5\mu m$ 의 크기가 폐포침착률이 가장 높다. $0.5\mu m$ 이하의 크기는 호흡운동에 의해 다시 배출되고, $5\mu m$ 이상의 크기는 객담과 함께 배출되거나 식도를 넘어가 배설된다. 진폐증의 종류로는 규폐증, 석면폐증, 면폐증 등이 있다.

24 노동강도가 높은 근로자가 주로 섭취해야 할 식품으로 구성된 것은?

① 탄수화물, 비타민A ② 탄수화물, 비타민B

③ 단백질, 비타민E ④ 지방질, 비타민B

⑤ 탄수화물, 단백질

> **note** 노동강도가 높은 근로자에게는 탄수화물, Vt.B, 칼슘이 많이 요구된다.

25 고온작업시 순환기계 이상으로 나타나는 증상은?

① 열경련 ② 열사병

③ 열허탈증 ④ 울열증

⑤ 열쇠약

> **note** 열허탈증은 말초 혈액순환 부전으로 혼수상태, 허탈증상을 보인다.

Answer 22.⑤ 23.② 24.② 25.③

26 산업재해의 Heinrich 법칙을 설명한 것은?

① 현성 재해 : 불현성 재해 : 잠재성 재해 = 1 : 29 : 300

② 현성 재해 : 불현성 재해 : 잠재성 재해 = 1 : 300 : 29

③ 현성 재해 : 불현성 재해 : 잠재성 재해 = 29 : 1 : 300

④ 현성 재해 : 불현성 재해 : 잠재성 재해 = 300 : 29 : 1

⑤ 현성 재해 : 불현성 재해 : 잠재성 재해 = 300 : 1 : 29

> **note** Heinrich 법칙
> ㉠ 현성 재해 : 불현성 재해(불휴재해) : 잠재성 재해 = 1 : 29 : 300
> ㉡ 따라서 현성 재해는 1/330에 불과하다고 보았다.

27 잠함병의 직접적인 원인이 되는 것은?

① 혈중 이산화탄소 농도의 증가

② 혈중 일산화탄소 농도의 증가

③ 백혈구의 증가

④ 적혈구의 증가

⑤ 체액 및 지방조직의 질소기포 증가

> **note** 잠함병은 고압에서 저압으로 급격한 기압변화시 체내 질소가스의 증가로 발생한다.

28 다음 중 진동과 관련된 질환은 어느 것인가?

① 고산병   ② Raynaud's Disease

③ 안구진탕증   ④ 백혈병

⑤ 잠함병

> **note** 국소 진동증상, 즉 손가락이 창백하게 변하면서 통증을 일으키는 Raynaud's Disease(레이노드 병)은 병타공, 연마공, 착암공에게서 발생한다.

29 고기압상태에서 일어나는 신체장해가 아닌 것은?

① 치통　　　　　　　　　　　② 잠함병

③ 고산병　　　　　　　　　　④ 고막과 중이의 진행성 병변

⑤ 손발 마비

> **note** 고산병은 저기압으로 인해 발생된다.

30 정상인의 가청음역의 범위는?

① 10~2,000Hz　　　　　　　② 20~2,000Hz

③ 20~20,000Hz　　　　　　④ 200~20,000Hz

⑤ 100~20,000Hz

> **note** 음역의 범위
> ㉠ 가청음역 : 20~20,000Hz
> ㉡ 생활음역 : 300~3,000Hz
> ㉢ 소음성 난청음역 : 3,000~6,000Hz

31 라듐 취급자에게 올 수 있는 직업질병은?

① 백혈병　　　　　　　　　　② 결핵

③ 폐암　　　　　　　　　　　④ 규폐증

⑤ 항공병

> **note** 방사선에 의한 재해로 임파선 및 골수에 작용하고 조혈장해 및 면역기능 저하를 일으킨다.

32 다음 중 카드뮴 중독의 3대 증상으로 구성된 것은?

① 폐렴, 간암, 백내장　　　　② 단백뇨, 빈혈, 폐결핵

③ 폐기종, 빈혈, 구강염　　　④ 빈혈, 백혈병, 골다공증

⑤ 폐기종, 신장기능장해, 단백뇨

Answer 　29.③　30.③　31.①　32.⑤

◆note 카드뮴 만성중독의 3대 증상 … 폐기종, 신장기능장해, 단백뇨이다.

33 다음 중 보호구의 개념과 관계가 먼 것은?

① 근로자 보호의 마지막 단계에 속하는 수단이다.
② 종류에 따라서는 완전무결한 방법이 아니다.
③ 영구적인 사용수단이다.
④ 돌발사태에 대비하여 비치해 놓는다.
⑤ 사용, 보관 지식을 숙지하여야 한다.

◆note 위생보호구는 가능한 공업학문적 대책을 활용하더라도 충분치 않을 때 마지막으로 사용하는
수단으로, 사용자는 보호구의 사용, 보관 등에 관한 지식을 갖고 있어야 한다.

34 저기압 환경에서 나타날 수 있는 질병으로 구성된 것은?

① 고산병, 항공병   ② 잠함병
③ 피부암, 피부병   ④ 동상, 동창
⑤ 난청

◆note 저기압 환경시 유발되는 질병 … 고산병, 항공병, 치통, 이명

35 산업장 근로자를 위한 산업재해보상보험법상 재해보상은 몇 등급으로 되어 있는가?

① 8등급   ② 10등급
③ 12등급   ④ 14등급
⑤ 15등급

◆note 산업재해보상보험법상 재해보상은 1~14등급으로 구분되어 있다.

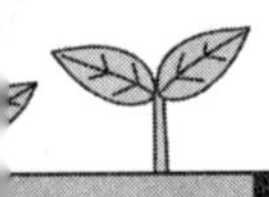

36 다음 직업과 그 직업에서 오는 직업병을 연결한 것 중 옳지 않은 것은?

① 용접공 – 백내장　　　　　　　　② 인쇄공 – 진폐증

③ 항공기 정비사 – 소음성 난청　　④ 도료공 – 빈혈

⑤ 용광로 화부 – 열쇠약

> note ② 인쇄공은 연 용접공, 페인트공, 안료공, 장난감 공장 근로자 등과 함께 납 중독을 일으킬
> 수 있다. 납 중독은 빈혈, 두통, 신경마비, 관절통, 복부 팽만감 등의 증상을 보인다.

37 직업병을 예방하기 위한 조치 중 옳은 것은?

① 개인 보호구 착용　　　　　　　② 작업환경 개선

③ 정기적인 건강진단 실시　　　　④ 유해물질의 발생억제

⑤ 이상 모두

> note 직업병 예방책
> ㉠ 개인보호구 착용
> ㉡ 정기건강검진 실시
> ㉢ 작업환경 개선(환기시설, 국소 배기시설)
> ㉣ 유해물질 발생억제
> ㉤ 예방·약제 또는 영양제 투입
> ㉥ 후생시설 설비(탈의장, 세면장)

38 다음 중 작업과 그 작업으로 인한 직업병과의 연관이 없는 것은?

① 페인트공 – 신경증　　　　　　② 유기용제공 – 빈혈증

③ 라듐취급자 – 백혈병　　　　　④ 대장공 – 백내장

⑤ 석탄광부 – 규폐증

> note ① 페인트공 – 납 중독

39 다음 중 진폐증과 관계없는 것은?

① 광산

② 채석장

③ 페인트공

④ 벽돌 제조공

⑤ 농부

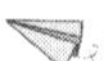 **note** 페인트공은 납 중독이 발생할 수 있다.

40 다음 중 직업병과 관련 직업의 연결이 바르게 된 것은?

① 소음성 난청 – 도료공

② 규폐증 – 항공사

③ 연 중독 – 납축전지 제조공

④ 열중증 – 암석 연마공

⑤ 잠함병 – 어부

note ① 도료공 – 카드뮴 중독
② 항공사 – 항공병(이상기압 장애)
④ 연마공 – Raynaud's Disease
⑤ 잠수부 – 잠함병

41 용광로 화부들에게 백내장을 일으키는 광선은?

① 자외선

② 적외선

③ 가시광선

④ 방사선

note ① 피부암이나 색소침착 등을 유발한다.
② 적외선 노출작업은 대장공, 용접공에게 백내장, 열사병을 유발한다.
③ 너무 강렬한 경우 시력장애나 어두운 곳에 적응하는 암순응능력을 저하시킨다.
④ 조혈장애, 면역기능 저하, 백혈병 등을 유발한다.

42 다음 유해광선과 건강장애에 관한 연결이 잘못된 것은?

① X-선 – 불임증

② 적외선 – 백내장

③ 자외선 – 백혈병

④ 레이저광선 – 각막염, 백내장

note ③ 자외선은 피부암, 피부색소 침착을 유발한다. 백혈병은 방사선(라듐) 취급자에게 발생할 우려가 있다.

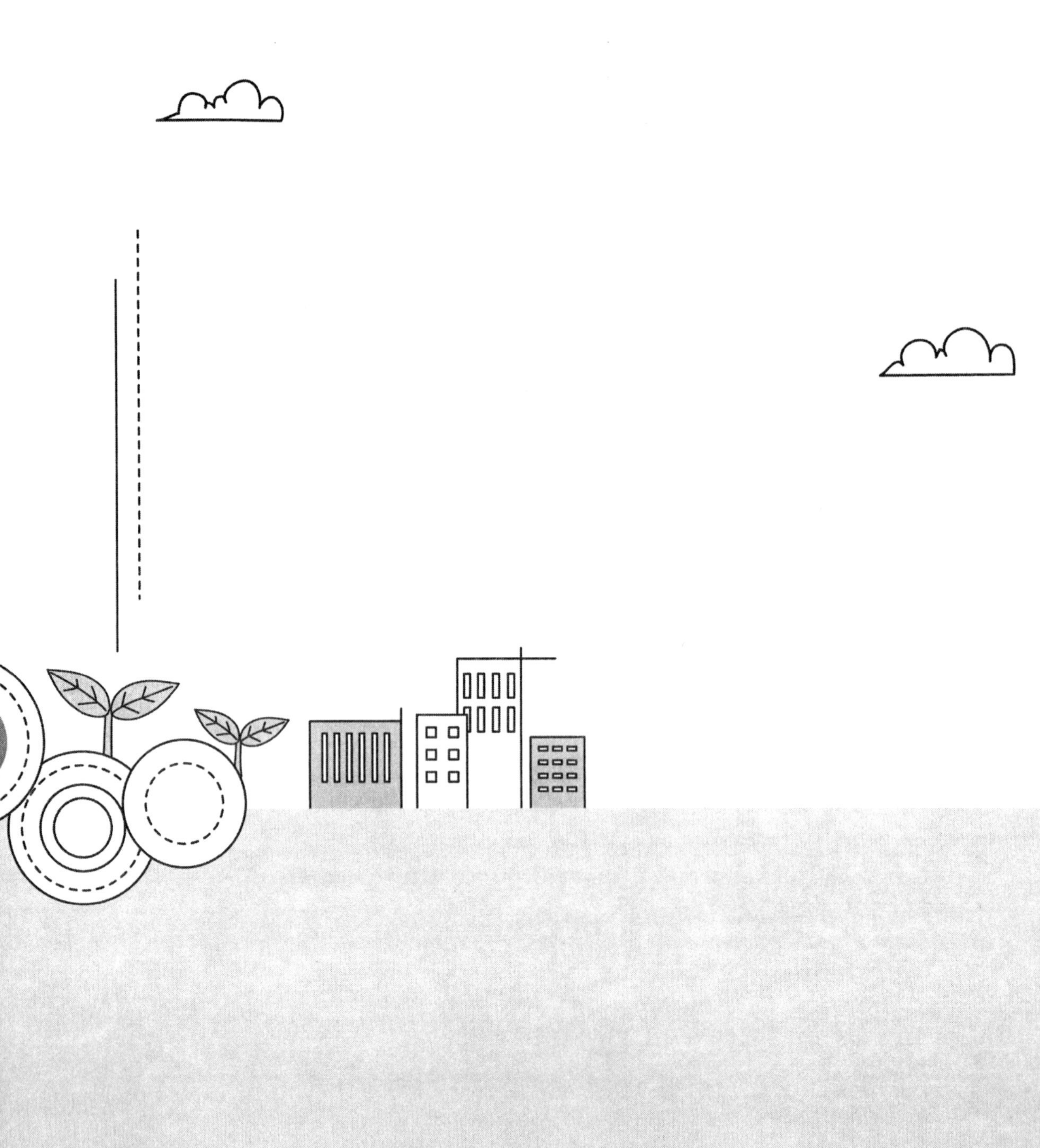

역학과 전염병

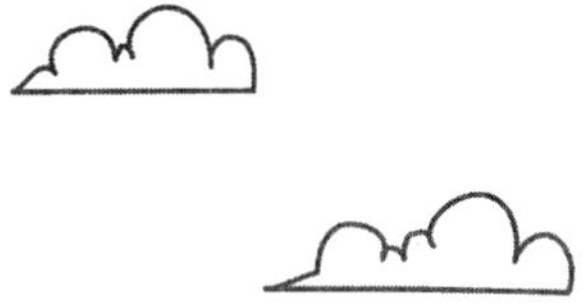
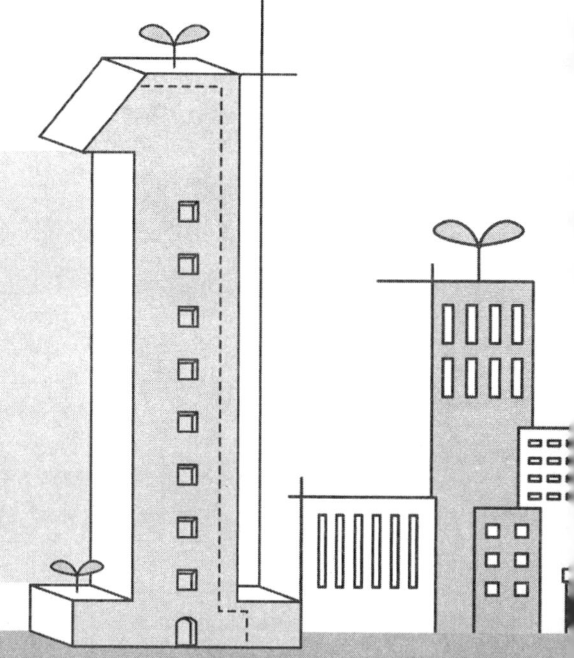

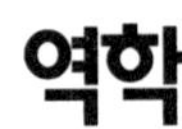

Chapter 01

역학

1 역학의 개요

① 정의

(1) 일반적 정의

질병발생현상에 대해 어떤 원인에 의해 어떤 경로로 그러한 결과를 가져왔는지 기술적·분석적·실험적으로 연구해 질병을 예방하고 근절하는 데 기여하기 위해 연구하는 학문이다.

(2) 목적

질병발생의 원인을 억제시켜 질병을 예방하려는 데 있다.

② 역할

(1) 질병 분야

① 질병의 발생원인 규명

② 질병의 발생 및 유행의 양상 파악

③ 자연사 연구

(2) 보건분야

① 보건의료 서비스의 기획 및 평가

② 임상분야에 기여

③ 보건연구전략개발의 역할

② 역학의 분류 및 측정지표

① 역학의 분류

(1) 기술역학

누가, 언제, 어디서, 무엇으로 그런 결과가 생겼는지 기록하는 1단계적 역학으로 질병의 분포와 결정인자를 연구한다.

(2) 분석역학

기술역학의 결과를 바탕으로 가설을 설정하고 '왜'에 대한 답을 구하는 단계이다. 2단계 역학이며 단면적 조사, 전향적(성) 조사, 후향적(성) 조사 등이 있다.

① **단면적**(횡단적) **연구**(Cross-Sectional Study) … 어느 임의의 짧은 시간대 동안에 자료를 모아서 조사하는 연구이다. 즉, 일정한 인구집단을 대상으로 특정한 시점 또는 기간 내에 어떤 질병 또는 상태의 유무를 조사하고 그 집단의 구성원이 갖고 있는 각종 속성(연령, 성별, 교육 정도, 인종 등)과 연구하려는 질병과의 상관관계를 규명하는 연구방법으로 상관관계 연구라고도 한다.

   ㉠ 장점
- 비용이 저렴하고, 일반화가 용이하다.
- 비교적 단시간 내에 결과를 얻을 수 있다.
- 동시에 여러 종류의 질병과 발생요인과의 관련성을 조사할 수 있다.

   ㉡ 단점
- 복합요인 중에서 원인요인만을 찾아내기가 쉽지 않다.
- 대상 인구집단이 커야 한다.
- 빈도가 낮은 희귀병이나 이환기간이 짧은 급성전염병 연구에는 부적합하다.
- 일정한 시점의 조사이므로 질병발생과 질병요인·속성의 시간적인 선후관계를 규명하기 어렵다.

② **전향적 조사**

   ㉠ 의의 : 건강한 사람을 대상으로 특성별로 소집단을 구성해, 시간경과에 따른 발병률을 비교·조사하는 방법이다.

   ㉡ **코호트 연구**(Cohort Study) : 증상이나 질병 등 어떤 일이 일어나기 전에 미리 위험인자의 유무를 조사한 후 경과를 관찰하여 어느 군에서 증상이나 질병 등이 생기는가 관찰하는 연구로, 전향적 연구(Prospective Study)이다.

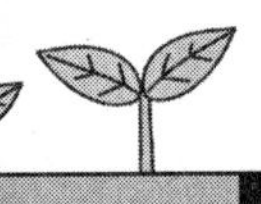

> **Tip** Cohort 연구(폭로 – 비폭로군 조사) … 질병의 발생원인과 관계가 있다고 생각되는 집단과 없는 집단 간에 질병발생률을 비교·분석하는 연구이다.
> ㉠ 귀속위험도 = 폭로군의 발병률 – 비폭로군의 발병률
> ㉡ 상대위험도 = $\dfrac{\text{폭로군의 발병률}}{\text{비폭로군의 발병률}}$

③ **후향적 조사**

　㉠ 의의 : 환자에게 왜 질병이 발생하였는지 그 원인을 조사하는 방법이다.

　㉡ 환자 – 대조군 연구(Case-control Study) : 질환이나 증상 등이 발생한 군과 그렇지 않은 군(대조군)을 놓고 과거에 폭로된 위험인자의 유무를 비교하는 연구로, 후향적 연구(Retrospective Study)이다.

> **Tip** 전향적 연구(Prospetive Study)인 Cohort Study가 이상적이지만 발병률이 매우 낮은 질병이거나 그 밖의 여러 가지 여건으로 Cohort Study가 어려운 경우는 Case-control Study가 사용된다. Case-control Study는 후향적 연구(Retrospective Study)이며 대조군을 임의로 선정할 수 있으므로 주관이 개입되어 오차나 편견이 발생하기가 쉽다.

❀ 전향적 조사와 후향적 조사의 장·단점 ❀

구분	전향적 조사	후향적 조사
장점	㉠ 객관성을 유지할 수 있다. ㉡ 여러 결과를 동시에 관찰할 수 있다. ㉢ 상대위험도와 귀속위험도를 산출할 수 있다. ㉣ 시간적 선후관계를 알 수 있다.	㉠ 시간이 절약된다. ㉡ 비용이 절약된다. ㉢ 희소질환에 적합하다. ㉣ 단시간 내 결론에 도달할 수 있다. ㉤ 대상자 수가 적다.
단점	㉠ 많은 대상자가 필요하다. ㉡ 많은 시간이 필요하다. ㉢ 비용이 많이 든다.	㉠ 기억·기록에 편견이 개재될 수 있다. ㉡ 정보수집이 불확실하다. ㉢ 대조군 선정이 어렵다. ㉣ 위험도 산출이 불가능하다.

④ **무작위 임상시험**[Randomized(Clinical) Controlled Trial, RCT] … EBM(근거중심 의학)의 상징처럼 되어 있는 대표적인 연구방법으로, 환자를 실험군(새로운 치료법 등)과 대조군(Placebo, 과거의 치료법 등)으로 무작위로 나누고 전향적으로 경과를 추적하여 의학적 행위의 효과를 비교하는 연구이다.

⑤ **상대위험도**(=비교위험도, Relative Risk)

　㉠ 개념 : 질병발생의 위험요인을 갖고 있거나, 폭로군에서의 질병발생률을 폭로되지 않은 군에서의 질병발생률로 나누어준 것이다.

$$\text{상대위험도} = \dfrac{\text{위험인자에 폭로된 사람들에서의 발병률}}{\text{위험인자에 폭로되지 않은 사람들에서의 발병률}}$$

ⓛ 후향성 조사에서의 상대위험도

구분	폐암 있음	폐암 없음	합계
흡연	a	b	a + b
비흡연	c	d	c + d
계	a + c	b + d	a + b + c + d

$$\therefore \text{폐암발생의 상대위험도} = \dfrac{\dfrac{a}{a+b}}{\dfrac{c}{c+d}}$$

⑥ **귀속위험도**(Attributable Risk) ··· 어떤 위험한 요인에 의해 초래되는 결과의 위험도를 측정하는 방법으로 예방대책을 세우는 데 이용된다.

구분	폐암 있음	폐암 없음	합계
흡연	a	b	a + b
비흡연	c	d	c + d
계	a + c	b + d	a + b + c + d

ⓐ $\dfrac{a}{a+b} = R_1$: 흡연시 폐암발생률

ⓑ $\dfrac{c}{c+d} = R_2$: 비흡연시 폐암발생률

ⓒ 귀속위험도 $= R_1 - R_2 = \dfrac{a}{a+b} - \dfrac{c}{c+d}$

(3) 실험역학

질병규명에 있어 실험적인 방법으로 이론을 입증하고자 하는 과정으로 임상역학이라고도 한다.

(4) 이론역학

질병의 발생과 유행현상을 수학적으로 분석해 이론적으로 그 유행법칙이나 현상을 수식화하는 3단계 역학이다.

(5) 임상역학

인간집단을 대상으로 한 개인환자의 증상과 질병의 양상을 기초로 인간집단이나 지역사회로 확대·비교해 역학적 제요인을 규명하는 학문이다.

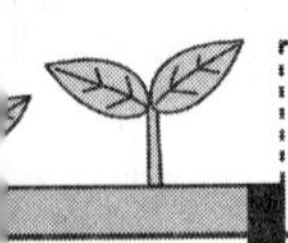

② 역학의 인자 측정지표

(1) 역학의 인자

① **숙주인자**···연령, 성, 인종 등이 있다.

② **병인적 인자**···병원체를 포함한 물리·화학적 성분 등이 있다.

③ **환경적 인자**···자연 및 사회·경제적 환경 등이 있다.

(2) 측정지표

① **유병률(Prevalence Rate)**···한 시점에서 한 개인이 질병에 걸려 있을 확률의 추정치를 제공하는 것으로, 어떤 특정한 시간에 전체 인구 중에서 질병을 가지고 있는 비율(구성비)이다.

$$유병률 = \frac{어느 \ 시점(기간)에 \ 있어서의 \ 환자수}{인구} \times 1,000$$

② **발생률(Incidence Rate)**···특정한 기간 동안에 일정한 인구집단 중에서 새롭게 질병 또는 사건이 발생하는 비율이다.

$$발생률 = \frac{어느 \ 기간의 \ 환자 발생수}{그 \ 지역의 \ 인구} \times 1,000$$

③ **발병률(Attack Rate)**···어떤 집단이 한정된 기간에 한해서만 어떤 질병에 걸릴 위험에 놓여 있을 때 기간 중 주어진 집단 내에 새로 발병한 총수의 비율이다.

$$발병률 = \frac{연간 \ 발생자 \ 수}{위험에 \ 폭로된 \ 인구} \times 1,000$$

④ **이환율(Morbidity Rate, 이병률)**···일정기간 내에서 이환자수의 특정인구에 대한 비율로, 주로 그 해의 일수를 이 기간의 일수로 나눈 값을 곱하여 연간의 율(연율)로 환산한다. 유병률이 정태적 비율을 나타내는 것에 비해 이환율은 동태적 비율을 나타낸다.

$$이환율 = \frac{연간 \ 환자수}{연간 \ 인구} \times 1,000$$

⑤ **치명률**(Case Fatality Rate) … 질병의 심각한 정도를 나타내는 수치로써, 특정질병에 이환된 자 중 사망한 자를 비율로 나타낸다.

$$치명률 = \frac{연간어떤\ 질병에\ 의한\ 사망수}{그\ 질병의\ 환자수} \times 100$$

⑥ 사망률(Death Rate)

⑦ 비례사망지수(Proportional Mortality Indicator)

⑧ 영아사망률(Infant Mortality Rate)

⑨ 주산기사망률(Perinatal Mortality Rate)

⑩ 모성사망률(Maternal Mortality Rate)

⑪ 평균수명(Life Expectancy at Birth)

③ 전염병 유행에 영향을 주는 요인(역학의 4대 현상)

(1) 생물학적 요인

연령, 성별, 인종, 직업, 사회·경제적 상태 등에 따라 다르다.

(2) 지리적 요인

도시와 농촌, 지역과 지역, 기후대, 범발·산발적이다.

① **발생범위에 따른 분류**

　㉠ 범세계적(Pandemic) 유행 : 인플루엔자와 같이 범세계적으로 유행하는 질병을 말한다.

　㉡ 전국적 유행 : 한 나라 전체에 유행하는 것을 말한다.

　㉢ 지방적(풍토병적 ; Endemic) 유행 : 어떤 국한된 지방에서만 유행하는 것을 말한다.

② **지역별 차이발생의 요인** … 환경적 요인, 즉 기온, 기습, 강우량, 고도, 수질 등의 특성에 따라 발생되는 질병에도 차이가 있다.

　㉠ 열대지역 : 황열, 뎅기열, 원충성 질환, 피부병, 성병 등이 많이 발생된다.

　㉡ 한대지역 : 디프테리아, 백일해, 발진티푸스 등이 많이 발생된다.

> **Tip** 지리적 양상 … 산발적(Sporadic) < 지방병적(Endemic) < 유행병적(Epidemic) < 범발적(Pandemic)

(3) 시간적 요인

추세변화(장기변화), 계절적 변화, 순환변화(주기변화), 단기변화, 불규칙적 변화가 있다.

구분	정의	예
추세변화 (장기변화)	수십년을 주기로 하는 질병의 유행현상을 말한다.	장티푸스(30~40년), 디프테리아(10~24년), 인플루엔자(30년 정도) 등
계절적 변화	1년을 주기로 질병이 반복되는 현상이다. 넓은 의미의 주기변화에 속한다.	여름철(6월 말)의 소화기계 전염병, 겨울철(11월 말)의 호흡기계 질병, 유행성 출혈열 등
순환변화 (주기변화)	수년을 주기로 질병이 반복되는 현상이다. 자연면역에 의한 저항력 변화, 병원체의 독력 및 균형의 변천, 기상변화, 인구이동 등을 원인으로 한다.	백일해(2~4년), 홍역(2~3년), 인플루엔자 A(2~3년), 인플루엔자 B(4~6년) 등
단기변화	시간별, 날짜별로 질병이 발생하는 현상이다.	급성 전염병의 집단발생
불규칙변화	돌발적인 질병의 유행, 즉 외래 전염병의 국내 침입시 돌발적으로 유행하는 현상이다.	콜레라, 사스 등

(4) 사회적 요인

인구밀도, 문화, 빈부, 거주상황 등에 따라 다르다.

Chapter 01 출제예상문제

1 다음 중 장티푸스, 디프테리아처럼 수십년을 주기로 유행하는 전염병의 유행양상은?

① 순환변화
② 추세변화
③ 단기변화
④ 계절적 변화
⑤ 불규칙변화

> **note** 추세변화(장기변화) … 장티푸스(30~40년), 디프테리아(10~24년), 인플루엔자(30년 정도) 등 수십년을 주기로 질병이 유행하는 현상을 말한다.

2 수학적 분석을 토대로 질병발생과 유행현상의 상호관계를 수리적으로 규명한 3단계 역학은?

① 기술역학
② 실험역학
③ 임상역학
④ 이론역학
⑤ 분석역학

> **note** 이론역학 … 질병의 발생과 유행현상을 수학적으로 분석해 이론적으로 그 유행법칙이나 현상을 수식화하는 3단계 역학을 말한다.

3 역학의 4대 현상 중 시간적 요인으로 볼 때 홍역, 백일해의 유행주기는?

① 순환변화
② 추세변화
③ 계절적 변화
④ 불규칙변화
⑤ 장기변화

> **note** 백일해는 2~4년, 홍역은 2~3년으로 수년의 주기로 질병의 유행이 반복되는 순환변화에 해당한다.

Answer 1.② 2.④ 3.①

4 다음 중 희귀질병에 적합한 역학조사에 해당하는 것은?

① Prospective Study(전향적 연구)

② Cohort Study(폭로 – 비폭로군 연구)

③ Cross-sectional Study(단면적 연구)

④ Case-control Study(환자 – 대조군 연구)

> **note** ①② 전향적 연구(Prospetive Study)의 대표적인 예가 코호트 연구(Cohort Study)로서, 증상
> 이나 질병 등 어떤 일이 일어나기 전에 미리 위험인자의 유무를 조사한 후 경과를 관찰하
> 여 어느 군에서 증상이나 질병 등이 생기는가를 관찰하는 것이다.
> ③ 단면적(횡단적) 연구(Cross-sectional Study)는 어느 임의의 짧은 시간대 동안에 자료를 모
> 아서 연구하는 것이다.
> ④ 발병률이 매우 낮은 질병의 경우에는 대조군을 선정하여 연구하는 환자 – 대조군 연구
> (Case-control Study)가 적당하다.

5 렙토스피라증은 질병의 유행양상 중 어디에 해당되는가?

① Pandemic(범발적, 범세계적) ② Epiemic(유행병적)

③ Endemic(지방병적, 풍토병적) ④ Sporadic(산발적)

> **note** ④ 렙토스피라증은 감염된 쥐나 가축에 의하여 전파되는 제3군 급성전염병으로, 일부 지역에
> 서 산발적으로 발생하며 주로 벼농사 지역인 동남아시아와 극동 지역에서 많이 발생한다.

6 다음 중 전향성 조사의 단점인 것은?

① 시간과 돈이 많이 든다.

② 위험도의 계산이 어렵다.

③ 정확한 정보의 파악이 어렵다.

④ 질병과 다른 요인과의 관계를 알 수 있다.

> **note** ① 전향성 조사는 많은 대상자와 긴 시간이 필요하므로 비용이 많이 든다.
> ②③ 후향성 조사의 단점이다.
> ④ 전향성 조사의 장점이다.

Answer 4.④ 5.④ 6.①

7 유치원생 200명 중 40명에게 질병이 발생했다. 그런데 70명은 예방접종을 하였고 30명은 이미 질병에 걸린 바 있는 경우 발생률은? (단, 불현성 감염환자는 없으며 예방주사는 100% 효과가 있다고 가정한다)

① 30/100

② 40/100

③ 40/200

④ 70/200

> **note** 발생률은 특정한 기간 동안에 일정한 인구집단 중에서 새롭게 질병 또는 사건이 발생한 비율이고, 발병률은 어떤 집단이 한정된 기간에 한해서만 어떤 질병에 걸릴 위험에 놓여 있을 때 기간 중 주어진 집단 내에 새로 발병한 총수의 비율이다.
>
> ㉠ 발생률 $= \dfrac{\text{어느 기간의 환자 발생수}}{\text{그 지역의 인구}} \times 1{,}000 = \dfrac{40}{200} \times 1{,}000 = 200$
>
> ㉡ 발병률 $= \dfrac{\text{연간 발생자 수}}{\text{위험에 폭로된 인구}} \times 1{,}000 = \dfrac{40}{100} \times 1{,}000 = 400$

8 다음 중 전염병의 지리적 유행양상에 관한 설명으로 옳지 않은 것은?

① Endemic – 지방적

② Sporadic – 산발적

③ Pandemic – 범세계적

④ Pseudemic – 특정 지역적

> **note** 전염병의 유행양식(역학의 4대 현상)
> ㉠ 생물학적 양상 : 연령, 성별, 인종, 사회·경제적 상태와 직업에 따른 유행양상
> ㉡ 사회적 양상 : 인구밀도, 직업, 문화, 거주 등에 따른 유행양상
> ㉢ 지리적 양상 : 산발적(Sporadic), 지방병적(Endemic), 유행병적(Epidemic), 범발적(Pandemic)
> ㉣ 시간적 양상 : 추세변화(10년~수십 년), 주기적 변화(순환변화, 수년~단기간), 계절적 변화(1년), 불규칙변화(돌발적 유행)

9 역학적 분석에서 귀속위험도의 산출방식이 옳은 것은?

① 폭로군의 발병률 ÷ 비폭로군의 발병률

② 비폭로군의 발병률 ÷ 폭로군의 발병률

③ 폭로군의 발병률 – 비폭로군의 발병률

④ 비폭로군의 발병률 – 폭로군의 발병률

> **note** 귀속위험도 = 폭로군의 발병률 – 비폭로군의 발병률

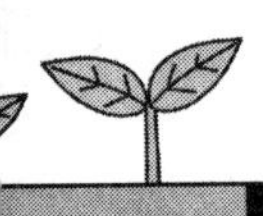

10 질병발생의 역학적 인자에 대한 설명으로 옳은 것은?

① 삼각형 모형설

② 수레바퀴 모형설

③ 거미줄 모형설

④ 원인망 모형설

> **note** 삼각형 모형설 … 질병발생의 역학적 인자를 병인적 인자, 숙주적 인자, 환경적 인자의 3가지로 나누고 이들 3대 인자의 작용이 질병발생 여부를 좌우한다고 보는 이론이다.

11 다음 중 코호트 연구의 장점이 아닌 것은?

① 질병자연사의 파악이 가능하다.

② 수집된 정보의 편견이 적다.

③ 발병확률을 산출할 수 있다.

④ 발생률이 낮은 질병에 적합하다.

⑤ 원인적 연관성을 비교적 정확히 알 수 있다.

> **note** ④ 희소질환에 적합한 것은 후향적 조사(환자 - 대조군 조사)이다.

12 급성전염병 역학에서 가장 먼저 해야 할 것은?

① 병원체 확인

② 환자의 치료방법 개발

③ 환자발생 분포 확인

④ 전염원 확인

> **note** ④ 전염원을 확인한 후 전파양식과 전염 정도를 파악해야 한다.

13 다음 중 전향성 조사는 무엇인가?

① 환자 - 대조군

② 건강자 대상

③ 환자 대상

④ 위험도의 산출

> **note** 전향성(적) 조사 … 건강한 사람을 대상으로 특성별로 소집단을 구성해 시간경과에 따른 발병률을 비교·조사하는 방법으로, 코호트 조사(폭로 - 비폭로군 조사)가 대표적이다.

Answer 10.① 11.④ 12.④ 13.②

14 다음 중 기술역학을 바르게 설명한 것은?

① 질병발생의 분포, 경향 등을 인구, 지역, 시간 등의 요인에 따라 사실적으로 기술한다.

② 2차 단계의 역학에 해당된다.

③ 환자 – 대조군 조사이다.

④ 질병발생과 유행현상을 수학적으로 분석하는 3단계 역학이다.

> **note** 기술역학은 질병의 분포와 결정인구를 연구하는 1단계적 역학이다.

15 전염병의 발생기간이 20~30년에 거쳐 변화하는 것을 무엇이라 하는가?

① 추세변화   ② 순환변화

③ 계절적 변화   ④ 불시유행

> **note** 시간별 질병발생의 양상

구분	정의	예
추세변화 (장기변화)	수십년을 주기로 하는 질병의 유행현상을 말한다.	• 장티푸스(30~40년) • 디프테리아(10~24년) • 이질, 인플루엔자(30년 정도) 등
계절적 변화	1년을 주기로 질병이 반복되는 현상으로, 넓은 의미의 주기변화에 속한다.	• 여름철(6월 말)의 소화기계 전염병 • 겨울철(11월 말)의 호흡기계 질병 • 유행성 출혈열 등
순환변화 (주기변화)	수년을 주기로 질병이 반복되는 현상으로 자연면역에 의한 저항력 변화, 병원체의 독력 및 균형의 변천, 기상변화, 인구이동 등을 원인으로 한다.	• 백일해(2~4년) • 홍역(2~3년) • 뇌염, 인플루엔자A(2~3년) • 인플루엔자B(4~6년) 등
단기변화	시간별, 날짜별로 질병이 발생하는 현상이다.	급성 전염병의 집단발생
불규칙변화	돌발적인 질병의 유행, 즉 외래 전염병의 국내 침입시 돌발적으로 유행하는 현상이다.	콜레라, 사스 등

Answer   14.①   15.①

16 다음은 만성질환의 관리방법들이다. 다음 중에서 발생률을 줄일 수 있는 방법을 모두 고르면?

> ㉠ 예방접종 ㉡ 집단검진
> ㉢ 재활치료 ㉣ 약물치료
> ㉤ 금연교육

① ㉠㉢ ② ㉢㉣㉤

③ ㉠㉡㉢ ④ ㉠㉡㉤

> **note** ㉢㉣은 발병 후 치료방법이므로 발생률의 감소와는 상관이 없다.

17 역학의 목적에 해당하지 않는 것은?

① 개인을 상대로 질병연구 ② 질병의 발생원인 규명

③ 자연사 연구 ④ 보건의료 서비스의 기획 및 평가

> **note** 역학은 ②③④ 외에 유행양상(질병)을 파악하는 데 목적이 있다.

18 질병발생 중요인자는?

① 병인인자, 숙주인자, 환경인자 ② 병인인자, 숙중인자, 물리적인자

③ 병인인자, 생물학적인자, 화학적인자 ④ 생물학적인자, 환경적인자, 물지적인자

> **note** 질병발생 3요소…병인인자, 숙주인자, 환경인자

19 기술역학 범위에 해당하는 것은?

① 유병률 계산 ② 분석기법개발

③ 관령성 규명 ④ 가설설정

> **note** 기술역학…누가, 언제, 어디서, 무엇으로 그런 결과가 생겼는지 기록하는 1단계적 역학(질병의 분포와 결정인자를 연구)

20 환자 – 대조군 조사시 장점으로 옳지 않은 것은?

① 희귀한 질병조사에 적합하다.　　② 적은 원인대상 수

③ 시간, 경비가 적게 든다.　　④ 잠복기가 긴 질병에 적합하다.

⑤ 편견이 크다.

> **note** 환자 – 대조군 조사의 단점 … 대조군의 선정이 어려우며, 상대위험도밖에 얻을 수 없고 환자의 기억력에 의존하다 보니 착오 및 편견개입 여부가 많다.

21 역학의 4대 현상에 속하지 않는 것은?

① 생물학적 현상　　② 지리적 현상

③ 물리적 현상　　④ 시간적 현상

⑤ 사회적 현상

> **note** 전염병의 유행양식
> ㉠ 생물학적 현상(사람) : 성, 연령, 직업 등
> ㉡ 지리적 현상(장소) : 지방, 범발 · 산발적
> ㉢ 시간적 현상(시간) : 추세, 계절, 순환의 변화, 불규칙적 변화
> ㉣ 사회적 현상 : 인구밀도, 문화 등

22 다음 중 역학의 연구방법이 아닌 것은?

① 기술역학　　② 분석역학

③ 실험역학　　④ 경험역학

⑤ 이론역학

> **note** 역학의 분류 … 기술역학, 분석역학, 실험역학, 이론역학, 임상역학이 있다.

23 질병발생이나 유행현상을 수학적으로 수식화하는 역학은?

① 기술역학　　② 분석역학

③ 임상역학　　④ 실험역학

⑤ 이론역학

> **note** 이론역학 … 수학적으로 분석해서 수식화하는 3단계 역학이다.

24 다음 중 역학의 궁극적인 목표는?

① 질병의 발생원인 규명 　　　　② 자연사 연구

③ 임상분야의 발전 　　　　　　④ 전염병 관리

⑤ 질병발생 예방과 질병의 근절

> **note** 역학 … 질병발생에 대해 어떤 원인에 의해 어떤 경로로 그러한 결과를 가져왔는지 기술적 · 분석적 · 실험적으로 연구해 질병을 예방하고 근절하는 데 기여하기 위해 연구하는 학문이다.

25 질병발생이나 유행현상을 수학적으로 수식화하는 역학은 무엇인가?

① 기술역학 　　　　　　　　　② 분석역학

③ 이론역학 　　　　　　　　　④ 실험역학

⑤ 임상역학

> **note** 역학의 분류
> ㉠ 기술역학 : 누가, 언제, 어디서, 무엇으로 그런 결과가 생겼는지 기록하는 제1단계 역학이다.
> ㉡ 분석역학 : 기술역학을 토대로 발생원인을 규명하는 방법으로 질병요인에 대한 가설을 설정하고, 실제로 관측 · 분석함으로서 해답을 구하는 제2단계 역학으로서 전향적 조사와 후향적 조사가 있다.
> ㉢ 이론역학 : 질병의 유행법칙이나 현상을 수식화하고 실제로 나타난 결과와 비교해 봄으로서 그 모델을 검증하는 제3단계 역학이다.

26 역학적 분석으로서 전향성 조사에 대한 옳은 설명은?

① 질병발생 전에 건강자를 대상으로 조사한다.

② 환자가 왜 생겼는지 그 원인을 조사하는 방법이다.

③ 질병발생 후에 건강자를 대상으로 조사한다.

④ 환자 – 대조군 연구라고도 한다.

⑤ 병력을 가진 사람만을 대상으로 조사한다.

> **note** 전향성 조사 … 건강한 사람을 대상으로 특성별로 소집단을 구성해, 시간경과에 따른 발병률을 비교 · 조사하는 방법이다.

Answer　24.⑤　25.③　26.①

27 역학적 연구방법에 속하지 않는 것은?

① 기술역학

② 작전역학

③ 임상역학

④ 분석역학

⑤ 경험역학

> **note** 역학적 연구방법의 종류 … 기술역학, 분석역학, 실험역학, 임상(작전)역학, 이론적 역학 등이 있다.

28 2단계적 역학으로 가설을 설정하여 그 가설이 옳은지 그른지를 판정하는 것은?

① 임상역학

② 실험역학

③ 이론역학

④ 분석역학

⑤ 기술역학

> **note** 분석역학 … 기술역학의 결과를 바탕으로 가설을 설정하고 '왜'에 대한 답을 구하는 단계이다.

29 인적 · 지역적 · 시간적 특성에 따라 질병의 발생을 기록하는 것은?

① 단면조사

② 환자 – 대조군 연구

③ 코호트연구

④ 분석역학

⑤ 기술역학

> **note** 기술역학 … 누가, 언제, 어디서, 무엇으로 그런 결과가 생겼는지 기록하는 1단계 역학이다.

30 역학의 인자 중 환경적 인자에 속하는 것은?

① 인종

② 연령

③ 자연

④ 체질

⑤ 병원체

> **note** 역학의 인자
> ㉠ 숙주인자 : 연령, 성, 인종 등
> ㉡ 병인적 인자 : 병원체를 포함한 물리 · 화학적 성분
> ㉢ 환경적 인자 : 자연 및 사회 · 경제적 환경

Answer 27.⑤ 28.④ 29.⑤ 30.③

31 다음 역학의 인자 중 환경적 인자와 관계없는 것은?

① 인구분포　　　　　　　　　② 사회구조
③ 직업　　　　　　　　　　　④ 전파체
⑤ 인종

> **note** 질병발생(역학적 인자) 3요소
> ㉠ 병인 : 미생물(병원체), 물리·화학적 요소, 사고, 유전적 인자 등
> ㉡ 숙주 : 성, 연령, 인종, 개인의 체질·면역 등
> ㉢ 환경 : 기후, 지형, 직업, 주거, 전파체, 인구분포, 사회구조 등

32 다음 중 전향성 조사의 장점에 해당하는 것은?

① 희귀질병 조사에 적합하다.
② 장기간 관찰이 필요하다.
③ 후향성 조사에 비해 노력이 많이 든다.
④ 대상자가 많이 탈락한다.
⑤ 상태위험도와 귀속위험도의 산출이 가능하다.

> **note** 전향성 조사의 장점
> ㉠ 편견개입 여부가 적다.
> ㉡ 상대위험도와 귀속위험도의 산출이 가능하다.

33 역학적 분석에서 전향성 조사의 경우 상대위험도의 산출방식이 옳은 것은?

① 폭로군의 발병률 ÷ 비폭로군의 발병률
② 비폭로군의 발병률 ÷ 폭로군의 발병률
③ 폭로군의 발병률 − 비폭로군의 발병률
④ 비폭로군의 발병률 − 폭로군의 발병률
⑤ 폭로군의 발병률 × 비폭로군의 발병률

> **note** 상대위험도 $= \dfrac{\text{폭로군의 발병률}}{\text{비폭로군의 발병률}}$

34 다음 중 집단검진의 목적은?

① 질병을 조기진단하여 지역사회주민의 2차적 예방에 유리하다.

② 질병의 역학적 연구로 보건교육에 도움을 준다.

③ 질병의 자연사와 발생기 전의 지식을 얻기 위해 필요하다.

④ ①②③ 모두

⑤ 질병의 조기발견과 치료에 도움이 된다.

> **note** 집단검진은 조기진단과 2차적 예방수단으로 아주 중요시되고 있다.
> ⑤ 치료는 예방목적과는 상이하다.

35 질병의 유형 중 10년 이내로 유행이 반복된다면 이런 변화는?

① 추세변화　　　　　　　　　　② 순환변화

③ 불규칙변화　　　　　　　　　④ 계절적 변화

> **note** ① 추세변화는 수십년의 장기간을 주기로 유행된다.
> 예 장티푸스(30~40년), 디프테리아(20년), 독감 등
> ② 순환변화는 수년의 단기간을 주기로 반복 유행된다.
> 예 홍역(2~3년), 백일해(2~4년), 일본뇌염 등

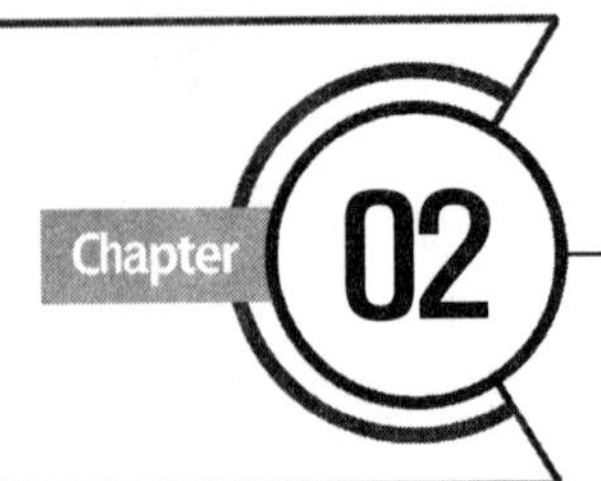

Chapter 02 전염병

1 전염병의 개요

① 질병의 발생

(1) 질병발생의 3요소

① **병인** … 병원체를 포함한 물리·화학적 성분이다.

② **숙주** … 연령, 성, 인종 등이다.

③ **환경** … 자연 및 사회·경제적 환경(기후, 지형, 직업, 주거, 사회구조) 등이다.

(2) 전염병 발생의 변천사

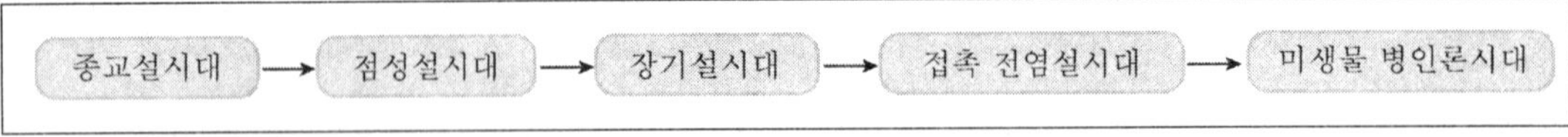

> **Tip** 조선시대 의료기관
> ㉠ 활인서 : 전염병 관리
> ㉡ 전의감 : 의료행정 및 의과고시
> ㉢ 혜민서 : 서민 치료
> ㉣ 내의원 : 왕실 치료
> ㉤ 전형사 : 의약 담당

② 전염병의 생성과정(6단계)

(1) 병원체

① **바이러스** … $0.01 \sim 0.3\mu m$ 정도로 전자 현미경으로만 관찰이 가능하고 세포 내에 기생한다. 홍역, 폴리오, 유행성 간염, 일본뇌염, 공수병, 유행성 이하선염, 에이즈 등이 있다.

② **세균** … 디프테리아, 결핵, 장티푸스, 콜레라, 세균성 이질, 페스트, 파라티푸스, 성홍열, 백일해, 매독, 임질, 나병 등이 있다.

③ **리케차** … 발진열, 발진티푸스, 양충병, 록키산 홍반열, Q열 등이 있다.

④ **원충성** … 아메바성 이질, 말라리아, 간 · 폐디스토마, 회충 등이 있다.

⑤ **진균 또는 사상균** … 무좀 등 각종 피부질환의 원인균이다.

(2) 병원소

병원체가 생활, 증식하고 생존하여 질병을 전파할 수 있는 상태로 저장되는 장소를 말한다.

① 인간 병원소

　㉠ 환자(현성 감염자)

　㉡ 무증상 감염자(불현성 감염자)

　㉢ 보균자

　　• 잠복기 보균자 : 홍역, 백일해, 디프테리아, 유행성 이하선염

　　• 회복기 보균자 : 장티푸스, 세균성 이질, 디프테리아

　　• 건강 보균자 : 일본뇌염, 폴리오, 디프테리아(전염병 관리가 가장 어렵다)

② 동물 병원소

　㉠ 쥐 : 페스트, 발진열, 살모넬라증, 와일씨병, 서교증, 쯔쯔가무시병

　㉡ 소 : 결핵, 탄저, 파상열, 살모넬라증, 보툴리즘

　㉢ 돼지 : 살모넬라증, 파상열

　㉣ 개 : 광견병, 톡소플라즈마

　㉤ 양 : 탄저, 파상열, 보툴리즘

　㉥ 새 : 유행성 일본뇌염, 살모넬라증

　㉦ 고양이 : 서교증, 톡소플라즈마, 살모넬라증

> **Tip 수인성 전염병의 특징**
> ㉠ 환자발생이 폭발적이다.
> ㉡ 유행지역이 한정되어 있다.
> ㉢ 2차 감염환자가 적다.
> ㉣ 발생률과 치명률이 낮다.

③ **토양** … 파상풍, 보툴리즘, 구충증 등 아포형성균이 주를 이룬다.

④ 곤충매개 질병

　㉠ 파리 : 장티푸스, 콜레라, 파라티푸스, 세균성 이질, 폴리오

　㉡ 모기 : 뇌염, 말라리아, 사상충, 뎅구열, 황열 등

　㉢ 이 : 발진티푸스, 재귀열

　㉣ 벼룩 : 발진열, 페스트

ⓜ 진드기 : 재귀열, 유행성 출혈열, 양충병

> 📺 Tip 인축(인수)공통 전염병 … 결핵, 탄저, 일본 뇌염, 광견, 야토, 파상열, 레로트, 발로열 등

(3) 병원소로부터 병원체의 탈출

① 호흡기 계통

ㄱ 비말감염(재채기, 담화, 기침 등)과 호흡, 콧물

ㄴ 백일해, 디프테리아, 발진티푸스, 폐렴, 폐결핵, 수두, 천연두, 홍역

② 소화기 계통 … 분변, 토물

③ 비뇨기 계통 … 소변, 여자의 냉

④ 개방병소 … 피부의 상처, 눈·코·귀 등 신체 각부, 나병

⑤ 기계적 탈출 … 절족동물 흡혈, 주사기 등

⑥ 모체 감염(태반) … 매독, 풍진, B형 간염, 에이즈(AIDS), 두창 등

⑦ 병원체에 의한 전염병의 분류

ㄱ 세균성 질환 : 콜레라, 장티푸스, 백일해, 결핵, 나병 등

ㄴ 리케차성 질환 : 발진티푸스, 발진열, 양충병 등

ㄷ 바이러스성 질환 : 소아마비, 홍역, 광견병, 황열 등

(4) 전파

전파경로를 거쳐 새로운 숙주에 전파한다.

① 직접전파 … 중간매개물 없이(육체적 접촉) 전파, 호기전파 등이다.

예 성병, 트라코마, 비말색(호기배출)

② 간접전파 … 중간매개물을 통해서 전파한다.

ㄱ 간접전파의 조건

- 병원체 탈출 후 일정기간 생존이 가능해야 한다.
- 생존한 병원체를 옮길 수 있는 매개체가 필요하다.

ㄴ 전파체

- 활성 전파체 : 매개역할을 하는 생물(절족동물, 무척추동물)

  예 파리, 모기, 이, 벼룩, 진드기 등

- 비활성 전파체 : 오염된 무생물체, 음료수, 우유, 식품

  예 이질, 콜레라, 식중독, 장티푸스, 소아마비

③ 개달물

　　㉠ 환자가 쓰던 모든 기구가 여기에 포함되는데, 물·우유·식품·공기·토양 등을 제외한 모든
　　　비활성 전파체가 개달물에 속한다.

　　　예 결핵, 트라코마, 천연두

　　㉡ 의복, 침구, 완구, 서적, 수건 등이 있다.

④ 매개절족동물에 의한 전염병의 전파기전(곤충)

　　㉠ 기계적 전파 : 곤충의 체표면에 병원체가 단순히 묻어 옮기는 것이다.

　　　예 파리 – 장티푸스, 콜레라

　　㉡ 생물학적 전파 : 곤충 내에 병원체가 들어가 일정기간 동안 발육증식을 거쳐 숙주에게 옮겨주
　　　는 것을 말하며 증식형, 발육형, 발육증식형, 경란형, 배설형 등으로 나눈다.

　　• 증식형 : 곤충체 내에서 병원체가 단순히 증식한 후 자교(刺咬)시에 구부를 통하여 전파된다.

　　　예 진드기 – 재귀열, 모기 – 일본뇌염, 황열, 뎅구열, 벼룩 – 페스트, 발진열

　　• 발육형 : 병원체가 곤충체 내에서 증식치 않고 단지 그의 생활환의 일부를 경과 후 숙주에 전파
　　　된다.

　　　예 모기 – 사상충증

　　• 발육증식형 : 곤충체 내에서 병원체가 그의 생활환의 일부를 경과하는 동시에 증식하면서 전파
　　　된다.

　　　예 모기 – 말라리아, 체체파리 – 수면병

　　• 배설형 : 병원체가 곤충체 내에서 증식한 후 대변으로 배설되어 숙주의 피부 및 점막에 있는 미세
　　　한 창상을 통해서 전파된다.

　　　예 발진티푸스 – 이, 페스트 – 벼룩, 발진열 – 쥐벼룩

　　• 경란형 : 병원체가 충란을 통해서 전파 제2세대가 병원균을 가지고 계속 전파된다.

　　　예 진드기 – 록키산 홍반열, 벼룩 – 발진열, 흑사병

(5) 새로운 숙주의 침입(신숙주에 침입)

① 호흡기계 ⋯ 분진, 비말핵 등

　예 디프테리아, 천연두, 결핵, 나병, 성홍열, 홍역, 수막구균성 수막염, 인플루엔자, 백일해, 유행성 이하선염 등

② 소화기계(장관) ⋯ 물, 우유, 음식물 등

　예 장티푸스, 콜레라, 파라티푸스, 세균성 이질, 폴리오, 전염성 간염, 식중독, 파상열 등

③ 피부점막 경피감염 ⋯ 상처, 피부점막

　예 • 피부점막 : 파상풍, 트라코마, 와일씨병, 페스트, 발진티푸스
　　 • 성기점막 : 매독, 임질, 연성하감

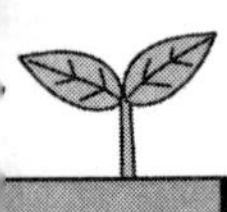

④ **감염의 형태**

　㉠ 잠복기간 : 균이 침입해서 임상적인 증상이 나타날 때까지의 기간이다.

　㉡ 세대기간 : 균이 침입하여 인체 내에서 증식한 후 다시 배출되어 다른 사람에게 전염시키는 기간이다.

　㉢ 전염기간 : 균이 인체 내에서 탈출을 시작하여 탈출이 끝날 때까지의 기간이다.

> **Tip** 전염병의 유행양식
> ㉠ 사람 : 연령, 성, 인종, 사회 · 경제적 상태, 직업 등
> ㉡ 시간 : 추세변화, 순환변화, 계절적 변화, 불규칙변화
> ㉢ 장소 : 지방병적, 유행병적, 산발적, 범발적
> ㉣ 사회적 현상 : 인구밀도, 직업, 문화, 거주 등

(6) 감수성과 면역

병원체가 신숙주에 침입되면 반드시 발병되는 것이 아니고 독력과 신체의 저항력의 균형의 파괴에 따라 발병과 면역이 형성된다.

① **저항력** … 병원체가 숙주에 침입시 방어하는 작용이다.

② **면역** … 저항력이 충분하여 절대적 방어능력이 있는 것이다.

③ **감수성** … 방어력이 침입한 병원체에 대항하여 감염 또는 발병을 막을 수 있는 능력에 못 미치는 상태이다.

④ **감수성 지수**(접촉감염지수) … 감수성 보유자가 감염되어 발병하는 비율이다.

　㉠ Gottstein이 접촉에 의하여 전파되는 급성호흡기계 전염병에 있어서는 감수성 보유자가 감염되어 발병하는 율을 대체적으로 일정하다고 하여 이를 감수성 지수라 한다.

　㉡ De Rubber가 감수성 지수를 %로서 다음과 같이 표시했다.

- 천연두 : 95%
- 홍역 : 95%
- 백일해 : 60~80%
- 성홍열 : 40%
- 디프테리아 : 10%
- 폴리오 : 0.1%

❷ 전염병의 예방

① 면역

(1) 선천적 면역(자연면역)

인체 내의 전염에 대해 방어하는 능력으로 출생할 때부터 자연적으로 가지는 면역이다.

> **Tip** Aycock는 선천적 면역을 '자기방어력'이라 했다.

① **종 특이적 면역** … 장티푸스균이 감염되면 쥐 등에 발생치 않고 사람에게는 발생한다.

② **종족 특이적 면역** … 탄저균이 양에 감염되나, 암제리아 양에는 감염되지 않는다.

③ **개체 특이적 면역** … 백일해가 유아기엔 발생하나, 성인에게는 발생하지 않는다.

❀ **면역의 종류** ❀

구분	종류		내용
선천적 면역	종 특이적 면역		인종에 따라 병원성을 달리하는 면역
	종족 특이적 면역		종족에 따라 절대적 차이를 보이는 면역
	개체 특이적 면역		유전적 체질에 따른 면역
후천적 면역	능동면역	자연능동면역	과거에 현성 또는 불현성 감염에 의해서 획득한 면역
		인공능동면역	접종에 의하여 획득한 면역
	수동면역	자연수동면역	태반 또는 모유에 의한 면역
		인공수동면역	회복기환자 혈청주사 후 면역

(2) 후천적 면역

질병이환 후나 예방접종 후 얻는 면역으로 획득면역이라고도 한다.

① **능동면역**

　㉠ **인공능동면역** : 생균백신, 사균백신, 순환독소의 예방접종 후 생기는 면역(파상풍, 디프테리아
　　→순환독소를 이용)

　㉡ **자연능동면역** : 질병이환 후 면역(장티푸스, 소아마비)

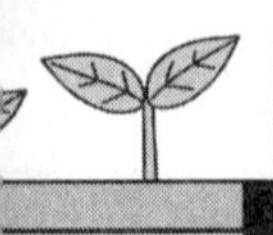

> ⊙ 불현성 감염으로 인한 면역(중등) : 디프테리아, 콜레라, 폴리오, 일본뇌염 등
> ⓛ 이환 후 영구면역 : 페스트, 황열 등
> ⓒ 이환 후 약한 면역 : 뎅구열, 인플루엔자 등
> ⓔ 이환 후 거의 면역이 생기지 않는 경우 : 말라리아, 매독, 임질 등

② **수동**(피동)**면역**

　⊙ 자연수동면역 : 자기의 힘으로 생긴 면역이 아니고 다른 사람(모체, 모유)이나 동물에서 만든 항체를 얻어서 생긴 면역이다.

　ⓛ 인공수동면역

　　• 회복기 혈청 항독소를 환자 또는 위험에 처해 있는 사람에게 주는 방법이다.

　　• γ-글로블린, Anti-toxin 등의 면역혈청을 사람 또는 동물에게서 얻어 질병을 예방 내지 경감, 치료하는 면역이다.

❀ 능동면역과 수동면역의 장·단점 비교 ❀

구분	능동면역	수동면역
장점	• 장기간 지속된다. • 비교적 강력한 면역을 얻을 수 있다. • 한 번 주사로 동시에 여러 질병에 대한 면역을 얻는다.	• 효과가 빠르다. • 치료용, 응급처치용으로 사용이 가능하다.
단점	• 효과가 늦게 나타난다. • 부작용이 있을 수 있다.	• 지속시간이 짧다(2~3주, 1개월). • 비교적 저항력이 약하다.

② 백신

(1) 개념

전염병의 예방목적으로 사람이나 동물을 자동적으로 면역시키기 위하여 사용되는 면역원(항원)이다.

(2) 유형

① **생균**(약독백신)

　⊙ 개념 : 병원미생물의 독력을 약하게 만들어 투여한다.

　ⓛ 특징 : 면역 지속시간이 길고, 효과가 좋다.

　　예 결핵, 두창, 풍진, BCG, 황열, 탄저병, 천연두 백신 등이 있다.

② **사균** … 항원성을 가진 사균(물리화학적 방법으로 죽인 균)을 이용한 예방약이다.

　예 페스트, Salk, 콜레라, 파라티푸스, 장티푸스, 일본뇌염, 폴리오 백신 등이 있다.

③ **독소** ··· 독소를 포르말린 처리 후 독성을 약하게 만든 균이다.

　㉠ 외독소 : 세균의 불투과성 막을 통해 확산되는 것이다.

　　📵 디프테리아

　㉡ 내독소 : 균체를 싸고 있는 막이 불투과성이어서 생산독소가 확산되지 않는 것이다.

　　📵 장티푸스, 폐렴, 간염, 살모넬라 등

④ **예방접종약**

　㉠ BCG : 결핵

　㉡ DPT : 디프테리아, 백일해, 파상풍

　㉢ Salk 백신 : 경피용 폴리오

　㉣ Sabin 백신 : 경구투여용 폴리오

❀ 법정 감염병의 종류 ❀

구분	정의 및 종류
제1군 감염병	전염속도가 빠르고 국민건강에 미치는 위해정도가 너무 커서 발생 또는 유행 즉시 방역대책을 수립하여야 하는 감염병을 말한다. 콜레라, 장티푸스, 파라티푸스, 세균성 이질, 장출혈성 대장균 감염증형, A형 간염 등이 있다.
제2군 감염병	예방접종을 통하여 예방 또는 관리가 가능하여 국가예방접종사업의 대상이 되는 질환 중 다음의 감염병을 말한다. 디프테리아, 백일해, 파상풍, 홍역, 유행성 이하선염, 풍진, 폴리오, B형 간염, 일본뇌염, 수두 등이 있다.
제3군 감염병	간헐적으로 유행할 가능성이 있어 지속적으로 그 발생을 감시하고 방역대책의 수립이 필요한 감염병을 말한다. 말라리아, 결핵, 한센병, 성홍열, 수막구균성 수막염, 레지오넬라증, 비브리오 패혈증, 발진티푸스, 발진열, 쯔쯔가무시증, 렙토스피라증, 브루셀라증, 탄저, 공수병, 신증후군 출혈열(유행성 출혈열), 인플루엔자, 후천성 면역결핍증(AIDS), 매독, 크로이츠펠트-야콥병 및 변종 크로이츠펠트 야콥병 등이 있다.
제4군 감염병	국내에서 새로 발생한 신종전염병 증후군, 재출현 전염병 또는 국내 유입이 우려되는 해외유행 감염병으로서, 방역대책의 긴급한 수립이 필요하다고 인정되어 보건복지부령이 정하는 전염병을 말한다. 페스트, 황열, 뎅기열, 바이러스성 출혈열, 두창, 보툴리눔독소증, 중증급성호흡기증후군, 조류인플루엔자 인체감염증, 신종인플루엔자, 야토병, 큐열, 웨스트 나일열, 신종감염병증후군, 라임병, 진드기 매개뇌염, 유비저, 치쿤구니아열
제5군 감염병	기생충에 감염되어 발생하는 감염병으로 정기적인 조사를 통한 감시가 필요하며, 보건복지부령으로 정하는 감염병. 회충증, 편충증, 요충증, 간흡충증, 폐흡충증, 장흡충증
지정 감염병	제1군 내지 제4군 전염병 외에 유행 여부의 조사를 위하여 감시활동이 필요하다고 인정되어 보건복지부장관이 지정하는 감염병을 말한다.
생물테러 감염병	고의로 또는 테러 등을 목적으로 이용된 병원체에 의하여 발생된 감염병을 말한다.
인수공통 감염병	동물과 사람 간에 상호 전파되는 병원체에 의하여 발생되는 감염병을 말한다.

3 전염병의 종류

① 호흡기계 전염병

(1) 디프테리아

상피조직에 국소 염증을 나타내고 체외 독소로 인해 독혈증을 일으켜 심근, 신경조직 및 장기조직에 장애를 주는 급성 전염병이다. 온대와 아열대 지방에 존재하는 질병이며 어린이에게 특히 무서운 질병이다. 더불어 인공능동면역으로서 순화독소를 이용한다.

① **병원체** … *Corynebacterium Diphtheriac*(세균), Gram(+)

② **병원소** … 환자 및 보균자, 특히 보균자의 전파가 중요하다.

③ **잠복기** … 2~5일이다.

④ **전파방식** … 환자의 비강 및 인후 분비물, 기침 등으로 직접 전파된다.

⑤ **치명률** … 일반적으로 5~7%이다.

⑥ **예방법** … 환자격리 및 소독에 의한 예방법도 있지만 예방접종을 실시하는 것이 가장 효과적이다.

(2) 두창(천연두)

인류에게 가장 큰 피해를 주었던 급성 전염병이었으나, 예방접종 등에 의해 세계적으로 박멸되었다고 1979년 WHO 사무총장이 선언하였다. 그 후 우리나라도 전염병 목록에서 삭제하였다.

① **병원체** … 바이러스

② **병원소** … 사람이 유일한 숙주이다.

③ **증상** … 고열, 두통, 심한 요통, 심한 무력증, 복통, 반점이 출현하고 얼굴과 온몸에 흉터를 남긴다.

④ **잠복기** … 7~17일이다.

⑤ **전파방식** … 비말감염, 직접 접촉하였을 때 또는 오염된 개달물 등에 의해 감염된다.

⑥ **치명률** … 심한 경우 약 25%이다.

⑦ **예방법** … 예방접종, 과거에는 검역대상 질병이었으나 현재는 아니다.

(3) 홍역

2~3년마다 주기적으로 유행하는 급성 호흡기계 전염병으로 우리나라 전염병예방법에 제2군 전염병으로 지정되어 있다. 옛날부터 존재하였으며 감염력과 발병력은 아주 높으나 합병증만 조심하면 치명률은 높지 않으며, 누구에게나 상수성이 있다.

① **병원체** ··· 바이러스

② **병원소** ··· 환자, 보균자

③ **증상** ··· 열이 나고 전신발진이 생기며 이염, 폐렴의 2차 감염이 더 큰 문제이다.

④ **잠복기** ··· 8~13일이다.

⑤ **전파방식** ··· 주로 환자의 객담, 비인후 분비물 또는 오줌과 직접 접촉할 때 감염된다(개달물에 의한 감염도 가능하다).

⑥ **치명률** ··· 어린이에게는 5~10%의 높은 사망률을 보인다.

⑦ **예방법** ··· 예방접종을 실시한다.

(4) 유행성 이하선염

항아리 손님 또는 볼거리로 불리어지기도 했으며, 소아기에 겪어야 하는 질병으로 법정 제2군 전염병이다.

① **병원체** ··· 바이러스

② **병원소** ··· 환자, 보균자

③ **증상** ··· 고열, 타액선에 부종 및 연화가 일어나 정소염(남자)이나 난소염(여자)이 발생하기도 한다.

④ **잠복기간** ··· 12~26일이다.

⑤ **전파방식** ··· 감염자의 타액과 직접 접촉하거나 비말핵(오염공기)에 의하여 또는 오염된 개달물에 접촉할 때 감염된다.

⑥ **치명률** ··· 아주 낮으나 합병증으로 남성의 불임증이 발생할 수 있다.

⑦ **예방법** ··· 예방접종을 실시한다.

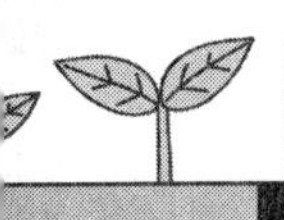

(5) 풍진

비교적 경미한 질병으로 어린이에게는 무증상 감염이 많으나, 여성의 임신 초기에 감염되면 선천성 기형아를 출산할 위험이 있는 호흡기계 전염병이다. 전염병예방법에 제2군 전염병으로 추가되었다.

① **병원체** … 바이러스

② **병원소** … 환자, 보균자

③ **증상** … 홍역이나 성홍열과 비슷한 반점을 보이는 경미한 전염병으로 미열, 두통, 불쾌감, 코감기, 결막염 등의 증상을 보인다.

④ **잠복기** … 14~21일이다.

⑤ **전파방식**
　　㉠ 환자와 직접 접촉하거나 비말핵(오염공기)에 의하여 감염된다.
　　㉡ 감염자의 비인두분비물, 오염된 개달물에 의한 전파도 추측할 수 있다.

⑥ **치명률** … 아주 낮다.

⑦ **예방** … 예방접종을 실시한다.

(6) 성홍열

온대지역에서 많이 유행하며 아직도 우리나라에서 발생하고 있는 제3군 전염병으로 급성 호흡기계 질병이다. 용혈성 연쇄상구균에 의하여 발생되며 가용성 독소가 혈류를 따라 전신에 퍼져 열과 발진을 일으킨다.

① **병원체** … *Streptococcus Pyogenes*(세균) → 발적 독소를 배출한다.

② **병원소** … 환자, 보균자

③ **증상** … 고열, 편도선염, 목, 가슴과 안쪽 허벅지에 반점이 발생한다.

④ **잠복기** … 1~3일이다.

⑤ **전파방식** … 주로 환자나 보균자와 직접 접촉할 때 호흡기로 감염된다(오염된 개달물에 의한 전파는 드물다).

⑥ **치명률** … 약 3% 정도이다.

⑦ **예방법** … 보건교육, 환자격리, 소독을 실시하고, 특히 보균자의 색출과 치료가 중요하다.

(7) 수막구균성 수막염

급성 세균질환이며 전염병예방법에 지정된 제3군 전염병이다. 치명률이 50%를 넘는 무서운 전염병이었으나, 항생제의 사용 등 현대의료의 발달로 사망률이 5% 이하로 낮아졌다. 또한 과거 소아기 전염병이었던 것이 근래에는 성년기에서도 발생한다.

① **병원체** ··· *Neisseria Meningitidis*(세균)

② **병원소** ··· 환자, 보균자

③ **증상** ··· 돌발성으로 발열, 심한 두통, 오심, 구토, 목의 경직, 홍반점 출현에 이어 쇼크, 기력상실, 섬망, 혼수상태로 이어진다.

④ **잠복기** ··· 3~4일이다.

⑤ **전파방식** ··· 감염자의 비인두 분비액과 직접 접촉하거나 비말 오염공기에 의하여 감염된다.

⑥ **전염기간** ··· 입과 코의 분비물에서 병원체가 검출되는 기간이 위험하다.

⑦ **치명률** ··· 50% 이상이었으나, 근래에는 아주 낮아졌다.

⑧ **관리방법**

    ㉠ 예방 : 개인위생에 관한 보건교육을 실시하고 격리 및 소독을 실시한다.
    ㉡ 치료 : 즉시 신고하여 전문의의 치료를 받는다(항생제 사용).

(8) 백일해

급성 세균성 질병으로 영유아(생후 6개월 전후)에 주로 발생하는 제2군 전염병이다. DPT의 접종으로 많이 감소하였으나, 아직도 매년 산발적으로 발생되고 있다.

① **병원체** ··· *Bordetella Pertussis*(세균), Gram(−)균

② **병원소** ··· 환자, 보균자

③ **증상** ··· 발작성의 극심한 기침이 1~2개월 지속된다.

④ **잠복기** ··· 보통 7일이다.

⑤ **전파방식** ··· 직접 접촉하거나 비말핵(오염공기) 또는 개달물과 접촉할 때 감염된다.

⑥ **치명률**

    ㉠ 선진국에서는 1% 이하이나 개발도상국의 경우는 아직도 15%의 높은 사망률을 보인다.
    ㉡ 9세 이하에서 많이 발생하는데, 특히 5세 이하에 다발하고 사망률은 어릴수록 높다.

⑦ **예방법** ··· 예방접종을 실시하는 것이 제일 좋은 방법이다.

(9) 세균성 폐렴

연쇄상구균이나 포도상구균 등에 의해 발생되며 치료법이 개발되기 전에는 높은 사망률을 보였었다.

① **병원체** … *Pneumococcal Pneumonia*(세균)

② **병원소** … 환자, 보균자

③ **증상** … 돌발성이며 흉통, 발열, 오한, 혈담배설 등의 증상을 보인다.

④ **잠복기** … 1~3일이다.

⑤ **전파방식** … 환자나 보균자와 입을 접촉할 때, 비말핵과 개달문에 의해 감염된다.

⑥ **치명률** … 과거에는 입원환자의 20~40%가 사망하였으나, 항생제와 화학요법제에 힘입어 크게 감소하였다.

⑦ **예방법** … 개인위생을 철저히 한다.

(10) 세균성 편도선염

① **병원체** … *Streptococcus Pyogenes*(세균)

② **병원소** … 환자, 보균자

③ **증상**

    ㉠ 발열, 편도선 가려움증 또는 통증, 편도선 농양, 합병증으로 류마티스열, 급성 사구체 신염 등이 있다.

    ㉡ 세균성 편도선염이 가장 흔하다.

④ **잠복기** … 1~3일이다.

⑤ **전파방식** … 직접 접촉하거나, 그들에 의하여 최근 오염된 물건을 접촉할 때 또는 비말핵에 의하여 전파된다.

⑥ **예방법** … 개인위생과 우유소독을 철저히 한다.

(11) 단순포진

영아기에 감염되어 무증상 잠복감염상태에 있으면서 재발하고 또 잠복하는 질병이다.

① **병원체** … 바이러스

② **병원소** … 환자, 보균자

③ **증상** … 발열, 치육구내염, 얼굴과 입술표면에 수포발생 등이다.

④ **잠복기** … 2주 이내이다.

⑤ **전파방식** … 직접 접촉할 때 감염된다.

⑥ **예방법** … 개인위생을 철저히 한다.

⑿ 단독

용혈성 연쇄상구균이 피부에 침입해서 생기는 급성 피부염이다.

① **병원체** … *Streptococcus*(세균)

② **병원소** … 감염자

③ **증상** … 급성 피부염, 발열, 발적, 통증, 발적경계가 뚜렷하고 주위로 확대하며 고도의 중독증상을 수반한다.

④ **잠복기** … 1~7일이다.

⑤ **전파방식**

　㉠ 환자나 보균자와 직접 접촉하거나, 오염된 물건을 통한 간접 접촉에 의하여 감염된다.
　㉡ 비말감염도 가능하다.

⑥ **예방법**

　㉠ 단독의 전파방식에 관한 보건교육을 실시한다.
　㉡ 우유소독을 철저히 하며 분만시 위생을 철저히 한다.

⒀ 유행성 감기, 독감

급성호흡기 질환으로 높은 감염력과 발병력, 빠른 유행속도를 나타내는 급성호흡기계 전염병으로, 폐렴 등의 합병증이 특징이다. 전염병예방법에 제3군 전염병으로 추가되었다.

① **병원체** … 바이러스

② **병원소** … 환자, 감염자

③ **증상** … 발열, 오한, 두통, 근육통, 전신쇠약, 편도선염 등의 증세를 나타낸다.

④ **잠복기** … 1~3일이다.

⑤ **전파방식** … 기침 등으로 직접 전파되며, 때로는 오염된 물건을 통하여 간접적으로 감염된다.

⑥ **치명률** … 질병 자체의 치명률은 아주 낮으나 합병증이 잘 일어나 위험하다.

⑦ **예방법**

　　㉠ 유행시기에는 사람이 많이 모이는 곳을 가급적 피하고, 개인위생을 철저히 한다.
　　㉡ 노약자나 병약자는 예방접종을 한다.

⒁ 감기

50종 이상의 바이러스가 관여하는 가장 흔하고 많이 알려진 전염병이다.

① **병원체** … 바이러스

② **병원소** … 감염자

③ **증상** … 상기도 급성감염증, 코감기, 눈물분비, 비인두 통증, 오한, 발열 등이다.

④ **잠복기** … 보통 24시간이다.

⑤ **전파방식** … 환자와 직접 접촉, 비말전파, 환자의 콧물이나 가래에 최근 오염된 물건에 의하여 전파된다.

⑥ **치명률** … 아주 낮다.

⑦ **예방법**

　　㉠ 사람이 많이 모이는 곳을 피한다.
　　㉡ 기침, 재채기를 할 때는 입을 가리고 가래침 등을 위생적으로 폐기한다.

⒂ 레지오넬라증

비교적 최근에 알려진 급성호흡기 질환이며 전염병예방법에 제3군 전염병으로 추가되었다.

① **병원체** … *Legionella Pneumophila*(세균)

② **병원소** … 물, 토양

③ **증상** … 식욕부진, 권태감, 두통, 근육통, 고열, 오한, 마른 기침, 복통, 설사 등이다.

④ **잠복기** … 5~6일이다.

⑤ **전파방식** … 공기감염(오염수나 오염토양 주변)에 의한다.

⑥ **예방법**

　　㉠ 냉각수탑을 소독한다.
　　㉡ 상수관리를 철저히 한다.

⒃ **결핵**

결핵균에 의하여 발생되는 만성질환으로 신체의 모든 부분을 침범할 수 있으며, 특히 폐에서 흔히 볼 수 있다. 전염병예방법에 제3군 전염병으로 지정되어 있으며 항생제와 화학요법제의 사용으로 유병률과 사망률이 감소하였으나, 아직도 위중한 전염병으로 남아있다. 장기간 치료, 내성균의 출현 및 내인성 재발문제로 관리가 어렵다.

① **병원체** … *Mycobacterium Tuberculosis*(간균)

② **병원소** … 감염된 사람과 소

③ **증상** … 피로감, 체중감소, 흉통, 기침, 객혈, 쉰 목소리 등이다.

④ **잠복기** … 4~12주이다.

⑤ **전파방식** … 기침, 재채기, 담화를 할 때 나오는 결핵균이 직접 전파하거나, 비말핵과 결핵균이 공기 중에 떠 있다가 호흡기도를 통하여 침입한다.

⑥ **예방법**

   ㉠ 생후 4주 이내에 BCG 예방접종을 실시한다.

   ㉡ 결핵에 감염된 소를 찾아 도살한다.

   ㉢ 우유소독을 철저히 한다.

   ㉣ 결핵의 심각성과 전파방식에 관하여 대중교육을 실시한다.

> **Tip** 투베르쿨린 반응검사
>
> ㉠ **효용** : 결핵균에 대한 면역반응, 결핵감염 여부의 진단, BCG 접종의 효과 및 대상자 선정 등에 이용된다.
>
> ㉡ **반응검사의 결과**
> - 4mm 이하 : 음성(−)
> - 5~9mm : 의양성(±)
> - 10mm 이상 : 양성(+)
>
> ㉢ **폐결핵의 진단순서**
> - 어린이 : 투베르쿨린 검사→X−선 간접촬영→X− 직접촬영→배양(객담) 검사
> - 성인 : X−선 간접촬영→X−선 직접촬영→배양(객담) 검사
>
> ㉣ **특징** : 투베르쿨린 반응검사의 민감도는 결핵감염일 경우 양성을 나타낼 확률(병에 있는 사람을 병이 있다고 판정할 수 있는 능력)을 말하고 특이도는 병이 없는 사람을 병이 없다고 판정할 수 있는 능력을 말한다. 만약 결핵의 양성판정의 기준을 높인다면(10mm 이상 →15mm 이상) 민감도는 감소하고 특이도는 증가할 것이고, 기준을 낮춘다면(10mm 이상 →5mm 이상) 민감도는 증가하고 특이도는 감소할 것이다.

⒄ **나병**

나병은 결핵과 함께 인류 역사상 가장 오랜 역사를 가진 법정 제3군 전염병으로, 만성질환이다.

① **병원체** … *Mycobacterium Leprac*(간균)

② **병원소** … 사람이 유일한 병원소이다.

③ **증상** … 말초신경 손상, 무감각증, 근육약화, 마비 등이다.

④ **잠복기** … 최단기로는 7개월이며 평균 3~5년이다.

⑤ **전파방식** … 환자의 피부병변이나 비말감염된다.

⑥ **치명률** … 사망하는 수보다는 사회적 · 경제적 손실 등을 종합하여 아주 높은 것으로 간주한다.

⑦ **예방법**
  ㉠ 환자의 조기치료로 병원소를 제거한다.
  ㉡ 보건교육을 통하여 치료 가능성을 주지시킨다.
  ㉢ 환자의 피부 및 비강 분비물을 소독한다.

⒅ **류마티스열**

① **병원체** … 용혈성 연쇄상구균(호흡기도 감염시)

② **병원소** … 사람(감염자)

③ **증상** … 발열, 맥박상승, 체중감소, 식욕감퇴, 복통, 흉통 등이다.

④ **잠복기** … 연쇄상구균(A형) 감염 후 2~3주 내에 증상이 나타나는 급성질환이다.

⑤ **전파방식** … 밀집된 불결한 환경에서 호흡기를 통하여 감염된다.

⑥ **예방법** … 류마티스열에 감염된 사람, 특히 어린이는 급성단계가 지난 후에도 계속 치료를 받아 심장손실을 방지해야 한다.

⒆ **수두**

미열과 전신에 발진이 나타나는 급성바이러스 질환으로, 2005년 7월 법률개정시 제2군 전염병에 추가되었다.

① **병원체** … 바이러스

② **병원소** … 감염자

③ **증상** … 미열과 전신발진, 두피와 상기도 점막에 괴저가 발생한다.

④ **잠복기** … 2~3주(보통 13~17일)이다.

⑤ **전파방식** … 직접 접촉, 환부와 점막의 분비물이 호흡기도에 접촉될 때 감염된다.

⑥ **예방법**

　　㉠ 오염물품을 소독한다.
　　㉡ 면역혈청을 주사한다.

⑳ **히스토프라스모시스**

① **병원체** … *Histoplasma Capsulatum*(곰팡이)

② **병원소** … 닭, 조류 서식지 부근의 토양

③ **증상** … 불쾌감, 쇠약, 발열, 흉통, 기침 등의 증상을 보이는 만성폐렴 질환이다.

④ **잠복기** … 보통 10일(5~18일)이다.

⑤ **전파방식** … 먼지에 섞인 병원체의 포자를 흡입할 때 감염된다.

⑥ **치명률** … 아주 낮다.

⑦ **예방법** … 양계장 등 오염지역의 먼지에 노출되는 것을 피한다.

② 소화기계 전염병

(1) 장티푸스

세계적으로 가장 오래된 급성 소화기계 전염병이며 우리나라에서는 매년 산발적으로 발생을 하고 있는 제1군 전염병이다.

① **병원체** … *Saimonella Typhi*(세균)

② **병원소** … 환자, 보균자(회복기 보균자가 많다)

③ **증상** … 발열, 두통, 복부에 붉은 반점이 생기고, 합병증으로 복부 출혈에 이은 복막염이 있다.

④ **잠복기** … 1~3주이다.

⑤ **전파방식** … 환자나 보균자의 분변이나 집파리에 의한 전파도 가능하며, 균의 주생성장소는 담낭이다.

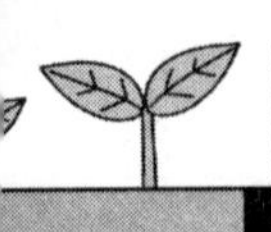

⑥ **치명률** … 1% 미만이다.

⑦ **예방법**

　㉠ 예방접종을 실시한다.

　㉡ 음료수 소독을 철저히 한다.

　㉢ 보균자에 대한 보건교육을 실시한다.

　㉣ 집파리를 구제하고 환자나 보균자의 분변관리와 위생을 철저히 한다.

(2) 파라티푸스

① **병원체** … *Saimonella Paratyphi*(세균)

② **병원소** … 환자, 보균자

③ **증상** … 지속적인 고열, 비장확장과 설사 등의 증상을 보이나 장티푸스에 비해 경미한 제1군 전염병이다.

④ **잠복기** … 1~3주이다.

⑤ **전파방식** … 환자나 보균자의 분변을 직접 또는 간접으로 접촉할 때 감염된다.

⑥ **치명률** … 장티푸스보다 낮다.

⑦ **예방법**

　㉠ 유행시 예방접종을 실시한다.

　㉡ 음료수 소독을 철저히 한다.

　㉢ 보균자를 찾아내어 보건교육을 실시한다.

　㉣ 집파리를 구제한다.

(3) 콜레라

설사와 탈수증을 일으키는 급성소화기계 질환으로 제1군 전염병이며 검역대상 질병이다.

① **병원체** … *Vibrio Cholerac*(세균)

② **병원소** … 감염자

③ **증상** … 설사, 심한 구토증, 탈수증, 전신쇠약 등이다.

④ **잠복기** … 2~3일이다.

⑤ **전파방식** … 분변에 의하여 오염된 식품이나 음료수를 섭취할 때 감염되지만, 집파리가 병원체를 전파하는 경우도 있다.

⑥ **치명률** … 5% 미만이다.

⑦ **예방법**

　　㉠ 유행시 예방접종을 실시한다.
　　㉡ 음료수 소독을 철저히 한다.
　　㉢ 보균자를 찾아내어 보건교육을 실시한다.
　　㉣ 집파리를 구제한다.

(4) 세균성 이질

최근 엘리뇨 현상으로 발생이 증가하고 있고, 우리나라에서 산발적으로 발생하는 급성소화기계 질병이며 제1군 전염병이다.

① **병원체** … *Shigella Dysenteriac*(세균)

② **병원소** … 감염자

③ **증상** … 발열, 오심, 구토, 복통, 위경련, 설사 등이며 혈변을 배출하기도 한다.

④ **잠복기** … 1~7일(보통 4일)이다.

⑤ **전파방식**

　　㉠ 오염된 식품과 음료수를 섭취할 때 감염된다.
　　㉡ 집파리가 병원체를 전파하는 경우도 있다.

⑥ **치명률** … 위생상태가 나쁜 개발도상국에서는 입원환자 10~20%의 높은 사망률을 보인다.

⑦ **예방법**

　　㉠ 식품과 음료수가 분변에 오염되지 않도록 한다.
　　㉡ 개인위생(손 씻기)을 철저히 한다.
　　㉢ 식품취급자(가정주부 등)는 개인위생 및 주방위생에 철저를 기한다.

(5) 아메바성 이질

병원체가 대장의 점막 하부조직에 침입하여 발생하는 질병으로 무증상 감염이 많다. 우리나라 법정 제2종 전염병으로 지정되어 있었으나, 현재는 삭제되었다.

① **병원체** … *Entamoeba Histolytica*(아메바)

② **병원소** … 환자 또는 무증상 보균자

③ **증상** … 복통, 피와 점액이 섞인 심한 설사 등이다.

④ **잠복기** … 보통 3~4주이다.

⑤ **전파방식** … 환자의 분변에 오염된 음료수나 식품, 파리 등에 의하여 전파된다.

⑥ **치명률** … 아주 낮다.

⑦ **예방법**

  ㉠ 분뇨의 위생적 처리, 음료수 소독, 보건교육을 통한 개인위생을 철저히 한다.
  ㉡ 파리의 방제와 식품업소 종업원에 대한 검진 및 감독을 실시한다.

(6) 폴리오

소아마비 또는 급성 회백수염으로 불리어지는 법정 제2군 전염병이다. 이 병은 감염자 중에서 증상을 나타내는 사람(환자)의 비율이 아주 낮은(약 1,000 대 1) 질병이나 발병하면 대단히 위험하고 후유증을 남기는 등 예후가 좋지 않은 무서운 질병이다.

① **병원체** … 바이러스

② **병원소** … 주로 불현성 감염자이다.

③ **증상** … 발열, 두통, 소화불량, 불쾌감, 중추신경장애와 운동장애 등이다.

④ **잠복기** … 7~12일이다.

⑤ **전파방식**

  ㉠ 주로 인두 분비액과 직접 접촉하였을 때 감염된다.
  ㉡ 파리, 음료수, 식품에 의한 전파도 가능하다.

⑥ **치명률** … 2~10% 정도이고, 연령이 높을수록 치명률도 높다.

⑦ **예방법** … 예방접종이 최선의 방법이다.

(7) 유행성 간염

비위생적인 환경에서 발생하는 급성소화기계 전염병이며, 병원체는 열과 음료수의 염소에 저항력이 높다.

① **병원체** … 바이러스

② **병원소** … 사람, 침팬지

③ **증상** … 돌발성 발열, 식욕감퇴, 오심, 복통, 황달 등이다.

④ **잠복기** … 30~35일이다.

⑤ **전파방식** … 사람과 사람의 직접 접촉, 오염된 식품과 우유, 생선(어패류) 등을 통하여 감염된다.

⑥ **치명률** … 치명률은 1% 이하로서 아주 낮다.

⑦ **예방법** … 식품위생에 관한 보건교육을 실시한다.

(8) 여시니아증

갑자기 설사증을 일으키는 급성 질환으로 근래에 재분류된 전염병이다.

① **병원체** … *Yersinia Pseudotuberculosis*(세균)

② **병원소** … 가축, 야생조수

③ **증상** … 급성설사, 열, 두통, 인후염, 구토, 홍반, 관절염, 패혈증 등이다.

④ **잠복기** … 3~7일이다.

⑤ **전파방식** … 감염자 또는 동물과 접촉할 때, 감염자의 대변에 오염된 식품과 음료수를 섭취할 때 감염된다.

⑥ **치명률** … 면역결핍상태에 있는 사람이 감염되면 치명률이 높다.

⑦ **예방법** … 사람과 가축의 분변을 위생적으로 처리한다. 개인위생(식사 전 손씻기 등)에 관한 보건교육을 실시한다.

(9) 대장균성 설사증

비위생적인 환경에서 음식이나 식수를 통하여 전파되는데, 신생아실이나 탁아소 등에서 많이 발생한다.

① **병원체** … 대장균(세균)

② **병원소** … 감염자

③ **증상** … 복부경련, 구토, 산혈증, 탈수증 등이다.

④ **잠복기** … 12~72시간이다.

⑤ **전파방식** … 감염자의 분변에 오염된 식수, 음식물 및 개달물에 의하여 전파된다.

⑥ **예방법**
　ㄱ 식수와 음식물이 분변에 오염되는 것을 차단한다.
　ㄴ 병원 신생아실의 철저한 위생관리와 이환된 신생아의 격리, 신생아의 분변을 매일 점검하고 대처한다.

⑽ 바이러스성 급성 장염

병원에서 감염되는 설사증의 주원인이며, 영유아에 많이 발생한다.

① **병원체** … 로타 바이러스

② **병원소** … 감염자

③ **증상** … 설사, 구토, 심한 탈수증, 장출혈 등이며, 사망에 이를 수도 있는 중증 위장염이다.

④ **잠복기** … 48시간이다.

⑤ **전파방식** … 대변에 오염된 식품, 식수, 개달물을 통해 감염된다.

⑥ **예방법**
　　㉠ 식수, 음식, 개달물이 감염자의 분변에 오염되지 않도록 차단한다.
　　㉡ 환자나 보균자가 영유아와 접촉하지 않게 하며, 미숙아에게는 면역 글로블린(Globulin)을 경
　　　 구로 투여한다.

⑾ 비브리오 패혈증

법정 제3군 전염병으로 추가되었다.

① **병원체** … *Vibrio Vulnificus*(세균)

② **병원소** … 해수, 해산물 등이다.

③ **증상** … 발열, 오한, 전신쇠약, 구토, 설사, 부종, 발적, 반상출혈, 수포, 궤양, 피부괴사, 쇼크,
혈관 내 응고 등이다.

④ **잠복기** … 16~20시간이다.

⑤ **전파방식** … 상처를 해수에 접촉시켰을 때, 오염된 어패류를 생식할 때 감염된다(특히, 간질환자).

⑥ **치명률** … 60~80%의 높은 사망률을 보인다.

⑦ **예방** … 어패류의 생식을 피하고(특히, 간질환자), 어패류를 취급하는 음식점에서는 생선을 철저
히 씻는다.

⑿ 살모넬라 식중독

① **병원체** … *S. Heidelberg, S. Newport* 등

② **병원소** … 환자, 회복기 보균자, 가축, 야생동물 등이다.

③ **증상** ··· 오심, 구토, 설사, 복통, 발열, 탈수증, 식욕상실, 관절염, 폐염 등의 합병증을 일으키기도 한다.

④ **잠복기** ··· 12~14시간이다.

⑤ **전파방식** ··· 감염된 사람이나 동물의 분변에 오염된 식품의 섭취시에 감염되는 급성 감염형 식중독이다.

⑥ **치명률** ··· 노약자나 병약자를 제외하고 이 식중독으로 사망하는 경우는 드물다.

⑦ **예방법**

    ㉠ 모든 동물성 식품은 완전히 익혀서 먹는다.

    ㉡ 모든 식품취급자는 개인위생과 주방위생을 철저히 한다.

    ㉢ 모든 조리식품은 쥐와 해충으로부터 잘 보호한다.

⒀ 포도상구균 식중독

① **병원체** ··· *Staphylococcus Aureus*(세균)

② **병원소** ··· 사람

③ **증상** ··· 오심, 구토, 설사, 체온저하를 나타내며 3~4시간 지속된다. 환자는 쇠약해지고 피로한 상태가 수일간 계속된다.

④ **잠복기** ··· 1~3시간이다.

⑤ **전파방식** ··· 포도상구균이 음식물 안에 생산한 장독소를 섭취할 때 발생하는 독소형 급성 식중독이다.

⑥ **치명률** ··· 사망하는 경우는 거의 없다.

⑦ **예방법**

    ㉠ 조리된 식품은 가급적 빨리 소비하고 저장할 때는 위생적으로 냉장 보관한다.

    ㉡ 피부에 상처가 있는 사람은 식품취급을 금한다.

    ㉢ 모든 식품취급자(가정주부 포함)는 개인위생과 주방위생을 철저히 한다.

⒁ 보툴리누스 식중독

기성 포자형성 세균이 생산한 독소에 의해서 생기는 신경계의 급성 식중독이다. 혐기상태에서 부적절하게 가공된 식품(통조림류) 안에서 독소가 생성된다. 이 식중독균이 생산하는 독소는 강한 독성을 가지고 있어 차 숟갈 하나 정도의 양이면 수백만 명을 치사시킬 수 있다. 그러나 30분간 가열하면 독소가 파괴되어 먹어도 안전하다.

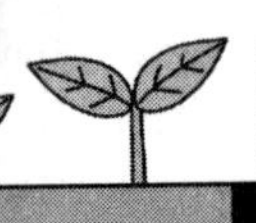

① **병원체** ⋯ *Clostridium Botulinum*(세균)

② **병원소** ⋯ 토양, 물, 동물과 어류의 내장 등이다.

③ **증상** ⋯ 전신쇠약, 현기증, 두통, 중추신경 마비, 호흡곤란으로 사망에 이르기까지 한다.

④ **잠복기** ⋯ 10~12시간이다.

⑤ **전파방식** ⋯ 토양이나 동물의 분변에 오염된 식품을 충분히 조리(가열처리)하지 않고 섭취할 때 중독된다.

⑥ **치명률** ⋯ 치명률은 대단히 높아 적절히 치료하지 않으면 환자의 1/3은 사망한다. 그러나 특이 항독소를 투여하고 호흡기를 잘 관리하면 치명률은 15% 이하로 낮출 수 있다.

⑦ **예방법**

　㉠ 식품은 조리 직후 먹고, 그렇지 못할 경우에는 냉장하였다가 다시 열처리를 한 후 섭취한다.
　㉡ 모든 식품 취급자를 대상으로 보건교육을 실시한다.
　㉢ 가정에서 만든 통조림은 30분 이상 가열한 후 먹는다.

(15) 비브리오 식중독

① **병원체** ⋯ *Vibrio Parahaemolyticus*(세균)

② **병원소** ⋯ 해산물

③ **증상** ⋯ 구역, 구토, 두통, 설사, 고열, 백혈구 증가 등

④ **잠복기** ⋯ 12~24시간이다.

⑤ **전파방식**

　㉠ 생해산물이나 잘 조리되지 않은 해산물을 먹을 때 주로 감염되는 감염형 식중독이다.
　㉡ 해수로 손을 씻거나 음식을 씻을 때도 감염될 수 있다.

⑥ **치명률** ⋯ 사망하는 경우는 거의 없다.

⑦ **예방법**

　㉠ 해산물을 조리할 때는 수돗물로 충분히 씻는다.
　㉡ 해산물을 다루었던 손은 깨끗이 씻고 다른 음식물을 만진다.

③ 점막 및 피부접촉에 의한 감염병

(1) 임질

전 세계적인 분포를 이루고 있고 우리나라에서도 가장 흔한 성병이며, 제3군 전염병이다.

① **병원체** … *Neisseria Gonorrheae*(세균)

② **병원소** … 사람이 유일한 병원소이다.

③ **증상**

　㉠ 남성 : 배뇨시 화끈거리며 따갑고 고름 섞인 오줌이 나온다.

　㉡ 여성

　　• 배뇨시 통증을 느끼며 질에서 분비물이 많이 나온다.

　　• 여성감염자는 증상이 없는 경우가 많아 성병퇴치에 지장이 많다.

　　• 임질은 즉시 치료하지 않으면 수막염, 관절염, 심내막염 등의 합병증을 유발할 수도 있으며 불임의 원인이 될 수도 있다.

　　• 면역이 되지 않으므로 반복감염이 된다.

④ **잠복기** … 3~4일이다.

⑤ **전파방식** … 성적 접촉에 의하여 감염된다.

⑥ **예방법** … 성병에 관한 보건교육을 실시한다.

(2) 매독

매독은 성병으로만 인식되고 있지만 태반을 통하여 감염되면 유산이나 사산의 경우가 있으며 신체의 모든 부위를 침범할 수 있는 무서운 질병이다.

① **병원체** … *Treponema Pallidium*(세균)

② **병원소** … 감염자

③ **증상** … 초기 증상으로는 입과 음부에 발진이 생기지만 치료하지 않으면 수막염, 보행불능, 실명, 심장병 등 치명적인 증상이 나타날 수도 있다.

④ **잠복기** … 약 3주이다.

⑤ **전파방식**

　㉠ 주로 성적 접촉에 의하여 감염되지만 환부 참출물과 타액, 정액, 혈액, 질분비액을 통하여 간접적으로 감염되기도 한다.

　㉡ 임산부가 감염되면 태아감염을 일으킨다.

⑥ **예방법** ··· 매독에 관한 보건교육을 실시한다.

(3) 연성하감

임질, 매독과 함께 3대 성병이지만, 증세는 비교적 경미한 편이다.

① **병원체** ··· *Haemophilus Ducreyi*(세균)

② **병원소** ··· 사람

③ **증상**

    ㉠ 국소 임파선 염증 및 화농이 일어나고 감염부위가 아프고 궤양이 생긴다.
    ㉡ 여성에는 불현성 감염인 경우도 있다.

④ **잠복기** ··· 3~5일이다.

⑤ **전파방식** ··· 직접적인 성 접촉에 의하여 감염된다.

⑥ **예방법**

    ㉠ 성병에 관한 보건교육을 실시한다.
    ㉡ 성교 후에는 철저히 세척(비누와 물)한다.

(4) 전염성 농가진

세균에 의하여 피부에 발생하는 화농성 전염병이다.

① **병원체** ··· *Streptococcus Pyogenes*(세균)

② **병원소** ··· 환자 또는 보균자

③ **증상** ··· 얼굴, 팔뚝 등 피부표면에 부스럼이 생겨 외모가 손상되고 불쾌감을 준다.

④ **잠복기** ··· 2~5일이다.

⑤ **전파방식** ··· 감염자의 환부와 직접 접촉하거나 오염된 물건과 접촉할 때 감염된다.

⑥ **예방법** ··· 환부와 접촉된 물건에 접촉하지 않는다.

(5) 트라코마

① **병원체** ··· 바이러스

② **병원소** ··· 사람

③ **증상** … 결막염과 각막염을 유발하고, 치료하지 않으면 장기간 또는 일생 동안 지속되며 실명을 초래할 수도 있는 만성병이다.

④ **잠복기** … 5~12일이다.

⑤ **전파방식** … 눈과 코의 분비물과 직접 접촉하였을 때 또는 이들과 오염된 물건이 접촉했을 때 감염된다.

⑥ **예방법**

　　㉠ 개인위생에 대한 보건교육을 실시한다.
　　㉡ 공동세면장 등에는 세척시설과 자재를 비치한다.
　　㉢ 오염이 의심되는 물건은 소독한다.

④　피부상처에 의한 전염병

(1) 광견병

공수병이라 하여 제3군 전염병으로 지정되어 있으며 일단 발병하면 거의 전부가 사망하게 되는 무서운 감염병이다.

① **병원체** … 바이러스

② **병원소** … 개, 고양이, 여우, 늑대, 박쥐 등 가축과 야생동물 등이다.

③ **증상** … 발열, 두통, 불안, 심한 불쾌감, 연하곤란, 경련, 섬망, 호흡마비 등이다.

④ **잠복기** … 3~6주이다.

⑤ **전파방식** … 감염동물이 물거나 감염동물의 타액(침)이 상처에 묻을 때 감염된다.

⑥ **예방법** … 모든 개에게 광견병 예방접종을 실시한다. 개에 물렸을 경우에는 즉시 비누와 많은 물로 철저히 씻어내고, 공격한 동물(보통 개나 고양이)을 체포하여 감염 여부를 진단한다. 필요에 따라 물린 사람에게는 면역혈청과 예방백신을 주사한다.

(2) 파상풍

예방하지 않으면 사망할 수도 있는 무서운 질병으로 전염병예방법에 제2군 전염병으로 지정되어 있다.

① **병원체** … *Clostridium Tetani*(세균)

② **병원소** … 사람과 동물

③ **증상** … 불안, 초조, 근육경화, 연하곤란, 턱 근육의 경련·마비 등이다.

④ **잠복기** … 4~20일이다.

⑤ **전파방식** … 사람이나 가축의 분변에 오염된 토양, 먼지 등에 상처난 피부가 접촉할 때 감염된다. 혐기성 세균인 병원체가 상처속에서 번식을 하게 되고 체외 독소를 생산하여 사람에게 치명적인 신경마비 증세를 일으킨다.

⑥ **치명률** … 35~70%로 아주 높다.

⑦ **예방법**
　　㉠ 예방접종을 실시한다.
　　㉡ 개인위생을 철저히 한다.

(3) 렙토스피라증

감염된 쥐나 가축에 의하여 전파되는 급성 전염병으로 우리나라 전염병예방법에 제3군 전염병으로 지정되어 있다.

① **병원체** … *Leptospira* 속의 여러 종(세균)

② **병원소** … 소, 개, 돼지, 쥐 등이다.

③ **증상** … 발열, 두통, 오한, 구토, 근육통, 결막염, 황달, 신부전, 용혈성 빈혈, 발진 등이다.

④ **잠복기** … 4~19일이다.

⑤ **전파방식** … 감염동물과 접촉할 때, 수영장 등에서 감염동물의 분변에 오염된 물이 입으로 들어가거나 피부에 묻을 때, 감염동물의 분변에 오염된 음식이나 물을 먹을 때 감염된다.

⑥ **예방법**
　　㉠ 질병의 전파방식과 관련된 개인위생을 철저히 하고 쥐의 구제에 힘쓴다.
　　㉡ 가축에 예방접종을 하고 분변을 비료로 사용한 논에 들어가 작업을 할 때는 장화와 장갑을 착용한다.
　　㉢ 음식물과 음료수는 가급적 가열한 후 섭취한다.

(4) 서교열

쥐에 물릴 때 물린 상처를 통하여 감염되는 질병이다.

① **병원체** … *Streptobacillus Moniliformis*(세균)

② **병원소** … 쥐, 다람쥐 등이다.

③ **증상** … 국부 임파선염, 급성 열성경련, 발진 등이다.

④ **잠복기** … 3~10일이다.

⑤ **전파방식** … 쥐에 물렸을 때 타액(침)에 의하여 전파된다.

⑥ **예방법** … 쥐에 물리지 않도록 조심하고, 만일 쥐에 물렸을 때는 비누와 물로 철저히 소독한다.

⑤ 절지동물(곤충 등)에 의한 전염병

(1) 일본 B형 뇌염

발병하면 치료가 잘 안 되고 예후도 좋지 않은 급성 전염병으로 법정 제2군 전염병이다. 총환자의 90% 이상이 14세 이하이고, 5~9세가 50%를 차지한다. 또 불현성 감염률이 아주 높아서 1~500 내지 1,000으로 추정된다.

① **병원체** … 바이러스

② **병원소** … 돼지, 소, 말 등이다.

③ **증상** … 발열, 두통, 구역질, 보행장애, 언어장애, 혼수상태, 마비 등이다.

④ **잠복기** … 5~15일이다.

⑤ **전파방식** … 감염된 뇌염모기에 물릴 때 감염된다.

⑥ **치명률** … 60%로 높다.

⑦ **예방법**
　㉠ 예방접종을 실시한다.
　㉡ 모기를 구제하고, 모기가 옥내에 들어오지 않도록 방충망을 설치한다.
　㉢ 밤에 옥외활동을 할 때는 긴 소매로 된 헐거운 방충복을 착용하며 기피제를 바른다.

(2) 샌 루이스 뇌염

미국, 중남미, 자마이카 등지에서 뇌염모기가 매개하는 질병이다.

① **병원체** … 바이러스

② **병원소** … 야생동물

③ **증상** … 고열, 두통, 복통, 근육통, 구토, 정신혼란, 떨림, 언어장애 등이다.

④ **잠복기** … 5~15일이다.

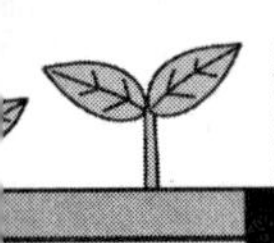

⑤ **전파방식** … 감염된 모기에 물릴 때 감염된다.

⑥ **예방법** … 일본 B형 뇌염의 예방과 동일하다.

(3) 말라리아, 학질

말라리아는 아직도 세계적으로 가장 중요한 법정 제3군 전염병이다. 매년 1억 정도의 환자가 발생하고 그중 약 100만 명이 사망하는 것으로 추정된다. Plasmodium 속의 4종이 인체를 통해 감염되는데, 이 중 악성 3일열말라리아는 약 10%의 치명률을 보이고, 우리나라에 존재하는 양성 3일열말라리아는 치사율은 거의 없으나 장기간 재발된다.

① **병원체** … 아메바

② **병원소** … 감염자

③ **증상**
  ㉠ 고열, 오한, 두통, 오심, 발한 등이 매일 한번 또는 2~3일에 한번씩 반복된다.
  ㉡ 치료하지 않으면 1개월 이상 지속되며 보통 몇 년간 불규칙하게 재발하는 경우가 많다.

④ **잠복기** … 3~6일이다.

⑤ **전파방식** … 학질 모기가 물었을 때 감염된다.

⑥ **예방법**
  ㉠ 예방접종을 실시한다.
  ㉡ 모기를 구제하고, 방충망을 설치한다.

(6) 뎅기열

인도, 파키스탄, 인도네시아, 필리핀 등 동남아시아와 서남태평양의 제군도 및 남미 등에서 발생되는 급성 질병으로 숲 모기가 매개한다.

① **병원체** … 바이러스

② **병원소** … 사람(모기와 관련)

③ **증상** … 발열, 심한 두통, 근육통, 관절통, 발진 등이다.

④ **잠복기** … 5~6일이다.

⑤ **전파방식** … 감염된 모기에 물렸을 때 감염된다.

⑥ **예방법**

　　㉠ 모기를 구제한다.
　　㉡ 방호복을 착용하고, 기피제를 사용한다.

(7) 재귀열

몸의 이가 매개하는 전염병으로 제2군 전염병이었으나 삭제되었다.

① **병원체** … 세균

② **병원소** … 사람

③ **증상** … 반복적으로 열이 발생한다. 전체 이환기간은 13~16일이다.

④ **잠복기** … 보통 8일이다.

⑤ **전파방식** … 이가 물으면 가려워서 긁게 되는데, 이 때 피부에 난 상처로 이의 임파액(피)이 침입하여 감염된다.

⑥ **치명률** … 치료하지 않은 환자의 경우는 보통 2~10%이다.

⑦ **예방법**

　　㉠ 속옷의 세탁 등 개인위생을 철저히 한다.
　　㉡ 살충제 분제(가루약)로 이를 구제하고, 목욕을 자주한다.

(8) 발진티푸스

이가 매개하는 제3군 전염병이다.

① **병원체** … 리케차

② **병원소** … 감염자

③ **증상** … 두통, 오한, 고열, 전시통, 발진, 폐혈증이다.

④ **잠복기** … 1~2주이다.

⑤ **전파방식** … 감염된 이에 물렸을 때 긁어 생긴 상처에 이의 변이 침입할 때, 또는 이의 변을 호흡시 흡입할 때도 감염될 가능성이 있다.

⑥ **치명률** … 치료하지 않은 환자의 경우는 보통 10~40%이나 나이가 많이 들수록 높아진다.

⑦ **예방법**

　　㉠ 예방접종을 실시한다.

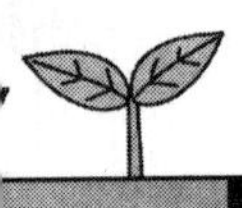

    ⓛ 침구와 속옷을 자주 열세탁한다.
    ⓔ 살충제를 살포한다.

(9) 페스트, 흑사병

아직 우리나라에는 발생한 적이 없는 제4군 전염병이다.

① **병원체** … 세균

② **병원소** … 야생설치류(벼룩)

③ **증상** … 고열, 쇼크, 혈압강화, 맥박증가, 부정맥, 불안, 보행장애, 기력상실, 섬망, 혼수상태 등
이다.

④ **잠복기** … 2~6일이다.

⑤ **전파방식** … 감염된 벼룩에 물리거나 감염동물의 고름이나 조직을 취급할 때, 환자의 가래침 등
과 접촉하거나 오염된 비말핵을 통하여 감염된다.

⑥ **치명률** … 치료하지 않은 환자의 경우는 25~50%가 사망한다.

⑦ **예방법**
    ㉠ 예방접종을 실시한다.
    ㉡ 구충(벼룩) 및 구서(쥐)를 실시한다.
    ㉢ 흑사병의 전파방식에 관한 보건교육을 실시한다.
    ㉣ 환자가 발생한 경우 환자를 격리하고 상재지역에 소독을 실시한다.

(10) 발진열

벼룩이 매개하는 법정 제3군 전염병이다.

① **병원체** … 리케차

② **병원소** … 쥐는 병원소이고, 쥐벼룩이 매개한다.

③ **증상** … 발진티푸스와 비슷하나 경미하다.

④ **잠복기** … 보통 12일이다.

⑤ **전파방식** … 쥐벼룩에 물렸을 때 난 상처나 긁은 상처에 벼룩의 변이 묻어 감염된다.

⑥ **예방법** … 쥐굴에 살서제를 살포하는 등 쥐를 구제한다.

(11) 양충병(쯔쯔가무시병)

좀진드기의 일종인 털진드기가 매개하는 질병으로, 법정 제3군 전염병으로 지정되어 있다.

① **병원체** ··· 리케차

② **병원소** ··· 털진드기

③ **증상** ··· 두통, 결막염, 임파선 비대, 반상구진 발생(몸, 사지), 기침 등이다.

④ **잠복기** ··· 10~12일이다.

⑤ **전파방식** ··· 감염 털진드기에 물릴 때 감염된다.

⑥ **치명률** ··· 치료하지 않은 환자의 경우는 사망률이 1~4%에 이르며 나이가 많을수록 사망률이 높다.

⑦ **예방법**
　　㉠ 진드기를 구제한다.
　　㉡ 보호복을 착용하고 기피제를 사용한다.
　　㉢ 진드기가 서식하지 못하도록 잡초를 제거한다.

(12) 아프리카형 수면병

아프리카의 체체파리가 매개하는 무서운 질병이다.

① **병원체** ··· 아메바

② **병원소** ··· 사람, 가축, 야생동물

③ **증상** ··· 심한 두통, 발열, 불면증, 임파절 부종, 빈혈, 부종, 발진, 최면증, 중추신경 장애 등이다.

④ **잠복기** ··· 2~3주이다.

⑤ **전파방식** ··· 감염된 체체파리에 물릴 때 감염된다.

⑥ **예방법**
　　㉠ 체체파리를 구제한다.
　　㉡ 보호복을 착용하고, 야외작업시 기피제를 바른다.

(13) 아메리카형 수면병, 샤가스병

노린재가 매개하는 무서운 질병으로 중남미 지역에서 발생한다.

① **병원체** ··· 아메바

② **병원소** ··· 사람, 가축, 야생동물

③ **증상**…발열, 불쾌감, 임파절 부종, 간장 비대증으로 1~2개월 지속하다가 심내막염, 골수염 등 합병증을 유발하며 사망에 이른다.

④ **잠복기**…5~14일이다.

⑤ **전파방식**…트리아토민 노린재의 변이 피부의 상처에 묻을 때 감염된다.

⑥ **예방법**

　㉠ 수면병의 전파방식에 관한 보건교육을 실시한다.

　㉡ 혈액검사를 실시한다.

　㉢ 매개곤충(트리아토민 노린재)을 구제한다.

⑭ 큐열(Q-fever)

진드기에 물리거나 감염동물의 분비물 또는 배설물에 의하여 감염되는 열병이다. 모든 대륙에서 발생한다.

① **병원체**…리케차

② **병원소**…진드기, 야생동물, 소, 양, 염소 등이다.

③ **증상**…오한, 두통, 쇠약, 심한 발한(땀), 폐렴, 흉통 등이다.

④ **잠복기**…보통 2~3주이다.

⑤ **전파방식**…감염동물의 태반에 오염된 공기, 소독하지 않은 우유, 기타 감염동물과 관련된 부산물 또는 폐기물과 접촉할 때 감염된다.

⑥ **치명률**…치료하지 않은 경우에도 사망률은 1% 이하이다.

⑦ **예방법**…감염원에 관한 보건교육, 개인위생의 철저, 우유소독의 철저, 예방접종의 실시 등의 방법이 있다.

⑮ 진드기 매개열, 록키산 홍반열

미국 전지역, 서부 캐나다, 중앙 및 서부 멕시코, 파나마, 콜롬비아, 브라질 등에서 진드기에 의하여 매개되는 질병이다.

① **병원체**…리케차

② **병원소**…참진드기

③ **증상**…돌발성, 발열(보통 2~3주 계속), 두통, 오한, 홍반, 출혈 등이다.

④ **잠복기** … 3~10일이다.

⑤ **전파방식** … 진드기에 물리거나 피부가 진드기의 분변 또는 조직에 접촉될 때 감염된다.

⑥ **치명률** … 치료하지 않은 환자의 경우에는 사망률은 약 20%이다.

⑦ **예방법**

　㉠ 진드기에 노출되지 않도록 한다.
　㉡ 전파경로(진드기)에 관한 보건교육을 실시한다.

⒃ **옴(Scabies)**

① **병원체** … 옴진드기(응애)

② **병원소** … 감염자

③ **증상** … 손가락 사이, 팔뚝, 무릎 안쪽, 허벅다리, 남성 생식기 피부, 허리주위 등에 흠집 또는 밤에 심한 가려움증, 긁은 상처에 세균감염 등이다.

④ **잠복기** … 수일 또는 수주일이다.

⑤ **전파방식** … 직접 접촉 또는 감염자에 의하여 침구 또는 침복에 접촉할 때 감염된다(흔히 성적 접촉시 감염됨).

⑥ **예방법**

　㉠ 몸, 속옷, 침구를 청결히 하도록 교육한다.
　㉡ 감염학생은 치료될 때까지 등교를 중지한다.

⑥ 포유동물에 의한 전염병

(1) 유행성 출혈열

농민, 군인, 산악인 등 야외활동이 많은 사람 중에서 많이 발생하는 법정 제3군 전염병이다.

① **병원체** … 한탄(*Hantan*) 바이러스

② **병원소** … 들쥐(등줄쥐)

③ **증상** … 발열, 식욕저하, 구토, 출혈, 저혈압, 단백뇨 배설, 신장기능 상실, 쇼크 등이다.

④ **잠복기** … 12~16일이다.

⑤ **전파방식** … 야생 들쥐의 배설물이 입으로 들어가거나 호흡기도로 흡입될 때 감염되는 것으로 추정된다.

⑥ **치명률** … 6%이다.

⑦ **예방법**

　㉠ 농가나 병영주변에 들쥐가 서식할 수 없도록 청결을 유지한다.

　㉡ 야외활동 중에 입었던 의복, 신발 등을 즉시 세탁한다.

　㉢ 야외에서 활동할 때는 마스크를 착용하여 오염된 분진을 흡입하지 않도록 한다.

(2) 브루셀라증

농민, 도살장 근로자, 식용육 취급자에게 많이 발생하는 법정 제3군 전염병으로 전염병예방법에 추가되었다.

① **병원체** … *Brucella Abortus*(세균)

② **병원소** … 소, 양, 염소, 말, 돼지 등이다.

③ **증상** … 발열, 두통, 쇠약, 심한 땀, 오한, 관절통, 전신통 등이다.

④ **잠복기** … 5~21일이다.

⑤ **전파방식** … 감염동물의 조직, 혈액, 소변, 유산 폐기물, 우유 등을 접촉하거나 섭취할 때 감염된다.

⑥ **치명률** … 2%이다.

⑦ **예방법**

　㉠ 농민, 도살장 근로자, 식육 판매자 등에 보건교육을 실시한다.

　㉡ 감염된 가축을 적발하여 폐기하고, 식육검사를 철저히 실시한다.

　㉢ 우유소독을 철저히 실시한다.

(3) 탄저병

감염된 가축에 의하여 전파되는 아주 무서운 급성 세균성 질병으로 제3군 전염병으로 추가되었다.

① **병원체** … *Bacillus Anthracis*(세균)

② **병원소** … 소, 양, 염소, 말 등이다.

③ **증상**

    ㉠ 피부접촉 부위에 움푹 패인 흑색가피가 생기며 주위에는 조그마한 부종이 생긴다.

    ㉡ 치료하지 않으면 임파절과 혈관으로 들어가 패혈증을 일으키고 사망을 초래할 수도 있다.

    ㉢ 호흡기로 흡입되었을 때도 심하면 고열과 쇼크가 오고 24시간 내에 사망한다.

④ **잠복기** … 2~5일이다.

⑤ **전파방식**

    ㉠ 탄저병으로 죽은 동물의 가죽, 털, 조직 등을 접촉할 때

    ㉡ 병원체의 포자를 흡입할 때

    ㉢ 이 병으로 죽은 동물의 고기를 날로 먹을 때

⑥ **치명률** … 치료하지 않은 환자 중 5~20%가 사망한다.

⑦ **예방법**

    ㉠ 예방접종을 실시한다.

    ㉡ 수의과학적 조치를 취한다.

    ㉢ 오염된 물건은 소독과 격리가 필요하다.

⑦ 주사기 등에 의한 전염병

(1) B형 간염

간세포성 암과 연관이 있는 아주 무서운 만성질환으로 우리나라 전염병예방법에도 제2군 전염병으로 지정되어 있다. 선진국의 경우는 양성률이 대개 0.3%인데 반하여 아프리카 등 후진국은 양성률이 15%를 넘기도 한다. 우리나라의 양성률은 약 8%로 추정된다.

① **병원체** … 바이러스

② **병원소** … 감염자의 혈액, 타액, 점액, 질 분비액이다.

③ **증상** … 식욕감퇴, 복부불안, 오심, 구토, 황달 등이다.

④ **잠복기** … 80~100일이다.

⑤ **전파방식** … 성 접촉 등 밀접한 접촉, 칫솔이나 면도칼을 혼용할 때, 또는 감염자의 혈액 또는 혈액제제를 받을 때나 오염된 주사기, 침, 기타 의료기구에 의하여 감염된다.

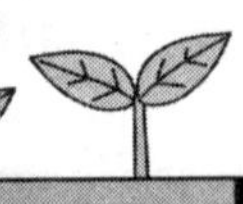

⑥ **예방법**

    ㉠ 예방접종을 실시한다.

    ㉡ 혈액관리를 철저히 한다.

    ㉢ 주사기 등 의료기구와 오염가능성이 있는 물건은 철저히 소독한다.

(2) 후천성 면역결핍증(AIDS)

1980년대 초부터 유행하기 시작한 무서운 전염병으로 감염되면 효과적인 치료방법이 없고, 우리나라에도 감염자의 수가 매년 증가되고 있다. 전염병예방법에 제3군 전염병으로 지정되어 있다.

① **병원체** … HIV 바이러스

② **병원소** … 사람(감염자)

③ **증상** … 미열, 전신피로, 식은 땀, 불쾌감, 체중감소, 임파선 비대, 손, 입, 항문이 가렵고 부스럼 발생, 만성 기침, 호흡곤란, 기억력 감퇴, 성격변화 또는 발작, 식도염, 폐렴, 피부암 등이다.

④ **잠복기** … 수개월~6년이다.

⑤ **전파방식**

    ㉠ 성적 접촉시

    ㉡ 수혈 및 혈액제품 사용시

    ㉢ 오염된 주사기, 침, 칫솔, 면도칼 사용시

    ㉣ 모성이 감염된 경우 태아로 수직감염

⑥ **예방법**

    ㉠ 혼외 성교를 금하고 콘돔을 사용한다.

    ㉡ 주사기, 침 등은 매회 가열소독해서 사용한다.

    ㉢ 면도칼, 칫솔은 자신의 것만을 사용한다.

    ㉣ 혈액 공여자나 매혈자의 혈액은 채취하기 전에 철저한 검사를 실시한다.

    ㉤ 에이즈의 위험성과 전파경로에 관하여 보건교육을 실시한다.

① 전염병 예방

(1) 전파예방

① **외래 전염병** … 검역, 격리

② **국내 전염병** … 병원소 제거

③ 전염력 감소(면역 증가)

④ 병원소 격리(이질 14일, 장티푸스 14일)

⑤ 환경위생관리

(2) 면역증강

예방접종을 실시한다.

② 사후관리

(1) 환자관리

① 조기진단 · 치료

② 보건교육 등 실시

(2) 관리방법

① **소화기계 질환** … 환경위생 철저

② **호흡기계 질환** … 예방접종 실시

③ **성병 질환** … 보건교육, 접촉자 색출

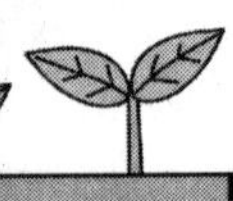

❄ 용어해설 ❄

1. **간과환자** : 증상이 경미하여 환자로 확인되지 못한 환자
2. **감수성** : 환자를 환자로 판정하는 능력(집단검사를 할 때)
3. **개달물** : 손수건, 내의, 장난감 등 감염성 질병의 매개체가 될 수 있는 물건(살아있는 병원체를 가짐)
4. **검역** : 어떤 질병의 감염이 의심되는 사람을 그 질병의 최대 잠복기 동안 다른 사람과 분리시키는 조치(건강 격리)
5. **격리** : 환자를 다른 사람과 분리하여 질병의 전파를 방지하는 조치
6. **공생** : 두 생물이 서로 피해를 주지 않고 근접한 환경에서 살아가는 관계
7. **귀속 위험도** : 코호트연구 결과 나타난 속성에 의한 위험도(속성을 가진 집단에서의 질병 발생건수에서 속성을 갖지 않는 집단에서의 발생건수를 제외한 율)
8. **리케차** : 세균보다는 작고 바이러스보다는 큰 병원미생물(살아있는 세포 안에서만 증식한다)
9. **만성 보균자(건강 보균자)** : 어떤 질병의 총이환기간이 끝나 자각적으로나 타각적으로 건강하게 보이면서 균을 장기간 또는 일생 배출하는 사람
10. **매개동물 구제** : 질병을 기계적으로 또는 생물학적으로 전파시키는 곤충, 진드기 등을 제거 또는 억제하는 행위
11. **반감기** : 능력수준이 50%로 감소하는 데 소요되는 시간(동위원소의 방사능이나 피동면역의 감소상태에 적용된다)
12. **반수 치사량** : 시험동물의 50%를 죽일 수 있는 독성 물질의 양
13. **발병력** : 질병을 일으키는 능력
14. **발병률** : 위험에 놓인 사람(접촉된 사람) 중에서 발병한 사람의 수
15. **발생률** : 일정 기간에 인구 중(가양인구) 새로이 발생한 특정 질병의 발생건수(환자 수)
16. **범발성** : 감염병이 거의 또는 전세계적으로 유행하는 현상
17. **비교위험도** : 코호트연구 결과 나타난 속성을 가진 집단에서의 질병 발생률과 속성을 갖지 않은 집단에서의 질병 발병률의 차이(비)
18. **비말** : 기침, 재채기, 담소를 할 때 배출되는 타액, 객담 등의 액상입자(비교적 큰 입자이므로 공기 중에서 오래 부유하지 못함)
19. **세대기** : 병원체가 숙주에 침입한 후 가장 많이 탈출할 때까지의 기간
20. **숙주** : 병원체에 의하여 감염될 수 있는 척추동물과 무척추동물
21. **숙주의 범위** : 병원체의 감염에 감수성을 가진 숙주의 종류
22. **순화독소** : 디프테리아나 파상균이 생산하는 독소로 특이 능동면역을 유도하기 위하여 사용되는 백신(독성을 제거한 독소이다)
23. **식세포** : 이물질이나 병원미생물을 포식하는 세포
24. **원생동물** : 단세포동물(예 아메바, 말라리아 병원체)
25. **유병률** : 일정 시점에서 인구 중 어떤 질병의 환자 수
26. **은닉기** : 병원체가 숙주에 침입한 후 탈출을 시작할 때까지의 기간
27. **은닉 환자** : 숨겨진 환자
28. **의양성** : 환자가 아닌 사람을 양성으로 판정하는 경우(집단 검사시)
29. **의음성** : 환자를 음성으로 판정하는 경우(집단 검사시)
30. **인터페론** : 바이러스에 감염된 세포가 생산하는 저분자 단백질로서 새로운 세포의 바이러스 감염을 막아주고 이미 바이러스에 감염된 세포에서는 바이러스의 증식을 억제하는 성질을 가지고 있다.
31. **임파구(임파세포)** : 백혈구 세포의 일종(작은 구형 세포로서 면역반응의 역할을 한다)

32. **자가 면역성** : 자신의 조직 항원에 면역반응을 일으킴으로써 생기는 질병
33. **잠복감염** : 증상을 일으키지도 않고 몸 밖으로 배출하지도 않으면서 병원체가 숙주 안에서 오랫동안 존재하고 있는 상태(혈액, 조직 또는 체액에서 병원체의 존재를 확인할 수 없으나 몸 안에 어디인가 숨어 있다가 재발한다)
34. **진균** : 곰팡이와 효모(이스트)를 포함하는 하등식물(어떤 종류는 질병을 일으키기도 한다. 예 무좀 등)
35. **체외 감복기** : 절지동물이 질병의 병원체를 획득한 다음 감염시키기에 충분할 만큼 몸 안에서 발육하거나 증식하는 데 필요한 시간
36. **코호트** : 같은 속성을 가진 인구집단
37. **피동(수동)면역** : 신생아가 가지는 모성으로부터 받은 면역 또는 다른 사람으로부터 받은 면역(예 면역혈청)
38. **항원** : 항체의 생산을 유도하는 물질
39. **항원가(역가)** : 면역반응을 자극하는 능력
40. **항체** : 항원의 자극에 반응하여 생산되는 글로불린인데 조직액이나 혈청에 들어 있다.
41. **현성 감염** : 증상이 있는 일반적인 감염≠불현성 감염(무증상 감염)
42. **혈청병** : 이종 면역혈청(사람이 아닌 다른 동물에서 만든 면역혈청)에 보이는 지연 과민반응이다(예 디프테리아 및 파상풍 항독소, 광견병 면역혈청은 말에서 생산되는데 접종 후 10~12일에 증상이 시작되며 생명을 위협할 수도 있다).
43. **효소** : 생물의 체내에서 생산되는 유기촉매
44. **후천(획득)면역** : 숙주가 획득한 어떤 병원체에 대한 저항성

Chapter 02 출제예상문제

1 다음 중 가장 위험한 보균자 관리를 어렵게 하는 대상은?

① 건강보균자　　　　　　　② 일시보균자
③ 만성보균자　　　　　　　④ 잠복기보균자
⑤ 회복기보균자

> **note** 건강보균자 … 특별한 증상 없이 일상생활을 하므로 보균자가 있는지 확인이 안 되어 전염병 관리측면에서 어렵고 더 위험한 대상이다.

2 면역의 종류 중 질병이환 후 얻게 되는 면역은?

① 자연능동면역　　　　　　② 인공능동면역
③ 자연수동면역　　　　　　④ 인공수동면역
⑤ 종 특이적 면역

> **note** 자연능동면역 … 장티푸스, 소아마비 등 질병이환 후에 얻는 면역이다.
> ※ 인공능동면역 … 파상풍, 디프테리아 등 예방접종 후에 얻는 면역이다.

3 다음 중 r-Globulin, Anti-toxin 등 인공제제 접종 후 형성되는 면역은?

① 인공수동면역　　　　　　② 자연수동면역
③ 인공능동면역　　　　　　④ 자연능동면역
⑤ 개체 특이적 면역

> **note** 수동면역(피동면역) … 이미 면역을 보유하고 있는 개체가 가지고 있는 항체를 혈청 또는 기타의 수단으로 다른 개체에게 주는 후천적 면역방법이다.

Answer 1.① 2.① 3.①

⊙ 자연수동면역 : 태아가 모체로부터 태반을 통해서 항체를 받거나 생후에 모유를 통해서 항체를 받아 생기는 면역이다.
ⓛ 인공수동면역 : r-Globulin이나 Anti-toxin 등의 면역혈청을 인체에 투입하여 잠정적으로 질병에 대한 방어를 할 수 있도록 하는 면역이다.

4 전염병예방법에 규정된 법정전염병 중 제3군 전염병이 아닌 것은?

① 유행성 이하선염

② 레지오넬라증

③ 발진티푸스

④ 탄저

⑤ 후천성 면역결핍증(AIDS)

> **note** ① 제2군 전염병이다.

5 다음 중 한탄 바이러스(*Hantan Virus*)가 전염체인 제3군 전염병은?

① 발진열

② 쯔쯔가무시병

③ 유행성 출혈열

④ 렙토스피라증

> **note** ③ 농민, 군인, 산악인 등 야외활동이 많은 사람 중에서 발생하는 제3군 전염병으로, 한탄 바이러스에 의해 전염되며 야생 들쥐의 배설물이 입으로 들어가거나 호흡기도로 흡입될 때 감염된다.

6 어린이에게 투베르쿨린 검사시 결핵에 대한 양성판정 기준을 10mm에서 5mm로 낮출 때 결과는?

① 민감도와 특이도가 증가한다.

② 민감도와 특이도가 감소한다.

③ 민감도는 증가하고 특이도는 감소한다.

④ 민감도는 감소하고 특이도는 증가한다.

> **note** ③ 민감도는 결핵감염일 경우 양성을 나타낼 확률(병이 있는 사람을 병이 있다고 판정할 수 있는 능력)을 말하고, 특이도는 병이 없는 사람을 병이 없다고 판정할 수 있는 능력을 말하므로 양성판정의 기준을 낮추면 민감도는 증가하고 특이도는 감소한다.

7 1회 접촉으로 후천성 면역결핍증에 걸릴 수 있는 가능성이 가장 높은 것은?

① 환자와의 성 접촉
② 수혈
③ 주사기 공동사용
④ 보균자와의 성 접촉

> **note** ② 혈액을 통한 감염이 빠르고 확실하므로 가장 위험하다.

8 들에서 일하던 농부가 들쥐에게 물려 질병에 감염된 경우 이와 관련깊은 전염병은?

① 쯔쯔가무시병
② 유행성 출혈열
③ 탄저병
④ 브루셀라증

> **note** ① 들쥐나 진드기에 물려 감염되는 질병이다.

9 DPT접종을 통해 예방할 수 있는 질병은?

① 결핵, 백일해, 파상풍
② 디프테리아, 장티푸스, 파상풍
③ 결핵, 홍역, 백일해
④ 디프테리아, 백일해, 파상풍

> **note** DPT … 디프테리아(Diphtheria), 백일해(Pertussis), 파상풍(Tetanus)의 예방혼합백신을 말한다. 디프테리아, 백일해, 파상풍은 모두 세균이 일으키는 전신성 질병으로, 특히 어린이가 감염되면 생명이 위험할 정도로 무서운 질병이다. 따라서 철저한 예방접종의 실시가 우선되어야 한다.

10 다음 중 순환독소(Toxoid)를 이용한 면역은?

① 자연능동면역
② 인공능동면역
③ 자연수동면역
④ 인공수동면역

> **note** 인공능동면역 … 생균백신, 사균백신, 순환독소를 예방접종하여 생기는 면역으로 파상풍, 디프테리아 등이 있다.

Answer 7.② 8.① 9.④ 10.②

11 법정감염병의 특성에 대한 설명으로 옳은 것은?

① 제1군 법정감염병 – 예방접종으로 관리가 가능하다(디프테리아, 백일해).

② 제2군 법정감염병 – 간헐적 유행가능성이 있다(인플루엔자, 결핵).

③ 제3군 법정감염병 – 전염속도가 빠르고 위해가 크므로 즉시 격리해야 한다(콜레라, 페스트).

④ 제4군 법정감염병 – 긴급방역대책이 요구된다(황열, 뎅기열).

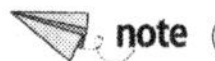 **note** ① 제2군 감염병
② 제3군 감염병
③ 제1군 감염병
※ 법정감염병의 종류

구분	정의 및 종류
제1군 감염병	전염속도가 빠르고 국민건강에 미치는 위해정도가 너무 커서 발생 또는 유행 즉시 방역대책을 수립하여야 하는 감염병을 말한다. 콜레라, 장티푸스, 파라티푸스, 세균성 이질, 장출혈성 대장균 감염증, A형 간염 등이 있다.
제2군 감염병	예방접종을 통하여 예방 또는 관리가 가능하여 국가예방접종사업의 대상이 되는 질환 중 다음의 감염병을 말한다. 디프테리아, 백일해, 파상풍, 홍역, 유행성 이하선염, 풍진, 폴리오, B형 간염, 일본뇌염, 수두 등이 있다.
제3군 감염병	간헐적으로 유행할 가능성이 있어 지속적으로 그 발생을 감시하고 방역대책의 수립이 필요한 감염병을 말한다. 말라리아, 결핵, 한센병, 성홍열, 수막구균성 수막염, 레지오넬라증, 비브리오 패혈증, 발진티푸스, 발진열, 쯔쯔가무시증, 렙토스피라증, 브루셀라증, 탄저, 공수병, 신증후군 출혈열(유행성 출혈열), 인플루엔자, 후천성 면역결핍증(AIDS), 매독, 크로이츠펠트-야콥병 및 변종크로이츠펠트-야콥병 등이 있다.
제4군 감염병	국내에서 새로 발생한 신종전염병 증후군, 재출현 전염병 또는 국내 유입이 우려되는 해외유행 전염병으로서, 방역대책의 긴급한 수립이 필요하다고 인정되어 보건복지부령이 정하는 감염병을 말한다. 페스트, 황열, 뎅기열, 바이러스출혈열, 두창, 보툴리눔독소증, 중증급성 호흡기증후군, 조류인플루엔자 인체감염증, 신종인플루엔자, 야토병, 큐열, 웨스트나일열, 신종감염병증후군, 라임병, 진드기매개뇌염, 유비저, 치쿤구니아열
제5군 감염병	기생충에 감염되어 발생하는 감염병으로 정기적인 조사를 통한 감시가 필요하며 보건복지부령으로 정하는 감염병, 회충증, 편충증, 요충증, 간흡충증, 폐흡충증, 장흡충증
지정 감염병	제1군 내지 제5군 전염병 외에 유행 여부의 조사를 위하여 감시활동이 필요하다고 인정되어 보건복지부장관이 지정하는 감염병을 말한다.
생물테러 감염병	고의로 또는 테러 등을 목적으로 이용된 병원체에 의하여 발생된 감염병을 말한다.
인수공통 감염병	동물과 사람 간에 상호 전파되는 병원체에 의하여 발생되는 감염병을 말한다.

Answer 11.④

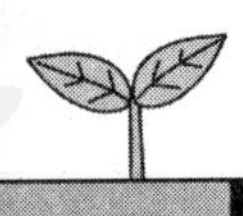

12 다음 중 개달물에 해당하는 것은?

① 우유

② 주사바늘

③ 수건

④ 파리

> note 개달물 … 병원체를 전파하는 비활성 전파체로 물, 우유, 식품, 공기, 토양을 제외한 모든 무생물을 말한다. 의복, 침구, 책, 완구 등이 있다.

13 중간숙주의 연결이 잘못된 것은?

① 렙토스피라증 – 쥐, 가축

② 광절열두조충 – 연어, 광어

③ 선모충 – 돼지

④ 재귀열 – 파리

> note ④ 재귀열의 중간숙주는 진드기나 이이다.

14 다음 중 수인성 전염병의 특징에 속하는 것은?

① 환자발생이 폭발적이다.

② 잠복기는 식품계 전염병보다 짧다.

③ 물의 오염원과 일치하지 않는다.

④ 2차 감염이 되지 않는다.

> note 수인성 전염병의 특징
> ㉠ 오염수계에 한해서 환자발생이 폭발적이다.
> ㉡ 2차 감염 환자가 적고 치명률은 낮다.
> ㉢ 잠복기는 길고 성, 연령 등에 관계없이 발병한다.

15 식품과 전염병에서 인수공통 전염병 중 성질이 다른 것은?

① 결핵

② 브루셀라

③ 광우병

④ 돈단독

> note 인수공통 전염병의 종류
> ㉠ 세균성 전염병 : 결핵, 브루셀라, 돈단독, 야토병, 파상풍, 탄저병 등
> ㉡ 바이러스성 전염병 : 광우병, 광견병, 뇌염 등

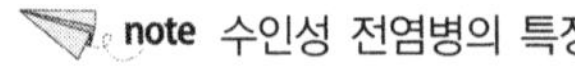

Answer   12.③ 13.④ 14.① 15.③

16 다음 전염병 중 태반을 통해 감염되는 것이 아닌 것은?

① 매독   ② 풍진

③ B형 간염   ④ 결핵

> **note** ④ 기침, 재채기, 담화할 때 나오는 결핵균에 의해 직접 전파되거나 비말핵과 결핵균이 공기 중에 떠 있다가 호흡기를 통해 침입해 전파된다.
> ※ 모체(태반) 감염에 의한 질병 … 풍진, 매독, 두창, B형 간염, 에이즈(AIDS) 등이 있다.

17 다음 중 톡소이드가 예방 및 치료제로 쓰이는 질병은?

① 디프테리아   ② 렙토스피라증

③ 매독   ④ 콜레라

> **note** 톡소이드(Toxoid) … 병원균 독소의 독성을 제거하고 면역발생력을 유보한 액으로 변성독소, 아나톡신이라고도 한다. 주로 디프테리아나 파상풍의 예방에 응용된다. 즉, 인체에 디프테리아균이 침입하면 그 균체외 독소 때문에 디프테리아에 걸리는데, 동시에 이 독소의 작용에 의하여 독소를 중화하는 항독소가 체내에 자연적으로 발생하여 그것이 충분히 발생하면 질병은 자연히 치유된다. 그러나 부족할 때에는 항독소를 주사하면 질병을 고칠 수 있다.

18 다음 중 바이러스 전염병에 속하는 것은?

① 장티푸스   ② 발진열

③ 백일해   ④ 일본뇌염

> **note** 병원체 유형별 전염병의 분류
> ㉠ 바이러스성 전염병 : $0.01 \sim 0.3 \mu \mathrm{m}$ 정도로 전자 현미경으로만 관찰이 가능하고 세포 내에 기생한다. 홍역, 폴리오, 유행성 간염, 일본뇌염, 공수병, 유행성 이하선염, 에이즈 등이 있다.
> ㉡ 세균성 전염병 : 디프테리아, 결핵, 장티푸스, 콜레라, 세균성 이질, 페스트, 파라티푸스, 성홍열, 백일해, 매독, 임질, 나병 등이 있다.
> ㉢ 리케차성 전염병 : 발진열, 발진티푸스, 양충병, 록키산 홍반열, Q열 등이 있다.
> ㉣ 원충성 전염병 : 아메바성 이질, 말라리아, 간·폐디스토마, 회충 등이 있다.
> ㉤ 진균 또는 사상균 : 무좀 등 각종 피부질환의 원인균이다.

19 신경계의 급성 중독을 일으키는 신경독소는?

① 살모넬라 ② 비브리오

③ 보툴리누스 ④ 여시니아

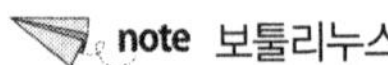
note 보툴리누스

㉠ 편성혐기성, 그람 양성의 아포 형성균인 보툴리누스균(*Clostridium Botulinum*)이 생산한 균체외 독소(신경독)에 의하여 보툴리누스 중독 또는 보툴리누스증(Botulism)이 일어난다.

㉡ 일반적인 보툴리누스 중독은 식품 내에서 보툴리누스균이 증식하였을 때에 생산된 독소를 식품과 함께 섭취하여 발병한다.

20 조류독감의 예방온도로 옳은 것은?

① 75℃에서 5분간 살균한다.

② 80℃에서 5분간 살균한다.

③ 100℃에서 5분간 살균한다.

④ 방법이 없다.

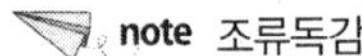
note 조류독감

㉠ 증상 : 일반 독감과 같이 고열, 기침, 목 따가움, 근육통 등의 증상을 보이며 눈이 충혈되는 결막염이 나타날 수도 있다.

㉡ 감염경로 : 조류독감 바이러스는 감염된 조류와 직접 접촉하거나 이들의 배설물에서 감염된다.

㉢ 예방법 : 일단 감염된 조류와 접촉하지 말고, 독감에 걸리지 않도록 한다.

㉣ 치료법 : 항바이러스 제제를 복용하면 바이러스 증식을 억제할 수 있는데, 아직 확실한 백신제는 없는 상황이다.

㉤ 조류독감 바이러스의 사멸 : 조류독감 바이러스를 예방하기 위해서는 음식물 조리시 60~70℃에서는 30분, 75℃에서는 5분, 80℃에서는 1분간 조리한다. 100℃에서는 즉시 사멸한다.

21 전염병 전파의 6가지 요인 중 환경요소에 속하는 것은?

① 전파 ② 병원체

③ 병원소 ④ 감수성

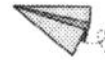 **note** 질병발생의 3요소와 전염병 생성과정(6단계)

ㄱ 병인
  • 병원체
  • 병원소
ㄴ 환경
  • 병원소로부터 병원체 탈출
  • 전파
  • 병원체의 새로운 숙주로의 침입
ㄷ 숙주 : 숙주의 감수성

22 유행성 출혈열에 관한 설명으로 잘못된 것은?

① 병원체가 리케차의 일종이다.

② 병원소가 들쥐이며, 들쥐에 기생하는 좀진드기가 전파한다.

③ 늦봄과 늦가을에 많이 발생한다.

④ 증상으로는 고열, 출혈성 신장염에 의한 혈뇨 등이다.

note 유행성 출혈열 … 농민, 군인, 산악인 등 야외활동이 많은 사람 중에서 많이 발생하는 치명률 6%의 법정 제3군 전염병이다.
ㄱ 병원체 : *Hantan Virus*
ㄴ 병원소 : 들쥐(등줄쥐)
ㄷ 증상 : 발열, 식욕저하, 구토, 출혈, 저혈압, 단백뇨 배설, 신장기능 상실, 쇼크 등이다.
ㄹ 잠복기 : 12~16일
ㅁ 전파방식 : 야생 들쥐의 배설물이 입으로 들어가거나 호흡기도로 흡입될 때 감염되는 것으로 추정된다.

23 신종전염병, 재출현성 전염병은 법정감염병 중 어디에 분류되는가?

① 제1종 감염병   ② 제2종 감염병

③ 제3종 감염병   ④ 제4종 감염병

note ④ 신종전염병 증후군, 재출현 전염병, 해외유행 전염병은 제4군 감염병에 속한다. SARS(급성 호흡기 증상), 조류독감 등도 여기에 속한다.

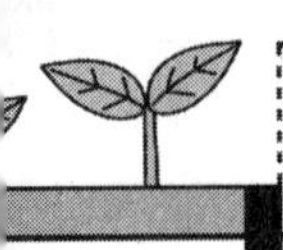

24 다음 중 소화기계 전염병이 아닌 것은?

① 장티푸스

② 세균성 이질

③ 파상풍

④ 콜레라

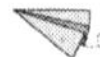 **note** ③ 피부의 상처에 의한 전염병(제2군 전염병)으로, 상처로 들어간 파상풍균이 증식하여 그 독소로 인하여 말초신경계 및 척수전각세포가 침범되어 전신의 근육에 경련·마비가 일어나는 질병이다. 예방하지 않으면 사망할 수도 있다.

25 다음 중 감염지수가 가장 낮은 것은?

① 홍역

② 천연두

③ 디프테리아

④ 백일해

note 감염지수가 큰 순서 … 홍역, 천연두(95%) > 백일해(60~80%) > 성홍열(40%) > 디프테리아(10%) > 소아마비(0.1%)

26 진단검사에서 질병이 있는 사람을 양성으로 검출하는 의미는?

① 정확도

② 민감도

③ 특이도

④ 신뢰도

note 진단검사의 정확도 측정

㉠ 감수성(민감도) : 실제 병이 있는 사람을 병이 있다(양성)고 판단할 수 있는 능력이다.

㉡ 특이성(도) : 병이 없는 사람을 병이 없다(음성)고 판단할 수 있는 능력이다.

㉢ 예측성(도) : 양성(음성)이라고 판명된 사람 중 정말 양성(음성)일 확률을 말한다.

27 다음 중 질병발생의 주요인자로 옳은 것은?

① 병인적 인자, 숙주적 인자, 환경적 인자

② 병인적 인자, 숙주적 인자, 물리적 인자

③ 병인적 인자, 생물학적 인자, 화학적 인자

④ 생물학적 인자, 환경적 인자, 물리적 인자

note 질병발생의 3요소 … 병인, 숙주, 환경이다.

Answer 24.③ 25.③ 26.② 27.①

28 다음 중 병원소가 아닌 것은?

① 개달물

② 토양

③ 동물

④ 보균자

> **note** ① 병원소가 아니다.
> ※ 병원소 … 병원체가 저장되는 장소이다.

29 다음 중 병원소가 아닌 것은?

① 환자

② 건강 보균자

③ 불현성 환자

④ 식품

⑤ 동물

> **note** 병원소 … 병원체가 생활, 증식하고 생존하여 질병을 전파할 수 있는 상태로 저장되는 장소이므로 식품은 병원소가 아니다.

30 감염지수가 큰 것부터 차례로 나열된 것은?

① 천연두 – 백일해 – 디프테리아 – 성홍열 – 소아마비

② 홍역 – 디프테리아 – 성홍열 – 백일해 – 소아마비

③ 홍역 – 디프테리아 – 백일해 – 소아마비 – 성홍열

④ 천연두 – 홍역 – 백일해 – 소아마비 – 디프테리아

⑤ 홍역 – 백일해 – 성홍열 – 디프테리아 – 소아마비

> **note** 감수성(감염)지수 … 감수성 보유자가 감염되어 발병하는 비율을 말한다. 감수성 지수는 '두창, 홍역(95%) > 백일해(60~80%) > 성홍열(40%) > 디프테리아(10%) > 소아마비(0.1%)'의 순이다.

31 인공능동면역으로서 순화독소를 이용하는 전염병은?

① 콜레라, 페스트

② 파상풍, 디프테리아

③ 홍역, 수두

④ 성홍열, 폴리오

⑤ 결핵, 황열

> **note** 순화독소를 이용하는 전염병에는 파상풍과 디프테리아가 있다.

32 수인성 전염병의 역학적 특성으로 옳지 않은 것은?

① 환자가 폭발적으로 발생한다.　　② 2차 감염이 적다.

③ 유행지역이 한정되어 있다.　　④ 발병률과 치명률이 높다.

⑤ 병원체는 검출되지 않는다.

> **note** 수인성 전염병은 치명률과 발병률이 낮다.

33 홍역이 걸렸을 때 중요한 요소는?

① 병원소　　　　　　　　　② 병원체

③ 병원소로부터 탈출　　　　④ 새로운 숙주로의 감수성

⑤ 격리

> **note** 호흡기를 통해 홍역 바이러스가 침입하여 감염되므로 홍역은 감수성이 큰 전염병이다.

34 학교급식에서 O–157이 검출되었다. 이 균과 관계있는 것은?

① 포도상구균　　　　　　　② 병원성 대장균

③ 비브리오균　　　　　　　④ 살모넬라균

⑤ 보툴리누스균

> **note** 병원성 대장균인 O–157(O157)의 특징
> ㉠ O–157은 O항원 중 157번째 발견된 것을 의미하는 것이다.
> ㉡ O–157 균주가 생성한 식중독의 원인 독소물질은 Verotoxin이다.

35 의사 또는 한의사가 감염병 환자 등을 진단하였을 때 1주일 이내에 신고하는 질병은?

① 제1군 감염병　　　　　　② 제2군 감염병

③ 제4군 감염병　　　　　　④ 탄저

⑤ 제3군 및 지정감염병

> **note** 제1, 2, 4군과 제3군의 탄저는 즉시 신고해야 한다.

Answer　32.④　33.④　34.②　35.⑤

36 의사 또는 한의사가 탄저병 환자를 진단하였을 때의 신고는?

① 즉시   ② 3일 이내

③ 5일 이내   ④ 7일 이내

⑤ 10일 이내

> **note** 탄저는 즉시 신고하여야 한다.
> ※ 감염병의 신고의무
> ㉠ 제1군, 제2군, 제4군 감염병과 제3군 중 탄저는 즉시 신고하여야 한다.
> ㉡ 제3군(탄저는 제외) 감염병과 지정감염병은 7일 이내에 신고하여야 한다.

37 다음 중 감염성 지수가 잘못 짝지어진 것은?

① 두창 : 95%   ② 백일해 : 60~80%

③ 디프테리아 : 10%   ④ 홍역 : 5%

⑤ 폴리오 : 0.1%

> **note** ④ 홍역 : 95%

38 질병의 전염이나 위험도를 알아볼 수 있는 자료는?

① 2차 발병률과 치사율   ② 감염력

③ 발생률   ④ 유병률

⑤ 잠복기

> **note** ① 전염 – 2차 발병률, 위험도 – 치사율

39 전염병 이환 후의 면역은?

① 인공능동면역   ② 인공수동면역

③ 자연능동면역   ④ 자연수동면역

⑤ 군중면역

> **note** 자연능동면역 … 개체의 면역계가 적당한 항원 자극과 접촉했을 때 생기는 능동면역으로 주로 감염에서 회복된 결과로 생긴다.

Answer   36.① 37.④ 38.① 39.③

40 다음 중 병후 면역이 인정되지 않는 것은?

> ㉠ 임질 ㉡ 장티푸스
> ㉢ 말라리아 ㉣ 디프테리아

① ㉠㉡㉢ ② ㉠㉢
③ ㉠㉣ ④ ㉣
⑤ ㉠㉡㉢㉣

> **note** 임질, 매독, 말라리아는 면역이 되지 않는다.

41 다음 중 맞는 설명으로 연결된 것은?

> ㉠ 장티푸스는 청소년 중에서 남자가 여자보다 발병률이 높다.
> ㉡ 결핵은 백인이 흑인보다 발병률이 높다.
> ㉢ 백일해는 어린이에게 더 많이 발병한다.
> ㉣ 여자가 남자보다 백일해 감수성이 더 낮다.

① ㉠㉡㉢ ② ㉠㉢
③ ㉠㉣ ④ ㉣
⑤ ㉠㉡㉢㉣

> **note** 전염병의 생물학적 유행양식
> ㉠ 성별에 따른 유행 : 남자는 발진티푸스, 장티푸스, 여자는 백일해, 이질의 발병률이 높다.
> ㉡ 연령에 따른 유행 : 어린이는 백일해, 일본뇌염, 성인은 장티푸스, 성병의 발병률이 높다.
> ㉢ 개인(인종)에 따른 유행 : 결핵은 흑인이 백인보다 발병률이 높다.

42 예방접종이 전염병 관리상 갖는 의미는?

① 병원소의 제거 ② 감수성 숙주의 관리
③ 전염원의 제거 ④ 환경의 관리
⑤ 유행 여부의 파악

> **note** 예방접종 … 감수성자에게 예방접종을 실시하여 신체의 저항력을 높인다.

Answer 40.② 41.② 42.②

43 전염병 중 불현성 감염으로 전염되는 것은?

① 장티푸스　　　　　　　　　　② 성홍열

③ AIDS　　　　　　　　　　　　④ 일본뇌염

⑤ 유행성출혈열

> **note** 불현성 감염 … 세균 등에 의해 감염이 되었지만, 병이 발병하지 않는 감염으로 일본뇌염, 디프테리아, 결핵 등이 있다.

44 국가에서 실시하는 예방접종에 해당하는 것은?

㉠ 결핵	㉡ 일본뇌염
㉢ 홍역	㉣ 장티푸스

① ㉠㉡㉢　　　　　　　　　　② ㉠㉢

③ ㉡㉣　　　　　　　　　　　④ ㉠㉡㉢㉣

> **note** 국가필수예방접종 대상은 결핵(BCG), B형간염, DPT, 소아마비, DPT 소아마비혼합백신, MMR, 일본뇌염, 수두, 인플루엔자, 장티푸스, 뇌수막염이 해당한다.

45 다음 중 바이러스성 전염병이 아닌 것만으로 구성된 항목은?

① 두창, 홍역　　　　　　　　② 폴리오, 풍진

③ 황열, 유행성 이하선염　　　④ 콜레라, 이질

⑤ 유행성 간염, 유행성 일본뇌염

> **note** 콜레라, 이질은 세균에 의한 전염병이다.

46 태반감염이 가능한 질병으로만 짝지어진 것은?

① 매독, 콜레라　　　　　　　② 매독, 풍진

③ 나병, 요충증　　　　　　　④ 콜레라, 풍진

⑤ 장티푸스, 요충증

> **note** 태반감염이 가능한 질병 … 풍진, 매독, 톡소플라즈마증 등이 있다.

Answer 　43.④　44.④　45.④　46.②

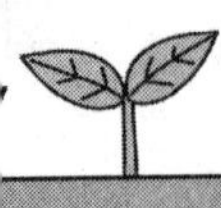

47 세균이면서 호흡기계 전염병은?

① 파상풍, 나병, 성홍열　　　　　　② 홍역, 풍진, 백일해

③ 디프테리아, 백일해, 결핵　　　　④ 수두, 두창, 성홍열

> **note** 호흡기계 전염병 중 균을 통해 전염되는 것은 디프테리아, 백일해, 결핵, 성홍열, 수막구균성 뇌막염 등이 있다.

48 잠복기 전파가 가능한 질병은?

① 디프테리아, 파라티푸스　　　　　② 두창, 디프테리아

③ 백일해, 세균성 이질　　　　　　　④ A형간염, 두창

> **note** 잠복기에 전염되는 질병은 두창, 디프테리아, 유행성이하선염 등이 있다.

49 감염병예방법에서 제1군 감염병에서 제외된 것은?

① A형 간염　　　　　　　　　　　　② 콜레라

③ 장티푸스　　　　　　　　　　　　④ 세균성 이질

⑤ 페스트

> **note** 페스트는 제1군 감염병에서 제외되고, 제4군 감염병으로 분류되었다.

50 다음 중 생균백신이 아닌 것은?

① 광견병 백신　　　　　　　　　　　② 홍역 백신

③ 결핵 백신　　　　　　　　　　　　④ 두창 백신

⑤ 장티푸스 백신

> **note** 장티푸스는 사균백신을 이용한다. 생균백신에는 ①②③④ 외에 황열, 폴리오, 탄저, 회백수염 등이 있다.

51 검역법에 규정된 검역 감염병은?

① 유행성 출혈열, 일본뇌염, 홍역

② 페스트, 콜레라, 황열

③ 천연두, 뎅기열, 재귀열

④ 장티푸스, 파라티푸스, 발진티푸스

> **note** 검역 감염병의 종류 … 검역법 제2조는 콜레라, 페스트, 황열 등을 규정하고 있다.

52 전염병을 예방하기 위한 3가지 방법은?

① 감염력 증가, 병원소 격리, 환경위생 개선

② 면역 증가, 환경위생 개선, 숙주 제거

③ 병원소 파괴, 환경위생 개선, 숙주 제거

④ 병원소 제거, 환경위생 개선, 면역 증가

> **note** 전염병 예방방법 … 환경위생 관리, 병원소 격리, 전염력 감소(면역 증가), 병원소 제거 등이다.

53 질병의 조기 발견과 치료의 효과적인 방법은?

① 집단 건강증진   ② 재활의학의 중요

③ 건강검진   ④ 예방접종

> **note** 질병을 발견하여 치료 또는 예방하고자 하는 것이 건강검진의 목적이다.

54 다음 중 감염지수(접촉지수)가 가장 낮은 질환은?

① 디프테리아   ② 성홍열

③ 소아마비   ④ 천연두

> **note** 감염지수 … '천연두, 홍역(95%) – 백일해(60~80%) – 성홍열(40%) – 디프테리아(10%) – 소아마비(폴리오 : 0.1%)'의 순이다.

Answer 51.② 52.④ 53.③ 54.③

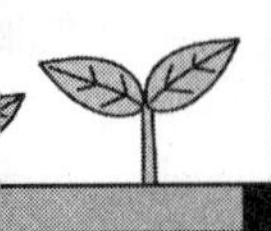

55 전염력이 있는 환자의 경우, 환자 격리가 일반적으로 전염원 관리상 절대적인 방법이 되지 못하는 이유는?

① 환자의 발생수가 적다.　　　　　② 환자의 감별이 곤란하다.

③ 발병자는 감염력이 있다.　　　　④ 감염력은 발생 전부터 있기 때문이다.

⑤ 해당사항 없다.

> **note** ④ 병원체는 격리시에도 계속 배출된다.

56 국민 생활수준의 향상과 함께 감염병의 양상은 변화하는데, 증가의 경향을 나타내는 질환은?

① 뇌염, 말라리아　　　　　　　　② 성병, 전염성 간염

③ 홍역, 디프테리아　　　　　　　④ 두창, 트라코마

⑤ 재귀열, 발진티푸스

> **note** 성병은 도시의 발달과 생활수준의 향상에 따라 증가한다.

57 다음 중 수인성 전염병의 특징에 속하는 것은?

① 환자발생이 폭발적이다.

② 잠복기는 식품계 전염병보다 짧다.

③ 급수지역과 환자발생지역은 다르다.

④ 2차 감염이 되지 않는다.

⑤ 원인균은 인공배지에서 증식하지 않는다.

> **note** 수인성 전염병의 특징 … 환자발생이 폭발적이고, 2차 감염 환자가 적다.

58 파리가 전파할 가능성이 가장 큰 전염병은?

① 백일해　　　　　　　　　　　　② 폴리오

③ 디프테리아　　　　　　　　　　④ 콜레라

⑤ 홍역

Answer 　55.④　56.②　57.①　58.④

59 회복기 혈청이나 항독소를 환자 또는 위험에 처해 있는 사람에게 주는 방법은?

① 선천면역　　　　　　　　　② 자연능동면역
③ 인공능동면역　　　　　　　④ 자연피동면역
⑤ 인공피동면역

note 인공수동(피동)면역 … 회복기 혈청이나 항독소를 환자 또는 위험에 처해 있는 사람에게 주는 방법이다.

60 다음 중 임질의 설명 중 옳지 않은 것은?

① 그램 음성의 쌍구균이다.
② 능동·피동 면역방법은 모두 없다.
③ 이완 후 면역이 형성된다.
④ 36℃로 24시간 배양한다.
⑤ 생식기를 침범하여 불임증이 될 수 있다.

note 임질은 면역이 되지 않기에 반복감염이 된다.

61 환자의 격리를 어렵게 하는 대상이 아닌 것은?

① 현성 환자　　　　　　　　　② 은닉 환자
③ 간과 환자　　　　　　　　　④ 잠복기 보균자
⑤ 건강 보균자

note 현성 환자는 증상이 있으므로 자신이 활동을 하지 않는 경향이 있다.

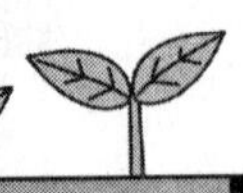

62 다음 예방접종대상 중 생후 4주 이내에 실시하는 전염병은?

① 홍역 ② 장티푸스
③ 파상풍 ④ BCG
⑤ 폴리오

> **note** BCG는 생후 4주 이내에 접종한다.

63 다음 중 바이러스성 전염병이 아닌 것은?

① 일본 뇌염 ② 유행성 이하선염
③ 두창 ④ 공수병
⑤ 말라리아

> **note** 말라리아는 학질모기가 매개한다.

64 다음 전염병 중 생후 6개월 이내에 잘 이환되는 질병은?

① 천연두 ② 일본 뇌염
③ 유행성 뇌척수막염 ④ 결핵
⑤ 백일해

> **note** 백일해 … 제2군 전염병으로 영·유아에게 주로 발생한다.

65 장티푸스 영구(만성)보균자에 있어서 균의 주생성장소는?

① 담낭 ② 장
③ 누관 ④ 위
⑤ 신장

> **note** 장티푸스균의 주생성장소는 담낭이다.

66 질병의 관리를 위한 5단계 예방대책 중 불현성 감염을 발견하기 위한 대책은?

① 환자진료 실시　　　　　　　② 집단검진 실시

③ 예방접종 실시　　　　　　　④ 재활의학 강화

⑤ 환경위생 개선

> **note** 불현성 감염 … 일명 무증상 감염으로 뚜렷한 증상이 없는 감염이다.

67 다음 설명 중에서 그 내용이 잘못된 것은?

① 디프테리아는 불현성 간염으로 면역이 잘 형성된다.

② 수두는 모유로 면역력이 형성된다.

③ 폴리오는 병후 면역력이 강하다.

④ 장티푸스의 예방접종은 인공 능동면역이다.

⑤ 홍역은 불현성 감염에 의한 면역이 잘 형성된다.

> **note** 홍역은 현성 감염이다.

68 다음 중 철저한 환경위생 관리가 전염병 관리상 가장 중요한 질병은?

① 결핵　　　　　　　　　　　② 디프테리아

③ 장티푸스　　　　　　　　　④ 백일해

⑤ 홍역

> **note** 장티푸스는 수인성, 소화기계 전염병으로 환경위생 관리가 필수이다.

69 병원체가 숙주로부터 배출되기 시작하여 배출이 끝날 때까지의 기간은?

① 세대기간　　　　　　　　　② 발병기간

③ 전염기간　　　　　　　　　④ 잠복기간

> **note** 전염기간 … 균이 인체탈출을 끝낼 때까지의 기간이다.

Answer　66.② 67.⑤ 68.③ 69.③

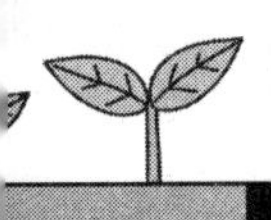

70 다음 중 인수공통 전염병이 아닌 것은?

① 결핵
② 야토병
③ 탄저병
④ 소아마비

　note 소아마비(폴리오)는 사람만이 감염된다.

71 다음 중 병원체가 바이러스인 전염병은?

① 콜레라, 장티푸스, 백일해
② 발진티푸스, 발진열, 양충병
③ 결핵, 나병, 천연두
④ 소아마비, 홍역, 광견병
⑤ 장티푸스, 파라티푸스, 세균성 이질

　note 콜레라, 파라티푸스 등은 병원체가 세균이다.

72 다음 중 인간 병원소에 해당되지 않는 것은?

① 완치된 자
② 현성 환자
③ 불현성 환자
④ 건강 보균자
⑤ 무증상 환자

　note 완치된 사람은 병원소가 아니다.

73 다음 중 사람에서 사람으로 직접 접촉으로 전파되는 것은?

① 학질
② 성병
③ 장티푸스
④ 뇌염

　note 육체적 접촉에 의해서만 전파되는 것은 성병이다.

74 제3군 법정 감염병인 것은?

① 두창　　　　　　　　　　　② 콜레라
③ 페스트　　　　　　　　　　④ 결핵

> **note** 제3군 감염병 … 결핵, 나병, 성병, 에이즈 등이 있다.

75 균이 인체에 침입한 후 임상적인 증상이 나타날 때까지의 기간을 무엇이라 하는가?

① 잠복기　　　　　　　　　　② 세대기
③ 증식기　　　　　　　　　　④ 분열기
⑤ 번식기

> **note** 잠복기간 … 균이 침입해서 증상이 나타날 때까지의 기간이다.

76 생균백신 접종 후의 면역을 무엇이라 하는가?

① 인공능동면역　　　　　　　② 자연능동면역
③ 인공수동면역　　　　　　　④ 자연수동면역
⑤ 면역 증강

> **note** 면역의 종류
> ㉠ **자연능동면역** : 전염병 감염 후 면역이 생긴다.
> ㉡ **인공능동면역** : 예방접종 후 생기는 면역이다.
> ㉢ **자연수동면역** : 모체면역, 태반면역이 이에 해당된다. 즉, 자기 힘으로 생긴 면역이 아니라 다른 사람이나 동물에서 만든 항체를 얻어서 생긴 면역이다.
> ㉣ **인공수동면역** : Anti-toxin, r-Globulin 혈청제제 접종 후 면역이 생기는 것으로, 회복기 혈청 항독소를 환자 또는 위험에 처해 있는 사람에게 주는 것이다.

77 DPT 예방접종대상 전염병으로만 구성된 것은?

① 디프테리아, 백일해, 파상풍　　　　② 디프테리아, 홍역, 결핵
③ 디프테리아, 폴리오, 홍역　　　　　④ 디프테리아, 결핵, 폴리오
⑤ 디프테리아, 폴리오, 파상풍

> **note** DPT … Diphtheria(디프테리아), Pertussis(백일해), Tetanus(파상풍)

Answer　74.④　75.①　76.①　77.①

78 독감 등과 같은 급성 전염병의 특성은?

① 발생률과 유병률이 높다.　　② 발생률이 낮고 유병률이 높다.

③ 발생률이 높고 유병률이 낮다.　　④ 발생률과 유병률이 낮다.

⑤ 치명률이 높다.

> **note** 독감은 유병률은 낮으나 발생률은 높다.

79 다음 중 병원체가 세균인 전염병으로만 구성된 것은?

① 콜레라, 장티푸스, 백일해　　② 소아마비, 홍역, 광견병

③ 결핵, 나병, 뇌염　　④ 콜레라, 천연두, 발진열

> **note** 전염병의 종류
> ㉠ 세균성 질환 : 콜레라, 장티푸스, 백일해, 결핵, 나병 등
> ㉡ 리케차성 질환 : 발진티푸스, 발진열, 양충병 등
> ㉢ 바이러스성 질환 : 소아마비, 홍역, 광견병, 일본뇌염, 유행성 이하선염, 천연두, 유행성 간염 등
> ㉣ 원충성 질환 : 아메바성 이질, 말라리아, 회충 등

80 다음의 전염병 중 비말감염에 해당되지 않는 것은?

① 폴리오　　② 디프테리아

③ 폐결핵　　④ 유행성 간염

> **note** 비말감염 … 재채기, 기침 등을 통한 호흡기 계통의 감염이다.

81 장티푸스는 몇 군 법정 감염병인가?

① 제1군　　② 제2군

③ 제3군　　④ 제4군

⑤ 제5군

Answer　78.③　79.①　80.④　81.①

note 법정 감염병
ㄱ 제1군 감염병 : 콜레라, 페스트, 장티푸스, 파라티푸스, 세균성 이질 등으로 예방시설에 반드시 격리되어 치료를 받아야 한다.
ㄴ 제2군 감염병 : 디프테리아, 백일해, 파상풍, 홍역, 유행성 이하선염, 풍진, 폴리오, 일본뇌염, 수두 등으로 꼭 격리치료를 받지 않아도 된다.
ㄷ 제3군 감염병 : 결핵, 나병, 에이즈 등이다.

82 다음 중 옳지 않은 것은?

① 두창은 예방접종으로 세계적으로 박멸되었다.

② 폴리오는 병후 면역력이 강하다.

③ 홍역은 불현성 감염에 의한 면역이 잘 형성된다.

④ 수두는 모유로 면역력이 형성된다.

⑤ 디프테리아의 잠복기는 2~5일이다.

note 홍역은 감수성이 누구에게나 있다.

83 다음 중 직접 접촉으로 전파되는 전염병은?

① Q열

② 뇌염

③ 콜레라

④ 성병

⑤ 폴리오

note 전파경로에 따른 전염병의 구분
ㄱ 직접전파 : 성병, 결핵, 홍역 등 중간매개체 없이 전파(호기전파)한다.
ㄴ 간접전파 : 대부분이 세균성 감염으로 중간 매개체를 통해 침입한다.

84 급성 전염병에서 발생률과 유병률이 거의 같다는 의미는?

① 질병의 이환기간이 길 때

② 질병의 이환기간이 짧을 때

③ 만성 전염병이 유행할 때

④ 치명률이 낮을 때

⑤ 한 지역에 환자 수가 많을 때

note 질병의 이환기간이 짧을 때는 발생률과 유병률이 거의 같다.

Answer 82.③ 83.④ 84.②

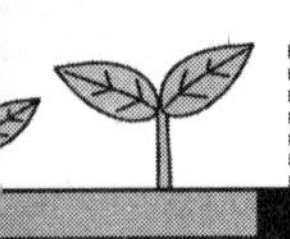

85 우리나라에서 일본뇌염의 관리방법이 아닌 것은?

① 방충복 착용과 기피제를 바른다.　　② 모기 발생원 및 서식처를 제거한다.

③ 인공면역이 되도록 한다.　　④ 예방접종을 실시한다.

⑤ 화장실을 소독한다.

　　note 일본뇌염 예방법 … 모기를 구제하고 모기에 물리지 않도록 하며, 인공면역이 되도록 한다.

86 다음 중 생균백신이 아닌 것은?

① 풍진 백신　　② 홍역 백신

③ 장티푸스 백신　　④ 결핵 백신

　　note ③ 장티푸스 백신은 사균백신이다.
　　　　※ 백신의 종류
　　　　　　㉠ 생균백신 : 두창, 풍진, BCG 등이 있다.
　　　　　　㉡ 사균백신 : 콜레라 백신, 장티푸스 백신, 파라티푸스 백신, 백일해 백신, 폴리오 백신 등
　　　　　　　이 있다.

87 다음 중 바이러스성 호흡기계 전염병인 것은?

① 폴리오　　② 유행성 이하선염

③ 디프테리아　　④ 백일해

　　note 바이러스성 전염병 … $0.01\sim0.3\mu$m 정도로 세포 내 기생하며 홍역, 폴리오, 유행성 감염, 일본
　　　　뇌염 등이 있다.
　　　　※ 디프테리아, 백일해, 결핵 등은 병원체가 세균이다.

88 병원체가 숙주에 침입한 후 가장 많이 탈출할 때까지의 기간을 무엇이라 하는가?

① 전염기　　② 분열기

③ 번식기　　④ 잠복기

⑤ 세대기

　　note 세대기 … 병원체가 숙주에 침입한 후 가장 많이 탈출할 때까지의 기간이다.

Answer　85.⑤　86.③　87.②　88.⑤

89 다음 중 소화기계 전염병에 해당하지 않는 것은?

① 소아마비 ② 파라티푸스

③ 천연두 ④ 이질

 **note** ③ 천연두(두창)는 호흡기계 전염병이다.

90 다음 중 장티푸스의 잠복기간은?

① 1~5일 ② 6~9일

③ 7~21일 ④ 15~19일

⑤ 20~24일

note 장티푸스의 잠복기간은 약 1~3주이다.

91 다음 중 폐결핵의 전염경로는?

① 환경 ② 흡인

③ 면도기나 칫솔 ④ 오염된 우유

⑤ 유전

note 폐결핵의 경우 주로 비말감염에 의한다(기침과 재채기).

92 다음 중 태반감염이 가능한 질병에 해당되지 않는 것은?

① 톡소플라즈마증 ② 매독

③ 요충증 ④ 풍진

note 태반감염이 가능한 질병
ㄱ 매독 : 모체의 태반을 통하여 감염되면 유산이나 사산의 위험이 있다.
ㄴ 풍진 : 임신 초기에 감염되면 선천성 기형아를 출산할 위험이 있다.
ㄷ 톡소플라즈마증 : 오염된 토양이나 물, 고양이 배설물 등으로부터 포자를 삼켰을 경우에 발병하며, 임산부에게 유산이나 기형아 출산의 위험이 있다.

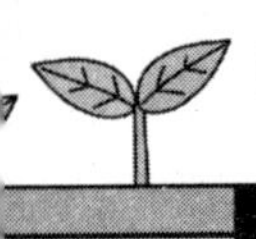

93 경구투여용 폴리오 예방접종약은 어느 것인가?

① DTAP

② 디프테리아

③ BCG

④ Salk 백신

⑤ Sabin 백신

> **note** 예방접종약
> ㉠ BCG : 결핵
> ㉡ DPT : 디프테리아, 백일해, 파상풍
> ㉢ Salk 백신 : 경피용 폴리오
> ㉣ Sabin 백신 : 경구투여용 폴리오

94 효율적인 결핵관리 방법이 아닌 것은?

① 우유소독을 철저히 한다.

② 환자의 조기 발견에 노력한다.

③ 정기적인 X-ray 검사를 한다.

④ 집회장소를 철저히 소독한다.

⑤ 감염된 소는 도살한다.

> **note** 결핵의 예방법 … 예방접종을 실시하고 우유소독을 철저히 하며, 대중교육을 실시한다.

95 다음은 투베르쿨린 반응검사에 대한 설명이다. 맞는 것은?

① 반응의 크기와 결핵 유병률과는 관계가 없다.

② 성인의 폐결핵 검사시에도 실시한다.

③ 반응의 크기가 4mm 이상이면 감염된 것으로 간주한다.

④ 반응의 크기로는 피검자 개인의 감염 여부를 알아볼 수 없다.

⑤ 장결핵 진단 중의 일부이다.

> **note** ① 투베르쿨린 양성 반응 여부 또는 반응의 크기 등은 결핵에 대한 면역력과는 상관관계가 없고 BCG 접종 후 투베르쿨린 반응 크기의 감소가 결핵에 대한 예방효과가 감소하는 것도 아니다.

96 콜레라가 국가간 이동을 하면서 발병하는 현상을 무엇이라 하는가?

① 유행적 발생 ② 범세계적 유행
③ 계절적 유행 ④ 지방성 유행
⑤ 국가간 유행

> **note** 범세계적 유행을 설명하고 있다.

97 다음 중 잠복기 보균자가 병원소 역할을 하는 것이 아닌 것은?

① 이질 ② 천연두
③ 홍역 ④ 풍진
⑤ 발진티푸스

> **note** 장티푸스와 이질은 회복기 보균자가 많다.

98 다음의 인간병원소 중 가장 관리하기 어려운 사람은?

① 급성 전염병 환자 ② 회복기의 보균자
③ 만성 전염병 환자 ④ 잠복기의 보균자
⑤ 건강한 만성 보균자

> **note** 건강(만성) 보균자는 특별한 증상 없이 일상활동을 하므로 관리하기가 어렵다.

99 전염병 생성의 6단계가 아닌 것은?

① 신숙주의 침입 ② 병원체
③ 병원소로부터 병원체의 탈출 ④ 전염원에 병원체 침입
⑤ 감수성과 면역

> **note** 전염병 생성과정 6단계 … ①②③⑤ 외에 병원소, 병원체 전파가 있다.

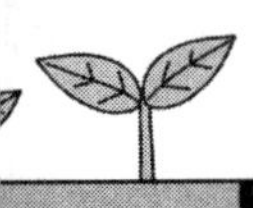

100 질병발생의 3대 요소로 맞게 구성된 것은?

① 병인, 숙주, 환경 ② 병인, 환경, 소질

③ 병인, 숙주, 유전 ④ 숙주, 환경, 감염

> **note** 질병발생의 3요소 … 병인, 숙주, 환경이다.

101 수인성 전염병에 속하지 않는 것은?

① 장티푸스 ② 발진열

③ 이질 ④ 유행성 감염

⑤ 파라티푸스

> **note** 발진열은 벼룩이 매개하는 제3군 전염병이다.

102 다음 중 전염병과 매개체가 옳게 연결된 것은?

① 페스트 – 진드기 ② 발진열 – 이

③ 발진티푸스 – 쥐 ④ 재귀열 – 파리

⑤ 황열 – 모기

> **note** ① 페스트 – 쥐
> ③ 발진티푸스 – 이
> ② 발진열 – 벼룩
> ④ 재귀열 – 진드기

103 다음 중 잠복기가 가장 짧은 것은?

① 콜레라 ② 장티푸스

③ 결핵 ④ 나병

⑤ 파라티푸스

> **note** 잠복기
> ㉠ 콜레라 : 2~3일이다.
> ㉡ 장티푸스 : 약 2주이다.
> ㉢ 결핵 : 4~12주이다.
> ㉣ 나병 : 최단기로는 7개월이며, 평균 3~5년이다.

104 위생해충과 전염병의 연결이 잘못된 것은?

① 진드기 – 재귀열 ② 벼룩 – 페스트
③ 쥐 – 유행성 출혈열 ④ 파리 – 말라리아
⑤ 모기 – 황열

> **note** ④ 모기 – 말라리아

105 전염병 관리면에서 공중보건상 가장 중요하고 어려운 것은?

① 토양 ② 음료수
③ 보균자 ④ 환자
⑤ 동물 병원소

> **note** 만성 보균자 … 어떤 질병의 총이환기간이 끝나 지각적으로나 타각적으로 건강하게 보이면서 균을 장기간 또는 일생 배출하는 사람이다.

106 다음에서 접촉자 중 발병자가 가장 낮은 것은 어느 것인가?

① 풍진 ② 폴리오
③ 백일해 ④ 디프테리아
⑤ 결핵

> **note** 폴리오(소아마비)는 접촉(감염)지수가 0.1%로 가장 낮은 전염병이다.

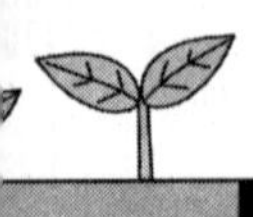

107 다음 중 질병과 접촉지수를 묶은 것으로 옳지 않은 것은?

① 홍창 · 두창 : 95%

② 성홍열 : 40%

③ 폴리오 : 0.1%

④ 백일해 : 60 ~ 80%

⑤ 디프테리아 : 20%

> **note** ⑤ 디프테리아 : 10%

108 전염병 발생 6단계의 순서가 맞는 것은?

① 병원체 – 병원소 – 전파 – 병원소로부터의 탈출 – 신숙주에의 침입 – 신숙주의 감수성 및 면역

② 병원체 – 병원소 – 병원소로부터의 탈출 – 전파 – 신숙주의 감수성 및 면역 – 신숙주에의 침입

③ 병원체 – 병원소 – 병원소로부터의 탈출 – 전파 – 신숙주에의 침입 – 신숙주의 감수성 및 면역

④ 병원체 – 전파 – 병원소 – 병원소로부터의 탈출 – 신숙주에의 침입 – 신숙주의 감수성 및 면역

⑤ 병원소 – 병원체 – 병원소로부터의 탈출 – 전파 – 신숙주의 감수성 및 면역 – 신숙주 에의 침입

> **note** 전염병 생성과정 6단계 … 병원체 – 병원소 – 병원소로부터의 탈출 – 전파 – 신숙주에의 침입 – 신숙주의 감수성 및 면역

109 다음 중 전염병 예방시설에 반드시 격리수용되어 치료를 받지 않아도 되는 전염병은?

① 콜레라

② 장출혈성 대장균 감염증

③ 장티푸스

④ 일본뇌염

⑤ 페스트

> **note** 제1군 전염병은 전염병 예방시설에 격리수용되어 치료를 받아야 하나, 일본뇌염은 제2군 전염병으로 꼭 격리치료를 받지 않아도 된다.

110 우리나라 전염병예방법상 제2군 전염병이 아닌 것은?

① B형 간염　　　　　　　　　　　② 홍역

③ 풍진　　　　　　　　　　　　　④ 결핵

⑤ 파상풍

> **note** ④ 결핵은 제3군 전염병이다.
> ※ 제2군 법정 전염병 … 예방접종을 통하여 예방 또는 관리가 가능한 디프테리아, 백일해, 파상풍, 홍역, 유행성 이하선염, 풍진, 폴리오, B형 간염, 일본뇌염, 수두 등이 있다.

111 전염병 관리상 환경위생의 철저가 가장 중요한 질병은?

① 디프테리아　　　　　　　　　　② 결핵

③ 장티푸스　　　　　　　　　　　④ 백일해

> **note** ③ 수인성 전염병은 식품이나 음료수로 감염되지만 감염원은 환자나 보균자의 분변이므로, 특히 환경위생을 철저히 해야 한다.
> ※ 수인성 전염병 … 소화기계 전염병과 같고 장티푸스, 콜레라, 세균성 이질, 파라티푸스 등이 있다.

112 다음 중 바이러스성 전염병이 아닌 것은?

① 광견병　　　　　　　　　　　　② 홍역

③ 말라리아　　　　　　　　　　　④ 공수병

⑤ 소아마비

> **note** ③ 원충류에 의한 전염병이다.

113 다음 중 임질에 대한 설명이다. 옳지 않은 것은?

① 능동, 수동 면역방법 모두 없다.　　② 이완 후의 면역은 어느 정도 있다.

③ 잠복기는 보통 3~4일이다.　　　　④ 면역이 되지 않으므로 반복감염이 된다.

⑤ 세계에서 가장 많이 발생하는 성병이다.

> **note** 임질 … 모든 사람이 감수성을 가지며 재감염이 잘 된다.

Answer　110.④　111.③　112.③　113.②

114 인공능동면역과 인공피동면역의 차이를 가장 잘 설명한 것은?

① 인공능동면역은 면역성이 길고, 인공피동면역은 면역성이 짧다.
② 인공능동면역은 인공피동면역보다 개인에 대한 항체 저항이 없다.
③ 인공능동면역, 인공피동면역 모두 면역성이 짧다.
④ 인공능동면역, 인공피동면역 모두 면역성이 길다.
⑤ 인공능동면역은 면역성이 짧고, 인공피동면역은 면역성이 길다.

> **note** 인공면역의 종류
> ㉠ 인공능동면역 : 예방접종 후 생기는 면역
> ㉡ 인공피(수)동면역 : 항독소나 면역혈청 접종 후 획득한 면역

115 다음 중 예방접종의 효과가 가장 작은 것은?

① 파상풍　　　　　　　　　　② 천연두
③ 콜레라　　　　　　　　　　④ 백일해
⑤ 디프테리아

> **note** 콜레라와 일본뇌염은 예방접종의 효과가 크지 않다.

116 전염병과 전염경로와의 연결이 바르지 못한 것은?

① 천연두 – 음식물 전염　　　② 홍역 – 바이러스 전염
③ 결핵 – 비말 전염　　　　　④ 임질 – 직접접촉 전염
⑤ 콜레라 – 수인성 전염

> **note** ① 천연두 – 개달물 전염, 폴리오 – 음식물 전염

117 다음 중 환경적 여건보다 사회적 여건과 관계가 깊은 질병은?

① 뇌염, 말라리아　　　　　　② 재귀열, 발진티푸스
③ 임질, 유행성 간염　　　　　④ 콜레라, 이질
⑤ 두창, 트라코마

> **note** 임질 및 유행성 간염은 보건교육을 철저히 받으면 예방이 가능한 질병이다.

Answer 　114.① 　115.③ 　116.① 　117.③

118 전염속도가 빠르고 국민건강에 미치는 위해 정도가 너무 커서 발생 또는 유행 즉시 방역대책을 수립하여야 하는 감염병은?

① 제1군 감염병
② 제2군 감염병
③ 제3군 감염병
④ 제4군 감염병
⑤ 제5군 감염병

> **note** ② 백일해, 일본뇌염, 홍역, B형 간염 등으로 꼭 격리치료를 받지 않아도 된다.
> ③ 때때로 유행할 가능성이 있어서 지속적으로 감시, 예방이 필요한 전염병이다.
> ④ 국내에서 새로 발생한 신종 전염병 증후군, 재출현 전염병 또는 국내 유입이 우려되는 해외유행 전염병으로서 방역대책의 긴급한 수립이 필요하다고 인정되어 보건복지부령이 정하는 전염병이다.

119 다음 중 제1군 법정 감염병에 해당되는 것은?

① 백일해
② 발진열
③ 파라티푸스
④ 디프테리아

> **note** 제1군 감염병 … 콜레라, 장티푸스, 파라티푸스, 세균성 이질 등

120 다음 중 제2군 법정 감염병이 아닌 것은?

① 풍진, 폴리오
② 백일해, 홍역
③ 만성 B형 간염, 유행성 이하선염
④ 공수병, 유행성 출혈열

> **note** ④ 공수병과 유행성 출혈열은 제3군 감염병이다.

121 법정 제3군 법정 감염병으로 구성된 것은?

① 결핵, 나병, 매독
② 나병, 유행성 이하선염, 매독
③ 성홍열, 파상풍, 매독
④ 결핵, 나병, 페스트
⑤ 결핵, 일본뇌염, 만성 B형 간염

> **note** 제3군 감염병 … 결핵, 나병, 에이즈, 매독 등이 있다.

Answer 118.① 119.③ 120.④ 121.①

122 불현성 감염을 조기에 발견하기 위한 대책은?

① 집회장소 소독

② 예방접종 실시

③ 재활의학 강화

④ 집단검진 실시

> **note** 불현성 감염 … 무증상 감염으로 환자발견을 위해서는 집단검진을 실시하여야 한다.

123 소아의 경우 폐결핵 검진순서가 맞는 것은?

① 투베르쿨린 반응검사 → 직접촬영 → 간접촬영 → 객담검사

② 투베르쿨린 반응검사 → 간접촬영 → 직접촬영 → 객담검사

③ 간접촬영 → 직접촬영 → 객담검사 → 투베르쿨린 반응검사

④ 직접촬영 → 간접촬영 → 객담검사 → 투베르쿨린 반응검사

⑤ 객담검사 → 간접촬영 → 직접촬영 → 투베르쿨린 반응검사

> **note** 소아의 폐결핵 검진순서 … 투베르쿨린 반응검사 → X-선 간접촬영 → 직접촬영 → 객담검사

124 다음 중 개달물(介達物)인 것은?

① 편지

② 공기

③ 음식물

④ 물, 우유

⑤ 주사기

> **note** 개달물 … 환의, 침구, 장난감, 책, 손잡이, 편지, 수건 등을 말한다.

125 성인의 폐결핵 집단검사 순서가 맞게 나열된 것은?

① 간접촬영 → 직접촬영 → 객담검사

② 직접촬영 → 간접촬영 → 객담검사

③ 배양검사 → 간접촬영 → 직접촬영

④ 배양검사 → 직접촬영 → 간접촬영

⑤ 객담검사 → 간접촬영 → 직접촬영

> **note** 성인의 폐결핵 검진순서 … X-선 간접촬영 → X-선 직접촬영 → 배양검사(=객담검사)

Answer 122.④ 123.② 124.① 125.①

126 인플루엔자가 세계적 유행을 일으키는 이유는?

① 제1군 전염병이기 때문이다.

② 감염력과 발병력은 낮으나, 유행속도가 빠르기 때문이다.

③ 치료약이 없기 때문이다.

④ 예방접종약이 없기 때문이다.

⑤ 바이러스의 돌연변이 때문이다.

> **note** 인플루엔자(독감) … 기침 등으로 직접 전파되며 급성 호흡기 질환으로서 수많은 종의 바이러스가 있으므로 한번 발병하면 대규모의 유행을 일으킨다.

127 검역법에 규정된 검역 감염병 중 감시기간이 가장 긴 것은?

① 황열　　　　　　　　　　　② 페스트

③ 콜레라　　　　　　　　　　④ 두창

⑤ 파라티푸스

> **note** 감시기간 … 콜레라(120시간) < 페스트, 황열(144시간) < 재귀열(192시간) < 두창, 발진티푸스(336시간)

128 감염자로부터 병원균이 배출되어 새로운 숙주로 들어가는 기간을 무엇이라 하는가?

① 감시기간　　　　　　　　　② 세대기간

③ 전염기간　　　　　　　　　④ 잠복기간

⑤ 발병기간

> **note** 전염기간 … 균이 인체 내에서 탈출을 시작하여 탈출이 끝날 때까지의 기간이다.

129 다음 중 불현성 감염 : 현성 감염의 비율이 약 1,000 : 1 정도가 되는 질병은?

① 홍역　　　　　　　　　　　② 성홍열

③ 디프테리아　　　　　　　　④ 백일해

⑤ 소아마비

> **note** 소아마비의 불현성 감염 : 현성 감염의 비율은 약 1,000 : 1이다.

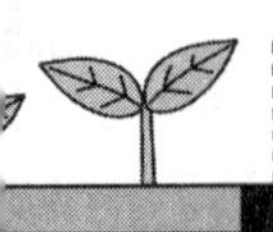

130 1979년 세계보건기구 사무총장이 박멸된 것으로 선언한 전염병은?

① 홍역

② 두창

③ 결핵

④ 파상풍

 **note** 1979년 10월 26일, 세계보건기구 사무총장이 나이로비에서 두창의 근절을 선언하였다.

131 다음 중 연결이 잘못된 것은?

① 쥐 - 말라리아

② 양 - 탄저

③ 개 - 광견병

④ 돼지 - 일본뇌염

⑤ 소 - 결핵

note 말라리아는 학질모기가 매개한다.

132 소화기계 질환에 있어 이상적인 관리방법은 무엇인가?

① 환경위생 철저

② 예방접종 실시

③ 보건교육 실시

④ 접촉자 색출

note 전염병의 관리방법
ㄱ 소화기계 질환 : 환경위생 철저
ㄴ 호흡기계 질환 : 예방접종 실시
ㄷ 성병 질환 : 보건교육 실시, 접촉자 색출

133 바이러스성 전염병이 아닌 것으로 묶인 것은?

① 두창, 홍역

② 폴리오, 풍진

③ 황열, 유행성 이하선염

④ 콜레라, 이질

⑤ 유행성 간염, 유행성 일본뇌염

note ④ 콜레라, 이질은 수인성 전염병이다.

134 다음 중 세균성 전염병으로만 묶인 것은?

① 페스트, 콜레라, 풍진

② 디프테리아, 백일해, 홍역

③ 발진티푸스, 두창, 결핵

④ 장티푸스, 파라티푸스, 콜레라

⑤ 백일해, 유행성 일본뇌염, 페스트

> **note** 풍진, 홍역, 두창 및 발진티푸스, 유행성 일본뇌염 등은 비세균성 전염병이다.

135 다음 중 한번 이환되면 영구적으로 면역되어 그 질병에 다시 걸리지 않는 것은?

① 홍역   ② 발진열

③ 디프테리아   ④ 말라리아

> **note** 영구면역 질병 … 두창, 홍역, 수두, 유행성 이하선염, 백일해, 성홍열, 발진티푸스, 장티푸스, 페스트, 황열 등이 있다.

136 전염병의 전파과정의 차단조치와 상관이 없는 것은?

① 병원소의 제거   ② 환자의 전염력 감소

③ 병원소의 격리   ④ 환경위생 관리

⑤ 전염병 치료

> **note** 전염병 치료는 발병 후 치료과정이다.

137 다음 중 리케차가 일으키는 질병은?

① 유행성 출혈열   ② 두창

③ 콜레라   ④ 발진티푸스

> **note** 발진티푸스의 병원체는 리케차이다.

Answer　134.④　135.①　136.⑤　137.④

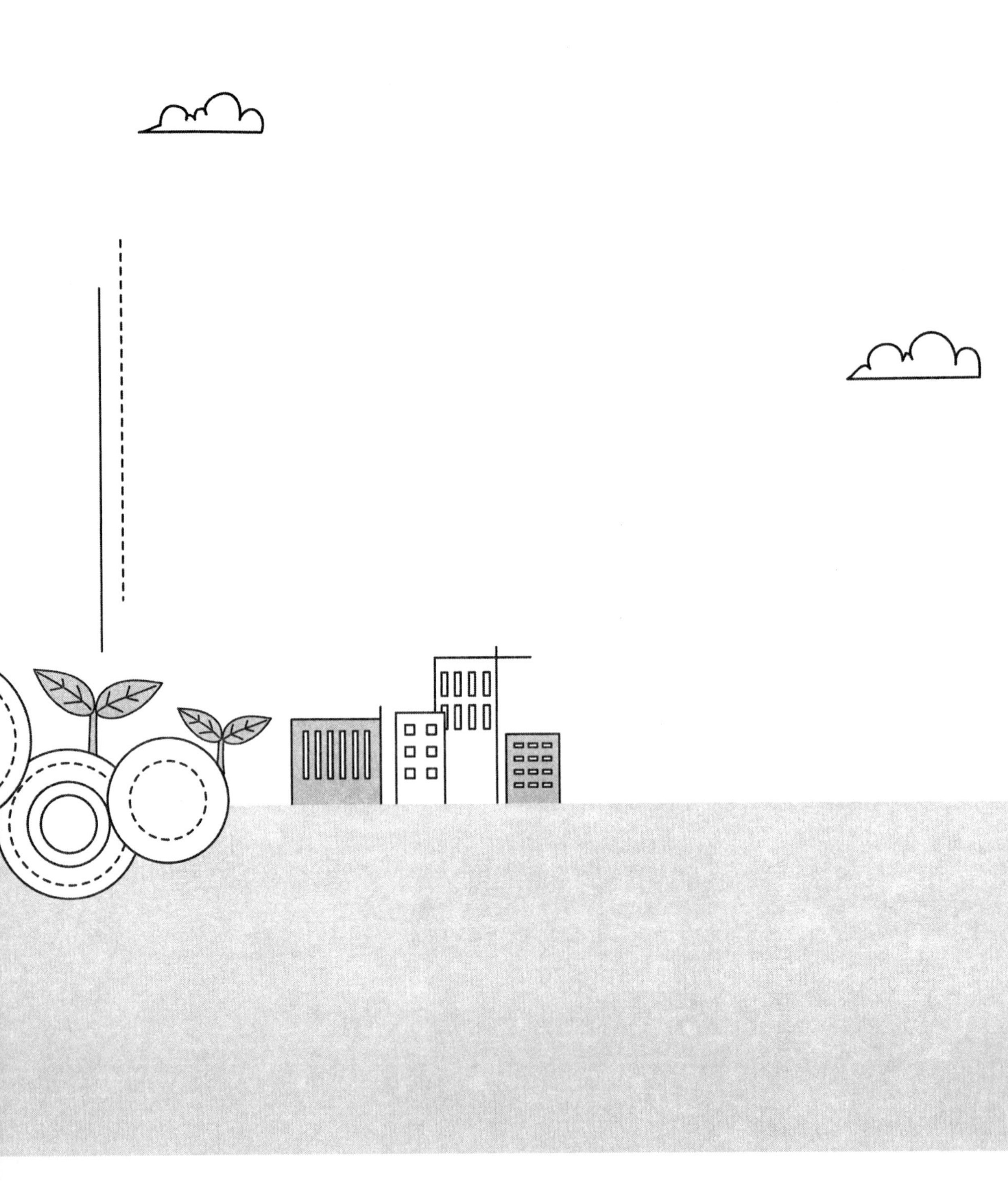

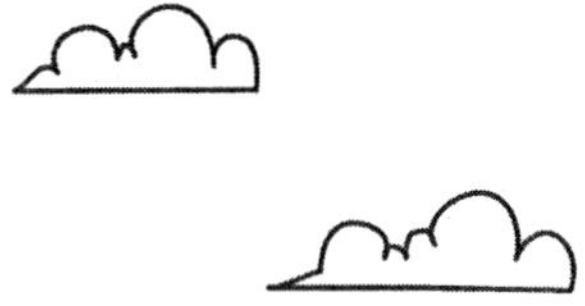

식품위생과 위생해충

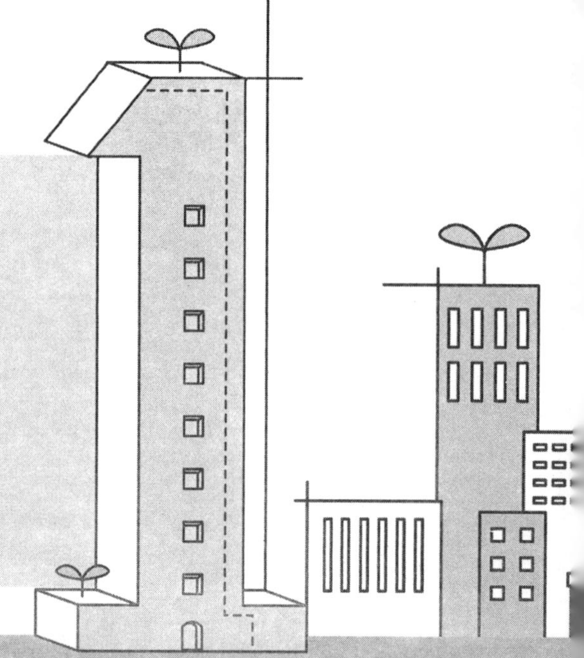

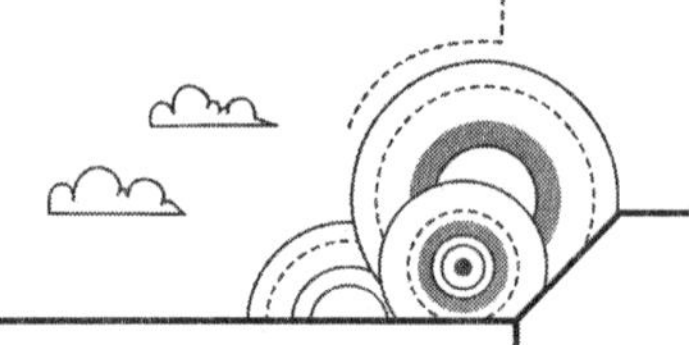

Chapter 01 식품위생

1 식품위생의 개요

① 식품위생의 정의

(1) WHO(환경위생 전문회의)의 정의

식품위생은 식품의 생육, 생산, 제조에서 최종적으로 사람에게 섭취되기까지의 모든 단계에서 안전성, 건전성, 완전무결성을 확보하기 위한 모든 수단이다.

(2) 우리나라의 정의

식품위생이란 식품, 식품첨가물, 기구 및 용기·포장 등을 대상으로 하는 음식에 관한 위생을 말한다〈식품위생법 제2조 제11호〉.

② 식품에 의한 전염병

(1) 특징

① 폭발적으로 발생한다.

② 기온이 높은 여름철에 주로 발생한다. 여름철은 미생물이 성장·생육하기 좋은 조건이고, 장관의 수분과다로 내성이 저하되어 있기 때문에 전염병이 많이 발생한다.

> 💻 **Tip** 중앙보건기구의 변천 … 위생국(갑오경장 이후, 1895) → 보건후생국(1945) → 보건후생부(1946) → 보건부와 후생부의 분리(1949) → 보건사회부(1955) → 보건복지부(1995) → 보건복지가족부(2008) → 보건복지부(2010)

(2) 식품취급시 유의점

① 원료보관실, 제조가공실, 포장실 등의 내부는 항상 청결해야 한다.

② 원료 및 제품 중 부패·변질이 되기 쉬운 것은 냉장·냉동 보관한다.

③ 제조, 가공 또는 포장에 직접 종사하는 자는 위생모를 착용해야 한다.

④ 우유와 산양유는 같은 제조실에서 처리·가공하거나 섞어 넣지 말아야 한다.

⑤ 제조, 가공, 조리에 상용되는 기계, 기구 및 음식기는 사용 후에 세척, 살균 등 항상 청결하게 유지·관리해야 한다.

⑥ 식품접객업소의 경우 냉면육수, 칼, 도마, 행주 등은 식품 등의 기준 및 규격이 정하는 미생물 권장규격에 적합하도록 관리해야 한다.

⑦ 식품 저장고에 해충구제 및 방서를 실시하고 동물사육을 금한다.

⑧ 야채는 흐르는 물에 5회 이상 씻는다.

⑨ 유지식품은 일광을 차단하고 라면은 빛을 차단하여 보관한다.

❷ 식품의 관리

① 식품보관법

(1) 용어

① **정균** … 미생물의 증식을 억제한다.

② **살균** … 세포를 파괴시켜 원상태로 돌아가지 못하게 한다.

③ **멸균** … 병원성과 비병원성을 모두 죽인다.

④ **소독** … 병원성 미생물만 죽인다.

(2) 소독법

① **가열**

　㉠ 고압증기멸균 : 115.5℃에서 30분간 가열, 121.5℃에서 20분간 가열, 126.5℃에서 15분간 가열한다.

　㉡ 저온멸균 : 63℃에서 30분간 가열하는 방법으로, 우유소독시 사용된다.

> **Tip** 우유살균법 … 우유는 유해균만 살균하고 영양성분은 파괴되지 않도록 해야 한다.
> 　㉠ 저온살균법 : 62℃~65℃로 30분간 살균 후 곧 10℃ 이하로 급냉시켜야 한다.
> 　㉡ 고온 단시간 살균법 : 71.1℃에서 15초간 살균 후 급냉시킨다.
> 　㉢ 초고온 순간살균 : 130℃에서 2초간 살균한다.

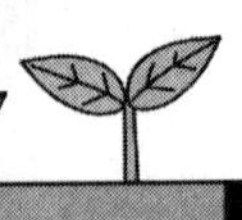

  © 간헐멸균 : 저온상태에서 포자살균한다.

  ® 화염멸균 : 금속 · 유리 · 자기제품 소독시 이용된다.

  Ⓟ 유통증기멸균 : 100℃에서 30~60분 가열한다.

  Ⓠ 건열멸균법

> **Tip** 저온살균도 검사(North 도포)
> ㅅ 크림형성 저지선과 결핵균 사멸관계를 나타낸다.
> ㅆ 기후식 온도계를 사용하여 정확하게 온도를 유지한다.
> ㅇ 시간과 온도와의 관계가 중요하다.

② **자외선 조사**

  ㅅ 처리 후 성분변화가 거의 없지만 침투력이 없다.

  ㅆ Dorno－ray(2,400~3,200Å)가 살균효과가 크다.

  ㅇ 내성이 생기지 않고 피조사물에 변화를 주지 않는다.

  ㅈ 사용법이 간단하고 모든 균종에 효과적이며 살균효과가 크다.

  ㅉ 장시간 사용시 지방류를 산패시킨다.

  ㅊ 피부조사시 붉은 반점이 생기고 눈에 결막염과 각막염을 유발한다.

> **Tip** 결핵, 장티푸스, 페스트균은 직사일광의 단시간(10~15초) 조사로 사멸된다.

③ **화학적 소독** … 화학적 소독제는 살균력이 강하고 인체에 독성이 없으며 냄새가 없어야 한다. 또 수용성이고 값이 저렴해야 한다.

  ㅅ 수은 : 0.1% 승홍수와 25% Mercurochrome수를 사용한다. 피부점막 소독에 이용된다.

  ㅆ 염소 : 상수도와 음료수 소독에 이용된다.

  ㅇ 3% 과산화수소 : 상처소독용으로, 주로 구강소독에 이용된다.

  ㅈ 방향족 : 손소독 및 기구, 용기 소독에 이용된다.

  ㅉ 표백분 : 우물물, 풀장 소독에 이용된다.

  ㅊ 요오드 : 물에 녹지 않는다.

  ㅋ 오존 : 목욕탕 소독에 이용된다.

  ㅌ 역성비누 : 손소독, 기구나 용기소독에 이용된다.

② 식품의 변질

(1) 용어

① **변질** … 고유의 성질이 변하는 것을 말한다.

② **산패** … 유지가 산소에 의해 산화되어 악취가 나고 변색되는 것이다.

③ **부패** … 단백질이 혐기성 상태에서 미생물에 의해 분해되어 악취가 나고 유해물질을 생성하는 것을 말한다. 어류의 사후변화과정은 사후강직 → 경직해제 → 자가소화 → 부패의 과정을 거친다.

④ **변패** … 단백질 외의 성분이 변질되는 것을 말한다.

⑤ **발효** … 탄수화물이나 단백질이 미생물에 의해 분해되어 더욱 유용하게 되는 것을 말한다.

(2) 변질방지법

① **건조** … 수분함량 15% 이하는 생육 불능, 곰팡이는 수분함량 13% 이하로 건조시킨다.

② **냉장 · 냉동법** … 10℃ 이하에서는 번식이 억제되고, −5℃ 이하에서는 번식이 정지된다.
  ㉠ 냉장법 : 1~10℃ 사이에서 저장하는 방법이다.
  ㉡ 냉동법 : 0℃ 이하에서 저장하는 방법이다.

③ **가열법**
  ㉠ 식품 중의 효소를 파괴해 자기소화작용을 억제하므로 변질을 막는 방법이다.
  ㉡ 120℃에서 20분 가열로 미생물이 완전멸균된다.
  ㉢ 향미와 비타민 등의 영양소가 파괴되는 단점이 있다.

④ **염장법 · 당장법** … 탈수작용과 염소이온의 직접적 작용 등에 의한 보존법이다. 염장은 10~20%, 당장은 40~50% 절임법이 일반적이다.

⑤ **산저장법** … pH 5.0 이하의 초산이나 젖산을 이용한다.

⑥ **가스법** … CO_2, N_2 가스를 이용한다.

⑦ **방부제**
  ㉠ 허용된 첨가물만 사용한다.
  ㉡ 사용 허용량을 지킨다.
  ㉢ 독성이 없어야 한다.
  ㉣ 미량으로도 효과가 있어야 한다.
  ㉤ 무미 · 무취이어야 한다.

⑧ 밀봉법

⑨ 훈증, 훈연법

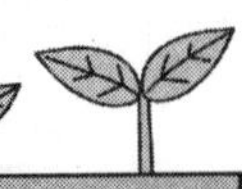

① 세균성 식중독

(1) 분류

설사가 주증세이고, 감염형과 독소형으로 나뉜다.

① **감염형** ··· 살모넬라균, 장염 비브리오균, 병원성 대장균 등이 있다.

② **독소형** ··· 포도상구균과 보툴리누스균, 바실러스 세레우스균, 알레르기균 등이 있다.

③ **중간형** ··· 웰치균, NAG 비브리오균 등이 있다.

(2) 감염형 식중독

① 살모넬라균에 의한 식중독

ㄱ 외부형태 : Gram 음성, 무포자, 간균, 주모균으로 역사상 가장 오래된 식중독균이다.

ㄴ 원인균의 특징 : 생육 최적온도는 37℃이고, pH 7~8이다.

ㄷ 증세 : 치사율은 낮으나 38~40℃의 심한 고열이 특징이다.

ㄹ 원인식품 : 감염된 동물, 어육제품, 샐러드, 마요네즈, 유제품, 난류 등이다.

ㅁ 예방 : 60℃에서 20분간 가열로 예방할 수 있다.

ㅂ 잠복기 : 20시간이다.

② 장염 비브리오균에 의한 식중독

ㄱ 외부형태 : Gram 음성, 간균

ㄴ 원인균 : *Vibrio Parahaemolyticus*(호염균)로, 3~4%의 식염농도에서 잘 자라는 중온균이다.

ㄷ 원인식품 : 어패류, 생선 등이다.

ㄹ 특징
  - 콜레라균과 유사한 형태이다.
  - 균의 분열시간이 짧다(10분 이내).
  - 열에 약한 것이 특징이다.

ㅁ 주요 증상 : 설사, 위장장애

ㅂ 잠복기 : 평균 10~18시간이다.

③ **병원성 대장균에 의한 식중독**

　　㉠ 외부형태 : Gram 음성, 주모균, 간균, 무아포성

　　㉡ 원인균 : *Escherichia Coli*

　　㉢ 증세 : 유아에게 전염성 설사, 성인에게는 급성 장염을 유발한다.

> 🖥 **Tip** 웰치균에 의한 식중독(감염형과 독소형의 중간형태)
> 　　㉠ 외부형태 : Gram 양성, 편성(간균, 아포 형성), 혐기성균
> 　　㉡ 원인균 : *Clostridium Welchii*
> 　　　• A~F의 6가지 병의 독소를 생산하고, A형의 독소가 식중독을 일으킨다. 내열성이어서 100℃에서 1~4시간 가열해도 사멸하지 않는다.
> 　　　• 최적온도는 43~47℃, 최적 pH 5.5~8.0이다.
> 　　㉢ 원인식품 : 동·식물성 단백질 중 특히 가열조리된 식품이다.

④ **애리조나균에 의한 식중독**

　　㉠ 외부형태 : 주모균, 간균

　　㉡ 원인균 : 파충류의 정상 장내 세균으로서 가금류(닭, 칠면조 등)의 알이 주원인이다.

(3) 독소형 식중독

① **포도상구균에 의한 식중독**

　　㉠ 외부형태 : Gram 양성, 구균, 무아포성, 무편모로 비운동성이다.

　　㉡ 원인균 : *Staphylococcus Aureus*로, 장독소인 엔테로톡신을 생성한다.

　　㉢ 원인식품 : 우유 및 유제품 등

　　㉣ 감염원 : 화농성 질환자

> 🖥 **Tip** 엔테로톡신의 특징
> 　　㉠ 면역학적 성질에 따라 A~E의 5형으로 구분된다.
> 　　㉡ Trypsin 등의 단백질 분해효소에 의하여 불활성화되지 않는다.
> 　　㉢ 식품에 생성될 때에는 내열성이 매우 커진다.
> 　　㉣ 분자량이 30,000 정도의 단백질이다.
> 　　㉤ 식중독의 원인독소이며, 끓여도 잘 파괴되지 않는다.

　　㉤ 주요 증상 : 복통, 구토, 설사, 구역질

　　㉥ 예방 : 화농성 환자의 식품취급을 금함으로써 예방을 할 수 있다.

　　㉦ 잠복기 : 1~6시간, 평균 3시간으로 짧다.

② **보툴리누스균에 의한 식중독**(Botulism : 소시지의 중독)

　　㉠ 외부형태 : Gram 양성, 간균, 주모균, 아포 형성, 혐기성균이다.

　　• 아포를 형성하며 내열성이 강하다.

　　• 120℃에서 4분 이상 가열하여야 사멸한다.

　　• 주모성 편모를 가지며 활발한 운동성이 있다.

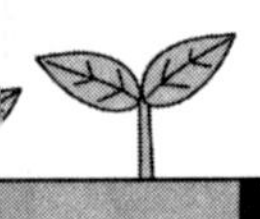

    ⓛ 원인균 : *Clostridium Botulinum*로, 신경독소인 Neurotoxin을 생성하는 혐기성균이며 체외 독소이다.

    ⓒ 원인식품 : 밀봉상태의 통조림, 햄, 소시지

    ⓔ 증세 : 신경마비 증세, 치명률(30~80%)이 높고 호흡곤란, 연하곤란, 복통, 구토, 설사 등의 현상이 일어나나 발열은 없다.

    ⓜ 잠복기 : 12~36시간이다.

③ **바실러스 세레우스 식중독** ··· Enterotoxin을 원인독소로 하는 설사형 식중독과 구토독소에 의한 구토형 식중독의 2가지 형태가 있다.

    ㉠ 원인균 : *Bacillus Cereus*균은 Gram 음성의 간균, 주모성 편모, 아포 형성, 호기성균

    ⓛ 잠복기 : 설사형은 8~20시간(평균 12시간), 구토형은 1~6시간(평균 3시간)이다.

    ⓒ 증상 : 설사형은 강한 복통과 수양성 설사가 특징이며 Welchii균에 의한 식중독과 유사하고, 구토형은 메스꺼움과 구토, 설사, 복통이 나타나며, 포도상구균 식중독과 유사하다.

    ⓔ 원인식품 : 토양 등 자연계에 널리 분포되어 있으므로 식품의 오염기회가 많다. 설사형은 향신료를 사용한 식품이나 요리, 구토형은 주로 쌀밥, 볶은밥을 통해 감염된다.

④ **알레르기**(Allergy)**성 식중독** ··· 식품에 번식한 부패세균이 생산하는 단백질 부패생성물인 유해 Amine, 특히 Histamine이 주원인이 되어서 발생하는 식중독이다.

    ㉠ 원인균 : *Proteus Morgau*(Morganella균)가 대표적인 균이다.

    ⓛ 잠복기 : 5분~1시간으로 보통 30분 전후이다.

    ⓒ 증상 : 얼굴부위의 열감, 상반신 또는 전신의 홍조, 두드러기 비슷한 발진, 두통, 발열 등의 증상이 나타나나, 보통 24시간 안에 회복된다.

    ⓔ 원인식품 : 꽁치, 정어리 등의 붉은 날 생선과 그 가공품이다.

(4) 세균성 식중독의 특징

① 면역이 생기지 않는다.

② 많은 양의 세균이나 독소에 의해 발생한다.

③ 식품에서 사람으로 최종 감염된다.

④ 잠복기가 경구전염병보다 짧다.

⑤ 식중독균의 적온은 25~37℃이다.

⑥ 원인식품에 기인한다.

⑦ **감염형 식중독**

    ㉠ 세균 자체에 의한 것으로, 대부분 급성 위장증세가 많다.

    ㉡ 균량이 발병에 영향을 준다.

(5) 세균성 식중독 예방법

① 균의 증식억제로 예방이 가능하다.

② 위생처리된 식품재료를 고른다.

③ 70℃ 이상의 열을 가해 잘 익힌다.

④ 조리된 식품은 가능하면 바로 먹는다.

⑤ 냉장 보관했던 음식을 먹을 때에는 다시 익힌다.

⑥ 익힌 음식과 날 음식이 접촉하지 않도록 주의한다.

⑦ 손을 깨끗이 씻고, 조리시 손의 상처가 음식에 닿지 않도록 조심한다.

⑧ 조리대 표면을 구석구석 깨끗이 씻는다.

⑨ 바퀴벌레, 파리, 쥐 등을 구제한다.

⑩ 공인받지 못한 지하수를 사용하지 않는다.

⑪ 설사환자나 화농성 질환이 있는 사람은 식품취급을 금한다.

② 화학적 식중독

(1) 의의

구토가 주증세이고 유해첨가물, 유해금속, 농약 중독이 있다.

(2) 화학적 식중독의 발생요인

① 제조, 가공, 보관시에 유해물질의 혼입으로 발생한다.

② 용기, 포장재료에서 유해물질의 혼입으로 발생한다.

③ 유해첨가물의 혼입으로 발생한다.

④ 식품첨가물의 다량 사용시 발생한다.

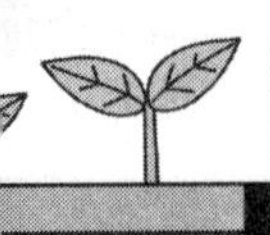

⑤ 고의 또는 오인으로 발생한다.

⑥ 공해 또는 방사능 오염물질에 의해 발생한다.

(3) 식품첨가물

① **착색제**

　㉠ 착색제의 조건
- 인체에 무해할 것
- 체내에 축적되지 않을 것
- 극히 미량으로 효과가 좋을 것
- 값이 싸고 사용이 간편할 것
- 물리·화학적 변화에 색이 안정할 것

　㉡ 허용착색료 : 녹색 3호, 적색 2·3호, 청색 1호, 황색 4호

　㉢ 착색제 사용금지 식품 : 고춧가루, 후춧가루, 카레, 식육제품(소시지 제외), 식용유, 버터, 마가린, 식초, 케찹, 천연식품, 면류, 젓갈류, 다류 등이 있다.

② **보존료**

　㉠ 조건
- 변패의 원인인 미생물의 증식을 억제할 것
- 독성이 없거나 극히 적을 것
- 물리·화학적 영향을 받지 않을 것
- 장기간 효력이 있을 것
- 무미, 무취, 무자극성일 것
- 사용이 간편할 것
- 가격이 저렴하고 미량으로 효과가 클 것

　㉡ 허용보존료 : DHA, 소르빈산, 디하이드로에시드 등이 있다.

　㉢ 유해보존료 : 붕사, 포름알데히드, 승홍 등이 있다.

③ **표백제**

　㉠ 허용표백제 : 무수아황산, 아황산나트륨, 산성 아황산나트륨, 차아황산나트륨, 과산화수소 등이 있다.

　㉡ 유해표백제 : 롱가리트, 삼염화질소 등이 있다.

④ **감미료**

　㉠ 허용감미료 : 사카린나트륨, 글리친산2나트륨, 글리친산3나트륨, D-소르비톨 등이 있다.

　㉡ 유해감미료 : 둘신, 시클라메이트 등이 있다.

　㉢ **사용제한** : 식빵, 이유식, 백설탕, 포도당, 물엿, 벌꿀, 알사탕류에 사용을 금한다.

(4) 유해 첨가물의 종류별 특징

① Dulcin

    ㉠ 폭발당이라고 불리우며 설탕보다 250배의 단맛을 갖고 있으나, 적혈구 생산을 억제하여 혈액독을 유발시키기 때문에 사용이 금지된 유해 감미료이다.

    ㉡ 발암성, 소화효소 작용억제, 중추신경계에 장애를 일으킨다.

② 유해 착색제

    ㉠ Auramine : 염기성 타르 황색색소로서 일광과 열에 안정하여 과자, 카레, 완두 등에 오용될 가능성이 있는 물질이다.

    ㉡ Rhodamin B : 핑크색 염기성 타르 색소로서 주로 과자, 어묵 등에 오용될 가능성이 있다.

③ 포름알데히드

    ㉠ 수용성의 무색기체로서 아포균에 대한 살균 유효량은 0.1%이고, 0.02% 정도면 세균의 발육을 저해할 수 있다.

    ㉡ 두부의 방부제로 사용되어 최근 문제를 야기시킨 독성물질이다.

    ㉢ 주로 간장 등에 사용되는 불허용 보존제이다.

④ Boric acid ⋯ 햄, 베이컨, 마가린, 버터에 보존제로 오용되어 소화불량, 식욕감퇴 등을 일으키는 물질이다.

⑤ Ronglite ⋯ 물엿이나 연근 등에 표백제에 오용되어 식중독을 일으키는 물질이다.

(5) 방사능 물질

식품오염에 문제가 되는 방사능 물질은 Sr, Cs, I, Co 등이 있다. 주로 어류의 근육보다 내장에 축적된다.

(6) 벤조피렌

구운 고기, 공해로 오염된 야채류에 존재하며 강력한 암을 유발시키는 물질이다.

(7) 메탄올

① 알코올 발효시 Pectin으로부터 생성된다.

② 중독증상은 두통, 현기증, 설사, 실명, 신경계 염증 등을 나타낸다.

③ 주류의 메탄올 함량기준은 0.5mg/mL이고, 과실주는 1.0mg/mL이다.

(8) 유해금속에 의한 식중독

유해금속류에 의한 식중독 증상 중에서 공통적인 사항은 구토이다.

① **수은** ··· 승홍이나 유기수은에 오염된 식품을 섭취시 대사기능을 억제한다. 미나마타병의 원인물질로 구토, 메스꺼움, 시력감퇴, 말초신경 마비, 보행곤란 등 신경장애 증상을 일으킨다.

② **카드뮴** ··· 이타이이타이병의 원인물질이며, 가용성 카드뮴 섭취시 구토, 복통, 설사, 허탈, 의식불명 등의 증상을 보인다.

③ **납**
   ㉠ 첨가물, 용기, 기구, 통조림의 땜납, 법랑제품 등의 유약성분으로 사용할 때 식품에 용출될 수 있다.
   ㉡ 주로 만성 중독이며, 이 경우 빈혈, 배뇨 장애, 사지감각 장애 등의 증상을 보인다.
   ㉢ 급성 중독증상으로는 구토, 복통, 인사불성, 사지마비 등이 있다.

④ **비소**
   ㉠ 첨가물의 불순물로 존재하며, 밀가루 등으로 오인하여 중독되거나 농약으로 인해 농작물에 잔류됨으로써 중독을 일으킨다.
   ㉡ 소량에 의한 위장형 중독으로 구토, 경련, 쌀뜨물변, 심장마비로 수일 후에 사망하게 된다.
   ㉢ 조제분유에 불순물로 함유되어 유아가 식욕부진, 빈혈, 설사, 피부발진의 증상을 보이기도 한다.

⑤ $CuCO_3Ca(OH)_2$ ··· 식기류 등에 형성되는 녹청의 성분이며 중독증상을 보인다.

⑥ **주석** ··· 주스 통조림 등에서 질산이온에 의해 용출되어 중독을 유발시키는 물질이다.

⑦ **불소화합물** ··· 공업용 풀의 방부제나 알코올 음료 등에 첨가되는 물질이며, 주요 증상은 구토, 반상치, 칼슘대사 저해이다.

(9) 농약에 의한 식중독

곡류, 야채, 과일에 잔류 농약으로 인해 식중독이 발생한다.

① **유기인제**
   ㉠ 맹독성이며 살균제나 살충제의 성분이다.
   ㉡ 유기인계 농약에 의한 중독기전은 Cholinestrase을 저해한다.

② **유기염소제**
   ㉠ 인체의 지방조직에 축적이 잘 되는 물질로서 살충제나 제초제의 성분이다.

ⓒ 급성 중독보다는 체내에서 분해가 잘 되지 않기 때문에 축적률이 높아 만성 중독의 위험성이
    크다.

ⓒ 유기염소제나 유기인제 농약은 주로 신경계 장애를 일으킨다.

③ DDT … 환경에서의 잔류성이 큰 농약류이다.

(10) PCB

① 미강유의 탈취공정에서 열매체로 사용하는 다염화비페닐이 미강유에 혼입되어 중독사고를 일으
    켰다.

② 화합물로 인체의 지방조직에 축적이 잘 되며 피부괴사, 심한 간기능 장애가 주요 증상이다.

③ 자연독 식중독

(1) 의의

신경증상을 수반하고, 식물성과 동물성, 곰팡이로 구분할 수 있다.

(2) 식물성 식중독

① 독버섯

ⓐ 종류 : 광대버섯, 미치광이 버섯, 무당버섯 등이 있다.

ⓑ 독성분 : 무스카린, 무스카리딘, 뉴린, 팔린, 필즈톡신 등이다.

- 무스카린(Muscarine) : 붉은 광대버섯에 함유되어 있고, 독성이 매우 강하다. 호흡곤란과 위장장애
  를 일으킨다.
- 무스카리딘(Muscaridine) : 많은 독버섯에 함유되어 있고 동공확대, 뇌증상 등이 생긴다.
- 팔린(Phaline) : 알광대버섯에 함유되어 있고, 용혈작용과 콜레라 증상을 일으킨다.
- 필즈톡신(Pilztoxin) : 균독소로 건조와 열에 약하고, 현기증과 뇌증상을 일으킨다.

ⓒ 독버섯의 특징

- 악취가 난다.
- 유독한 것은 유즙을 분비한다.
- 색이 선명하고 화려하다.
- 살이 가로로 쪼개진다.
- 은수저가 흑변한다.
- 줄기가 거칠거나 점조성이다.
- 쓴맛, 신맛을 낸다.

② **감자** … 싹튼 부위에 솔라닌(Solanine)이라는 독성분이 있어 복통, 위장장애, 현기증 등의 증상을 보인다.

③ **두류, 인삼, 팥** … 사포닌(Saponin)의 독성분이 설사를 일으킨다.

④ **독 미나리** … 독성분은 씨큐톡신(Cicutoxin)이다.

⑤ **면실유** … 고시풀(Gossypol)이 독성분이다.

⑥ **청매** … Amygdaline이 독성분이다.

⑦ **독보리** … Temuline이 독성분이다.

⑧ **피마자** … Ricin, Ricinin, Allergen이라는 독성분이 있으며 복통, 구토, 설사와 알레르기성 증상을 나타낸다.

⑨ **오두, 바꽃** … 독성분은 Aconitine이다.

⑩ **목화씨** … 고시풀(Gossypol)이 독성분이다.

(3) 곰팡이 식중독

누룩곰팡이(Aspergillus), 푸른곰팡이(Penicillium) 등의 곰팡이는 대사과정에서 Mycotoxin을 생산하고 이는 급성·만성 장애를 일으킨다.

① **아플라톡신**

　㉠ 진균독이며 간장, 된장을 담글 때 발생한다. 탄수화물이 많이 함유된 곡물류 등에서 주로 생성되며 간암을 유발시킨다.

　　　Tip Aspergillus Flavus는 아플라톡신을 생성한다.

　㉡ 최적온도 : 25~30℃이다.

　㉢ 기질수분 : 16% 이상

　㉣ 최적 pH : pH 4

　㉤ 최적습도 : 80~85%(80% 이상)

② **황변미** … 수분 14~15% 이상이 함유된 저장미에서 발생한다. 황변미 독에는 Cirinin, Islanditoxin, Citreoviridin 등이 있다.

　㉠ Cirinin : 위장독을 유발하는 독소이다.

　㉡ Islanditoxin : 간장독으로서 간암, 간경변증을 유발하는 독소이다.

　㉢ Citreoviridin : 신경독소이다.

③ **맥각독**

    ㉠ Ergotoxin은 보리, 밀 등을 기질로 번식하는 곰팡이가 분비하며 소화관 증상과 신경증상을 보인다.

    ㉡ 임산부에게 유산 또는 조산을 가져온다.

(4) 동물성 식중독

① **복어**

    ㉠ 독력이 가장 강한 시기는 5~7월이며, 독소는 테트로도톡신(Tetrodotoxin)이다.

        💻 Tip Tetrodotoxin … 복어의 생식기(고환, 난소), 창자, 간, 피부 등에 들어 있으며 독성분이 제일 강한 곳은 난소이다.

    ㉡ 식중독 야기시 Cyanosis현상을 나타내며, 치사율이 60%로 높다.

    ㉢ 주요 증상 : 운동마비, 언어장애, 지각이상, 호흡마비, 고열과 오한, 구순 및 혀의 지각 마비 등을 일으킨다.

    ㉣ 대책 : 독성이 있는 부분을 먹은 경우 구토, 위 세척, 설사를 하여 위장 내의 독소를 제거한다.

② **모시조개(바지락), 굴** … 모시조개의 독소는 베네루핀(Venerupin)이다.

③ **대합조개, 섭조개** … 독소는 삭시톡신(Saxitoxin)이며 마비성 패독이다.

④ 전염병 및 기생충 감염

① 전염병의 분류

(1) 경구전염병

① **장티푸스**

    ㉠ 특징 : 장의 임파조직, 담낭, 신장에 발생된다. 8~9월에 다발하고 발열이 특징이다.

    ㉡ 병원균 : *Salmonella Typhi*

    ㉢ 잠복기 : 1~3주이다.

② **파라티푸스** … 장티푸스와 비슷하다.

③ **콜레라**

    ㉠ 증상 : 심한 위장장애와 전신장애의 급성 전염병이다.

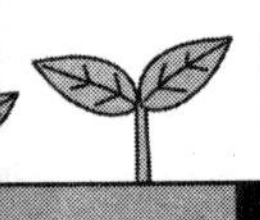

    ⓒ 특징 : 해수, 어패류, 음료수의 오염섭취시 발생하고, 빈민가에서 주로 발생된다.

    ⓒ 병원균 : *Vibrio Cholera*

    ⓔ 잠복기 : 2~3일이다.

④ **세균성 이질**

    ㉠ 증상 : 대장점막 궤양성 병변으로 점액성 혈변증상이 나타난다.

    ⓒ 병원균 : *Shigella Dysenteriae*

    ⓒ 잠복기 : 1~7일이다.

⑤ **소아마비**

    ㉠ 증상 : 중추신경계 손상으로 5세 이하 소아에게 감염되어 마비증상을 보인다.

    ⓒ 병원균 : *Poli Virus*

    ⓒ 잠복기 : 1~3주이다.

    ⓔ 예방 : Salk Vaccine으로 예방접종한다.

⑥ **유행성 간염** … 황달과 간 장애를 유발한다.

⑦ **아메바성 이질**

    ㉠ 특징 : 소장 하부나 대장의 조직 내에 기생한다.

    ⓒ 병원균 : *Entamoeba Histolytica*

    ⓒ 잠복기 : 3~4주이다.

> **Tip** 세균성 식중독과 경구전염병의 차이점
> ㉠ 균량 : 식중독은 다량이고 전염병은 미량이다.
> ⓒ 감염과 면역 : 전염병은 2차 감염과 면역이 가능하나 식중독은 그렇지 않다.
> ⓒ 잠복기 : 식중독은 잠복기가 짧고 전염병은 길다.

(2) 인수공통 전염병

① **탄저병** … 포유동물로 주로 소, 말, 양

② **야토병** … 산토끼, 양

③ **결핵** … 소, 산양

④ **살모넬라** … 온혈동물

⑤ **파상풍** … 소, 돼지, 산양, 말, 산토끼, 개, 닭

⑥ **Q열** … 쥐, 소, 양

⑦ **돈단독** … 돼지

(3) 기타 분류

① **세균성** … 탄저, 돈단독, 결핵, 야토병, 파상풍

② **바이러스성** … 광견병, 뇌염 등

③ **리케차** … Q열

④ **원충성** … 톡소플라즈마

② 기생충 감염

(1) 개요

① **토양매개형 기생충** … 중간숙주를 필요로 하지 않으며, 야채 등을 통하여 인체에 유입되며, 예방법으로는 야채를 익혀서 먹거나 깨끗이 씻어 먹어야 한다.

② **수륙매개형 기생충** … 1개의 중간숙주를 필요로 하는 돼지고기와 쇠고기, 2개의 숙주를 필요로 하는 어패류가 있으며, 예방법으로는 생식하지 말고 익혀서 먹는 방법이 최선이다.

(2) 기생충 감염경로

① **회충**

 ㉠ 채소를 통해 경구에 침입하여 장내 군거생활을 한다.

 ㉡ 일광에 사멸하고 70℃로 가열시 사멸한다.

 ㉢ 채소류를 먹을 때 흐르는 물에 5회 이상 씻어서 충란을 제거한 뒤 먹는다.

② **요충**

 ㉠ 집단생활하는 곳에서 많이 발생하고 경구침입하여 항문 주위에 산란한다.

 ㉡ 검사법으로는 스카치 테이프 검출법이 있다.

③ **십이지장충**(구충)

 ㉠ 경피를 통해 감염되어 소장에 기생한다.

 ㉡ 옥외에선 꼭 신발을 신도록 한다.

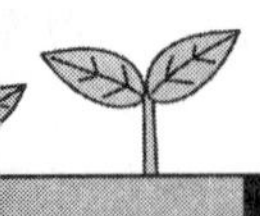

④ 기타 기생충의 감염경로

구분	제1중간숙주	제2중간숙주
간디스토마	왜우렁	민물고기
폐디스토마	다슬기	가재, 게
아니사키스	갑각류	바다생선
요코가와흡충	다슬기	담수어
광절열두조충	물벼룩	민물고기
유구악구충	물벼룩	미꾸라지, 뱀장어 → 개, 고양이

③ 식품위생검사

(1) 식품위생검사의 개념

① 식품에 의한 위해를 방지하기 위해 행하는 식품, 식품첨가물, 물, 기구 및 용기, 포장 등에 대한 검사를 말한다.

② 식품의 위생적인 적부와 변질상태, 이물 등의 혼입여부를 감별한다.

(2) 식품위생검사의 목적

① 식품으로 인해 발생하는 위해를 예방하고, 안전성을 확보한다.

② 식품에 의한 식중독이나 전염병 발생시 원인식품 등을 규명하고 감염경로를 추측한다.

③ 식품의 위생상태를 파악하여 식품위생에 관한 지도와 식품위생대책을 수립한다.

(3) 식품위생검사의 종류

① **생물학적 검사** … 세균수를 측정하여 오염의 정도나 식중독, 전염병의 원인균을 측정한다.

　㉠ 일반세균수의 검사(표준평판법)

　　• 검체를 표준한천배지에 35℃에서 48시간(또는 24시간) 배양하여 측정한다.

　　• 표준평판수(일반세균수)는 표준한천배지에서 발육한 식품 1g당의 중온균의 수이다.

ⓒ 대장균군의 검사

• 정성시험(대장균군의 유무 검사)

단계		내용
1단계	추정시험	• 액체는 그대로 또는 멸균생리적 식염수로 10진법으로 희석하고 고형시료는 10g을 멸균생리적 식염수 90mL에 넣고 Homogenizer 등으로 세척한다. • 이것을 원액으로 10배 희석액을 만들어 그 일정량을 BTB를 첨가한 유당 Bouillon 발효관에 이식하여 $35 \pm 0.5℃$에서 24~48시간 배양한 후 가스가 발생하면 양성으로 한다. • 유당부(젖당부 ; Bouillon) 이온배지, LB(Lactose Broth) 발효관 배지나 고형배지를 사용한다.
2단계	확정시험	추정시험 결과가 양성인 것은 BGLB 발효관으로 이식하여 $35 \pm 0.5℃$에서 24~48시간 배양한 후 가스가 발생하면 다시 EMB 한천배지나 Endo 평판배지에 옮겨 전형적인 대장균집락 형성 유무를 조사한다.
3단계	완전시험	• 확정시험 양성 집락에 대해 Gram 음성간균, 유당분해, 가스발생 등을 재확인한다. • Endo 평판배지, EMB 한천배지를 사용한다.

• 정량시험(대장균군의 수 산출)

- 최확수(MPN)법 : 검체 100mL(g) 중의 대장균군의 최확수(MPN ; Most Probable Number)를 구하는 시험이다. 시료를 10mL, 1mL 및 0.1mL를 각 5본이나 3본씩 BTB를 첨가한 유당 Bouillon을 넣은 발효관으로 이식하여 정성시험이 양성인 것에 대해 최확수표에서 시료 100mL 중의 대장균군의 수치를 산정한다.

- 사용배지 : 액체배지와 고형배지를 사용하는데, 액체배지는 LB발효관 배지, BGLB 발효관 배지를 사용한다.

• Membrane Filter Method(MF법)

- 다공성원형 피막인 Membrane Filter로 일정량의 검수를 여과하여 세균이 막면 위에 남게 되므로 그것을 엔도배지나 Mac Conkey 배지로 만든 한천평판에 올려놓거나 이들 배지를 스며들게 한 여지에 배양하여 막면위희집락 성상과 수로 대장균군의 검사 100mL 중의 균수를 산정한다.

- 대량의 검수 약 1L로부터 소수의 대장균군도 검출하는 것이 가능하므로 결과가 신속 · 정확하여 수질검사에 이용된다.

• Paper Strip Method

- 우유나 물 중의 대장균군 검사의 간이검사법으로 이용되는 방법이다.

- BGLB 배지와 환원지시약으로 TTC를 세정한 여지에 흡수시킨 후, 건조한 것에 시료 0.1mL EH는 1.0mL를 흡수시켜 37℃에서 8~10시간 배양한다.

- 여지, 위혜, 적변하, 미소, 집락반점을 대장균군으로 판정한다.

ⓒ **장구균 검사** : 공정법의 미확립으로 검사법이나 사용배지가 검색자에 따라 다소 차이가 있다.
- 선택배지 : 질화나트륨을 선택제로 처방하여 Azide Dextrose Broth와 Ethylviolet Azide Broth를 혼용한 AD-EVA법을 사용한다.
- 시료의 접종법과 MPN산출은 대장균군과 같다.
- 선택배지에 접종하여 37℃에서 48시간 배양한다. 양성인 경우에는 새로운 배지에 접종하여 45℃에서 48시간 배양한다. 균이 증식하며 확정시험 양성으로 판정한다.
- 일반적으로 확정시험에서 장구균 이외의 균이 증식하는 예는 거의 없으므로 양성관수에 의해 MPN을 산정한다. 완전시험을 할 때는 Gram 양성 구균, Catalase 음성, 6.5% 식염가 Bouillon에 증식하는 것을 양성으로 한다.

ⓓ **세균성 식중독의 검사** : 식중독이 발생하였을 경우 일반 세균수의 측정, 대장균군의 측정, 직접 배양 등을 통하여 병원성 세균으로 추정되는 세균을 검출한다.

ⓔ **전염병균의 검사** : 식품을 통하여 감염을 일으키는 전염병균을 세균성 식중독균이나 용혈성 연쇄상구균의 각각의 검사법에 따라 계통적으로 검사한다.

ⓕ **곰팡이균과 효모의 검사** : Haward법을 이용하여 곰팡이나 효모의 수를 세어 검체 중의 세포수를 측정한다. EH 곰팡이용 배지를 이용하여 곰팡이의 형태를 관찰한다.

② **이화학적 검사** ··· 식품의 pH, 아민, 과산화물가, 카르보닐가 등을 측정하고, 어육의 단백질 침전 반응 등을 검사한다.

ⓐ **식품의 일반검사** : 식품 중에 함유되어 있는 일반적 성분에 관해 검사하는 것으로 물질을 여러 가지 분리법으로 분리하여 정성 및 정량시험을 한다.

ⓑ **유해금속의 검사** : 활성염소나 질산, 황산에 의해 검사하는 습식법이나 전기로에서 회화를 행하는 검사법인 건식법 등에 의해 유기물을 분해하여 검사한다.

ⓒ **메탄올 및 포름알데히드의 검사** : 주류 중의 메탄올은 정성시험으로 구리망산화법, 정량시험으로 Chromotrop산법, Fuchsin 아황산법 등을 이용하여 검사한다.

ⓓ **시안산 및 시안산 배당체의 검사** : Pyrazorone법, Phenylphthaelin법 등을 이용하여 검사한다.

ⓔ **화학성 식중독의 검사** : 화학성 식중독이 발생했을 경우에는 Goldstone법과 같은 계통적 시험법에 의해 검사한다.

ⓕ **이물의 검사**
- 이물 : 절지 동물 및 그 알, 유충, 배설물, 설치류나 곤충의 기식흔적물, 동물의 털, 기생충란, 종류가 다른 식물이나 종자, 곰팡이, 짚겨, 종이조각, 토사, 유리, 도자기의 파편 등 식품성분이 아닌 위생상 유해한 물질(세균은 포함되지 않는다)이 혼입된 것을 말한다.
- 검사법 : 여과법, 포집법, 사별법 침강법 등의 여러 분류법으로 분리한 후 검사한다.

ⓐ **식품첨가물의 검사** : 허가되지 않은 첨가물을 사용하거나 또는 허가량을 초과하여 사용한 식품 첨가물에 대해 식품첨가물 공전에 따라 검사한다.

ⓞ **잔류농약의 검사** : 대상식품과 농약에 따라 납시험법, 비소시험법, 유기염소제시험법, 유기린 제시험법 등의 방법을 이용하여 잔류농약을 추출·분리하여 검사한다.

ⓩ **항생물질의 검사** : 비색법, 형광법, 자외선흡수법, Polarography 등을 이용하여 검사한다.

③ **물리학적 검사** … 식품의 경도, 탁도, 점도, 탄성, 중량, 부피, 크기, 비중, 응고, 빙점, 융점 등을 검사한다.

④ **독성검사** … 동물 실험을 통하여 식품의 독성을 검사한다.

ㄱ **급성 독성시험** : 시험동물에 시험물질을 1회 투여하여 그 결과를 관찰하는 것으로 맨 먼저 실 시하는 독성시험이다. 독성은 보통 시험동물의 50%가 사망하는 것으로 추정되는 시험물질의 1회 투여량으로 체중 kg당 mg수 또는 g수로 표시하는 LD50으로 나타낸다.

> **Tip** LD_{50}(Lethal Dose) … 실험동물의 50%가 사망할 때의 투여량을 표시하는 것으로 수치가 낮 을수록 강한 독성을 가진 물질이다.

ㄴ **아급성 독성시험** : 시험동물에 시험물질을 치사량 이하의 용량을 여러 단계로 나누어 단기간 (1~3개월 정도) 투여하여 그 결과를 관찰하는 것으로 투여량에 따를 영향과 체내 축적성 여 부를 알아보는 시험이다.

ㄷ **만성 독성시험** : 약 2년 정도의 기간 동안 소량의 시험물질을 계속하여 투여하면서 독성여부에 따른 영향을 관찰하는 것으로 물질의 잔류성과 축적성을 알아보는 시험이다.

⑤ **관능 검사** … 오관을 이용하여 식품의 성상, 맛, 포장상태, 냄새 등을 검사한다.

⑥ **식기구, 용기 및 포장의 검사**

ㄱ **식기구류의 검사** : 전분성 잔류물 및 지방성의 잔류물 시험법 등을 이용하여 식기구류의 세정이 잘 되었는지 검사한다.

ㄴ **합성수지 제품의 검사** : 착색료시험법에 의한 착색된 침출액의 검사와 자외선 등으로 형광료의 유 무를 검사하고, 납, 카드뮴, 주석, 기타 중금속류의 화합물을 사용하는 것에 대한 검사도 한다.

ㄷ **종이제품** : 착색료, 형광염료 등의 검사를 한다.

ㄹ **통조림** : 내용물의 화학시험과 세균시험을 한다.

1 포도상구균성 식중독에 대한 설명 중 옳지 않은 것은?

① 원인균은 Staphylococcus Aureus이다.

② 그람 양성의 무아포 구균이다.

③ 신경독소를 생성해 복통, 구토, 설사 등을 일으킨다.

④ 잠복기간이 3시간 정도로 짧은 것이 특징이다.

⑤ 화농성 질환자를 통해 감염되므로 화농성 질환자의 식품취급을 금해야 한다.

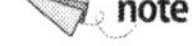 **note** 장독소인 엔테로톡신(Enterotoxin)을 생성한다.

2 복어중독에 관한 설명으로 옳은 것은?

① 원인독소는 일광이나 열에 약하다.

② 난소, 고환 등에 들어 있다.

③ Tetrodotoxin은 신경독소로 독력이 강하다.

④ 구토, 설사, 복통 등의 증상을 보인다.

⑤ 알칼리에 강하고 산에 약하며 치사율이 높다.

note ① 원인독소인 Tetrodotoxin은 일광이나 열에 강하여 106℃로 가열해도 파괴되지 않는다.
③ Tetrodotoxin은 신경독의 증상과 비슷하나 신경독소는 아니며 산란기인 5~7월에 독성이
가장 강하다.
④ 지각이상, 호흡장애, 운동장애, 언어장애 등의 증상을 보인다.
⑤ 산에는 강하나 알칼리에는 약하며, 치사율이 보통 60% 정도로 높은 편이다.

Chanswer 1.③ 2.②

3 다음 중 식품과 독성의 연결이 옳지 않은 것은?

① Cicutoxin − 굴

② Solanine − 감자

③ Tetrodotoxin − 복어

④ Muscarine − 독버섯

> **note** Cicutoxin − 독미나리
> ※ 굴 · 모시조개의 독성분은 베네루핀(Venelupin)이다.

4 여름철 결혼식장에서 하객들이 오후 1시에 점심식사를 하고 오후 6시에 식중독에 감염되었다. 이후 심한 오심과 구토를 한 경우 이들이 감염된 식중독은?

① 포도상구균 식중독

② 비브리오 식중독

③ 보툴리누스 식중독

④ 살모넬라 식중독

> **note** 잠복기가 5시간으로 짧고 복통과 구역의 증상을 나타내는 것은 포도상구균에 의한 식중독이다. ①을 제외한 식중독의 잠복기는 ② 10~18시간, ③ 12~36시간, ④ 20시간으로 모두 길다.

5 다음 중 감염형 식중독균은 어느 것인가?

① *Vibrio Parahaemolyticus*

② *Clostridium Welchii*

③ *Costridium Botulinum*

④ *Staphylococcus Aureus*

> **note** ① 장염 비브리오 식중독의 원인균으로 살모넬라(*Salmonella*) 식중독, 병원성 대장균(*Escherichia Coli*) 식중독과 함께 세균성 감염형 식중독에 해당된다.
> ② 웰치균에 의한 식중독은 감염형과 독소형의 중간형태이다.
> ③④ 각각 보툴리누스균 식중독과 포도상구균 식중독의 원인균으로 대표적인 세균성 독소형 식중독이다.

6 다음 중 감염형 식중독이 아닌 것은?

① 병원성 대장균

② 장염 비브리오균

③ 살모넬라균

④ 포도상구균

> **note** ③ 세균성 식중독에는 감염형과 독소형이 있는데 살모넬라균, 장염 비브리오균, 병원성 대장균, 애리조나균 등이 감염형이고, 포도상구균, 보툴리누스균, 바실러스 세레우스, 알레르기에 의한 식중독은 독소를 만들어 식중독을 일으키는 독소형 식중독이다.

Answer   3.①   4.①   5.①   6.④

7 다음 중 신경독소를 배출하고 사망률이 가장 높은 식중독은?

① 보툴리누스 식중독
② 포도상구균 식중독
③ 알레르기성 식중독
④ 살모넬라 식중독

> **note** 보툴리누스 식중독 … *Botulinus*균이 혐기성 조건하에서 증식할 때 생산되는 신경독소(Neurotoxin)에 의하여 일어나는 것으로 치명률이 가장 높은 대표적인 독소형 식중독이다.
> ㉠ 잠복기 : 일반적으로 12~36시간이다.
> ㉡ 증상 : 복시, 동공 확대, 실성, 연하곤란, 호흡곤란 등 신경계 증상이 나타나며, 신경증상 전에 구역, 구토, 복통, 설사 등의 소화계 증상이 나타나는 경우도 있다.
> ㉢ 사망률 : 30~80%로 세균성 식중독 중에서 가장 높다.

8 가을철 식당에서 음식을 먹은 학생들이 24시간 내에 구토와 설사 · 복통을 일으킨다면 무엇을 의심할 수 있겠는가?

① 포도상구균
② 살모넬라
③ 비브리오
④ 보툴리누스균

> **note** 잠복기 … 포도상구균 – 3시간, 살모넬라 – 20시간, 비브리오 – 10~18시간, 보툴리누스균 – 12~36시간
> ※ 보툴리누스균에 의한 식중독(Botulism : 소시지의 중독)
> ㉠ 외부형태 : Gram 양성, 간균, 주모균, 아포 형성, 혐기성균이다.
> ㉡ 원인균 : *Clostridium Botulinum*으로, 신경독소인 Neurotoxin을 생성하는 혐기성균이며 체외독소이다.
> ㉢ 원인식품 : 밀봉상태의 통조림, 햄, 소시지
> ㉣ 증세 : 신경마비 증세, 치명률(30~80%)이 높고 호흡곤란, 연하곤란, 복통, 구토, 설사 등의 현상이 일어나나 발열은 없다.
> ㉤ 잠복기 : 12~36시간이다.

9 다음 세균성 식중독 중 잠복기가 짧은 것은?

① 포도상구균
② 장염 비브리오균
③ 살모넬라균
④ 보툴리누스균

> **note** 잠복기
> ㉠ 살모넬라균 : 20시간
> ㉡ 장염 비브리오균 : 10~18시간
> ㉢ 포도상구균 : 1~6시간
> ㉣ 보툴리누스균 : 12~36시간

Answer 7.① 8.④ 9.①

10 다음 중 산패와 관련된 것이 아닌 것은?

① 산소　　　　　　　　　　　　② 세균

③ 효소　　　　　　　　　　　　④ 이산화탄소

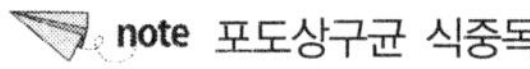 **note** 산패(변패) … 유지나 탄수화물이 공기 중의 산소, 물, 광선, 열, 효소 등의 물리·화학적 요인
이나 세균 등의 미생물학적 요인에 의해 변질되는 것을 말한다.

11 다음 중 식중독의 발생빈도가 가장 높은 것은?

① 살모넬라　　　　　　　　　　② 장염 비브리오

③ 황색 포도상구균　　　　　　　④ 보툴리누스

note 포도상구균 식중독

　㉠ 1884년 Vaughn에 의해 최초로 보고된 이래 세계 각국에서 발생빈도가 가장 높은 식중독
　　균이다.

　㉡ 포도상구균 수십종이 있지만 그 중에서도 황색의 색소를 생산하는 황색 포도상구균이 식중
　　독을 일으킨다.

　㉢ 황색 포도상구균은 비교적 열에 강한 세균이나 80℃에서 30분 가열로 사멸된다. 그러나 황
　　색 포도상구균이 생산한 장독소(Enterotoxin)는 100℃에서 30분간 가열하여도 파괴되지 않
　　는다.

　㉣ 포도상구균은 살모넬라 등과 달리 7% 정도의 소금농도, 10~45℃ 온도영역에서 발육할 뿐
　　만 아니라 다른 세균에 비해 산성이나 알칼리성에서 생존력이 강한 세균이다.

　※ 우리나라의 식중독 발생원인 … 살모넬라(46.5%) > 장염 비브리오(21%) > 황색 포도상구균
　　(19.2%) > 자연독(2.4%)

12 대장균에 대하여 바르게 설명한 것은?

① 부패 여부의 판정기준　　　　② 자체의 특이성

③ 병원성균의 오염지표　　　　　④ 전염병 유발

⑤ 독소형 식중독 유발

note 대장균은 병원성 세균의 오염지표이다.

13 자극성이 적고 무포자균에 대한 소독력이 강하여 구내염의 소독에 적당한 것은?

① 승홍수 – 0.1%
② 과산화수소 – 3%
③ 석탄산 – 3%
④ 크레졸 – 3%
⑤ 알코올 – 80%

> **note** ② 상처 소독용으로 널리 쓰이며 구강 소독에도 효과적이다.

14 다음 중 식품위생에서 사용 가능한 보존료는?

① Formaldehyde
② Benzoic Acid
③ Phenol
④ Methanol

> **note** Benzoic Acid(안식향산)는 가장 널리 사용되는 식품첨가제이다.

15 다음 식물성 식중독의 연결이 잘못된 것은?

① 감자 – Solanin
② 버섯 – Temuline
③ 바지락 – Venerupin
④ 복어 – Tetrodotoxin

> **note** ② Temuline은 보리의 독이고 버섯의 독소는 무스카린, 무스카라딘, 뉴린, 팔린, 필즈톡신 등 이다.
> ※ 식중독의 독소
> ㉠ 미나리 – Cicutoxin
> ㉡ 면실유 – Gossypol
> ㉢ 대합조개, 섭조개 – Saxitoxin
> ㉣ 황변미 – Cirinin, Islanditoxin, Citreoviridin 등

16 다음 중 중독에 의한 사망률이 말하는 것은?

① 치명률
② 발병률
③ 유병률
④ 병원력
⑤ 사망률

> **note** 치명률 … 어떤 질병에 감염된 사람 중에서 그 질병으로 사망하는 사람이 차지하는 비율이다.

Answer　　13.② 14.② 15.② 16.①

17 다음의 용어설명 중 잘못된 것은?

① 병원소 : 사람(환자, 보균자), 동물, 토양, 식품

② 발병률 : 위험에 놓인 사람(접촉된 사람) 중에서 발병한 사람의 수

③ 발생률 : 일정 기간의 인구 중 새로이 발생한 특정 질병의 발생 건수(환자 수)

④ 유병률 : 일정 시점에서 인구 중 어떤 질병의 환자 수

⑤ 병원력 = 발병자 수 ÷ 전감염자 수

> **note** 병원소 … 병원체가 생활하고 증식하면서 다른 숙주에게 전파될 수 있는 상태로 저장되는 장소이다. 식품은 매개전파체이지 병원소는 아니다.

18 농약으로부터 식품을 오염시킬 수 있는 물질은?

① 납

② 염소

③ 카드뮴

④ 비소

⑤ Cs

> **note** 비소 … 분유의 제2인산나트륨이나 두부의 소석회 등에 불순물로 들어 있는 화학물질로 식중독을 일으킨다. 또한, 농약으로부터 식품에 오염될 수 있는 물질이다.

19 포도상구균에 의한 세균성 식중독과 관계가 없는 것은?

① 잠복기가 짧다.

② 독소는 내열성이다.

③ 원인식품은 우유, 전분질 식품이다.

④ 독소는 Enterotoxin이다.

⑤ 신경독 증상을 나타낸다.

> **note** ⑤ 장독소인 엔테로톡신을 생성한다.

20 어패류에 의해 감염되는 기생충의 중간숙주의 연결이 잘못된 것은?

① 폐디스토마 – 다슬기, 가재, 게

② 간디스토마 – 왜우렁, 민물고기(붕어, 잉어, 모래무지)

③ 광절열두조충 – 물벼룩, 민물고기(송어, 연어, 숭어)

④ 아니사키스충 – 갑각류, 바다생선(고등어, 갈치, 오징어)

⑤ 간디스토마 – 다슬기, 가재, 게

> **note** 간디스토마는 제1중간숙주(왜우렁) → 제2중간숙주(민물고기)

21 다음 중 폐디스토마의 제1, 제2중간숙주로 맞게 짝지어진 것은?

① 다슬기 – 왜우렁　　　　　　② 다슬기 – 담수어

③ 물벼룩 – 가재　　　　　　　④ 다슬기 – 가재

⑤ 쇄우렁 – 가재

> **note** 폐디스토마의 숙주
> ㉠ 제1중간숙주 : 다슬기
> ㉡ 제2중간숙주 : 가재, 게

22 세균성 식중독과 수인성 전염병의 차이점이 아닌 것은?

① 세균성 식중독은 식품에서 사람으로 최종 감염되며, 2차 감염은 없다.

② 세균성 식중독은 2차 감염이 되나, 수인성 전염병은 2차 감염이 되지 않는다.

③ 세균성 식중독의 잠복기는 수인성 전염병보다 짧다.

④ 식중독은 다량의 균이 필요하나, 수인성 전염병은 균의 양이 미량이라도 감염된다.

⑤ 세균성 식중독은 면역성 형성이 안 되나, 수인성 전염병은 면역성 형성이 된다.

> **note** 세균성 식중독과 수인성 전염병의 구별 … 2차 감염 유무로 판단한다.

Answer　20.⑤　21.④　22.②

23 화농성 원인균으로 내열성이 강한 장독소를 가진 식중독은?

① 포도상구균 식중독 　　　　② 살모넬라 식중독

③ 호염균 식중독 　　　　　　④ 보툴리누스 식중독

⑤ 알레르기성 식중독

> **note** 포도상구균 식중독 ··· 원인균이 *Staphylococcus Aureus*로 장독소인 Enterotoxin을 생성하며 내열성이 높은 것이 특징이다.

24 세균성 식중독의 특징에 속하는 것은?

① 면역이 된다. 　　　　　　② 전염이 되지 않는다.

③ 잠복기가 전염병보다 길다. 　　④ 위장 증상은 나타나지 않는다.

⑤ 체내 독소가 원인이다.

> **note** 세균성 식중독의 특징
> ㉠ 많은 양의 세균이나 독소에 의해 발생한다.
> ㉡ 면역이 생기지 않는다.
> ㉢ 식품에서 사람으로 최종 감염된다.
> ㉣ 잠복기가 경구전염병보다 짧다.
> ㉤ 식중독 세균의 적온은 25~37℃이다.
> ㉥ 원인식품에 기인한다.
> ㉦ 감염형 식중독은 대부분 급성 위장증상이고, 세균 자체에 의한 것으로 균의 양이 발병에 영향을 준다.

25 포도상구균이 잘 번식하는 곳은?

① 자연계 　　　　　　　　② 구강에 존재

③ 깡통 속 　　　　　　　　④ 화농이 있는 곳

⑤ 염분이 있는 곳

> **note** 포도상구균에 의한 식중독의 감염원은 화농성 질환자이다.

26 치명률이 가장 높은 식중독은?

① 장염비브리오   ② 포도상구균

③ 웰치식중독   ④ 보툴리눔식중독

> **note** 보툴리눔식중독은 통조림에서 생성하는 외독소로 Neurotoxin을 발생하여 신경증을 갖고 이완성 마비증세가 있다.

27 HACCP를 실시하는 이유가 아닌 것은?

① 식품의 안전성을 높이려고   ② 식품의 과학적 위생관리 때문에

③ 식품의 위해요소규명   ④ 식품의 영양학적 향상제고

> **note** HACCP … 식품의 원료관리 및 제조·가공·조리·유통의 모든 과정에서 위해한 물질이 식품에 섞이거나 식품이 오염되는 것을 방지하기 위하여 각 과정의 위해요소를 확인·평가하여 중점적으로 식품의 안정성확보를 위한 위생관리체계이므로 영양학적 향상과는 관계가 없다.

28 노로바이러스의 특징이 아닌 것은?

① 어린이에게 특히 증상이 심하게 나타난다.

② 설사, 복통, 구토 등의 증상이 약 7~10일간 지속된다.

③ 소화기계증상이 나타난다.

④ 즉시 격리한다.

> **note** 대부분은 1~2일 내에 호전되며, 심각한 건강상의 위해는 없으나, 간혹 어린이, 노인과 면역력이 약한 사람은 탈수 증상을 동반하게 된다.

29 식품첨가물 중 허용 색소제(착색료)가 아닌 것은?

① 로다민   ② 녹색 제3호

③ 적색 제2·3호   ④ 황색 제4·5호

⑤ 청색 제1·2호

> **note** 유해 착색료 … Auramine, Rhodamin, Silk scarlet 등이 있다.

Answer   26.④   27.④   28.②   29.①

30 잠복기가 짧고 유제품이 원인식품이 되거나 손에 상처가 있는 식품취급자를 통하여 감염되기 쉬운 세균성 식중독은?

① 살모넬라증   ② 포도상구균 중독
③ 보툴리누스균 중독   ④ 장염 비브리오균 식중독
⑤ 알레르기성 식중독

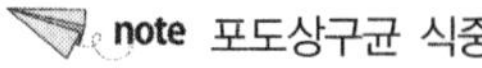

note 포도상구균 식중독
ㄱ 외부형태 : Gram 양성, 구균, 무(無)아포성, 무편모로 비운동성이다.
ㄴ 원인균 : *Staphylococcus Aureus*로, 장독소인 Enterotoxin을 생성한다.
ㄷ 원인식품 : 우유 및 유제품 등
ㄹ 감염원 : 화농성 질환자
ㅁ 예방대책 : 화농성 환자는 식품취급을 금한다.
ㅂ 잠복기 : 1~6시간(평균 3시간)으로 짧다.

31 식품에 항생물질을 첨가시킬 경우 공중보건상의 문제점은?

① 내성균 출현   ② 발암성 유발
③ 식품 변질   ④ 치명률 상승
⑤ 가격의 상승

note 항생물질이 일으키는 문제점
ㄱ 내성균을 출현시킨다.
ㄴ 만성독성을 야기시킨다.
ㄷ 알레르기를 유발시킨다.

32 바다 생선회를 생식할 때 감염될 수 있는 기생충은?

① 선모충   ② 사상충
③ 간흡충류   ④ 아니사키스충
⑤ 유구조충

note 아니사키스충 … 제1중간숙주 – 갑각류, 제2중간숙주 – 바다생선

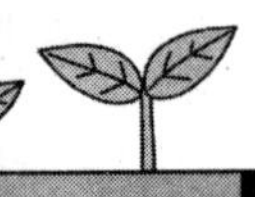

33 다음 중 신선하지 않은 생선과 조개를 덜 익혀 먹을 때 발생하기 쉬운 식중독은?

① 포도상구균 식중독 ② 보툴리누스균 식중독

③ 비브리오균 식중독 ④ 살모넬라균 식중독

⑤ 장구균 식중독

> **note** 장염 비브리오 식중독균
> ㉠ 외부형태 : Gram 음성, 간균
> ㉡ 원인균 : *Vibrio Parahaemolyticus*(호염균)로, 3~4%의 식염농도에서 잘 자라는 중온균이다.
> ㉢ 원인식품 : 어패류, 생선 등이다.
> ㉣ 주요 증상 : 설사, 위장장애 등이다.
> ㉤ 잠복기 : 평균 10~18시간이다.
> ㉥ 특징
> • 열에 약하다.
> • 콜레라균과 유사하다.
> • 균의 분열시간이 짧다(10분 이내).

34 우리나라 식품위생법상 식품위생의 대상이라고 할 수 없는 것은?

① 영양 ② 첨가물

③ 기구 ④ 용기

⑤ 포장

> **note** 식품위생 … 식품위생법에 의하면 '식품 · 식품첨가물 · 기구 또는 용기 · 포장을 대상으로 하는 음식에 관한 위생'을 말한다.

35 살모넬라균의 증식에 필요한 최적 조건은?

① 온도 5℃, pH 5~6 ② 온도 10℃, pH 5~6

③ 온도 25℃, pH 6~7 ④ 온도 37℃, pH 7~8

⑤ 온도 45℃, pH 6~7

> **note** 살모넬라 식중독
> ㉠ 외부형태 : Gram 음성, 무포자 간균, 주모균
> ㉡ 원인균의 특징 : 생육 최적온도는 37℃이고, pH는 7~8이다.

Answer 33.③ 34.① 35.④

ⓒ 증세 : 치사율은 낮으나 38~40℃의 심한 고열이 특징이다.

ⓔ 원인식품 : 감염된 동물, 어육제품, 샐러드, 마요네즈, 유제품 등이다.

ⓜ 예방 : 60℃에서 20분간 가열함으로써 예방이 가능하다.

36 다음 중 복어 중독의 주요 증상이라고 할 수 없는 것은?

① 혀의 지각마비

② 소화장애

③ 언어장애

④ 운동마비

⑤ 호흡근 마비

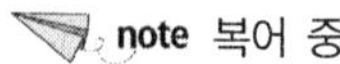
note 복어 중독

㉠ 독력이 가장 강한 시기는 5~7월이며, 독소는 Tetrodotoxin이다.

㉡ 식중독 야기시 Cyanosis현상을 나타내며 치사율이 높다.

㉢ 주요 증상은 운동마비, 언어장애, 지각이상, 호흡마비, 고열과 오한, 구순 및 혀의 지각마비 등이다.

※ Tetrodotoxin … 복어의 생식기(고환, 난소), 창자, 간, 피부 등에 들어 있으며 독성분이 제일 강한 곳은 난소이다.

37 다음 중 치명률이 가장 높고 신경증상을 나타내는 식중독균은?

① 살모넬라균

② 보툴리누스균

③ 포도상구균

④ 비브리오균

⑤ 아리조나 식중독

note 보툴리누스 식중독

㉠ 외부형태 : Gram 양성, 간균, 주모균, 아포형성

• 아포를 형성하며 내열성이 강하다(120℃ 4분 이상 가열로 사멸한다).

• 주모성 편모를 가지며 운동성이 활발하다.

㉡ 원인균 : *Clostridium Botulinum*

• 신경독소인 Neurotoxin을 생성한다.

• 체외독소이다.

㉢ 원인식품 : 밀봉상태의 통조림 등이다.

㉣ 주요 증상 : 신경마비 증세, 치명률(30~80%)이 높고, 호흡곤란, 연하곤란, 복시, 실성 등의 현상이 일어나고 발열은 없다.

㉤ 잠복기 : 12~36시간이다.

38 다음 중 음식물을 매체로 하여 전파되는 전염병이 아닌 것은?

① 적리(이질) ② 장티푸스
③ 결핵 ④ 콜레라
⑤ 광견병

> **note** 광견병은 광견이나 이 병에 감염된 동물에 물렸을 때 감염된다.

39 식품위생을 위하여 조리자의 손이나 조리기구 등을 소독하는 것은?

① 양성비누 ② 석탄수
③ 경성세제 ④ 보통비누
⑤ 중성비누

> **note** 손이나 조리기구 소독법
> ㉠ 0.01~0.1%의 역성비누(양성비누)를 사용하여 소독한다.
> ㉡ 역성비누(양성비누)는 세척력은 없으나, 소독력이 강해서 음료수의 소독보다 주로 조리기구나 손의 소독에 적합하다.

40 식품위생의 정의에 포함되지 않는 것은?

① 식품의 악화방지 ② 식품의 검사
③ 식품의 건전성 ④ 식품의 안전성 유지
⑤ 식품의 완전무결성

> **note** 식품위생(WHO, 환경위생 전문회의의 정의) … 식품의 생육·생산·제조에서 최종적으로 사람에게 섭취되기까지의 모든 단계에서 안전성, 건전성, 완전무결성을 확보하기 위한 모든 수단이다.

41 식품의 안전성과 위생문제를 다루는 기관과 관련이 적은 것은?

① FAD ② WHO
③ UNICEF ④ ILO
⑤ FDA

Answer　38.⑤　39.①　40.②　41.④

42 식품위생의 입장에서 식품의 기구에 해당하지 않는 것은?

① 조리기구　　　　　　　　　　② 우유착즙기

③ 식품진열장　　　　　　　　　④ 분쇄기

⑤ 어망

> note 식품위생법상 기구의 정의 … 음식기와 식품 또는 식품첨가물의 채취 · 제조 · 가공 · 조리 · 저장 · 운반 · 진열 · 수수 또는 섭취에 사용되는 것으로서 식품 또는 식품첨가물에 직접 접촉되는 기계 · 기구 기타의 물건을 말한다. 다만, 농업 및 수산업에 있어서 식품의 채취에 사용되는 기계 · 기구 기타의 물건은 제외한다.

43 식품위생법에서 정의하고 있는 식품이란?

① 모든 음식

② 의약품을 포함한 모든 음식물

③ 모든 음식물 및 첨가물

④ 모든 음식물, 첨가물, 화학적 합성품

⑤ 의약품으로 섭취되는 것을 제외한 모든 음식물

> note 식품위생법상의 식품의 정의 … 의약품으로 섭취되는 것을 제외한 모든 음식물을 말한다.

44 세계보건기구에서 식품위생의 정의를 내린 위원회는?

① 환경보건 전문회의　　　　　　② 공중보건 전문회의

③ 식품영양 전문회의　　　　　　④ 환경위생 전문회의

⑤ 식품위생 전문회의

> note WHO의 환경위생 전문회의에서 "식품위생은 식품의 생육, 생산, 제조에서 최종적으로 사람에게 섭취되기까지의 모든 단계에서 안전성, 건전성, 완전무결성을 확보하기 위한 모든 수단이다."라고 식품위생을 정의내렸다.

Answer　42.⑤　43.⑤　44.④

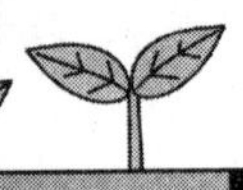

45 식품위생의 입장에서 가장 강조되는 것은?

① 식품의 건전성 유지　　　　　　② 식품의 안전성 유지

③ 식품영양 신선도 유지　　　　　　④ 영양의 유지

⑤ 식품의 완전무결성 유지

　　　note 식품위생학에서 가장 중요한 것은 식품의 안전성 유지이다.

46 식품의 냉장보관 목적과 가장 관계가 적은 것은?

① 식품의 신선도의 단기간 유지　　　② 변질의 지연

③ 병원미생물의 사멸　　　　　　　　④ 자기소화 지연

⑤ 미생물의 증식 저지

　　　note 식품의 냉장보관만으로는 병원미생물은 사멸하지 않는다. 다만, 변질을 지연시킬 뿐이다.

47 식품을 통해 일어나는 전염병의 예방방법 중 옳지 않은 것은?

① 보균자의 조리종사 금지　　　　　② 식품의 안전성 유지

③ 환자의 격리수용　　　　　　　　　④ 식품의 위생적 관리

⑤ 해충의 구제

　　　note 전염병의 예방법으로는 해충구제, 환자나 보균자의 조리종사금지, 식품의 위생적 관리, 환자의
　　　격리수용 등이 있으며, 식품의 안전성 유지는 식품위생의 중점사항이다.

48 우리나라에서 식품위생법이 최초로 공포된 연도는?

① 1952년　　　　　　　　　　　　② 1953년

③ 1962년　　　　　　　　　　　　④ 1963년

⑤ 1973년

　　　note 1962년 1월 20일 식품위생법이 제정·공포되었다.

Answer　45.②　46.③　47.②　48.③

49 식품위생법상 식품위생의 범위는?

① 식품, 식품첨가물
② 식품, 기구, 용기
③ 식품, 기구, 포장
④ 식품, 식품첨가물, 용기
⑤ 식품, 식품첨가물, 용기, 기구, 포장

> **note** 식품위생의 범위 … 식품, 식품첨가물, 기구 및 용기와 포장 등을 대상으로 한다.

50 다음 중 식품위생법의 규제대상이 아닌 것은?

① 식품진열장
② 첨가물
③ 식품의 포장
④ 용기·기구
⑤ 식품제조 공장의 환경위생

> **note** 식품위생법은 식품, 식품첨가물, 기구 및 용기와 포장 등을 규제대상으로 한다.

51 "식품에서 5ppm의 납이 검출되었다."고 할 때, 맞는 것은?

① 식품 100g 중에 납 5g이 검출되었다.
② 식품 100g 중에 납 5mg이 검출되었다.
③ 식품 1,000g 중에 납 5g이 검출되었다.
④ 식품 1,000g 중에 납 5mg이 검출되었다.
⑤ 식품 1,000g 중에 납 50mg이 검출되었다.

> **note** 1ppm = 1mg/kg

52 부패의 설명으로 가장 맞는 것은?

① 지방이 혐기성균에 의해 분해되는 현상
② 탄수화물이 호기성균에 의해 분해되는 현상
③ 질소 유기화합물이 호기성균에 의해 분해되는 현상
④ 질소 유기화합물이 혐기성균에 의해 분해되는 현상
⑤ 음식의 제조·가공 과정 중에 독이 생성되는 현상

> **note** 부패 … 단백질이 혐기성 상태에서 미생물에 의해 분해되어 악취와 유해물질을 생성하는 것을 말한다.

Answer　　49.⑤　50.⑤　51.④　52.④

53 식중독 발생시 보고요령으로 옳은 것은?

① 보건소장 → 군수 → 도지사 → 보건복지부장관

② 보건소장 → 시장 → 도지사 → 국무총리

③ 보건지소장 → 시장 → 도지사 → 국무총리

④ 보건지소장 → 보건소장 → 보건복지부장관 → 국무총리

⑤ 도지사 → 보건복지부장관 → 국무총리 → 대통령

> **note** 의사·한의사의 식중독 발생시 보고절차 … 보건지소장 → 보건소장 → 시장·군수·구청장 → 시·도지사 → 보건복지부장관·식품의약품안전청장
>
> ※ 식중독에 관한 조사보고〈식품위생법 제86조〉
>
> ㉠ 원칙
> - 의사·한의사 : 식중독을 일으킨 환자 또는 그 의심이 있는 자를 진단하였거나 그 사체를 검안한 의사·한의사는 지체없이 관할보건소장 또는 보건지소장에게 보고하여야 한다.
> - 보건소장 또는 보건지소장 : 보고를 받은 보건소장 또는 보건지소장은 지체없이 그 사실을 조사하고, 보건지소장은 보건소장을, 보건소장은 시장·군수 또는 구청장을 거쳐 시·도지사에게 보고하여야 한다.
> - 시·도지사 : 지체없이 보건복지부장관·식품의약품안전청장에게 보고하여야 한다.
> ㉡ 예외 : 보건소장은 보고 받은 사실이 중대하다고 인정하는 경우에는 지체없이 이를 보건복지부장관, 식품의약품안전청장, 시·도지사, 시장·군수·구청장에게 각각 보고하여야 한다.

54 10ppm은 몇 %에 해당하는가?

① 0.1%

② 0.01%

③ 0.001%

④ 0.0001%

⑤ 0.00001%

> **note** $10\text{ppm} = 10\text{mg}/1{,}000\text{g} = \dfrac{1\text{g}}{1{,}000\text{g}} = 0.001\%$

55 고기운반시 고기적재고, 고무장화, 고무작업복을 사용할 때, 염소소독 농도는 몇 ppm이 적당한가?

① 50ppm

② 60ppm

③ 70ppm

④ 80ppm

⑤ 90ppm

> **note** 염소 50ppm 이상 함유된 물로 소독하도록 식품위생법시행규칙의 업종별 시설기준에 명시되어 있다.

56 우리나라 식품위생법이 취제행정에서 지도행정으로 바뀐 연도는?

① 1960년 ② 1962년

③ 1964년 ④ 1965년

⑤ 1968년

> **note** 1962년 1월 20일 식품위생법이 제정·공포됨에 따라 지도행정으로 변화되었다.

57 다음 중 식품의 본질에 대한 설명 중 맞는 것은?

① 영양소가 반드시 있어야 하고 인체에 무해해야 한다.

② 영양소가 없어도 인체에 무해해야 한다.

③ 영양소와 인체에 유독성은 본질과 관계하지 않는다.

④ 식품이 사람의 구미에 맞고 향기가 나며 인체에 해롭지 않아야 한다.

⑤ 모두 옳지 않다.

> **note** 식품은 건강과 생명유지에 필요한 영양소가 있어야 하고, 인체의 안전성이 유지되어야 한다.

58 식품위생행정의 과학적 뒷받침을 위한 지방 시험검사기관은?

① 시·도 보건환경연구원 ② 한국식품위생연구원

③ 환경위생과 ④ 시·도 위생시험소

⑤ 환경청

> **note** ① 식품위생행정을 뒷받침하는 지방 시험연구기관은 각 시·도 보건환경 연구원이다.
> ② 한국식품위생연구원은 보건복지부장관이 인정하는 기관이다.

Answer 56.② 57.① 58.①

59 아포 형성균(유포자균)에 대한 포름알데히드의 살균 유효량은?

① 0.1%　　　　　　　　　　② 0.01%

③ 0.2%　　　　　　　　　　④ 0.05%

⑤ 2%

　　note 아포균에 대한 살균 유효량은 0.1%이다.

60 식품의 보존방법 중 물리적 방법이 아닌 것은?

① 건조법　　　　　　　　　② 가열살균법

③ 염장법　　　　　　　　　④ 밀봉법

⑤ 냉장·냉동법

　　note 식품의 보존방법
　　　　㉠ 물리적 방법 : 건조법, 냉장·냉동법, 가열살균법, 밀봉법, 자외선 및 방사선 이용법
　　　　㉡ 화학적 방법 : 염장법, 당장법, 산저장법, 가스법, 훈증, 훈연 등

61 식품취급자가 가장 깨끗이 해야 하는 부분은?

① 머리　　　　　　　　　　② 손

③ 옷　　　　　　　　　　　④ 몸

⑤ 얼굴

　　note 손은 식품에 직접 닿는 부위로 식품취급자에게는 항상 위생적인 관리가 필요하다.

62 다음 중 저온균의 발육 최적온도는?

① 10℃ 내외　　　　　　　② 15~20℃

③ 20~30℃　　　　　　　　④ 25~37℃

⑤ 60~70℃

63 미생물의 생육을 억제시킬 수 있는 당의 농도는?

① 20%　　　　　　　　　　　② 30%

③ 40%　　　　　　　　　　　④ 50%

⑤ 60%

64 음료수에서 대장균이 검출되면 음용불가로 판정하는 이유는?

① 독소를 분비하기 때문이다.

② 대장균 자체의 병원성 때문이다.

③ 병원성 세균의 존재가 의심되기 때문이다.

④ 대장균은 항상 병원성 세균과 공존하기 때문이다.

⑤ 전염병을 유발한다.

65 염화나트륨이 미생물의 발육을 억제시키는 원동력은?

① 염소이온의 소독작용　　　　　② 탈수작용

③ 세균의 원형질 분리　　　　　④ 산소 용해도 감소

⑤ 전분 분해력 감소

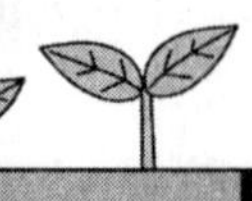

66 대장균 검사시 정량시험에 사용되는 배지는?

① EMB배지

② ENDO배지

③ 표준 한천배지

④ 젖당부 이온배지

⑤ BGLB배지

>  **note** 대장균군 검사에 사용되는 배지
> ㉠ 정성시험(대장균군 유무 검사)
> • 추정시험 : 젖당부(유당부 ; Bouillon) 이온배지, LB배지, 고형배지
> • 확정시험 · 완전시험 : EMB 한천배지, Endo 한천배지
> ㉡ 정량시험(대장균군의 수 산출) : 액체배지(LB배지, BGLB 배지), 고형배지

67 식품의 부패판정법 중 화학적 검사법에 해당하지 않는 것은?

① 휘발성 염기질소의 측정

② 어육의 단백질 침전검사

③ 과산화물과 카보닐기의 측정

④ 전기저항

⑤ Trimethylamine 측정

> **note** 화학적 검사법에는 휘발성 염기질소의 측정, Trimethylamine, Histamine 측정 등이 있다.
> ④ 전기저항은 물리적 판정법이다.

68 대장균의 추정시험에 사용되는 배지는?

① EMB 배지

② ENDO 배지

③ BGLB 배지

④ SS 배지

⑤ 젖당부 이온배지

> **note** 대장균군 검사방법 중 정성시험은 추정시험, 확정시험, 완전시험의 3단계를 거치는데, 그 중
> 추정시험에는 젖당부 이온배지, LB배지, 고형배지가 사용된다.

69 산소가 존재하는 상태에서만 증식 가능한 미생물은?

① 호기성균　　　　　　　　　② 저온균

③ 혐기성균　　　　　　　　　④ 편성 혐기성균

⑤ 통성 혐기성균

> **note** 호기성균 … 산소가 존재하는 곳에서만 증식이 가능한 미생물을 말한다.

70 다음 중 화염멸균으로 멸균해서는 안 되는 것은?

① 유리제품　　　　　　　　　② 배지

③ 금속류　　　　　　　　　　④ 도자기류

⑤ 스테인레스 스틸제품

> **note** 화염멸균 … 불에 직접 닿도록 하는 방법으로 타지 않는 물건의 소독에 적합하다.

71 식품의 부패란 주로 무엇이 변질되는 것인가?

① 탄수화물　　　　　　　　　② 지방

③ 비타민　　　　　　　　　　④ 무기질

⑤ 단백질

> **note** 부패 … 단백질의 혐기성 분해현상을 말한다.

72 다음 중 식품의 부패와 관계가 없는 것은?

① 습도　　　　　　　　　　　② 기온

③ 기압　　　　　　　　　　　④ 광선

⑤ 열

> **note** 기압은 부패현상에 영향을 주지 않는다.

Answer　69.① 70.② 71.⑤ 72.③

73 미생물과 관계없이 발생하는 것은?

① 부패　　　　　　　　　　② 산패
③ 후란　　　　　　　　　　④ 발효
⑤ 변패

　　note 산패 … 유지가 산소에 의해 산화되어 악취와 변색되는 것을 말한다.

74 가열된 식품이 빨리 부패하는 이유에 해당하지 않는 것은?

① 조직의 유연　　　　　　　② 지방의 변질
③ 전분의 베타화　　　　　　④ 다즙성
⑤ 단백질의 변성

　　note 가열된 식품은 성분이 변질된 상태로 빨리 부패하므로 되도록 빨리 먹도록 한다.

75 부패를 판정하는 방법 중 가장 기초적인 방법은?

① 세균수 검사　　　　　　　② 관능적 방법
③ 휘발성 환원물질 측정　　　④ 휘발성 염기질소 측정법
⑤ Histamine 측정

　　note 성상, 맛, 냄새, 포장상태 등을 검사하는 관능검사가 가장 기초적이다.

76 어류의 사후 변화과정이 맞는 것은?

① 자가소화 – 부패 – 사후경직
② 자가소화 – 부패 – 사후경직
③ 사후경직 – 경직해제 – 자가소화 – 부패
④ 사후경직 – 경직해제 – 부패
⑤ 사후경직 – 부패 – 자가소화

　　note 어류의 사후 변화과정 … 사후경직 – 경직해제 – 자가소화 – 부패

Answer　　73.② 74.③ 75.② 76.③

77 식품의 보존방법과 거리가 먼 것은?

① 건조법
② 가열법
③ 냉동법
④ 냉장법
⑤ 염산처리법

> **note** ①②③④ 외에 밀봉, 염장, 당장, 산저장법, 가스법 등이 있다.

78 육류의 부패시 pH는?

① 알칼리성
② 약산성
③ 중성
④ 산성
⑤ 중성에서 강산으로 변화

> **note** 육류는 산성식품으로 부패하면 알칼리성이 된다.

79 다음 중 주모성의 편모를 가지는 것은?

① 임질균
② 대장균
③ 포도상구균
④ 콜레라균
⑤ 세균성 이질

> **note** 대장균의 형태는 Gram 음성의 주모균, 간균, 무아포성이다. 살모넬라균, 애리조나균, 보툴리누스균도 주모균이다.

80 토양에 존재하는 미생물 중 그 수가 가장 많은 것은?

① 효모
② 리케차
③ 곰팡이
④ 원충류
⑤ 세균

> **note** 토양에 존재하는 미생물 중 가장 많은 것은 세균이다.

81 다음 중 O-157을 일으키는 원인독소는?

① 베로톡신 ② 아미그달린

③ 테트로도톡신 ④ 아플라톡신

⑤ 시큐톡신

> **note** ② 아미그달린 – 청매
> ③ 테트로도톡신 – 복어
> ④ 아플라톡신 – 곰팡이
> ⑤ 시큐톡신 – 독미나리

82 아플라톡신의 발생조건에 해당하지 않는 것은?

① 간장·된장을 담글 때 발생한다.

② 산성식품에서 잘 발생한다.

③ 저농도의 당, 염, 지방식품에서 잘 번식한다.

④ 상대습도가 높아야 잘 형성된다.

⑤ 최적온도는 25~30℃이다.

> **note** 아플라톡신
> ㉠ 간장·된장을 담글 때 발생한다.
> ㉡ pH 4의 산성식품에서 번식한다.
> ㉢ 최적온도 25~30℃이다.
> ㉣ 기질수분은 16% 이상이다.
> ㉤ 상대습도는 80% 이상에서 형성된다.
> ㉥ 곡류에 주로 생성된다.

83 저온상태에서 포자를 살균하는 방법은?

① 간헐살균법 ② 건열멸균법

③ 자불멸균법 ④ 저온멸균법

⑤ 고압증기 살균법

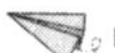 **note** ① 저온상태에서 포자살균, 80~100℃ 하루 30분씩 3회 이상
② 150℃에서는 1시간, 160℃에서는 30분
③ 100℃에서 15~30분
④ 우유멸균법으로 63℃에서 30분
⑤ 115℃에서 30분간, 121℃에서 20분간, 126℃에서 15분간

84 화학적 소독제의 구비조건이 아닌 것은?

① 냄새가 없을 것　　　　　　　　② 지용성일 것
③ 살균력이 강할 것　　　　　　　④ 인체에 독성이 없을 것
⑤ 경제적일 것

> **note** 화학적 소독제는 살균력이 강하고 인체에 독성이 없으며 냄새가 없어야 한다. 또 수용성이고 값이 저렴해야 한다.

85 다음 중 세균성 식중독의 특징은?

① 2차 감염이 있다.　　　　　　　② 잠복기는 경구전염병보다 길다.
③ 소량의 세균이나 독소에 의해 발생한다.　④ 원인식품에 기인하지 않는다.
⑤ 식품에서 사람으로 최종 감염된다.

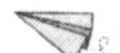 **note** ① 면역에 생기지 않는다.
② 잠복기가 경구전염병보다 짧다.
③ 많은 양의 세균이나 독소에 의해 발생한다.
④ 원인식품에 기인한다.

86 어패류와 해수에서도 존재하는 보툴리누스 균주는?

① A형균　　　　　　　　　　　　② B형균
③ G형균　　　　　　　　　　　　④ F형균
⑤ E형균

> **note** A~G형이 있으며 그 중 A, B, E, F형이 식중독을 일으키며, E형은 어패류와 해수에서도 존재한다.

Answer　84.②　85.⑤　86.⑤

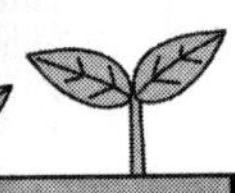

87 둘신은 사용을 금지하고 있는데 그 이유는?

① 소화기 장애유발　　　　　② 호흡기 질환유발
③ 혈액독 유발　　　　　　　④ 위장병 유발
⑤ 피부병 유발

> **note** 둘신(Dulcin)은 혈액독을 유발하고, 발암성·중추신경계 장애를 일으킨다.

88 다음 중 살모넬라를 오염시킬 가능성이 제일 큰 동물은?

① 고양이　　　　　　　　　② 쥐
③ 소　　　　　　　　　　　④ 닭
⑤ 돼지

> **note** 살모넬라 식중독의 오염원으로 과거에는 쥐를 들었으나 현재에는 식육류 및 난류를 더 중요시
> 하고 있다.

89 세균성 식중독의 예방법으로 볼 수 없는 것은?

① 음식은 가급적이면 조리 직후에 먹는다.
② 식품위생에 관한 지식향상과 주기적인 교육을 시킨다.
③ 화농성 질환자에게는 식품취급을 금지시킨다.
④ 식품은 상온에서 잘 보존한다.
⑤ 위생처리된 식품재료를 고른다.

> **note** 식품은 냉장보관하되 가급적 빨리 먹고 먹을 때에는 다시 익힌다.

90 다음 중 메틸 알코올의 중독증상이 아닌 것은?

① 발작　　　　　　　　　　② 두통
③ 현기증　　　　　　　　　④ 설사
⑤ 실명

91 식중독 발생 건수가 가장 많은 원인식품은?

① 복합조리식품　　　　　　　② 육류 및 가공품
③ 채소류 및 가공품　　　　　　④ 난류 및 가공품
⑤ 어패류 및 가공품

note 식중독은 육류가공품에서 7~9월 사이에 집안, 급식장소에서 가장 많이 발생한다.

92 다음 설명 중 잘못된 것은?

① 식품에서 대장균이 검출되면 경구전염병과 식중독균이 반드시 들어 있다.
② 대장균 실험은 추정시험, 확정시험, 완전시험의 3단계로 구분한다.
③ 장구균 시험은 냉동식품의 오염지표이다.
④ 장구균의 잠복기는 1~3시간이다.
⑤ 장구균 분포는 사람, 가축의 분변에 의한 오염과 관계가 깊다.

note 대장균의 정성시험으로 분변오염 여부를 알 수 있고 나아가 병원성균의 가능성을 추측할 수 있다.

93 포도상구균 식중독의 증상이 아닌 것은?

① 설사　　　　　　　　　　② 구토
③ 피부병　　　　　　　　　④ 복통
⑤ 구역질

note 포도상구균의 식중독 증상 … 복통, 구토, 설사, 구역질 등이다.

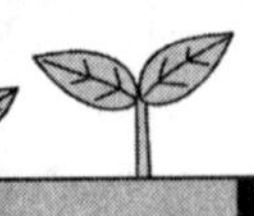

94 웰치균의 외부형태가 아닌 것은?

① Gram 음성　　　　　　　　② 간균
③ 아포 형성균　　　　　　　　④ Gram 양성
⑤ 편성 혐기성균

> **note** 웰치균 … 편성혐기성균이며 Gram 양성의 간균으로 아포를 형성한다. 12종류의 독소를 생산하며 A, B, C, D, E, F 6종이 있으나 사람에게 식중독을 일으키는 것은 대부분 A형이다.

95 세균성 식중독과 경구전염병과의 차이점을 바르게 설명한 것은?

① 둘 다 발병 후 면역이 생기지 않는다.
② 세균성 식중독은 다량의 균으로 발병하나 경구전염병은 소량의 원인균으로 발병한다.
③ 세균성 식중독은 경구전염병에 비하여 잠복기가 길다.
④ 둘다 2차 감염이 일어나지 않는다.
⑤ 둘다 소량의 균으로 발병한다.

> **note** 세균성 식중독과 경구전염병의 차이
> ㉠ 균량이 식중독은 다량이고 경구전염병은 미량이다.
> ㉡ 전염병은 2차 감염과 면역이 가능하나 식중독은 그렇지 못하다.
> ㉢ 식중독은 잠복기가 짧고 전염병은 길다.

96 소아마비에 대한 설명 중 잘못된 것은?

① 중추신경에 침투한다.
② 예방접종은 생균백신만을 사용한다.
③ 두통, 발열, 구토, 설사, 위장증상이 있는 경우도 있다.
④ 인후 분비액을 통한 공기감염도 된다.
⑤ 5세 이하 소아에게 감염되어 마비증상을 보인다.

> **note** 소아마비의 특징(①③④⑤ 외)
> ㉠ 잠복기는 1~3주이다.
> ㉡ Salk 백신으로 예방접종한다.

97 장염 비브리오 식중독의 원인식품은?

① 난류　　　　　　　　　　　　　② 어육류
③ 유제품　　　　　　　　　　　　④ 야채류
⑤ 어패류

> **note** 어패류와 생선 등이 원인이 되는 식중독이다.

98 장염 비브리오 식중독균의 설명 중 잘못된 것은?

① 균체가 분비한 독소에 의한다.　　　② 수양성 설사가 심하다.
③ 주원인식품은 어패류이다.　　　　　④ 식염 3~5%에서 잘 자라는 중온균이다.
⑤ 잠복기는 평균 10~18시간이다.

> **note** 장염 비브리오 식중독은 감염형 식중독이다.

99 식중독에서 Salmonellosis를 예방하기 위하여 처리해야 할 온도는?

① 50℃　　　　　　　　　　　　② 60℃
③ 80℃　　　　　　　　　　　　④ 100℃
⑤ 200℃ 이상

> **note** 60℃에서 20분간 가열로 살모넬라 식중독을 예방할 수 있다.

100 복어 독이 가장 강한 시기는?

① 3~4월　　　　　　　　　　　　② 5~7월
③ 8~10월　　　　　　　　　　　④ 10~12월
⑤ 12~2월

> **note** 복어의 산란기인 5~7월이 독력이 가장 강하다.

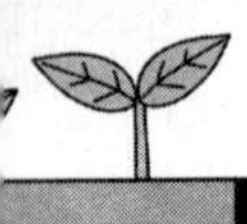

101 살모넬라 식중독의 발병은?

① 사람에게만 발병한다.   ② 동물에게만 발병한다.

③ 인축공통 발병한다.   ④ 포유류에만 발병한다.

⑤ 조류에만 발병한다.

> **note** 살모넬라는 온혈동물에게 발병하는 인축공통 전염병이다.

102 다음의 저장방법 중 물리적 저장방법에 해당하지 않는 것은?

① 가열법   ② 저온저장법

③ 탈수저장법   ④ 산저장법

⑤ 방사선 조사법

> **note** 산저장법은 물리 · 화학적인 방법이다.

103 세균이 증식할 수 없는 수분함량은?

① 13% 이하   ② 15% 이하

③ 16% 이하   ④ 17% 이하

⑤ 18% 이하

> **note** 세균은 수분함량 15% 이하, 곰팡이는 13% 이하에서 생육이 불가능하다.

104 식품을 직접 불로 건조시키는 방법은?

① 배근법   ② 간헐멸균법

③ 건열멸균법   ④ 고온건조법

⑤ 화염멸균법

> **note** 직접 불로 건조시키는 소독법은 배근법이다.

Answer   101.③   102.④   103.②   104.①

105 미생물의 삼투현상을 이용하여 식품을 저장하는 방법은?

① 훈연법　　　　　　　　　　　② 산저장법

③ 가스저장법　　　　　　　　　④ 탈수저장법

⑤ 염장법

> **note** 염장법 … 가공축산물이나 해산물, 채소 등을 미생물의 삼투현상을 이용하여 저장하는 방법으로 유효농도는 50%이다.

106 청량음료수의 살균방법으로 가장 이상적인 것은?

① 저온살균　　　　　　　　　　② 냉동건조

③ 건열멸균　　　　　　　　　　④ 초고온 단시간 살균

⑤ 초음파 가열살균

> **note** 청량음료의 살균법 … 초고온 단시간 살균이 가장 이상적이다.

107 살모넬라의 감염을 방지하기 위하여 식품위생시설에서 중요하게 취급되어야 할 것은?

① 세척시설　　　　　　　　　　② 환기시설

③ 방서시설　　　　　　　　　　④ 방음시설

⑤ 배수시설

> **note** 살모넬라의 감염원 … 쥐, 포유류, 조류 등이다.

108 식중독의 주요 증상에 대한 설명 중 잘못된 것은?

① 살모넬라 식중독 – 발열, 구토, 복통

② 포도상구균 식중독 – 설사, 복통, 급성 위장염, 구토, 구역질

③ 장염 비브리오 식중독 – 신경마비, 호흡곤란

④ 보툴리누스 식중독 – 마비증상, 호흡곤란, 연수마비, 복시, 실성

⑤ 복어 중독 – 신경마비, 호흡곤란, 운동마비, 언어장애

> **note** 장염 비브리오 … 설사, 위장장애

109 식중독 발생에 관한 역학적 조사를 실시할 경우 그 순서로 맞는 것은?

① 임상적 관찰 – 연구실적 관찰 – 역학적 관찰 – 행정적 관찰

② 임상적 관찰 – 역학적 관찰 – 연구실적 관찰 – 행정적 관찰

③ 연구실적 관찰 – 임상적 관찰 – 역학적 관찰 – 행정적 관찰

④ 행정적 관찰 – 임상적 관찰 – 연구실적 관찰 – 역학적 관찰

⑤ 역학적 관찰 – 행정적 관찰 – 임상적 관찰 – 연구실적 관찰

> **note** 역학적 조사의 순서(절차) … 임상적 관찰 – 연구실적 관찰 – 역학적 관찰 – 행정적 관찰

110 식중독의 예방대책이 아닌 것은?

① 냉장고에 보관한다.　　　　② 가열 후 섭취한다.

③ 조리한 후에 곧 먹는다.　　　　④ 환자를 격리시킨다.

⑤ 식품을 위생적으로 관리한다.

> **note** ④ 전염이 되지 않고 식품에서 사람으로 최종 감염되므로 환자격리가 의미가 없다.

111 장염 비브리오균이 가장 잘 발육하는 염의 농도는?

① 1~2%　　　　② 3~4%

③ 5~8%　　　　④ 8~10%

⑤ 10~15%

> **note** 장염 비브리오균은 3~4%의 식염배지에서 잘 번식한다.

112 진균독증의 특징으로 옳은 것은?

① 감염형 식중독이다.　　　　② 계절에 관계없이 발생한다.

③ 치료는 화학요법제가 효과적이다.　　　　④ 호모균의 부산물이다.

⑤ 원인식품은 곡류가 압도적이다.

> **note** 곰팡이는 곡류에서 잘 발생한다.

Answer　109.①　110.④　111.②　112.⑤

113 황변미독증은 쌀에 무엇이 증식하기 때문인가?

① 곰팡이

② 세균

③ 바이러스

④ 리케차

⑤ 원충류

note 황변미독은 곰팡이독의 일종이다.

114 식중독이 일어났을 때 응급조치가 아닌 것은?

① 토물이나 대변 등을 보관한다.

② 아무 약이라도 우선 응급조치한다.

③ 남은 음식물을 보관하여 역학조사의 자료로 사용한다.

④ 보건소에 알리거나 의사의 진찰을 받는다.

⑤ 식중독을 검안한 의사는 관할 보건소장에게 즉시(지체없이) 보고한다.

note 식중독의 종류는 세균성, 화학적, 자연독 등이 있으므로 의사나 약사의 처방에 따른다.

115 포도상구균 식중독과 관계가 없는 것은?

① 잠복기가 1~2일이다.

② 사망률이 낮다.

③ 위장증상을 나타낸다.

④ 화농균체에 발생한다.

⑤ 장독소가 원인이다.

note ① 잠복기는 1~6시간이다.

116 감자에서 독성분이 많이 들어있는 부분은?

① 속껍질

② 잎

③ 싹튼 부분

④ 줄기

⑤ 노란 부분

note 감자의 싹 부분에 솔라닌이라는 독소가 있다.

Answer 113.① 114.② 115.① 116.③

117 복어 중독에 관한 내용 중 잘못된 것은?

① 자격있는 조리사가 조리한다.

② 복어의 독성분은 Saxitoxin이다.

③ 생식기와 내장, 혈액 등에 독소가 있다.

④ 5~7월에 독력이 가장 강하다.

⑤ 중독되면 먼저 구토, 위 세척제 등으로 독소를 제거한다.

> **note** ② 복어의 독성분은 Tetrodotoxin이다. Saxitoxin은 대합조개·섭조개에 들어 있는 마비성 패독이다.

118 식중독 발생시 Cyanosis현상이 나타나는 것은?

① 독버섯   ② 굴

③ 싹튼 감자   ④ 복어

⑤ 조개

> **note** Cyanosis 현상이 나타나는 식중독은 복어에 의한다.

119 체내 지방조직에 축적되어 위험성이 있는 농약은?

① 수은   ② 유기인제

③ 카드뮴   ④ 유기염소제

⑤ 납

> **note** 유기염소제
> ㉠ 급성 중독보다 체내 축적에 의한 만성 중독의 위험성이 크다.
> ㉡ 유기인제보다 독성이 강하지 않으나, 분해되지 않는다.

120 PCB가 동물 체내에서 가장 많이 축적되는 부위는?

① 소장   ② 근육

③ 지방층   ④ 간

⑤ 혈액

Answer   117.②   118.④   119.④   120.③

121 수산물 중 굴을 비롯한 패류의 위생관리는 공중보건상 매우 중요하다. 가장 중요한 이유는?

① 부패되기 쉽기 때문이다.

② 가장 대중적인 식품이기 때문이다.

③ 영양적 가치가 높기 때문이다.

④ 패류를 날 것으로 즐겨 먹기 때문이다.

⑤ 패류는 수중에 있는 미생물 및 독성 물질을 축적하기 때문이다.

note 패류는 중금속 등의 독성 물질의 축적률이 높다.

122 농약이 체내에서 분해속도가 느린 이유는?

① 유기화합물이므로 ② 모두 축적되므로

③ 무기화합물이므로 ④ 분해반응이 없어서

⑤ 불안정화합물이므로

note 농약은 유기인계, 유기염소계로 체내 축적률이 높아 만성 중독의 위험이 크다.

123 화학물질에 의한 식중독의 공통적인 증상은?

① 발열 ② 구토

③ 위장장애 ④ 신경장애

⑤ 지각장애

note 화학적 식중독은 구토가 주증세이다.

124 우리나라의 패류 중 식품위생상 문제점으로 제기되는 것은?

① 굴 　　　　　　　　　　　　② 키조개

③ 코끼리조개 　　　　　　　　　④ 바지락(모시조개)

⑤ 대합

　　note 모시조개에는 베네루핀이란 독소가 있다.

125 유기인제 및 유기염소제 농약의 주된 독작용은?

① 신경계 저해 　　　　　　　　② 순환계 저해

③ 운동장애 　　　　　　　　　　④ 소화기계 저해

⑤ 호흡기계 장애

　　note 유기인제나 유기염소제 농약의 독작용은 주로 신경계 장애이다.

126 맥각중독의 주요 증상은?

① 소화관증상, 신경증상 　　　　② 호흡정지, 발암

③ 발암, 발열 　　　　　　　　　④ 피부병, 발작

⑤ 호흡곤란과 마비증상

　　note 보리·밀 등을 기질로 번식하는 곰팡이에 의해 Ergotoxin이 분비되며 소화관과 신경증상을 나
　　타낸다.

127 독버섯을 구별하는 데 쓰이지 않는 방법은?

① 색이 선명하고 화려하다. 　　② 은수저가 검게 변한다.

③ 악취와 신맛이 난다. 　　　　④ 살이 세로로 갈라진다.

⑤ 유즙을 분비한다.

　　note ④ 살이 가로로 갈라진다.

128 임산부가 감염되면 혈관수축작용 등으로 태아에게 유산이나 조산을 가져오는 식중독균은?

① 복어독

② 청매

③ 맥각

④ 베네루핀

⑤ 황변미

> **note** 맥각은 소화기계와 신경계 증상을 나타내며 임산부가 중독될 경우에는 유·조산을 가져올 수 있다.

129 다음 중 진균독의 올바른 정의는?

① 원충류에 의한 대사산물이다.

② 곰팡이의 대사산물이다.

③ 세균에 의한 대사산물이다.

④ 효모에 의한 대사산물이다.

⑤ 패류에 의한 대사산물이다.

> **note** 곰팡이독인 아플라톡신은 진균독이며 간장·된장을 담글 때 발생한다.

130 살모넬라균이 본래부터 존재하기 쉬운 식품이 아닌 것은?

① 유제품

② 조육

③ 달걀

④ 어육 연제품

⑤ 식빵류

> **note** 살모넬라균의 원인식품은 동물, 어육, 유제품 등이다.

131 살모넬라균의 중요한 감염원이 되는 것은?

① 바퀴

② 이

③ 진드기

④ 기생충

⑤ 쥐

> **note** 과거에는 쥐가 중요한 감염원이었고 근래에는 포유류와 조류 또한 감염원이 되었다.

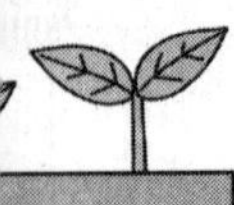

132 식품에 항생물질을 첨가시킬 경우 공중보건상의 문제점은?

① 내성균의 출현　　　　　　　② 식품의 변질

③ 가격의 상승　　　　　　　　④ 치명률의 상승

⑤ 유병률의 감소

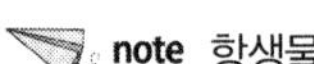 **note** 항생물질의 영향
　　㉠ 내성균의 출현
　　㉡ 만성독성 야기
　　㉢ 균교대증 야기
　　㉣ 알레르기 유발

133 인축공통 전염병 중 병원체가 바이러스인 것은?

① 톡소플라즈마　　　　　　　② 광견병

③ 돈단독　　　　　　　　　　④ 야토병

⑤ Q열

note 바이러스성 전염병에는 광견병, 뇌염 등이 있다.

134 식용 Tar색소의 사용이 허가된 식품은?

① 후추가루　　　　　　　　　② 식용유

③ 케첩　　　　　　　　　　　④ 소시지

⑤ 단무지

note 면류, 다류(분말 청량음료 제외), 단무지, 묵류, 젓갈류, 천연식품, 꿀, 장류, 식초, 케첩, 소스, 고춧가루, 후춧가루, 카레, 식육제품(소시지 제외), 식용유, 버터, 마가린 등은 착색료 사용을 금한다.

135 다음 중 우물물의 소독에 이용되는 것은?

① 오존　　　　　　　　　　　② 표백분

③ 석탄산　　　　　　　　　　④ 승홍

⑤ 요오드

136 식용유, 아이스크림 등에 사용 가능한 착색료는?

① 등색 1호   ② 황색 2호

③ 녹색 3호   ④ 황색 5호

⑤ β – 카로틴

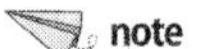

137 사탕에 사용할 수 없는 Tar색소는?

① 청색 1호   ② 황색 5호

③ 황색 4호   ④ 녹색 2호

⑤ 녹색 3호

138 경구전염병의 병원균을 가장 잘 설명한 것은?

① 냉동하면 쉽게 죽는다.

② 전염병은 다량의 균에 의해 발생한다.

③ 면역이 가능하다.

④ 1차 감염으로 발병한다.

⑤ 식중독 세균들보다 잠복기가 짧다.

139 North도표와 관련이 있는 것은?

① 우유의 저온살균시 온도와 시간의 관련성

② 우유의 세균오염도 측정

③ 소의 사후강직과 시간

④ 아이스크림과 세균 오염도

⑤ 우유에 물의 첨가 여부 검사

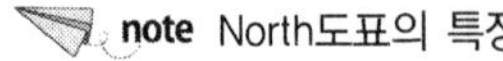 **note** North도표의 특징
　　ⓐ 살균을 위한 온도와 시간의 관계를 밝힌다.
　　ⓑ 크림형성 저지선과 결핵균 사멸관계를 밝힌다.
　　ⓒ 기록식 온도계로 정확한 온도를 유지한다.

140 식품위생시설의 현장검사시 실시하지 않아도 좋은 것은?

① 환기　　　　　　　　　　② 온도측정

③ 낙하균 측정　　　　　　　④ 기류측정

⑤ 배수

　　note 식품위생시설의 현장검사시 ①②③⑤ 외에 조도측정, 채광특성 등을 검사한다.

141 North도표상 중간대의 올바른 정의는?

① 저온 살균도 검사

② 효소파괴선과 결핵균 사멸선 사이

③ 크림선과 디프테리아균이 사멸하는 선 사이

④ North도표를 기록하는 온도계의 중간부분

⑤ 크림선 형성의 저지선과 결핵균이 사멸하는 선 사이

　　note North도표(저온 살균도 검사)
　　ⓐ 크림형성 저지선과 결핵균 사멸관계를 밝힌다.
　　ⓑ 정확한 온도유지를 위해 기록식 온도계를 사용한다.

Answer　139.① 140.④ 141.⑤

142 식품첨가물에 대한 설명 중 잘못된 것은?

① 천연첨가물보다 화학적 합성품이 안전하다.

② 화학적 첨가물의 사용을 엄격히 규제하고 있다.

③ 천연첨가물에 대한 규격기준은 없다.

④ 화학적 첨가물은 허가없이 사용할 수 없다.

⑤ 천연첨가물보다 화학적 첨가물은 체내 축적률이 높다.

> **note** 화학적 합성품보다 천연첨가물이 안전하다.

143 다음 중 농약의 종류가 다른 것은?

① 식품제   ② 유기수은

③ 접촉제   ④ 훈증제

⑤ 침투성 살충제

> **note** 농약
> ㉠ 살충제 : 식품제, 훈증제, 접촉제, 침투성 살충제
> ㉡ 살초제 : 유기수은, 석유유황 등

144 다음 중 어떤 식품에도 첨가할 수 없는 방부제는?

① 소르빈산   ② DHA

③ 디히드로초산   ④ 안식향산

⑤ 포름알데히드

> **note** 방부제의 종류
> ㉠ 소르빈산, 포타슘 솔베이트 : 식육, 어육, 된장, 고추장의 보존제
> ㉡ DHA, 디하이드로초산 : 치즈, 버터, 마가린의 보존제
> ㉢ 안식향산 : 청량음료의 보존제

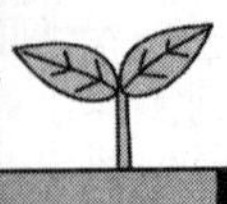

145 PCB가 외국에서 생산금지는 물론, 사용까지 금지된 이유로 가장 맞는 것은?

① 속효성 때문이다.

② 인체에 대한 맹독성 때문이다.

③ 자연계에서 잘 분해되지 않는 안정한 화합물로 위험성이 크기 때문이다.

④ 자연환경 속의 식물들을 사멸시키기 때문이다.

⑤ 농산물의 수확이 날로 감소하는 원인이 되기 때문이다.

> **note** PCB은 안정한 화합물로 잘 분해되지 않고 축적률이 높다.

146 다음 중 발색제가 아닌 것은?

① 아질산나트륨   ② 황산동

③ 황산 제1철   ④ 니코틴산아미드

⑤ 소명반

> **note** 발색제 … 아질산나트륨, 질산나트륨, 질산칼륨, 니코틴산아미드, 황산 제1철, 소명반이 있다.

147 밀가루의 표백과 숙성에 사용되는 첨가물은?

① 무수아황산   ② 과산화수소

③ 질산칼륨   ④ 브롬산칼륨

⑤ 아황산나트륨

> **note** 브롬산칼륨 외에 과산화 벤조일과 과황산 암모늄도 있다.

148 식품의 관리법 중 식품의 변질과 관계가 없는 것은?

① 산패   ② 산화

③ 부패   ④ 변패

⑤ 발효

> **note** 식품의 변질 … 변질, 산패, 부패, 변패, 발효 등이 있다.

Answer　145.③　146.②　147.④　148.②

149 Alfatoxin생산과 관계가 없는 것은?

① 진균독이다.

② 독소 생산범위와 온도는 25~30℃이다.

③ 상대습도는 80% 이상이 최적이다.

④ 단백질 배지에서 잘 생육한다.

⑤ 간암을 유발한다.

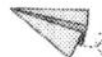 **note** Alfatoxin의 특징(①②③⑤ 외)
ㄱ 간장·된장을 담글 때 발생한다.
ㄴ 탄수화물이 많이 함유된 곳에서 주로 생성된다.
ㄷ 기질수분은 16% 이상이 적합하다.

150 두부에 사용되는 응고제는?

① 염화나트륨

② 염화칼슘

③ 황산칼슘

④ 질산칼슘

⑤ 질산나트륨

note 염화칼슘은 두부에 응고제로 사용된다.

위생해충과 기생충

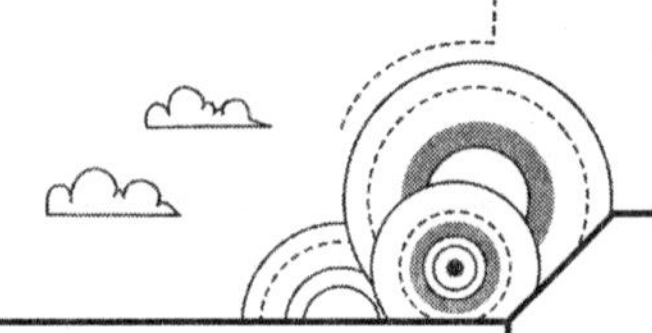

1 위생해충

① 위생해충의 개요

(1) 개념

위생해충이란 인간에게 직·간접적으로 피해를 주거나 질병의 매개가 되는 모든 곤충을 말한다.

① **직접적 피해**
- ㉠ 피부외상
- ㉡ 2차 감염
- ㉢ 흡혈 및 영양물질 탈취
- ㉣ 체내의 기생에 의한 피해
- ㉤ 알레르기
- ㉥ 수면 방해

② **간접적 피해** … 질병의 기계적·생물학적 전파와 정신적·경제적 피해 등이 있다.

(2) 위생해충의 발달사

① **1857년** … 체체파리의 나가다병 전파

② **1898년** … 얼룩날개모기의 말라리아 전파

③ **1900년** … 이집트 숲모기의 황열 전파

④ **1903년** … 체체파리의 수면병 전파

⑤ **1905년** … 진드기의 재귀열 전파

⑥ **1916년** … Aedes모기의 뎅기열 전파

⑦ **1948년** … 모기의 말라리아, 황열 전파

⑧ **1957년** ⋯ 질병과 곤충의 관계정립

　　예 파리의 흑사병 전파

⑨ **1987년** ⋯ 파리의 종기독이 흡취, 건강한 사람의 피부에 전파

(3) 위생해충의 발육

① **완전변태** ⋯ 알 → 유충 → 번데기 → 성충

　　예 모기, 파리, 벼룩 등

② **불완전변태** ⋯ 알 → 자충 → 성충

　　예 이, 빈대, 바퀴, 트리아토민 노린재, 진드기

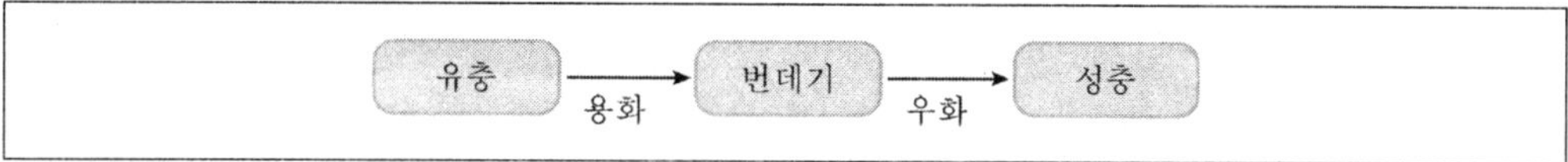

(4) 분류

① **강**

　㉠ **곤충강**

　　• 옴은 두, 흉, 복부의 3부분으로 구성되어 있다.

　　• 두부에는 1쌍의 촉각이 있다.

　　• 흉부는 3절, 각각에 다리가 1쌍이며 총다리는 3쌍(6개)이고 심장은 9개이다.

　　• 종류 : 파리, 벼룩, 이, 모기, 바퀴 등이 있다.

　㉡ **거미강(주형강)**

　　• 몸은 두흉부와 복부의 2부분으로 구성되어 있으며, 다리는 4쌍이다.

　　• 촉각은 없고, 두흉부에는 6쌍의 부속기가 있다.

　　• 종류 : 진드기, 거미 등이 있다.

　㉢ **거새우강(갑각강)**

　　• 촉각은 2쌍이며, 다리는 최소 5쌍이다.

　　• 아가미로 호흡하며 기생충의 중간숙주로는 게, 가재, 물벼룩 등이 있다.

　㉣ **지네강(순각강)** : 두부에는 한쌍의 촉각이 있고, 흉·복부 구분없이 많은 체절로 되어 있다.

　㉤ **노래기강(배각강)** : 체절은 원통형이며 체절에는 2쌍 혹은 그 이상의 다리가 있다.

② **목**

　㉠ **바퀴목(비렴목)** : 바퀴

　㉡ **매미목(반시목)** : 매미, 노린재, 빈대

　㉢ **이목** : 이

ⓔ 벌목(막시목) : 벌, 개미

ⓜ 벼룩목(은시목) : 벼룩

ⓗ 나비목(인시목) : 나비, 나방

ⓢ 파리목(쌍지목)

- 장작아목 : 모기
- 단각아목 : 등에
- 환봉아목 : 파리

ⓞ 진드기목 : 진드기

(5) 곤충의 외부형태

① 원통형이며 좌우대칭으로, 몸은 두부, 흉부, 복부로 구성되어 있다.

② 두부는 1쌍의 복안, 1쌍의 촉각, 3개의 단안으로 구성되어 있다.

③ 흉부는 전흉(전각), 중흉(중각), 후흉(후각)으로 구성되어 있다.

④ 복부는 말단부에만 부속지가 있고 11환절로 구성되어 있다.

⑤ 외피는 근육으로 형성되어 있으며, 몸의 형태 유지·보호, 수분증발, 병원체 침입방지 등의 기능을 한다.

(6) 곤충의 내부형태

① **소화배설계** … 전장, 중장, 후장(말피기관)으로 나뉜다.

   ㉠ 전장 : 식도

   ㉡ 중장 : 소화기관

   ㉢ 후장 : 배설작용

② **순환계** … 심장 9개, 혈임파액

③ **호흡계** … 기관 및 공기주머니(기관상)

④ **신경계 및 감각** … 중추, 전장, 말초 신경계와 감각(시각, 청각, 미각, 취각)

⑤ **생식계** … 자웅이체(단성생식), 자웅동체

(7) 매개 곤충의 구제

① 구제원칙

    ㉠ 발생 초기에 구제를 실시한다.

    ㉡ 발생원인 및 서식처를 제거한다.

    ㉢ 생태·습성에 따라 실시한다.

    ㉣ 동시에 광범위하게 실시한다.

② 구제법

    ㉠ 물리적 방법 : 환경관리(각종 트랩과 끈끈이 등을 사용하여 곤충의 서식, 휴식장소를 제거)

    ㉡ 화학적 방법 : 속효성 및 잔효성을 가진 살충제를 사용하여 해충을 구제한다.

    ㉢ 생물학적 방법 : 천적을 이용한다.

    ㉣ 통합적 방법 : 2가지 이상의 방법이 있어야 한다.

- 살충제
  - 독성의 종류 : 경구독성, 경피독성
  - 중독량 : 급성중독, 만성중독
  - 독성도 : 고도독성, 저도독성

> **Tip** LD_{50}과 LC_{50}
>
> ㉠ LD_{50}(중앙치사량) : 시험대상 공시동물의 50%를 치사시킬 수 있는 살충제의 양(=반수치사량)
>
> ㉡ LC_{50} : 중앙치사농도

- 살충제 적용시 가열연무 살포방법
  - 휴대용 연무기 : 보행속도 1km/h, 살포폭 10m/h
  - 차량 연무기 : 차량속도 8km, 30~90m/h

② 위생해충의 특성

(1) 바퀴

① 습성

    ㉠ 잡식성

    ㉡ 가주성

    ㉢ 야간 활동성 : 24시간 일주성

    ㉣ 군서습성 : 바퀴의 분

② **종류**

    ㉠ **독일바퀴** : 세계적으로 가장 널리 분포된 것으로 불완전변태, 전흉배판에 2줄의 흑색종대가 있다.

    ㉡ **미국바퀴(이질바퀴)** : 가장 대형(35~40mm)인 바퀴로 전흉배반이 반원형이고, 가운데가 흑색, 평균 탈피횟수는 10회이다.

    ㉢ **일본바퀴(집바퀴)** : 일본 토착종이다.

    ㉣ **먹바퀴**

③ **구제**(살충제)

    ㉠ **독이법**(Poison Baits)

    ㉡ **연무 및 훈증법** : 효과가 빠르다.

    ㉢ **잔류분무** : 완전구제가 가능하고 장시간 효과가 지속되며, 가장 경제적이다.

    ㉣ **분제 살포**

④ **질병** … 장티푸스, 콜레라, 세균성 이질, 살모넬라, 소아마비, 유행성 간염, 페스트, 파상풍, 결핵 등을 유발한다.

(2) 이

① **특성** … 수명은 30일이며, 엄격한 숙주 선택성이고, 탈피횟수는 3회 이상이다.

② **종류**

    ㉠ **몸이**

    ㉡ **머릿이**

    ㉢ **사면발이** : 음부이, 게이

③ **구제** … 머릿이와 사면발이는 25% Benzyl Benzoate 유제로 세척하고, 몸이는 10% DDT분제를 살포한다.

(3) 빈대

① **특성** … 불완전변태(이, 바퀴, 진드기 등)로서 자충의 시기에도 흡혈을 하며, 5회 탈피한다.

② **습성** … 야간 흡혈성이고 피부감염과 수면부족의 피해를 준다.

③ **구제** … 훈증법과 잔류분무법이 있는데, 잔류분무법이 효과적이다.

(4) 모기

① **특성**

　㉠ 유충이 4회 탈피(1~2회)한다.

　㉡ 암모기만 흡혈하고 체온, 체습, 체취로 숙주동물을 발견한다.

　㉢ 형태적 특징

　　• 성충 : 큰 복안, 긴 촉각

　　• 유충 : 견모군, 호흡관, 호흡관모, 즐기, 측즐, 호흡관비

　　• 번데기 : 호흡각

② **분류 및 습성** … 한여름엔 중국얼룩날개모기가, 늦여름엔 작은빨간집모기가 활동한다.

　㉠ 중국얼룩날개모기 : 흐르는 개울, 관개수조에 산란한다.

　㉡ 작은빨간집모기 : 대형 정지수에 산란한다.

　㉢ 빨간집모기 : 소형 인공용기에 산란한다.

　㉣ 숲모기 : 바위구멍이나 나뭇잎 사이처럼 자연적으로 생긴 작은 곳에 산란한다.

　㉤ 왕모기 : 과일즙만 섭취하고, 모기의 천적이다.

③ **피해**

　㉠ 작은빨간집모기

　　• 8월 중순에서 9월 중순에 발생하고 가장 멀리 비행한다.

　　• 일본뇌염의 매개이고 돼지가 숙주이다.

　　• 성충의 주둥이의 중앙에 넓은 백색띠가 있다.

　㉡ 중국얼룩날개모기 : 7~8월에 가장 많고, 말라리아와 사상충병을 전파한다.

　㉢ 토고숲모기 : 말레이사상충의 매개이다.

　㉣ 이집트숲모기 : 황열, 뎅기열의 매개이다.

④ **구제**

　㉠ 방화수통, 하수구, 고인물 등이 장기간 정체하지 않도록 한다.

　㉡ 석유를 수표면에 도포하거나 살충제로 유충을 구제한다.

　㉢ 속효성·잔효성 살충제의 공간살포법으로 성충을 구제한다.

　㉣ 기피제·모기향 등을 사용한다.

(5) 파리

① **특성**

　㉠ 2회 탈피하고 3령기를 거친다.

　㉡ 천적은 기생벌이다.

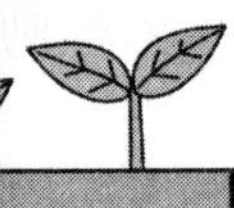

    ⓒ 구제용으로는 피라디크로벤젠을 사용한다.

    ⓔ 장티푸스, 파라티푸스, 이질, 결막염, 콜레라, 결핵, 뇌수막염, 수면병 등 질병의 매개이다.

    ⓜ 주간활동성을 지닌다.

② **종류**

    ㉠ 쉬파리 : 난태성으로 자충이 모두 유성생식이고, 생선을 즐긴다.

    ㉡ 쇠파리 : 흡혈한다.

    ㉢ 체체파리 : 수면병을 매개하면서 자궁에서 부화한다.

    ㉣ 집파리 : 음식물을 즐기며 변소, 쓰레기장, 퇴비장에 잘 발생한다.

③ **구제**

    ㉠ 환경위생을 철저히 한다.

    ㉡ 살충제 및 생석회 등을 이용하여 유충을 구제한다.

    ㉢ 파리통, 파리채, 끈끈이, 살충제 등을 사용하여 성충을 구제한다.

(6) 벼룩

① **특성**

    ㉠ 알의 부화기간은 약 1주일이다.

    ㉡ 유충은 흡혈하지 않는다.

    ㉢ 숙주 선택성이고, 성충의 수명은 약 6개월이다.

② **분류**

    ㉠ 사람벼룩 : 흑사병 전파에 부분적으로 관여한다.

    ㉡ 열대벼룩 : 흑사병, 발진열을 매개한다.

    ㉢ 모래벼룩 : 매우 작은 벼룩으로 사람 외에 주로 돼지에게 기생한다. 암컷은 일생 동안 숙주의 피부 속에 서식하므로 2차 감염 등 피부손상을 유발한다.

    ㉣ 닭벼룩 : 모래벼룩과 같이 피부조직을 뚫고 들어가 기생한다.

③ **질병** … 흑사병, 발진열, 조충 등을 유발한다.

④ **구제** … 쥐구멍, 통로에 살충제 분제를 살포하여 벼룩구제 후 쥐를 구제한다.

(7) 진드기

① **분류** … 참진드기(소에 기생), 공주, 옴, 먼지, 털, 여드름, 진드기가 있다.

② **질병** … Q열, 록키산 홍반열, 콜레라, 야토병 등을 유발한다.

> 💻 **Tip** 곤충의 분류단위 … 기본단위는 종이고, 계, 문, 강, 목, 과, 속, 종 순이다.

✿ 해충 / 동물의 유발질병 및 전파 ✿

해충 / 동물	유발질병	전파
작은빨간집모기	일본뇌염	증식형
중국얼룩날개모기	말라리아	발육증식형
토고숲모기	사상충병	발육형
집파리	장티푸스, 파라티푸스, 세균성 이질, 아메바성 이질, 콜레라, 폴리오	기계적 전파
체체파리	수면병	발육증식형
이	발진티푸스, 발진열	배설형
열대, 유럽쥐벼룩	페스트	증식형
흡혈성 등애	로아로아 사상충병	발육형
트리아토민 노린재	샤가스병(아메리카 수면병)	배설형
참진드기	Q열, 록키산 홍반열, 라임병	경란형
털진드기	양충병(쯔쯔가무시병)	경란형
시궁쥐 / 곰쥐	발진열, 렙토스피라증, 살모넬라, 페스트	병원소
등줄쥐(들쥐)	유행성 출혈열	병원소

(8) 쥐

① 분류

㉠ 시궁쥐(집쥐) : 몸은 뚱뚱하며, 눈과 귀는 작고 전국적으로 분포한다. 하수구 주변이나 쓰레기장에 서식하며 땅 속에 구멍을 뚫고 살기도 한다.

㉡ 지붕쥐(곰쥐) : 도시의 고층건물에 서식하고, 꼬리가 몸통보다 길며 집쥐보다 약간 작다.

㉢ 생쥐 : 주로 도시, 농작물 보관소, 농경지에 서식한다.

㉣ 들쥐(등줄쥐) : 황무지, 농경지, 산 밑에 서식하고 렙토스피라증을 매개한다.

> 💻 Tip 렙토스피라증 … 9~10월에 많이 발병되며 들쥐의 소변이 피부상처를 통해 감염되는 전염병이다.

② 습성

㉠ 두 쌍의 문치가 계속 자라기 때문에 갉는 습성이 있다.

㉡ 색맹과 근시로 시각이 빈약하나 청각은 잘 발달되어 있다.

㉢ 후각이 미약해 하수구나 쓰레기장에 서식한다.

㉣ 잡식성이다.

㉤ 토하지 못한다.

㉥ 개체 밀도가 봄에 높고 겨울에 낮다.

③ **질병** … 흑사병(페스트), 리케차성 질병으로 발진열, 쯔쯔가무시병, 살모넬라, 수면병, 유행성 출혈열, 선모충증 서교열, 와일씨병, 아메바성 이질 등이 있다.

④ **구제**

  ㉠ 급성 살서제 : ANTU, 인화아연, 레드스킬(인화아연이 가장 널리 사용됨) 등이 있다.

  ㉡ 만성 살서제 : Famarrin, Warfarin(0.05%로 희석하여 사용한다) 등이 있다.

  ㉢ 기피제 : 메칠브로마이드, 나프탈렌, Endrin, Thiram 등이 있다.

❷ 기생충

① 기생충의 개요

(1) 의의

① **개념** … 기생충은 인체 내에 기생하면서 영양분을 빨아먹는 등의 피해를 주는 해충으로 토양 매개성 기생충의 감염률은 전반적으로 현저히 감소하는 데 반해, 외국여행의 기회가 증가되면서 수입육류의 증가로 기생충 수입이 증가되고 있다.

② **피해**

  ㉠ 영양물질의 탈취·흡혈

  ㉡ 기계적 장애

  • 폐포손상과 인과성 폐렴

  • 회충의 군거생활에 의한 장 폐쇄

  • 구충의 표피침입에 의한 작열감과 소양감 등

  ㉢ 유독물질 분비에 의한 장애

  ㉣ 유구낭충에 의한 뇌·피하·안부 등의 낭충증 장애

  ㉤ 심리적 장애

(2) 분류

① **선충류** … 회충, 편충, 요충, 십이지장충, 선모충, 아니사키스, 동양모양선충

② **흡충류** … 간흡충, 폐흡충, 요코가와흡충, 일본주혈흡충

③ **조충류** … 유구조충, 무구조충, 광절열두조충

④ **원충류** … 아메바성 이질, 람불 편모충, 말라리아 원충 등

② 기생충의 종류

(1) 토양매개 기생충

① **회충**

　㉠ 인간 병원소이며, 소화장애, 복통, 불안, 구토, 수면불안 등의 증상이 있다.

　㉡ 생야채를 먹음으로써 토양 중의 충란이 직·간접적으로 감염된다.

　㉢ 잠복기는 2개월이며, 분뇨의 위생적 처리와 식사 전 손 씻기 등으로 예방할 수 있다.

② **십이지장충**(구충) … 채독증의 원인이 되며, 빈혈과 체력손실로 어린이의 육체적·정신적 발달에 장애를 가져온다. 피부 를 통해 감염되므로 옥외에선 꼭 신발을 신도록 한다.

③ **편충** … 빈혈, 혈변, 체중감소, 변비, 복부 팽창, 구토 등의 증상을 나타낸다. 대변에 오염 된 토양이 입으로 들어갈 때 감염된다. 개인위생을 철저히 하고 대변을 위생적으로 처리한다.

(2) 직접 접촉성 기생충(요충)

① 자기감염과 집단감염의 가능성이 큰 기생충으로서, 맹장 부위에 기생해 국부적 염증을 일으키며 항문 부위에 소양증을 일으킨다.

② 항문 부위의 충란이 손에 의해 입으로 직접 들어가거나 오염된 식품, 의복, 침구를 통해 감 염된다.

③ 목욕을 자주 하고 내의, 잠옷, 침구의 세탁을 자주하는 등 개인위생을 철저히 한다.

(3) 육류 매개 기생충

① **무구조충**

　㉠ 쇠고기의 생식으로 감염된다.

　㉡ 식욕부진, 허기증, 소화불량, 구토 등의 증상이 있다.

　㉢ 분변에 오염된 물을 소에게 주지 말고, 쇠고기를 생으로 먹지 않음으로써 예방할 수 있다.

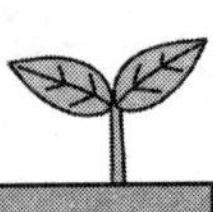

② **유구조충**

   ㉠ 돼지고기의 생식으로 감염되고 식욕부진, 소화불량, 경빈혈, 설사 등의 증상을 보인다.

   ㉡ 인분에 오염된 흙과 물을 피하고 돼지고기를 완전히 익혀서 먹는다.

③ **선모충**

   ㉠ 근육에 기생하여 열이 나게 한다.

   ㉡ 사람 사이에 감염은 없으나 돼지고기를 생식했을 때 나타난다.

   ㉢ 발열, 설사, 근육통, 폐렴 등의 증세를 나타낸다.

(4) 어패류 매개 기생충

① **간디스토마**

   ㉠ 담도(담관)에 기생하며 민물생선을 생식했을 때 나타난다.

   ㉡ 설사, 복부 압박감, 황달, 담도 장애(담관 폐쇄), 간경변을 일으킨다.

   ㉢ 분뇨의 위생적 처리와 소독, 모든 민물생선의 생식을 금함으로써 예방할 수 있다.

② **폐디스토마**

   ㉠ 폐에 기생하며 X-선상에 폐결핵처럼 보인다.

   ㉡ 오염된 가재나 민물 게 등을 생식했을 때 감염되며, 기침과 각혈의 증세를 보인다.

③ **아니사키스**

   ㉠ 바다생선(고래, 돌고래 등 바다포유류)을 생식할 때 감염되며 소화관 궤양, 종양을 일으킨다.

   ㉡ 바다생선을 생식하지 말고 20일 냉장한 다음 생식한다.

> 🖥 **Tip** 제7차 전국 기생충감염률(2005년)(질병관리본부) … 간흡충(2.4%), 요충(0.6%), 요코가와흡충
> (0.5%), 편충(0.3%), 회충(0.05%), 폐흡충(0.002%), 구충, 유무구조충(0.0)

(5) 기생충의 중간숙주

① **간디스토마** … 제1중간숙주(왜우렁이) → 제2중간숙주(민물고기)

② **폐디스토마** … 제1중간숙주(다슬기) → 제2중간숙주(가재, 게)

③ **광절열두조충** … 제1중간숙주(물벼룩) → 제2중간숙주[민물고기(농어, 연어, 송어)]

④ **무구조충**(민촌충) … 소

⑤ **유구조충**(갈고리촌충) … 돼지

⑥ **선모충** … 돼지

⑦ **요코가와흡충** … 은어, 숭어

1 채독증의 원인이고, 피부감염이 가능한 기생충은?

① 조충

② 회충

③ 요충

④ 십이지장충(구충)

⑤ 요코가와흡충

> **note** ④ 채독증을 일으키며 경피감염되므로 옥외에서는 꼭 신발을 신는다.

2 전염병 매개체 중 발육형 전파방식을 취하는 것은?

① 말라리아

② 샤가스

③ 일본뇌염

④ 콜레라

⑤ 사상충

> **note** ① 발육증식형 ② 배설형 ③ 증식형 ④ 기계적 전파

3 다음 중 해충구제의 원칙에 해당하지 않는 것은?

① 전국적으로 동시에 광범위하게 실시해야 한다.

② 성충구제가 가장 효과적이다.

③ 발생원인 및 서식처를 제거해야 한다.

④ 발생 초기에 실시하는 것이 좋다.

> **note** 해충의 구제원칙
> ㉠ 발생 초기에 구제를 실시한다.
> ㉡ 발생원인 및 서식처를 제거한다.
> ㉢ 생태·습성에 따라 실시한다.
> ㉣ 동시에 광범위하게 실시한다.

Answer 1.④ 2.⑤ 3.②

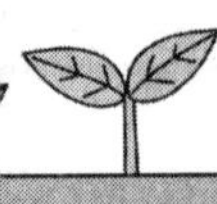

4 다음 중 매개동물을 잘못 연결한 것은?

① 이 – 발진티푸스

② 벼룩 – 페스트

③ 모기 – 말라리아

④ 파리 – 황열

> note ④ 모기가 황열을 매개하고 파리는 결핵, 콜레라, 장티푸스, 파리티푸스, 이질 등을 매개한다.

5 다음 중 연결이 잘못된 것은?

① 중국얼룩무늬모기 – 말라리아

② 작은빨간집모기 – 일본뇌염

③ 토고숲모기 – 뎅기열

④ 진드기 – 재귀열

> note 토고숲모기 – 말레이 사상충, 이집트숲모기 – 뎅기열

6 다음 중 위생해충의 질병 전파방식과 유발질병의 연결이 잘못된 것은?

① 증식형 – 재귀열

② 발육형 – 발진티푸스

③ 발육증식형 – 말라리아

④ 경란형 – 쯔쯔가무시병

> note ② 발진티푸스는 배설형에 속한다.
>
> ※ 위생해충을 통한 질병의 생물학적 전파 … 곤충 내에 병원체가 들어가 일정기간 동안 발육증식을 거쳐 숙주에게 옮겨 주는 것을 말한다.
> - ㉠ **증식형** : 곤충체 내에서 병원체가 단순히 증식한 후 자교시에 구부를 통하여 전파된다.
>   - 예 이 – 재귀열, 모기 – 일본뇌염, 황열, 뎅기열, 벼룩 – 페스트
> - ㉡ **발육형** : 병원체가 곤충체 내에서 증식하지 않고 단지 그의 생활환의 일부를 경과 후 숙주에 전파된다.
>   - 예 모기 – 사상충증
> - ㉢ **발육증식형** : 곤충체 내에서 병원체가 그의 생활환의 일부를 경과하는 동시에 증식하면서 전파된다.
>   - 예 모기 – 말라리아, 체체파리 – 수면병
> - ㉣ **배설형** : 병원체가 곤충체 내에서 증식한 후 대변으로 배설되어 숙주의 피부 및 점막에 있는 미세한 창상을 통해서 전파된다.
>   - 예 발진티푸스 – 이, 발진열 – 쥐벼룩, 샤가스병 – 노린재
> - ㉤ **경란형** : 병원체가 충란을 통해서 전파 제2세대가 병원균을 가지고 계속 전파된다.
>   - 예 참진드기 – 록키산 홍반열, 털진드기 – 양충병(쯔쯔가무시병)

7 다음 중 야채류의 경구섭취 후 잘 생기며 갈고리 모양으로 생긴 기생충균은?

① 회충

② 요충

③ 구충

④ 편충

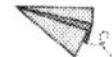 **note** 십이지장충(구충)

   ⊙ 회충, 동양모양선충, 편충 등과 함께 야채류를 중간숙주로 한다.

   ⓛ 경구감염뿐만 아니라 경피감염도 가능하다.

   ⓒ 십이지장, 소장에 기생하며 심한 빈혈, 전신권태, 심계항진, 현기증, 두통, 식욕부진, 구역질, 구토, 복통 등을 일으킨다.

   ⓔ 농촌에 많으며 회충보다 건강장해가 심하다.

   ⓜ 70℃에서 1초간 가열 또는 직사광선에서 단시간 내에 사멸된다.

   ⓗ 분변을 완전처리하고 청정채소를 섭취하며, 경피감염이 가능하므로 오염지구에서 맨발로 다니지 않는다.

8 가족 중에서 한 사람에게 발병함으로써 집단감염되는 것은?

① 회충

② 요충

③ 구충

④ 십이지장충

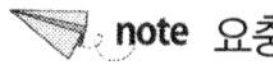 **note** 요충

   ⊙ 항문 주위에서 많이 발견된다.

   ⓛ 산란과 동시에 감염능력이 있다.

   ⓒ 편충이 요충과 인체생활사가 비슷하다.

   ⓔ 집단감염이 잘 되고 소아에게 많이 감염된다.

9 매개곤충과 질병의 연결이 옳은 것은?

① 진드기 – 재귀열

② 모기 – 발진열

③ 파리 – 발진티푸스

④ 벼룩 – 황열

   note ② 모기 : 사상충병, 황열, 뎅기열, 말라리아, 일본뇌염 등

        ③ 파리 : 장티푸스, 파라티푸스, 이질, 결막염, 콜레라, 결핵, 뇌수막염, 수면병 등

        ④ 벼룩 : 흑사병, 발진열, 조충 등

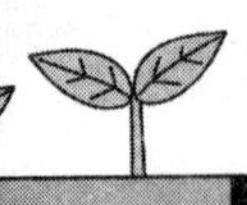

10 다음 중 자가감염과 집단감염의 가능성이 큰 기생충은?

① 십이지장충

② 요충

③ 회충

④ 편충

⑤ 선모충

> **note** 자가감염과 집단감염이 큰 기생충으로서 오염된 식품, 의복, 침구를 통해서 감염되는 기생충은 요충이다.

11 기생충과 중간숙주의 연결이 서로 틀리게 연결된 것은?

① 폐흡충 - 다슬기, 가재

② 광절열두조충 - 송어, 전어

③ 민촌충 - 돼지, 개

④ 유극악구충 - 메기, 가물치

> **note** 민촌충의 중간숙주는 소이다. 돼지는 유구조충의 중간숙주이다.

12 가을철 풍토병으로 일컬어지며, 들쥐 등의 소변으로 균이 배출되어 피부상처를 통해 감염되는 전염병은?

① 렙토스피라증

② 재귀열

③ 페스트

④ 발진열

⑤ 흑사병

> **note** 렙토스피라증 … 9~10월에 많이 발병되며 들쥐에 의해 전염된다.

13 파리가 매개하여 발생하는 질병은?

① 사상충

② 살모넬라

③ 학질

④ 황열

⑤ 파라티푸스

> **note** 파리가 매개하는 질병 … 콜레라, 이질, 장티푸스, 파라티푸스, 결핵, 수면병 등이 있다.

Answer   10.② 11.③ 12.① 13.⑤

14 잉어, 붕어 등 민물고기를 날 것으로 먹는 습관을 가진 지역주민에게 많이 감염되는 기생충은?

① 유구조충　　　　　　　　　　② 무구조충
③ 사상충증　　　　　　　　　　④ 간디스토마
⑤ 선모충

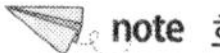 **note** 간디스토마 … 제1중간숙주(왜우렁이) → 제2중간숙주(민물고기)

15 우리나라에서 감염률이 가장 높은 기생충 질병은?

① 간흡충증　　　　　　　　　　② 십이지장충
③ 유구조충증　　　　　　　　　④ 무구조충증
⑤ 회충

note '간흡충 > 요충 > 편충 > 회충' 순으로 감염률이 높다.

16 다음 중 회충에 관한 설명이 잘못된 것은?

① 장내 군거생활
② 유충은 심장, 폐포, 기관지를 통과
③ 충란은 산란과 동시 감염
④ 충란은 70℃의 가열로 사멸
⑤ 성충은 암수 구별이 가능하지만 충란은 불가능

note 회충
　㉠ 장내 군거생활을 한다.
　㉡ 인체에 감염 후 75일이면 성충이 된다.
　㉢ 유충은 심장, 폐포, 기관지를 통과한다.
　㉣ 충란은 70℃의 가열로 사멸한다.
　㉤ 일광에 약하다.
　㉥ 성충은 암수 구별이 가능하지만 충란은 불가능하다.

17 우리나라에서 유행하는 일본뇌염 매개 모기는?

① 중국얼룩날개모기   ② 빨간집모기

③ 작은빨간집모기   ④ 토고숲모기

⑤ 얼룩날개모기

> **note** 작은빨간집모기 … 일본뇌염의 매개이고 돼지가 숙주이다.

18 다음 중 기생충의 숙주가 되지 않는 것은?

① 뱀   ② 개구리

③ 메뚜기   ④ 참게

⑤ 가재

> **note** 폐디스토마의 제2중간숙주는 가재, 게이다.

19 다음 중에서 쇠고기, 돼지고기, 민물고기를 생식했을 때 감염되는 기생충은?

① 폐흡충   ② 선모충

③ 십이지장충   ④ 회충

⑤ 촌충

> **note** 무구조충(민촌충)의 숙주는 소이고, 유구조충(갈고리촌충)의 숙주는 돼지이며, 광절열두조충(긴
> 촌충)의 숙주는 민물고기이다.

20 바다회를 생식함으로써 감염될 수 있는 기생충은 어느 것인가?

① 간흡충   ② 무구조충

③ 선모충   ④ 아니사키스

⑤ 십이지장충

> **note** 아니사키스 … 제2중간숙주인 바다생선을 생식할 때 감염되며 소화관궤양, 종양을 일으킨다.

Answer   17.③   18.③   19.⑤   20.④

21 폐디스토마의 중간숙주는 무엇인가?

① 뱀   ② 개구리
③ 쇠고기   ④ 왜우렁이, 참붕어
⑤ 다슬기, 참게

> **note** 폐디스토마의 중간숙주 … 제1중간숙주(다슬기) → 제2중간숙주(가재, 게)

22 덜 익은 가재, 게를 먹었을 때 감염되는 기생충은?

① 폐흡충   ② 아니사키스
③ 민촌충   ④ 선모충
⑤ 광절열두조충

> **note** 폐디스토마의 제2중간숙주는 가재, 게이다.

23 인체 내에서 요충의 산란부위는 어디인가?

① 폐   ② 소장
③ 간   ④ 항문 주위
⑤ 십이지장

> **note** 항문 부위의 충란이 손에 의해 입으로 직접 들어가거나 오염된 식품, 의복, 침구를 통해 감염된다.

24 쇠고기를 날 것으로 먹었을 때 감염될 수 있는 기생충은?

① 십이지장충   ② 유구조충
③ 민촌충   ④ 편충
⑤ 요충

> **note** 무구조충(민촌충)의 중간숙주는 소이다.

25 파리와 그 특징이 바르게 연결된 것은?

㈎ 체체파리	㉠ 흡혈
㈏ 쉬파리	㉡ 장티푸스 전파
㈐ 집파리	㉢ 난태성
㈑ 쇠파리	㉣ 수면병 전파

① ㈎ – ㉠, ㈏ – ㉡, ㈐ – ㉢, ㈑ – ㉣
② ㈎ – ㉠, ㈏ – ㉢, ㈐ – ㉣, ㈑ – ㉡
③ ㈎ – ㉢, ㈏ – ㉠, ㈐ – ㉣, ㈑ – ㉡
④ ㈎ – ㉣, ㈏ – ㉢, ㈐ – ㉡, ㈑ – ㉠
⑤ ㈎ – ㉡, ㈏ – ㉣, ㈐ – ㉢, ㈑ – ㉠

> **note** ㈎ 체체파리 – 수면병 전파
> ㈏ 쉬파리 – 난태성
> ㈐ 집파리 – 장티푸스 전파
> ㈑ 쇠파리 – 흡혈

26 경구감염과 경피감염이 모두 가능한 기생충은?

① 편충
② 십이지장충
③ 동양모양선충
④ 흡충
⑤ 촌충

> **note** 십이지장충은 경구감염뿐 아니라 경피감염도 가능하다.
> ※ 경구감염과 경피감염 모두 가능한 기생충 … 십이지장충, 분선충, 아메리카구충 등이다.

27 벼룩이 옮기는 전염병 중 가장 무서운 질병은?

① 말라리아
② 장티푸스
③ 페스트(흑사병)
④ 수면병
⑤ 유행성 출혈열

> **note** 페스트(흑사병), 발진열을 매개하는 것은 열대 벼룩이다.

Answer　25.④　26.②　27.③

28 다음 중 불완전변태를 하는 것은?

① 빈대   ② 파리

③ 모기   ④ 벼룩

⑤ 등에

> note 빈대는 불완전변태를 하며 야간 흡혈성이다.

29 다음 중 일본뇌염과 관계가 없는 것은?

① 환자의 관리가 전염병 관리상 중요하다.   ② 모기의 소장과 발병률은 깊은 관련이 있다.

③ 매개 모기는 작은빨간집모기이다.   ④ 주로 8~9월에 환자가 많이 발생한다.

⑤ 성충의 주둥이 중앙에 넓은 백색띠가 있다.

> note ① 일본뇌염은 위생해충에 의한 피해이고 전염병이 아니므로 피해환자의 치료도 중요하지만 예방이 가장 중요하다.

30 다음 중 연결이 바르지 못한 것은?

① 인시목 – 나방   ② 반시목 – 빈대

③ 은시목 – 벌   ④ 쌍지목 – 쇠파리

⑤ 막시목 – 개미

> note ③ 은시목 – 벼룩

31 다음 중 발육증식형 질병은?

① 흑사병   ② 발진티푸스

③ 콜레라   ④ 사상충증

⑤ 수면병

> note 발육증식형 … 곤충 체내에서 병원체가 그의 생활환의 일부를 경과하는 동시에 증식하면서 전 파하는 것을 말한다.
> 예 모기 – 말라리아, 체체파리 – 수면병

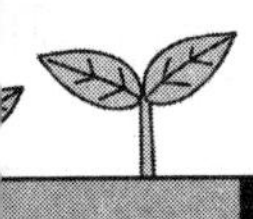

32 모기의 탈피횟수로 맞는 것은?

① 1회 ② 2회

③ 3회 ④ 4회

⑤ 5회

> **note** 모기의 유충은 4회 탈피(1~2주)한다.

33 다음 중 뇌염의 전파형식은?

① 증식형 ② 경란형

③ 발육증식형 ④ 발육형

⑤ 기계적

> **note** 증식형…곤충 체내에서 병원체가 단순히 증식한 후 재교시에 구부를 통하여 전파된다.
> 예 모기 – 일본뇌염

34 다음은 곤충강의 특징이다. 잘못된 것은?

① 머리에 촉각이 1쌍이다.

② 머리에는 복안이 3개이다.

③ 심장은 9개, 다리는 3쌍이다.

④ 파리, 벼룩, 이 등이 여기에 속한다.

⑤ 몸은 3부분으로 나뉜다.

> **note** 곤충강의 머리에는 1쌍의 촉각이 있다.

35 곤충의 각 기관과 하는 일이 잘못 연결된 것은?

① 배설계 – 말피기관 ② 순환계 – 폐쇄혈 관계

③ 신경계 – 중추, 전장, 말초신경계 ④ 생식계 – 자웅이체(단성생식)

⑤ 호흡계 – 기관 및 공기주머니

Answer 32.④ 33.① 34.② 35.②

36 다음 중 전파형식이 경란형에 해당하는 것은?

① 록키산 홍반열 ② 말라리아 원충
③ 사상충 ④ 콜레라
⑤ 발진티푸스

> note 경관형 ··· 병원체가 충란을 통해서 전파하고, 제2세대가 병원균을 가지고 계속 전파한다.
> 예 진드기 – 록키산 홍반열, 벼룩 – 발진열, 흑사병

37 소형이며 전흉 배판에 2줄의 흑색종대가 있고, 세계에서 가장 널리 분포된 바퀴는?

① 일본바퀴 ② 독일바퀴
③ 이질바퀴 ④ 먹바퀴
⑤ 장바퀴

> note 독일바퀴 ··· 불완전변태를 하며, 세계적으로 가장 널리 분포되어 있다.

38 일본뇌염을 매개하며, 성충의 주둥이 중앙에 넓은 백색 띠가 있는 것은?

① 토고숲모기 ② 중국얼룩날개모기
③ 이집트숲모기 ④ 작은빨간집모기
⑤ 왕모기

> note 작은빨간집모기 ··· 일본뇌염의 매개이고, 돼지가 숙주이다.

39 곤충의 몸에서 식도는 어느 부위에 위치하는가?

① 후장 ② 분장
③ 중장 ④ 소화장
⑤ 전장

> note 곤충의 식도는 소화배설계 중 전장에 속한다.

Answer   36.①   37.②   38.④   39.⑤

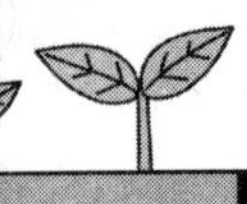

40 다음 중 거미강의 특징으로 옳은 것은?

① 몸은 두부, 흉부, 복부의 3부분으로 구분되고 다리는 3쌍이다.

② 몸은 두흉부, 복부의 2부분으로 구분되고 다리는 4쌍이다.

③ 몸은 두부, 복부의 2부분이고 다리는 2쌍이다.

④ 몸은 두흉부, 복부의 2부분이고 다리는 3쌍이다.

⑤ 몸은 두부, 흉부, 복부의 3부분으로 구분되고 다리는 4쌍이다.

> **note** 거미강(주형강) … 몸은 두흉부와 복부의 2부분으로 구성되어 있고, 다리는 4쌍이다. 촉각은 없고, 두 흉부에는 6쌍의 부속기가 있다.

41 다음 중 파리의 탈피횟수와 령기가 맞게 연결된 것은?

① 3회 탈피 3령기   ② 4회 탈피 3령기

③ 2회 탈피 3령기   ④ 3회 탈피 2령기

⑤ 2회 탈피 4령기

> **note** 파리는 2회 탈피하고 3령기를 걸친다.

42 다음 중 주로 진드기가 매개시키는 재귀열의 전파형식은?

① 배설형   ② 발육증식형

③ 경란형   ④ 증식형

> **note** ③ 진드기가 전파하는 재귀열은 경란형이고 이가 전파하는 재귀열은 증식형이다.

43 파리류 중 유성생식을 하는 것은?

① 집파리   ② 쉬파리

③ 흑파리   ④ 침파리

⑤ 큰집파리

> **note** 쉬파리 … 난태성이며, 자충이 모두 유성생식을 한다.

Answer   40.②   41.③   42.③   43.②

44 다음 중 모기의 천적이 아닌 것은?

① 잠자리 ② 거미

③ 송사리 ④ 왕모기

⑤ 기생벌

> **note** 기생벌은 파리의 천적이다.

45 다음 모기 중 인체를 흡혈할 수 없으며 과일즙 등만 섭취하는 모기는?

① 집모기 ② 왕모기

③ 숲모기 ④ 중국얼굴날개모기

⑤ 학질모기

> **note** 모기는 전반적으로 암모기만 인체흡혈을 한다. 왕모기는 과일즙만 섭취하고, 인체흡혈을 하지 않으며 모기의 천적이다.

46 모기 유충의 형태적 특성이 아닌 것은?

① 호흡관모 ② 줄기

③ 호흡각 ④ 견모균

⑤ 호흡관지

> **note** 유충의 형태적 특성 … 견모균, 호흡관, 호흡관모, 줄기, 측즐, 호흡관계 등이고 호흡각은 번데기의 특징이다.

47 다음 중 가장 대형(35~40mm)이고, 전흉 배판이 반원형이고 반점이 없는 것은?

① 독일바퀴 ② 먹바퀴

③ 줄바퀴 ④ 집바퀴

⑤ 미국바퀴(이질바퀴)

> **note** 가장 대형(35~40mm)인 바퀴는 미국바퀴이다.

48 다음 중 군서생활을 하며 콜레라, 나병같은 질병도 옮기고 찬장, 서랍 등 음침한 곳에 서식하는 것은?

① 바퀴　　　　　　　　　　② 벼룩
③ 파리　　　　　　　　　　④ 모기
⑤ 진드기

> **note** 바퀴의 습성 … 잡식성, 가주성, 야간 활동성, 군서습성 등이다.

49 독일바퀴의 특징으로 맞지 않은 것은?

① 고온을 선호　　　　　　　② 불완전변태
③ 잡식성　　　　　　　　　④ 군거성
⑤ 대형바퀴(35~40mm)

> **note** ⑤ 미국바퀴에 대한 설명이다.

50 빈대에 대한 설명이 잘못된 것은?

① 자충은 5회 탈피한다.　　　② 완전변태를 한다.
③ 자충의 시기에도 흡혈을 한다.　④ 야간 흡혈성이다.
⑤ 잔류분무법이 효과적이다.

> **note** 이, 빈대, 바퀴, 진드기 등은 불완전변태를 한다.

51 체체파리가 알을 부화하는 장소는?

① 난소　　　　　　　　　　② 흙속
③ 웅덩이　　　　　　　　　④ 자궁
⑤ 소장

> **note** 체체파리는 자궁에서 부화한다.

Answer　　48.① 49.⑤ 50.② 51.④

52 수인성 질병을 기계적으로 전파하는 것은?

① 모기　　　　　　　　　　　　② 이

③ 파리　　　　　　　　　　　　④ 등에

⑤ 벼룩

> **note** 파리는 증식 · 발육치 않고 운반만 하는 기계적 전파자이다.

53 이의 생활사 중 잘못된 것은?

① 완전변태를 한다.

② 수명은 30일이다.

③ 사면발이는 음부에 기생한다.

④ 탈피횟수는 3회이다.

⑤ 엄격한 숙주 선택성이다.

> **note** 이는 빈대, 바퀴, 진드기 등과 같이 불완전변태를 하는 것이 특징이다.

54 생물학적 전파방식으로 잘못 연결된 것은?

① 증식형 – 병원체가 단순히 증식만 한다. – 재귀열

② 발육증식형 – 발육과 증식을 모두 한다. – 말라리아

③ 발육형 – 증식은 하지 않고 발육만 한다. – 사상충

④ 경란형 – 곤충 체내에서 난소에 증식 · 발육한다. – 록키산 홍반열

⑤ 배설형 – 증식한 후 피부점막으로 침입한다. – 뎅기열

> **note** 배설형 ··· 병원체가 곤충 체내에서 증식한 후 대변으로 배설되어 숙주의 피부 및 점막에 있는
> 미세한 창상을 통해서 전파된다.
> 예 발진티푸스 – 이, 페스트 – 벼룩 등
> ※ 뎅기열은 증식형이다.

55 다음 중 이질바퀴의 평균 탈피횟수는 몇 회인가?

① 5회 ② 8회
③ 10회 ④ 13회
⑤ 20회

> **note** 미국바퀴 … 이질바퀴로서 평균 탈피횟수는 10회이다.

56 다음 중 야간 활동성의 곤충은?

① 파리 ② 모기
③ 바퀴 ④ 빈대
⑤ 바퀴와 빈대

> **note** 바퀴, 빈대는 야행성이다.

57 다음 중 해충의 유발질병과 전파방식의 연결이 바르지 못한 것은?

① 중국얼룩날개모기 – 말라리아 – 발육증식형
② 진드기 – Q열 – 경란형
③ 작은빨간집모기 – 일본뇌염 – 증식형
④ 집파리 – 콜레라 – 배설형
⑤ 토고숲모기 – 사상충증 – 발육형

> **note** ④ 집파리는 생물학적 전파를 하지 않고 기계적 전파방식을 통해 장티푸스, 파라티푸스, 세균성 이질, 아메바성 이질, 콜레라, 폴리오 등을 유발한다.

58 다음의 전파방식 중 발육형에 속하는 것은?

① 사상충 ② 말라리아
③ 흑사병 ④ 콜레라
⑤ 수면병

Answer   55.③ 56.⑤ 57.④ 58.①

59 다음 중에서 말레이 사상충병의 매개 모기는?

① 중국얼룩날개모기　　　　　② 왕모기
③ 이집트숲모기　　　　　　　④ 토고숲모기
⑤ 작은빨간집모기

60 다음 중 파리를 구제하기 위해 이용되는 천적은?

① 히드라　　　　　　　　　　② 잠자리
③ 기생벌　　　　　　　　　　④ 람브시아
⑤ 개구리

61 다음에서 인시목에 속하는 것은?

① 개미　　　　　　　　　　　② 벌
③ 벼룩　　　　　　　　　　　④ 독나방
⑤ 트리아토민 노린재

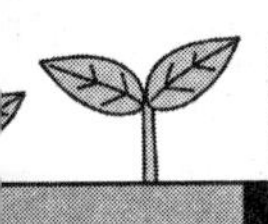

62 해충구제방법 중에서 가장 근본적인 것으로 서식처와 발생원을 없애는 방법은?

① 화학적 방법　　　　　　　　② 물리적 방법

③ 기계적 방법　　　　　　　　④ 통합적 방법

⑤ 생물학적 방법

　　note 물리적 방법 중 환경관리를 설명한 것이다.

63 곤충구제법 중 물리적 방법에 속하지 않는 것은?

① 쥐구멍 막기　　　　　　　　② 웅덩이 제거

③ 방사선 이용　　　　　　　　④ 모기장 및 방충망 설치

⑤ 천적의 수 증가

　　note 생물학적 방법 … 천적(기생벌, 풍뎅이 등)의 수를 늘린다.

64 2차 독성을 가장 바르게 설명한 것은 어느 것인가?

① 만성 쥐약의 성질이다.

② 모든 쥐약이 가지고 있는 성질이다.

③ 한 마리의 쥐가 다른 쥐에게 쥐약을 나눠 줌으로써 나타나는 독성이다.

④ 죽은 쥐를 다른 동물이 섭취했을 때의 독성을 말한다.

⑤ 한번 사용한 쥐약은 다시 사용하여도 독성이 있다는 뜻이다.

　　note ④ 죽은 쥐를 다른 동물이 먹었을 때 나타나는 독성이 2차 독성이다.

65 곤충의 외부형태를 설명한 것으로 바르지 못한 것은?

① 곤충의 몸은 마디로 되었는데 두부, 흉부, 복부로 구분된다.

② 곤충은 원통형이며 좌우대칭이다.

③ 두부에는 1쌍의 복안, 1개의 촉각이 있다.

④ 복부에는 말단부에만 부속지가 있다.

⑤ 외피는 근육으로 형성되어 있으며, 몸의 형태를 유지하고 보호하는 등의 기능을 한다.

66 쥐가 직·간접적으로 옮기는 질병으로 볼 수 없는 것은?

① 사상충병   ② 살모넬라증

③ 유행성 출혈열   ④ 페스트

⑤ 렙토스피라증

note 토고숲모기 … 말레이 사상충을 매개한다.

67 다음 중 LD_{50}을 옳게 설명한 것은?

① 공시동물 50%를 치사시킬 수 있는 살충제의 양이다.

② 살충제의 인체독성을 비교하기 위하여 사용된 공시동물이 50이라는 뜻이다.

③ 살충제의 희석농도가 50이라는 뜻이다.

④ 인체에 50%의 영향을 미치는 살충제의 양이다.

⑤ 공시동물 50%를 치사시킬 수 있는 살충제의 농도이다.

note LD_{50}(중앙치사량) … 시험대상 공시동물의 50%를 치사시킬 수 있는 살충제의 양(반수치사량)이다.

68 파리유충 구제용 살충제로 적당한 것은?

① 메틸브로마이드   ② 염화나트륨

③ 파라디크로 벤젠   ④ 피페로릴 부톡사이드

⑤ 하이드로겐 사이나이드

note 파리 … 천적은 기생벌이고 구제용으로는 파라디크로 벤젠을 사용한다.

Answer   66.①   67.①   68.③

69 가주성 쥐의 습성에 관한 설명이다. 맞지 않는 것은?

① 개체밀도가 봄에 높고 겨울에 낮다.
② 후각이 미약해 하수구나 쓰레기장에 서식한다.
③ 잡식성이나 섭취한 먹이가 이상하면 토해 버린다.
④ 야간 활동성이나 시력은 근시이고 색맹이다.
⑤ 갉는 습성으로 문치이다.

>　**note**　③ 토하지 못한다.

70 만성 살서제의 적당한 희석농도는?

① 0.05% ② 0.1%
③ 0.5% ④ 1%
⑤ 5%

>　**note**　만성살서제 … 항응혈성 살서제로 0.05%로 희석하여 사용한다.

71 다음의 살서제 중 기피제는?

① 벤질벤조에이드 ② 메틸 브로마이드
③ 아황산칼륨 ④ 파라디크로 벤젠
⑤ 피레로닐브톡사이드

>　**note**　기피제 … 메틸브로마이드, 나프탈렌, Endrin, Thiram 등이 있다.

72 다음 중 채소를 매개로 감염되는 기생충은?

① 인촌충 ② 회충
③ 유구조충 ④ 폐디스토마
⑤ 선모충

>　**note**　토양 매개 기생충 … 회충, 십이지장충, 편충 등이다.

Answer　69.③　70.①　71.②　72.②

73 다음 중 민촌충의 감염을 일으킬 수 있는 것은?

① 어패류　　　　　　　　　　② 다슬기

③ 야채류　　　　　　　　　　④ 쇠고기

⑤ 과일류

> **note** 무구조충의 중간숙주는 소이다.

74 돼지의 내부기관 중 유구조충의 낭미충이 검출될 수 있는 곳은?

① 생식기　　　　　　　　　　② 혈액

③ 장　　　　　　　　　　　　④ 폐

⑤ 근육

> **note** 유구조충(갈고리촌충) … 돼지살코기(주로 근육)를 통해서 감염된다.

75 다음 중 감염률이 가장 높은 기생충은 어느 것인가?

① 간흡충　　　　　　　　　　② 편충

③ 요충　　　　　　　　　　　④ 유구조충

⑤ 회충

> **note** 감염률이 높은 순서 … 간흡충 > 요충 > 편충 > 회충

76 자동차를 이용하여 공간살포하기에 적당한 시기는 하루 중 언제인가?

① 새벽　　　　　　　　　　　② 낮

③ 저녁　　　　　　　　　　　④ 밤

⑤ 상관없다.

> **note** 새벽 외에는 지열로 인한 기류상승 때문에 효과가 미미하다.

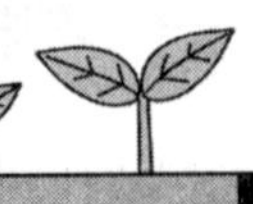

77 자동차를 이용하여 공간살포시 일반적인 살포폭의 범위로 적당한 것은?

① 10~30m

② 30~90m

③ 100~150m

④ 150~200m

⑤ 200~300m

> **note** 살포폭은 분사구에서 살충력이 미치는 거리를 말하는데 일반적으로 30~90m로서 평균 50m 이다.

78 잔류살포를 하여 해충을 구제할 때 가장 이상적인 분무는 벽 면적당 몇 cc의 희석액을 살포하는 것인가?

① $20cc/m^2$

② $40cc/m^2$

③ $50cc/m^2$

④ $70cc/m^2$

⑤ $100cc/m^2$

> **note** 살포기준에 따라 잔류분무하면 $40cc/m^2$이다.

79 살포기준에 의한 잔류분무시에 희석농도가 5%인 경우 원체 몇 g이 벽면에 잔류되는가?

① $1g/m^2$

② $2g/m^2$

③ $3g/m^2$

④ $4g/m^2$

⑤ $5g/m^2$

> **note** 5%의 희석액 40cc 중에는 100%의 원체 2g이 함유되어 있다.

80 벼룩의 습성으로 옳은 것은?

① 닭벼룩은 흑사병을 매개한다.

② 알의 부화기간은 평균 1~2일이다.

③ 성충의 수명은 약 6개월이다.

④ 유충은 3회 탈피하며 매회 흡혈한다.

⑤ 쥐벼룩은 쥐에만 기생하며 사람을 흡혈하지 않는다.

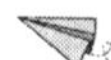 **note** ① 흑사병을 매개하는 것은 열대벼룩이다.
② 알의 부화기간은 약 1주일이다.
④ 유충은 흡혈하지 않는다.
⑤ 벼룩은 숙주 선택성이므로 기회만 있으면 다른 동물도 흡혈한다.

81 쥐벼룩 구제시 살충제 제제와 농도로 가장 적당한 것은?

① 메틸 브로마이드　　　　　② 디디티 수화제 5%
③ 다이아지논 수화제　　　　④ DDVP
⑤ 다이아지논 분제 2%

> **note** 벼룩 구제 … 쥐구멍, 통로에 살충제·분제(다이아지논)를 살포하여 벼룩을 구제한다.
> ④ DDVP는 벌과 개미를 구제하는 데 사용한다.

82 다음 중 가주성 쥐가 아닌 것은?

① 집쥐　　　　　　　　　② 지붕쥐
③ 시궁쥐　　　　　　　　④ 생쥐
⑤ 등줄쥐

> **note** 쥐(집쥐)는 ②③④이며, ⑤는 들쥐로서 렙토스피라증을 매개한다.

83 다음 중 인체에 독성이 가장 높은 살충제는?

① 디크로보스　　　　　　② 프로폭스
③ 파레스린　　　　　　　④ 아레스린
⑤ 마라치온

> **note** 디크로보스 … 유기인계 살충제로서 중독위험이 있고 인체에 독성이 강하다.

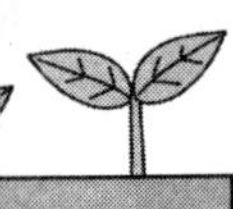

84 중간숙주 없이도 생활이 가능한 기생충은?

① 회충　　　　　　　　　② 광절열두조충

③ 폐흡충　　　　　　　　④ 아니사키스

⑤ 간디스토마

> **note** 회충은 채소를 통해 경구침입한다.

85 회충에 대한 설명 중 잘못된 것은?

① 장내 군거생활을 한다.

② 일광에 사멸한다.

③ 유충은 심장, 폐포, 기관지를 통과한다.

④ 충란은 50℃의 가열로 사멸한다.

⑤ 성충은 암수 구별이 가능하지만 충란은 불가능하다.

> **note** 회충의 특징(①②③⑤ 외)
> ㉠ 충란은 일광이나 70℃의 가열로 사멸한다.
> ㉡ 흐르는 물에 5회 이상 씻음으로써 충란이 제거된다.
> ㉢ 경구침입한다.

86 우리나라에서 감염률이 가장 높은 기생충을 순서대로 나열한 것은?

① 간흡충 > 요충 > 편충 > 회충

② 요충 > 회충 > 간흡충 > 편충

③ 요코가와흡충 > 요충 > 편충 > 회충

④ 회충 > 편충 > 요충 > 간흡충

⑤ 편충 > 간흡충 > 회충 > 요충

> **note** 기생충의 감염률이 높은 순서 … 간흡충 > 요충 > 편충 > 회충

87 인체에 일어날 수 있는 기생충의 장애와 관계가 없는 것은?

① 마비성 장애　　　　　　　　　② 영양장애

③ 기계적 장애　　　　　　　　　④ 심리적 장애

⑤ 독작용에 의한 장애

> **note** 기생충으로 인한 장애
> ㉠ 영양물질의 탈취·흡혈로 인한 영양장애
> ㉡ 유충 등의 이동으로 인한 기계적 장애
> ㉢ 유독물질의 독작용에 의한 장애
> ㉣ 유구낭충에 의한 뇌, 피하, 안부 등의 장애
> ㉤ 심리적 장애 등

88 다음 중 맞게 연결된 것은?

① 간디스토마 – 왜우렁이 – 쇠고기

② 광절열두조충 – 물벼룩 – 게

③ 유구조충 – 게 – 낭미충

④ 아니사키스 – 갑각류 – 바다생선

⑤ 폐디스토마 – 담수어 – 다슬기

> **note** 아니사키스 … 제1중간숙주(갑각류) → 제2중간숙주(바다생선)

89 유충이 담관폐쇄를 일으킬 가능성이 큰 기생충은?

① 요코가와흡충　　　　　　　　② 간디스토마

③ 유구막구충　　　　　　　　　④ 아니사키스

⑤ 광절열두조충

> **note** ② 간디스토마는 민물생선을 생식했을 때 인체 내에 들어오며 약 3주만에 성충이 되어 담도
> (담관)에 기생한다. 따라서, 담관폐쇄를 유발할 수 있고 설사, 복부 압박감, 황달, 담도 장애, 간
> 경변 등을 일으킨다.

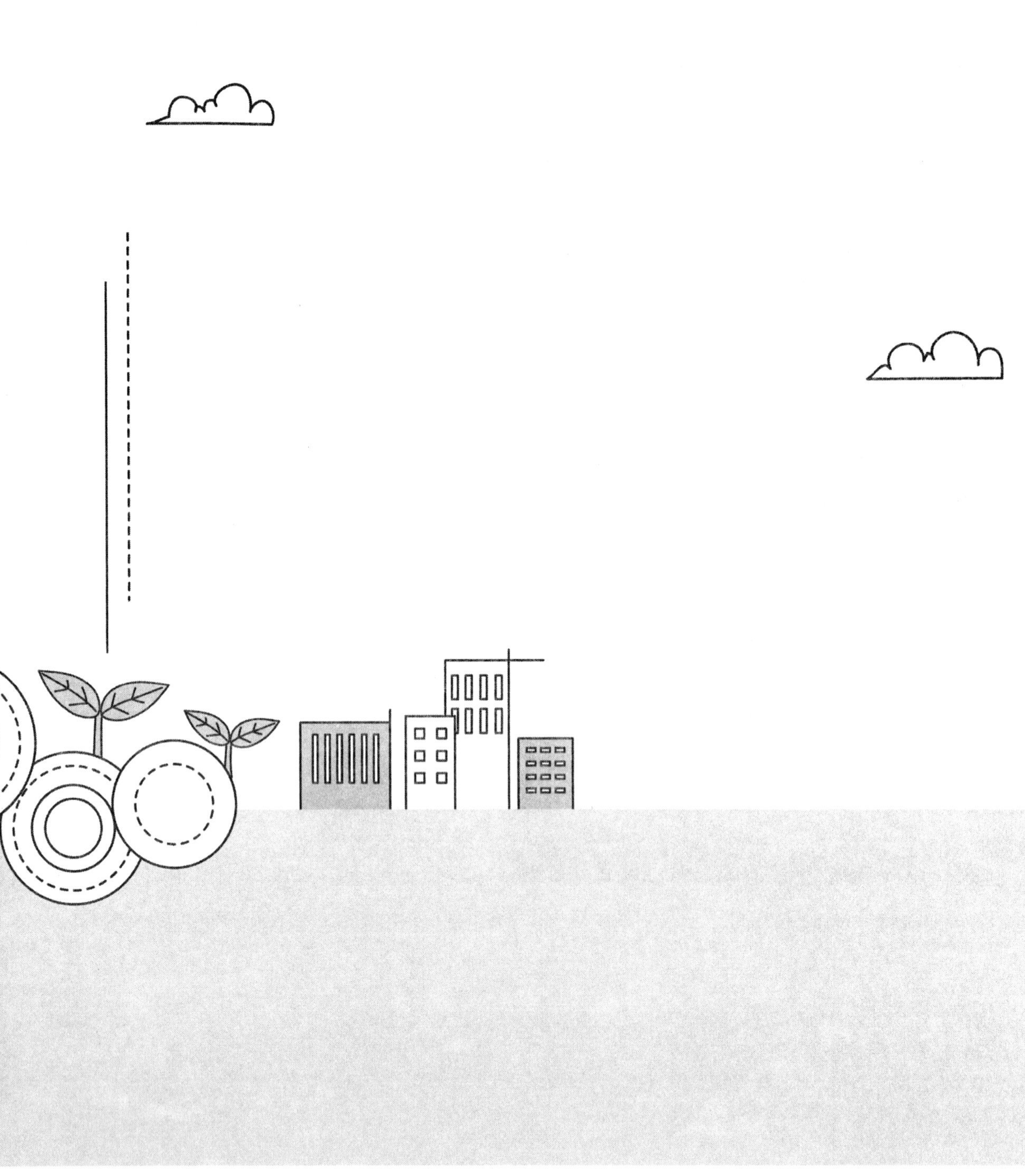

보건영양과 보건관리

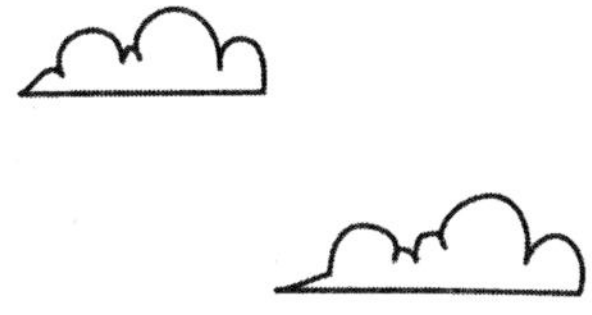
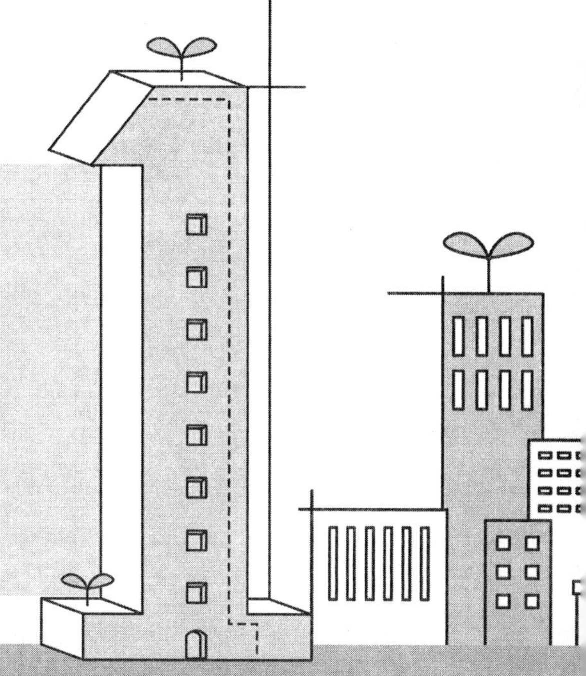

Chapter 01 보건영양

1 영양과 건강

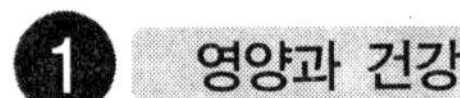

① 영양소

(1) 기능

① **5대 영양소** … 3대 영양소(탄수화물, 단백질, 지방)와 무기질, 비타민이다.

② **영양소의 작용** … 영양소는 신체에 열량을 보급하고 신체조직을 구성하며 생활기능을 조절해 준다. 이를 영양소의 3대 작용이라 한다.

③ **열량소** … 열량소는 탄수화물, 단백질, 지방이며 단위(g)당 탄수화물 : 단백질 : 지방 = 4 : 4 : 9 (kcal)를 생산한다.

④ **신체조직 구성원** … 탄수화물·단백질·지방·무기질이며, 6대 영양소인 물이 65%를 차지한다.

⑤ **조절소** … 무기질, 비타민, 물이 있으며 산화작용, 신경운동, 심장운동, 각종 분비선의 기능조절을 한다.

(2) 종류

① **탄수화물**

　　㉠ 대부분이 열량공급원으로 이용되며 체내 글리코겐의 형태로 간에 저장되어 전염병에 대한 저항력을 가지지만 과다섭취는 비만을 초래한다.

　　㉡ 성인 1일 열량(영양) 권장량은 남자 2,500kcal, 여자 2,000kcal이다. 여자의 경우 임신한 경우에는 전반 150kcal를, 후반 350kcal를 추가하고 수유기에는 400kcal를 추가한다.

　　　　Tip 비만의 5D's … Disfigurement, Disability, Discomfort, Disease, Death

② **단백질**

　　㉠ 신체 구성성분이며 열량원으로, 효소와 호르몬의 주성분이다.

　　㉡ 면역체계와 항독물질을 구성성분으로 한다.

　　㉢ 일일 권장량은 체중 1kg당 1g이다.

③ **지방**

　　㉠ 주된 에너지원이다.

　　㉡ 탄수화물이나 단백질에 비해 2배의 열량을 낸다.

　　㉢ 지용성 비타민 A, D, E, K를 함유한다.

　　㉣ 체온유지와 피부를 부드럽게 한다.

(3) 2대 영양실조

① Kwashioker(단백질 부족) … 단백질 섭취가 부족할 때 나타나는 질병으로 감염이 잘 되고 주로 어린이에게 감염된다.

② Marasmus … 영양공급의 부족으로 근육이 소진되고, 뼈만 남게 되는 현상으로 기아상태에서 발생한다.

> **Tip** 포도당은 간세포에서 8%, 근육세포에서 1%가 저장되고, 뇌세포에는 극소량이 저장된다.

② 영양소의 결핍증상

(1) 영양소의 1일 필요량

① **식염** … 15g

② Ca … 성인 1g, 임산부와 청소년 1.2g

③ **인(P)** … 1.5g

④ Fe … 남자 10~12mg, 여자 20mg

⑤ Vt.A … 2,000~2,500IU

　　㉠ D : 400IU

　　㉡ B_1 : 1.3~15mg

　　㉢ B_2 : 1.1~1.7mg

　　㉣ C : 50~60mg

(2) 비타민A 결핍

① 야맹증, 안구건조 등을 일으킨다.

② 전염병에 대한 저항력을 감퇴시킨다.

③ 간, 낙농식품, 녹황색 채소류에 많이 들어 있다.

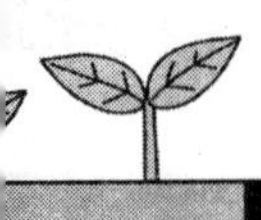

(3) 비타민B₁ 결핍

① 결핍시 각기병, 식욕감퇴, 피로감을 일으키며 현미, 잡곡에 많이 함유되어 있다.

② 120℃에서 1시간 내에 파괴되며 탄수화물을 산화시키는 데 필요하다.

(4) 비타민B₂ 결핍

① 성장인자로서 세포 내의 단백질과 결합해 황색산화효소가 되어 산화·환원의 역할을 한다.

② 결핍시 안 충혈, 결막염, 각막염, 구강염, 설염, 구순염 등을 일으키며 동·식물성 식품에 광범위하게 함유되어 있다.

③ Vt. B₁, B₂, B₆는 알레르기에 대한 작용이 있는데, B₂는 항체를 다량 생산한다.

(5) 비타민B₆ 결핍

① 피부, 눈, 입, 혀 등에 경미한 증상이 일어난다.

② 비타민이 고루 포함된 우유 등을 먹고 결핵, 고혈압 치료제 복용자는 특히 주의해서 섭취해야 한다.

(6) 비타민B₁₂ 결핍

① 성장장애 및 거대적 아세포성 빈혈(악성 빈혈) 등을 일으킨다.

② 우유와 동물성 식품(특히 간), 어패류에 많이 함유되어 있다.

(7) 비타민C 결핍

① 괴혈병, 반상출혈, 모세혈관 파괴 등의 증상을 유발한다.

② Vt.A와 함께 결핍시 전염병에 대한 저항력이 감퇴된다.

③ 채소와 과일에 많이 함유되어 있다.

④ 고열에 파괴되고, 조직 내 산화작용을 돕는다.

(8) 비타민D 결핍

① Ca와 P대사에 관여하므로 결핍시 구루병, 골연화, 충치 등을 일으킨다.

② 우유에 많이 함유되어 있고 일광욕에 의해서도 생성된다.

③ 과다하면 만성 신부전을 유발할 수 있다.

④ 골 조직의 생성의 관여하는 항구루병 비타민이다.

(9) 비타민E 결핍

① 뇌와 골 근육기능 이상, 용혈성 빈혈, 불임 등을 유발한다.

② 대부분의 음식물에 충분히 함유되어 있다.

(10) 비타민K 결핍

① 혈액응고 장애, 혈뇨, 장출혈 등을 유발한다.

② 대부분의 음식에 포함되어 있다.

③ 장내 세균 이상, 장의 지방 흡수능력 부족시 문제가 된다.

(11) 니아신 결핍

① 펠라그라, 소화기 점막염, 설사, 치매 등을 유발한다.

② 곡류, 육류, 채소 등 식품에 충분히 함유되어 문제가 되지 않는다.

(12) 철 결핍

① 빈혈을 일으키나 과다한 경우 혈색소 침착증을 일으킨다.

② 철은 체내 저장이 불가능하므로 각종 식품을 충분히 섭취한다.

(13) 요오드 결핍

① 갑상선 비대증이 발생한다.

② 해초류에 많이 함유되어 있다.

(14) 불소 결핍

① 충치가 발생하며, 과다한 경우 치아의 상아질에 반점이 생긴다.

② 치약이나 음료수에 불소를 첨가한다.

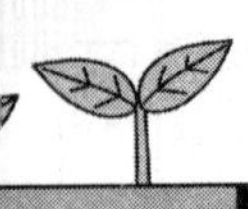

⒂ 칼슘 결핍

① 칼슘은 질병의 저항력을 증가시키고 혈액응고에 작용하며 효소의 부활 등의 기능을 가진다.

② 부갑상선 질환이나 구루병을 일으킨다.

③ 멸치 등의 생선섭취로 예방한다.

⒃ 인 결핍

① 칼슘과 같이 구루병이나 부갑상선 질환이 올 수 있는데 낙농식품과 멸치 등의 섭취로 예방한다.

② 골, 뇌신경의 주성분이며, 전신의 1%를 차지한다.

⒄ 마그네슘 결핍

경련증을 일으키는데 영양부족이나 이뇨요법 시술 등이 원인이 될 수 있다.

⒅ 아연 결핍

① 성장지연, 빈혈, 설사, 상처회복 장애 등을 일으킨다.

② 피틴산을 함유한 곡류의 과잉섭취가 문제가 된다.

⒆ 셀레늄 결핍

① 심근질환을 일으킨다.

② 균형잡힌 식사로 예방한다.

⒇ 탄수화물 부족

산혈증, 단백질 소모를 가져온다.

(21) 단백질 부족

발육지연, 지능발달 장애, 면역결핍, 빈혈 등을 유발한다.

(22) 지방 부족

피부가 거칠어지고 빈혈과 허약증이 온다.

> **Tip** 비타민의 분류
>
> | 수용성 비타민 | 지용성 비타민 |
> | --- | --- |
> | • 비타민B군
• 비타민C
• 니아신
• Panthothenic Acid(성장정지, 수면장애 등)
• 비타민H(피부염)
• 비타민M(악성 빈혈, 성장정지, 설사) | • 비타민A
• 비타민D
• 비타민E
• 비타민K
• 비타민F(성장지연, 피부염, 지방대사 지장) |

② 열량 및 영양판정

① 열량

(1) 기초 대사량(BMR)

① 생명유지에 필요한 최소의 열량을 말하며, 체면적과 비례한다.

② 정신적·육체적으로 아무 일도 하지 않고 실온에서 누운 상태로 30분간 측정한다.

③ 성인 1일 1,200~1,800kcal가 필요하다.

(2) 에너지 대사율(RMR)

① 계산식

$$RMR = \frac{활동대사량}{기초대사량} = \frac{활동시\ 칼로리\ 소비량 - 안정시\ 칼로리\ 소비량}{기초대사량}$$

② RMR 단계

㉠ 0~1 : 경노동

㉡ 1~2 : 중등노동

㉢ 2~4 : 강노동

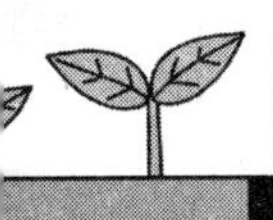

  ㉣ 4~7 : 중노동

  ㉤ 7 이상 : 격노동

(3) 특이동적 작용(SDA)

① 식품의 소화, 흡수, 대사과정에서 소비되는 에너지를 말한다.

② 단백질은 16~30%, 당류는 4~9%, 지방은 3~4%가 대사과정에서 소비된다.

(4) 에너지 소요량

> 총소요 에너지=기초 대사량 + 생활활동에 따른 증가 에너지 + 특이동적 작용에 필요한 에너지

② 객관적인 영양판정

(1) Kaup 지수

영 · 유아, 즉 출생 후 3개월부터 6세까지의 학령 전 어린이에게 주로 사용되는 지수로 15 이하는 허약, 15~19는 정상, 19~22는 체중과다, 22 이상은 비만을 나타낸다.

$$\text{Kaup 지수} = \frac{체중(\text{kg})}{신장(\text{cm})^2} \times 10^4$$

(2) Rohrer 지수

학동기 이후 소아에 사용하며, 160 이상은 비만이다.

$$\text{Rohrer 지수} = \frac{체중(\text{kg})}{신장(\text{cm})^3} \times 10^7$$

(3) Broca 지수

성인의 비만판정에 이용되며, 90~110이 정상, 89 이하는 체중부족, 111~119는 체중과다, 120 이상은 비만이다.

$$\text{Broca 지수} = \frac{체중}{(신장 - 100)} \times 100$$

(4) 비만도

$$비만도(\%) = \frac{실측체중 - 표준체중}{표준체중} \times 100$$

 국민영양상태의 간접적인 평가방법은 식량생산과 분배자료를 연구하는 것이다.

(5) BMI(Body Mass Index, 체질량 지수)

10 이하는 고도의 영양실조, 10~13은 영양실조, 20 미만은 저체중, 20~24가 정상, 25~29는 과체중, 30 이상은 비만이다.

$$BMI = \frac{체중(kg)}{신장(m)^2}$$

Chapter 01 출제예상문제

1 다음 중 효소와 호르몬을 생성하는 영양소는?

① 탄수화물
② 단백질
③ 무기질
④ 지방
⑤ 비타민

> **note** 단백질 … 신체 구성성분이며 열량원으로, 효소와 호르몬의 주성분이다. 면역체계와 항독물질을 구성성분으로 하고, 1일 권장량은 체중 1kg당 1g이다.

2 다음 식으로 계산하는 것은 무엇인가?

$$\frac{체중(kg)}{신장(cm)^2} \times 10^4$$

① Kaup 지수
② Rohrer 지수
③ Broca 지수
④ 비만도
⑤ BMI

> **note** Kaup 지수 … 출생 후 3개월부터 6세까지의 학령 전 어린이에게 사용되는 영양판정 지수로 13 이하는 고도수척, 13~15는 수척, 15~19는 정상, 19~22는 체중과다, 22 이상은 비만을 나타낸다.

3 다음 중 영양소와 그 결핍증의 연결이 잘못된 것은?

① 비타민A – 야맹증
② 비타민$_{B1}$ – 각기병
③ 비타민$_{B2}$ – 구순염
④ 비타민D – 구루병
⑤ 비타민$_{B12}$ – 불임증

> **note** ⑤ 비타민$_{B12}$가 부족하면 성장장애, 악성 빈혈 등을 일으킨다.

Answer 1.② 2.① 3.⑤

4 다음 중 구루병의 원인에 해당되는 것은?

① 자외선의 증가

② 비타민D의 결핍

③ 비타민A의 결핍

④ 칼슘의 결핍

> **note** ② 구루병은 골 조직의 생성에 관여하는 항구루병 비타민인 비타민D의 결핍시 나타나는 질병
> 이다.

5 어떤 남자의 키가 2m, 몸무게가 116kg일 때 BMI를 측정한 경우, 그 결과를 통해 알 수 있는 것은?

① 저체중

② 정상

③ 과체중

④ 비만

> **note**
> $$BMI(체질량\ 지수) = \frac{체중(kg)}{신장(m)^2} = \frac{116}{2^2} = 29(과체중)$$
>
> ※ BMI 측정결과의 판정 … 10 이하는 고도의 영양실조, 10~13은 영양실조, 20 미만은 저체중,
> 20~24는 정상, 25~29는 과체중, 30 이상은 비만이다.

6 다음 영양소 중 결핍될 경우 각기병을 유발하는 것은?

① 티아민(비타민B$_1$)

② 비타민C

③ 칼슘

④ 비타민D

> **note** 티아민(Thiamin ; 비타민B$_1$) … 항각기성 비타민 또는 항신경성 비타민이며, 인체에 흡수된 탄
> 수화물을 에너지화시키는 대사촉진기능을 하며 심장기능 정상화, 뇌의 중추신경, 수족 등의 말
> 초신경에 작용한다. 결핍되면 각기병, 식욕부진, 신경계 불균형 등을 유발한다.

7 치아우식증일 때 가정에서 가장 손쉽게 할 수 있는 방법은?

① 불소도포법

② 세치법

③ 수소불소화작업

④ 식이조절

> **note** 치아우식증(충치) … 입 안에 남아있는 음식물 찌꺼기와 입안의 세균이 작용하여 시간이 경과함
> 에 따라 치아를 파괴하는 과정으로서, 가정에서는 식사 후에 잇솔질을 해야 하고, 자기 전에는
> 반드시 잇솔질한 깨끗한 상태로 자야 한다.

Answer 4.② 5.③ 6.① 7.②

8 지용성 비타민 결핍증상이 아닌 것은?

① 괴혈병 ② 생식선 이상
③ 야맹증 ④ 구루병

> **note** ① 비타민C의 결핍증상이다. 지용성 비타민에는 비타민 A, D, E, K, F가 있다.

9 몸에서 재생되지 않기 때문에 식품으로만 섭취해야 하며 부족시 빈혈을 일으키는 것은?

① 칼슘 ② 철분
③ 요오드 ④ 인

> **note** 철은 체내 저장이 불가능하므로 각종 식품을 충분히 섭취한다.

10 다음 중 단백질, 지방, 탄수화물의 열량(Kcal)은?

① 4 : 4 : 6 ② 9 : 4 : 3
③ 4 : 9 : 4 ④ 9 : 4 : 4
⑤ 4 : 4 : 4

> **note** 탄수화물 : 단백질 : 지방 = 4 : 4 : 9

11 다음 중 비타민K의 결핍증상은?

① 빈혈이 생긴다. ② 밤눈이 어둡다.
③ 피부염이 생긴다. ④ 지혈이 안 된다.
⑤ 괴혈병이 생긴다.

> **note** 비타민K는 혈액응고 작용을 돕는다. 부족시 혈액응고 장애, 혈뇨, 장출혈 등을 유발한다.

12 다음 중 국민영양상태에 대한 간접적인 평가방법은?

① 식량생산과 분배자료　　　　　　② 섭취영양 분석
③ 발육 및 발육 평가　　　　　　　④ 생화학적 측정
⑤ 생리적 기능측정

> **note** 식량생산과 분배자료를 연구하는 것이 간접적인 평가방법이다.
> ※ 직접적인 평가방법
> 　　㉠ 주관적 방법 : 임상증상에 의한 판정 등
> 　　㉡ 객관적 방법 : 신체측정, 생화학적 검사 등

13 다음 중 5대 영양소가 아닌 것은?

① 탄수화물　　　　　　　　　　　② 단백질
③ 무기질　　　　　　　　　　　　④ 비타민
⑤ 칼슘

> **note** 5대 영양소 … 3대 영양소(탄수화물, 단백질, 지방) + 비타민, 무기질

14 우리나라 사람들이 상대적으로 풍부하게 섭취하고 있는 영양소는?

① 탄수화물　　　　　　　　　　　② 지방
③ 단백질　　　　　　　　　　　　④ 비타민
⑤ 무기질

> **note** 우리나라는 주식이 쌀(탄수화물)이다.

15 다음 중 피부염과 관계있는 비타민은?

① 비타민A　　　　　　　　　　　② 비타민B
③ 비타민C　　　　　　　　　　　④ 비타민D
⑤ Niacin(니아신)

> **note** 니아신은 결핍시에 펠라그라증(피부염, 설사, 지능 저하), 소화기 점막염 등을 유발한다.
> ※ 결핍시 피부염을 유발하는 비타민 … 비타민H, 비타민F, 니아신 등이 있다.

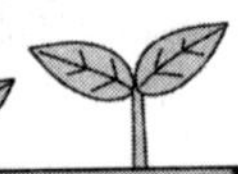

16 다음 영양소 중 열량소로만 묶인 것은?

> ㉠ 단백질   ㉡ 지방
> ㉢ 탄수화물   ㉣ 무기질
> ㉤ 비타민   ㉥ 물

① ㉠㉡㉢   ② ㉡㉢㉣
③ ㉢㉣㉤   ④ ㉣㉤㉥
⑤ ㉠㉡㉤

> **note** 열량소에는 탄수화물, 단백질, 지방이 있다.

17 다음 중 포도당 저장이 가장 많이 되는 장기는?

① 뇌세포   ② 근세포
③ 간세포   ④ 신경세포
⑤ 근육세포

> **note** ① 극히 소량 ② 1%   ③ 8%
> ※ 포도당의 저장 ⋯ 일정한 농도의 포도당을 갖고 있는 생명체는 음식물 섭취 뒤에는 포도당 수치가 증가하지만, 포도당은 저장할 수가 없다. 따라서 간에서 글리코겐으로 바꾸어 저장하고, 언제든지 글리코겐을 포도당으로 바꿀 수 있다. 잠재적인 에너지역할을 하는 이들은 근육과 간, 그리고 뇌세포에 극히 소량 저장된다.

18 성인 남성의 1일 영양 권장량은?

① 1,500kcal   ② 1,800kcal
③ 2,000kcal   ④ 2,500kcal
⑤ 3,000kcal

> **note** 성인 1일 기초 대사량은 1,200~1,800kcal이며, 영양 권장량은 성인 남성은 2,500kcal, 성인 여성은 2,000kcal이다. 다만, 임산부는 전후반 총 500kcal를, 수유부인 경우에는 400kcal를 추가한다.

Answer 16.① 17.③ 18.④

19 다음 중에서 지용성 비타민인 것은?

① 비타민A ② 비타민B$_1$

③ 비타민C ④ 비타민B$_2$

⑤ 비타민B$_6$

> **note** 지용성 비타민은 비타민 A, D, E, K, F이다.

20 다음 중 비타민과 결핍증상의 연결이 잘못된 것은?

① 비타민D – 구루병 ② 비타민B$_1$ – 각기증상

③ 비타민E – 생식장애 ④ 니아신 – 각기병

⑤ 비타민K – 혈액응고장애

> **note** 니아신 결핍시 펠라그라증(피부염, 설사, 지능 저하)이 발생한다.

21 단백질 결핍증상으로 잘못된 것은?

① 지능발달 장애 ② 열중증

③ 혈청 알부민의 감소, 빈혈 ④ 발육지연

⑤ 면역결핍

> **note** 단백질 결핍증상 … 발육지연, 지능발달 장애, 면역결핍, 빈혈 등을 유발한다.

22 비타민 중에서 부족시 구루병을 유발시키는 비타민은?

① 비타민A ② 비타민B

③ 비타민C ④ 비타민D

⑤ 비타민E

> **note** Vt.D 결핍시 구루병이 발생한다.
> ※ 비타민(Vt)의 결핍증상
> ㉠ Vt.A 결핍 : 야맹증, 안구건조
> ㉡ Vt.B$_1$ 결핍 : 각기병
> ㉢ Vt.C 결핍 : 괴혈병
> ㉣ Vt.D 결핍 : 구루병
> ㉤ Vt.E 결핍 : 근육이상, 용혈성 빈혈, 불임

Answer 19.① 20.④ 21.② 22.④

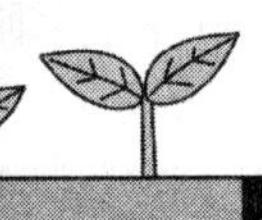

23 단백질의 기능으로 맞지 않는 것은?

① 열량 공급원
② 효소 및 호르몬의 성분
③ 신체구성작용
④ 신체기능 조절작용
⑤ 결핍시 발육지연, 빈혈, 부종

> note ④ 신체기능의 조절은 비타민과 무기질의 작용이다.

24 생식능력과 관계가 깊은 비타민은?

① 비타민A
② 비타민B
③ 비타민C
④ 비타민D
⑤ 비타민E

> note Vt.E 결핍시 뼈와 근육기능 이상, 용혈성 빈혈, 불임 등을 유발한다.

25 고열에서 파괴되는 비타민은?

① 비타민A
② 비타민B
③ 비타민C
④ 비타민D
⑤ 비타민K

> note 비타민C
> ㉠ 채소와 과일에 많이 함유되어 있고 열에 쉽게 파괴된다.
> ㉡ 결핍시 괴혈병, 반상출혈, 모세혈관 파괴 등의 증상을 유발한다.

26 비타민B$_{12}$가 결핍되면 나타나는 증상으로 옳은 것은?

① 악성 빈혈
② 구루병
③ 괴혈병
④ 각기병
⑤ 구강염

> note 비타민B$_{12}$는 결핍시 거대적 아세포성 빈혈, 성장장애를 일으킨다.

Answer 23.④ 24.⑤ 25.③ 26.①

27 다음 중 칼슘의 작용이 아닌 것은?

① 질병의 저항력 증가　　　　　　② 효소의 부활
③ 신경과 근육의 흥분성 감소　　　④ 혈액응고작용
⑤ 효소나 호르몬의 주성분

> **note** ⑤ 단백질에 대한 설명이다.
> ※ 단백질…열량소이며, 신체구성요소이고 효소나 호르몬의 주성분이다.

28 기초 대사량 측정을 위해서 알맞은 온도는?

① $10℃$　　　　　　　　　　　② $13℃$
③ $20℃$　　　　　　　　　　　④ $28℃$
⑤ $35℃$

> **note** 기초 대사량은 정신적·육체적으로 아무 일도 하지 않고, 실온에서 누운 상태로 30분간 측정한다.

29 비타민B_{12}의 함량이 많은 곳은?

① 근육　　　　　　　　　　　　② 간
③ 야채　　　　　　　　　　　　④ 뼈
⑤ 과일

> **note** Vt.B_{12}는 우유, 동물성 식품, 어패류에 많이 함유되어 있으며, 특히 간에 많이 함유되어 있다.

30 임산부가 가장 많이 섭취하여야 할 영양소는?

① 탄수화물　　　　　　　　　　② 철분
③ 비타민　　　　　　　　　　　④ 단백질
⑤ 칼슘

> **note** 임산부가 단백질이 부족하면 임신중독증을 유발하여 유산, 조산, 사산을 초래한다.

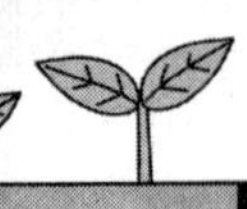

31 인체의 무기질 중에서 가장 많은 양을 필요로 하는 것은?

① 인 ② 칼슘

③ 철분 ④ 식염

⑤ 비타민C

> **note** ① 1.5g ② 1g ③ 남자 10~12mg, 여자 20mg ④ 15g ⑤ 50~60mg

32 칼슘의 공급원 중 가장 좋은 것은?

① 우유 ② 야채

③ 계란 ④ 과일

⑤ 육류

> **note** Ca은 우유, 멸치에 많이 함유되어 있다.

33 인체의 칼슘 함유량은?

① 1% 이하 ② 1.5~2.0%

③ 1~5% ④ 5~10%

⑤ 10% 이상

> **note** Ca은 뼈와 치아 구성의 주성분으로, 전신의 약 1.5~2%를 차지한다.

34 여성의 경우 1일 철분 필요량은?

① 10mg ② 20mg

③ 25mg ④ 30mg

⑤ 50mg

> **note** Fe의 1일 필요량은 남자 10~12mg, 여자 20mg이다.

35 식품의 특이동적 작용에 가장 많이 소모되는 영양소는?

① 단백질

② 탄수화물

③ 지방

④ 비타민

⑤ 무기질

> **note** 탄수화물은 4~9%, 단백질 16~30%, 지방은 3~4% 정도 소모된다.

36 성인에게 필요한 1일 비타민C의 필요량은?

① 30mg

② 55mg

③ 85mg

④ 120mg

⑤ 140mg

> **note** 성인 1일 Vt.C 필요량은 50~60mg이다.

37 안 충혈이 심한 사람은 어느 영양소의 부족인가?

① 비타민A

② 비타민B_6

③ 비타민B_2

④ 단백질

⑤ 비타민D

> **note** 비타민B_2 결핍시 안충혈, 결막염, 각막염, 구강염, 설염 등을 일으킨다.
> ※ 영양소 결핍증상
> ㉠ 비타민A 결핍 : 야맹증, 안구건조
> ㉡ 비타민B_6 결핍 : 피부, 눈, 입 등에 경미한 증상
> ㉢ 비타민D 결핍 : 구루병
> ㉣ 단백질 결핍 : 발육지연, 면역결핍, 빈혈 등

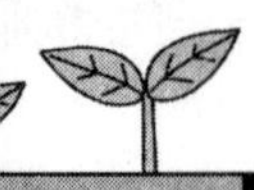

38 5대 영양소 중 조절소의 작용만 하는 것은?

① 탄수화물   ② 단백질

③ 지방   ④ 비타민

⑤ 무기질

 **note** 영양소의 기능
- ㉠ 신체구성 : 탄수화물, 단백질, 지방, 무기질
- ㉡ 열량원 : 탄수화물, 단백질, 지방
- ㉢ 신체기능 조절 : 무기질, 비타민

39 다음 중 기초 대사량과 정비례하는 것은?

① 체면적   ② 신장

③ 체중   ④ 나이

⑤ 활동량

note 기초대사량 … 생명유지에 필요한 최소의 열량을 말하며, 체면적과 비례한다.

※ 신체계측에 의한 객관적인 영양판정방법

㉠ Kaup 지수 $= \dfrac{\text{체중(kg)}}{\text{신장(cm)}^2} \times 10^4$

㉡ Rohrer 지수 $= \dfrac{\text{체중(kg)}}{\text{신장(cm)}^3} \times 10^7$

㉢ Broca 지수 $= \dfrac{\text{체중}}{(\text{신장}-100)} \times 100$

㉣ 비만도(%) $= \dfrac{\text{실측체중}-\text{표준체중}}{\text{표준체중}} \times 100$

40 성인의 경우 1일 물의 필요량은?

① 1~1.5L   ② 2.0~3.5L

③ 4~5L   ④ 5~6L

⑤ 7 ~ 8L

note 성인이 필요로 하는 물의 양은 3.5L/ day이다.

Answer   38.④   39.①   40.②

41 객관적인 영양판정방법이 아닌 것은?

① Kaup 지수
② RMR
③ Rohrer 지수
④ 비만도
⑤ Broca 지수

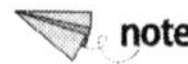 **note** $\text{RMR(에너지 대사율)} = \dfrac{\text{활동대사량}}{\text{기초대사량}}$

※ RMR은 에너지 대사량, 즉 활동대사량이 기초대사량의 몇 배가 되는가를 계산한 것이다.

42 열 손실이 가장 많은 생리작용은?

① 열 방산
② 대변
③ 소변
④ 호흡
⑤ 증발

note 인체의 열 손실은 '열 방산 > 증발 > 호흡 > 대 · 소변' 순으로 크다.

43 기초 대사량에 대한 설명으로 옳은 것은?

① 생명유지에 필요한 최대한도의 에너지량을 말한다.
② 생명유지에 필요한 최소한도의 에너지량을 말한다.
③ 생활에 필요한 최소한도의 에너지량을 말한다.
④ 노동에 필요한 최소한도의 에너지량을 말한다.
⑤ 1일 필요한 총 칼로리 섭취량을 말한다.

note 기초 대사량 … 생명유지에 필요한 최소한의 열량을 말한다.

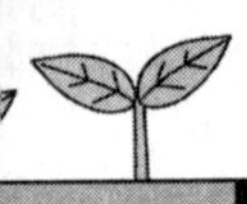

44 영양사의 임무 중 맞지 않는 것은?

① 조리

② 영양가의 측정

③ 환자의 치료

④ 식품의 구입 · 취급 · 보관

⑤ 메뉴의 작성

> **note** 영양사의 임무
> ㉠ 조리
> ㉡ 영양가의 측정
> ㉢ 메뉴의 작성
> ㉣ 식품의 구입 · 취급 · 보관
> ㉤ 급식사무
> ㉥ 수식자의 영양교육
> ㉦ 식품위생 관리지도

45 쌀을 주식으로 하는 사람에게 부족하기 쉬운 영양소는?

① 비타민A

② 비타민B_1

③ 비타민E

④ 비타민C

⑤ 비타민D

> **note** 백미는 도정과정에서 $Vt.B_1$이 완전히 소실되며, 이를 보충하기 위해 $Vt.B_1$이 풍부한 잡곡과의 혼식을 권장한다.

46 갑상선 기능과 가장 관계가 깊은 것은?

① 마그네슘

② 니아신

③ 칼슘

④ 인

⑤ 요오드

> **note** 요오드는 해조류에 많이 함유되어 있으며, 결핍시 갑상선 비대증이 발생한다.

Answer 44.③ 45.② 46.⑤

47 혈액의 주성분이며 체내 저장이 잘 되지 않는 무기질은?

① 철분   ② 마그네슘

③ 헤모글로빈   ④ 셀레늄

⑤ 인

> **note** 철은 체내 저장이 불가능하므로 각종 식품을 충분히 섭취하여야 한다.

48 다음 중 관계가 없는 것끼리 묶인 것은?

① 탄수화물 식품 – 감자, 곡류   ② 단백질 식품 – 쇠고기, 콩류

③ 알칼리성 식품 – 이온음료, 보리   ④ 지방질 식품 – 기름, 버터

> **note** ③ 곡류는 산성 식품이다.

49 탄수화물의 과량섭취로 올 수 있는 것은?

① 구루병   ② 빈혈

③ 당뇨   ④ 비만증

⑤ 산혈증

> **note** 탄수화물은 체내에 글리코겐의 형태로 간에 저장되어 세균에 대한 저항력을 가지지만 과다섭취는 비만을 초래한다.

50 심장병 환자와 고혈압 환자가 특히 주의해야 할 것은?

① 수분   ② 비타민

③ 칼슘   ④ 염분

⑤ 철분

> **note** 심장병 · 고혈압 환자는 특히 짠 음식을 피해야 한다.

Answer   47.①   48.③   49.④   50.④

Chapter 02 보건관리

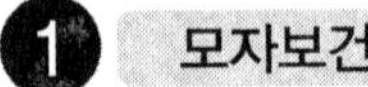

1 모자보건

① 개요

(1) 대상

넓은 의미의 모자보건은 가임여성과 6세 미만의 영·유아를 말하며, 일반적으로 임신, 분만, 산욕기, 수유기 여성과 영·유아를 말한다. 그러므로 모자보건은 모성보건과 영·유아 보건으로 나눌 수 있다.

(2) 모자보건의 중요성

① 전 인구의 60~70%를 차지한다.

② 영·유아 건강은 차세대 인구자질 문제이다.

③ 면역력이 약하여 질병 이환율이 높고 영·유아에게는 영구적인 장애가 될 수 있다.

④ 예방이 가능하다.

② 모성보건

(1) 내용

① **산전관리** ··· 이상 임신, 임신 합병증의 조기진단, 영양 등 관리

② **분만관리** ··· 안전분만과 건강관리

③ **산후관리** ··· 신생아와 산모의 건강, 수유와 섭생관리

(2) 모성 질병

① **임신중독증** … 단백질, 티아민(비타민B₁) 부족과 빈혈이 원인이며 부종, 단백뇨, 고혈압 등이 주요 증상이다.

> 💻 **Tip** 임산부에게 필요한 5대 영양소 … 단백질, 비타민, 철분, 칼슘, 탄수화물

② **출혈** … 임신 전반·후반·산욕기 출혈로 나뉜다.

③ **산욕열 및 감염** … 자궁 내 염증이나 산도의 국소적 염증 등에 의한 발열현상이다.

④ **자궁 외 임신** … 대부분이 난관임신이고 난소나 복강 내 임신도 있다. 결핵성 난관염, 인공유산 후 세균감염으로 발생한다.

⑤ **유산·조산·사산** … 임신 7개월 내의 분만을 유산이라 하고, 8~9개월의 분만을 조산이라 한다. 임신중독, 결핵, 비타민 부족, 전치 태반, 양수 과다증, 제대강락 등의 여러 가지 원인이 있다.

> 💻 **Tip** 모성사망의 주요 요인 … 임신중독증, 출산 전후의 출혈, 자궁 외 임신 및 유산, 산욕열 등이 있다.

(3) 모성보건지표

$$ⓐ \text{ 모성 사망률} = \frac{\text{1년간 모성 사망수}}{\text{1년간 출생수}} \times 1,000$$

$$ⓑ \text{ 사산율} = \frac{\text{1년간의 사산수}}{\text{1년간 출산수(사산수＋출생수)}} \times 1,000$$

$$ⓒ \text{ 조출생률} = \frac{\text{연간 출생아 수}}{\text{인구}} \times 1,000$$

$$ⓓ \text{ 일반 출산율} = \frac{\text{연간 출생아 수}}{\text{임신가능 여자인구 수}} \times 1,000$$

$$ⓔ \text{ 배우 출생률} = \frac{\text{연간출생아 수}}{\text{가임연령의 유배우 여자인구 수}} \times 1,000$$

$$ⓕ \text{ 연령별출산율} = \frac{\text{그 연도 } x \text{세 여자가 낳은 출생아수}}{\text{어떤 연도의 } x \text{세 여자인구}} \times 1,000$$

$$ⓖ \text{ 비례사망지수} = \frac{\text{연간 50세 이상 사망자 수}}{\text{연간 총 사망자 수}} \times 100$$

$$ⓗ \text{ 조사망률} = \frac{\text{연간 사망자 수}}{\text{그 해의 인구}} \times 1,000$$

$$ⓘ \text{ 영아 사망률} = \frac{\text{1년간의 생후 1년 미만의 사망자수}}{\text{그 해의 출생아 수}} \times 1,000$$

$$ⓙ \text{ 보정영아 사망률} = \frac{\text{어떤 기간 내 출생한 자 중 1년미만의 사망자 수}}{\text{동일 기간의 출생아 수}} \times 1,000$$

$$ⓚ \text{ 신생아사망률} = \frac{\text{1년간의 생후 28일 미만의 사망자 수}}{\text{그 해의 출생아 수}} \times 1,000$$

① 주산기 사망률 $= \dfrac{\text{임신 28주 이후 사산아 수} + \text{초생아(출생 1주 이내) 사망수}}{\text{연간 출생아 수(28주 이상)}} \times 1,000$

ⓜ 후기 신생아 사망률 $= \dfrac{\text{연간 생후 28일부터 1년 미만의 사망수}}{\text{연간 출생아 수}} \times 1,000$

ⓝ 유아사망률 $= \dfrac{\text{1\~4세 유아의 사망자 수}}{\text{그 해 중앙시점의 1\~4세 인구수}} \times 1,000$

ⓞ 출생 사망비 $= \dfrac{\text{연간 출생수}}{\text{연간 사망수}} \times 100$

ⓟ 사망 성비 $= \dfrac{\text{남자 사망수}}{\text{여자 사망수}} \times 100$

ⓠ 재생산율
- 총재생산율 = 합계출산율 × 여아출생 구성비
- 순재생산율 = 총재생산율 × 출생여아의 생잔율

(4) 인공임신중절 수술의 허용한계

의사는 다음에 해당되는 경우에 한하여 본인과 배우자(사실상의 혼인관계에 있는 자를 포함)의 동의를 얻어 인공임신중절 수술을 할 수 있다〈모자보건법 제14조 제1항〉.

① 본인 또는 배우자가 대통령령이 정하는 우생학적 또는 유전학적 정신장애나 신체질환이 있는 경우

② 본인 또는 배우자가 대통령령이 정하는 전염성 질환이 있는 경우

③ 강간 또는 준강간에 의하여 임신된 경우

④ 법률상 혼인할 수 없는 혈족 또는 인척 간에 임신된 경우

⑤ 임신의 지속이 보건의학적 이유로 모체의 건강을 심히 해하고 있거나 해할 우려가 있는 경우

③ 영·유아 보건

(1) 구분

① **초생아** … 생후 1주일 이내

② **신생아** … 생후 4주 이내

③ **영아** … 생후 1년 미만

④ **유아** … 만 1년 이상부터 학령기까지

(2) 질병

① **조산아** … 임신 7개월에서 9개월 반 이내에 태어난 체중 2.5kg 이하의 아기를 말하며, 조산아의 4대 관리로 체온보호, 감염방지, 영양보급, 호흡관리를 들 수 있다.

② **선천 기형** … 방사능에 과다 노출되거나 화학약품의 복용 등에 의해 발생된다.

③ **선천성 대사 이상** … 근친 결혼, 악성 유전인자에 의해 발생된다.

④ **과숙아** … 임신 43주 이상 경과 후의 분만아나 체중 4kg 이상아를 과숙아라 하고, 산소 부족증이나 난산을 초래한다.

(3) 영·유아의 사망원인

① **신생아의 사망원인** … 신생아 기간의 영아 사망률이 영·유아 사망률의 대부분을 차지한다. 주로 신생아 질환인 선천성 기형, 분만시 손상, 조산아 등이 원인이 되며, 이런 것들은 예방이 불가능한 것이 대부분이다.

② **영아의 사망원인** … 출생아의 고유질환, 폐렴, 기관지염, 출생시 손상, 장염, 조산아의 결함 등이 영아의 사망을 일으킨다.

③ **유아의 사망원인** … 소화기나 호흡기 질환은 물론 낙상, 화상, 익사 등 불의의 사고로 인한 경우가 대부분이다.

(4) 보건지표

① 영아 사망률과 신생아 사망률은 중요한 보건수준지표이며 1에 가까울수록 좋다.

$$ⓐ \text{영아사망률(IMR)} = \frac{\text{영아사망수(1년간 생후 1년 미만의 사망수)}}{\text{1년간의 출생수}} \times 1,000$$

$$ⓑ \text{신생아사망률(NMR)} = \frac{\text{1년간 생후 28일 미만의 사망수}}{\text{1년간의 출생수}} \times 1,000$$

② α-index 값은 클수록 신생아기 이후 사망수가 커지므로 환경상태가 불량하다는 증거가 된다.

$$\alpha-\text{index} = \frac{\text{영아 사망수}}{\text{신생아 사망수}}$$

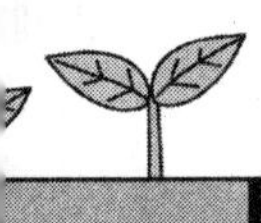

✽ 예방접종 ✽

구분	연령	접종내용
기본접종	출생시	B형 간염 1차
	4주 이내	BCG
	1개월	B형 간염 2차
	2개월	폴리오(경구용) 1차, DPT(디프테리아, 백일해, 파상풍) 1차
	4개월	폴리오(경구용) 2차, DPT(디프테리아, 백일해, 파상풍) 2차
	6개월	폴리오(경구용) 3차, DPT(디프테리아, 백일해, 파상풍) 3차, B형 간염 3차
	12~15개월	MMR(홍역, 볼거리, 풍진) 1차
추가접종	18개월	DPT(디프테리아, 백일해, 파상풍) 추가
	12~24개월	일본뇌염 1, 2차
	1년 후	일본뇌염 3차
	4~6세	폴리오(경구용), DPT 추가, MMR 추가
유행시기 전 접종	3~15세	일본뇌염
	5~60세	장티푸스
	8~60세	콜레라

2 학교보건

① 개요

(1) 학교의 환경위생 및 식품위생〈학교보건법 제4조〉

학교의 장은 교육인적자원부의 지도하에 교육인적자원부령이 정하는 바에 따라 교사 안에서의 환기·채광·조명·온습도의 조절, 상하수도·화장실의 설치 및 관리, 오염공기·석면·폐기물·소음·휘발성 유기화합물·세균·먼지 등의 예방 및 처리 등 환경위생과 식기·식품·먹는물의 관리 등 식품위생을 적절히 유지·관리하여야 한다.

(2) 중요성

① 유아에서 고등학생에 이르는 학생은 전 인구의 25% 이상을 차지한다.

② 학교는 지역사회의 중심이며, 교직원은 지역사회의 지도자이다.

③ 성인에 비해 교육의 파급효과가 크다.

④ 배우려는 의욕이 높다.

⑤ 습득한 보건지식을 가정에 전달하기가 용이하다.

⑥ 전체 국민의 체위향상의 기본이다.

(3) 학교환경위생 정화구역

① 보건, 위생 및 학습환경 보호를 위해 절대정화구역은 학교출입문에서 직선거리로 50m까지, 상대정화구역은 학교 경계선으로부터 직선거리로 200m까지의 지역 중 절대정화구역을 제외한 지역으로 정한다.

② 대기환경보전법, 악취방지법 및 수질 및 수생태계 보전에 관한 법률에 따른 배출허용기준 또는 소음·진동규제법에 따른 규제기준을 초과하여 학습과 학교보건위생에 지장을 주는 행위 및 시설을 금한다.

③ 총포화약류의 제조장 및 저장소, 고압가스·천연가스·액화석유가스 제조소 및 저장소를 금한다.

④ 영화 및 비디오물의 진흥에 관한 법률의 영화상영관(고등교육법에 따른 학교의 학교환경위생 정화구역은 제외)과 제한상영관을 금한다.

⑤ 도축장, 화장장 또는 납골시설을 금한다.

⑥ 폐기물수집장소와 폐기물처리시설, 폐수종말처리시설, 축산폐수배출시설, 축산폐수처리시설 및 분뇨처리시설을 금한다.

⑦ 가축의 사체처리장 및 동물의 가죽을 가공·처리하는 시설을 금한다.

⑧ 전염병원, 전염병격리병사, 격리소 및 전염병요양소, 진료소를 금한다.

⑨ 가축시장을 금한다.

⑩ 주로 주류를 판매하면서 손님이 노래를 부르는 행위가 허용되는 영업과 위와 같은 행위 외에 유흥종사자를 두거나 유흥시설을 설치할 수 있고 손님이 춤을 추는 행위가 허용되는 영업을 금한다.

⑪ 호텔, 여관, 여인숙을 금한다.

⑫ 당구장(유아교육법에 따른 유치원 및 고등교육법에 따른 학교의 학교환경위생 정화구역은 제외)을 금한다.

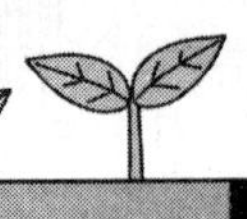

⑬ 사행행위장·경마장·경륜장 및 경정장(각 시설의 장외발매소를 포함)을 금한다.

⑭ 게임산업진흥에 관한 법률에 따른 게임제공업 및 인터넷 컴퓨터게임 시설제공업(유아교육법에 따른 유치원 및 고등교육법에 따른 학교의 학교환경위생 정화구역은 제외)을 금한다.

⑮ 게임산업진흥에 관한 법률에 따라 제공되는 게임물 시설(고등교육법에 따른 학교의 학교환경위생 정화구역은 제외)을 금한다.

⑯ 게임산업진흥에 관한 법률에 따른 복합유통게임제공업을 금한다.

⑰ 청소년보호법에 해당하는 업소와 국가청소년위원회가 고시한 영업에 해당하는 업소를 금한다.

⑱ 그 밖에 위의 규정과 유사한 행위 및 시설과 미풍양속을 해치는 행위 및 시설로서 대통령령으로 정하는 행위 및 시설을 금한다.

② 보건관리

(1) 보건교사

① 배치기준

　㉠ 18급 이상의 초등학교에는 학교의사 1인, 학교약사 1인 및 보건교사 1인을 두고, 18학급 미만의 초등학교에는 학교의사 또는 학교약사 중 1인을 두고, 보건교사 1인을 둘 수 있다.

　㉡ 9학급 이상인 중학교와 고등학교에는 학교의사 1인·학교약사 1인 및 보건교사 1인을 두고, 9학급 미만인 중학교와 고등학교에는 학교의사 또는 학교약사 중 1인과 보건교사 1인을 둔다.

　㉢ 대학·사범대학·교육대학·전문대학에는 학교의사 1인 및 학교약사 1인을 둔다.

　㉣ 고등기술학교·공민학교·고등공민학교·특수학교·유치원 및 각종 학교에는 규정된 해당 학교에 준하여 학교의사·학교약사 및 보건교사를 둔다.

② 보건교사의 직무

　㉠ 학교보건계획의 수립

　㉡ 학교 환경위생의 유지관리 및 개선에 관한 사항

　㉢ 학생 및 교직원에 대한 건강진단실시의 준비와 실시에 관한 협조

　㉣ 각종 질병의 예방처치 및 보건지도

　㉤ 학생 및 교직원의 건강관찰과 학교의사의 건강상담·건강평가 등의 실시에 관한 협조

　㉥ 신체허약 학생에 대한 보건지도

　㉦ 보건지도를 위한 학생가정의 방문

　㉧ 교사의 보건교육에 관한 협조와 필요시의 보건교육

゘ 보건실의 시설·설비 및 약품 등의 관리

゙ 보건교육자료의 수집·관리

゚ 학생건강기록부의 관리

゛ 다음의 의료행위(간호사 면허를 가진 자에 한함)

- 외상 등 흔히 볼 수 있는 환자의 치료
- 응급을 요하는 자에 대한 응급처치
- 상병의 악화방지를 위한 처치
- 건강진단결과 발견된 질병자의 요양지도 및 관리
- 위의 의료행위에 따르는 의약품의 투여

゜ 기타 학교의 보건관리

(2) 학교보건교육

① 전직원의 책임하에 학생을 참여시켜 지역사회의 전체 보건사업계획의 일부분으로 학교보건교육이 이루어져야 한다.

② 지역사회의 협조를 얻고, 주도적 역할자가 계속 실시하여 반드시 결과를 가져와야 한다.

(3) 학교급식의 목적

① 체력향상을 도모한다.

② 공동체의식을 가지게 한다.

③ 식사예절을 배운다.

④ 균형잡힌 식사를 한다.

⑤ 위생교육을 실시한다.

(4) 학교보건봉사

① **건강평가**

㉠ 고려사항
- 학생에 있어서 건강태도 육성
- 전교학생에 대한 건강평가
- 건강에 대한 지식 및 정보전달
- 특수 학생에 대한 간호지도

   ⓛ 목적
    • 학생, 교직원의 전염병이나 기타 질병 관찰
    • 신체검사를 보건교육 자료로 이용
    • 운동선수 등 적성검사 실시
    • 장기병 환자의 건강상태 판단
    • 특수 학생(불구자, 성적불량자)에 대한 학교 적응력 판단

② **건강상담**
   ㉠ 학교보건사업 중 대단히 중요한 사업이다.
   ⓛ 대상
    • 결석하기 쉬운 자
    • 단체활동 참가에 어려움이 있는 자
    • 건강상담 결과 계속 관할지도가 필요한 자 등

③ **전염병 관리**
   ㉠ 학교에도 전염병예방법을 적용한다.
   ⓛ 학교장은 환경위생의 개선에 주의한다.

④ **교직원의 건강**
   ㉠ 채용시 신체검사
   ⓛ 정기 신체검사(매년 1~2회)
   ㉢ 학교보건을 위한 담임선생의 역할
    • 학교환경 위생을 개선
    • 보건교육을 실시
    • 아동건강에 관한 정보의 제공
    • 학부형들에게 아동건강에 대한 관심 고취

③ 보건교육

① 정의 및 목적

(1) 보건교육의 정의

① Grout … '건강에 관한 지식을 교육과정을 통해 개인과 집단을 건강한 행동양상으로 바꿔 놓는 것'이라고 정의했다.

② **미국 보건교육 용어제정위원회** … '개인과 집단의 건강에 관여하는 지식과 태도 및 행위에 영향을 미칠 목적으로 학습경험을 베풀어 주는 과정'이라고 정의했다.

(2) WHO의 보건교육의 목적

① 건강은 지역사회의 귀중한 자산임을 인식시킨다.

② 보건사업을 발전시키고 활용하도록 한다.

③ 건강을 위해 개인 스스로 수행능력을 갖추도록 돕는다.

② 보건교육의 방법

(1) 개인접촉법

① **의의** … 가장 효과적이지만 많은 시간과 인원이 소요된다.

② **종류** … 가정방문, 전화, 편지, 건강상담, 진찰, 예방접종 등이 있다.

(2) 집단접촉법

① **의의** … 동시에 2명 이상의 집단을 대상으로 실시하는 방법으로, 경제적이지만 개별접촉만큼 효과는 없다.

② **종류**

  ㉠ 집단 토론 : 한 집단의 구성원들이 각자 의견을 내어 결론을 얻는 방법이다.

  ㉡ 심포지엄 : 여러 사람의 전문가가 제각기 입장에서 어떤 일정 주제에 대해 발표하는 것인데 청중은 이해가 쉬우나 전문적 지식을 필요로 한다.

  ㉢ 버즈세션 : 6명의 연사가 6분 동안 발표를 하게 하는 방법이다. 소집단의 의견을 소집단 대표가 발표하고 이들을 종합하는 분단토의법이다.

  ㉣ 롤 플레잉(Role Playing ; 역할연기 훈련법) : 가정방문을 해서 보건교육을 하는 보건요원과 주부가 만나서 이야기하는 내용을 청중 앞에서 실연함으로써 보건교육의 효과를 얻는 방법이다.

  ㉤ 강연회(강의) : 여러 사람에게 동시에 전달이 가능하고 시간도 적게 들어 가장 경제적이다. 그러나 일방적 의사전달방법이므로 효과적인 방법은 아니다.

  ㉥ 페널 디스커션(Panel Discussion) : 몇 명의 전문가가 청중 앞에서 사회자의 진행 아래 자기들끼리 대화하는 형식이다.

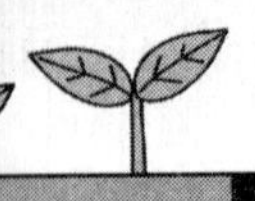

(3) 대중접촉법

① **의의** … 특정 집단이 아닌 대중을 위한 교육방법이다.

② **종류** … 전시, 팜플렛, 포스터, 신문, 라디오, 텔레비전 등이 있다.

4 성인보건과 노인보건

① 성인보건

(1) 성인병

① 후유증으로 불구, 무능력상태를 가져온다.

② 질병 자체가 영구적이다.

③ 장기간 동안 지도, 관찰, 관리가 필요하다.

④ 재활에 특수한 훈련이 필요하다.

> **Tip** 비전염성 질환의 역학 연구의 문제점
> ㉠ 원인이 여러 가지이다.
> ㉡ 잠재기간이 길다.
> ㉢ 질병발생시점이 불분명하다.
> ㉣ 발생요인이 질병발생과 이환에 다르게 영향을 미친다.

(2) 성인병의 종류

① **고혈압증**

   ㉠ **본태성 고혈압** : 유전, 신경과민, 고염식, 내분비 장애, 신부전 등이 있다.

   ㉡ **2차성 고혈압** : 동맥경화, 신장질환, 신혈행 장애 등이 있다.

   ㉢ **치료** : 혈관 이완제, 교감신경 차단제 등의 약물요법과 저칼로리식, 당질과 지방섭취 제한식, 자극성 식품 제한식을 하고 칼륨의 충분한 섭취를 위해 바나나, 과일, 야채를 많이 먹는다.

② **동맥경화증** … 콜레스테롤을 낮추고 비만을 피한다.

③ **당뇨병** … 인슐린 양의 감소나 기능장애로 서서히 발병하는데, 효과적인 치료방법을 찾기가 어려우므로 체중조절, 적당한 운동, 식생활 개선 등으로 유의한다.

④ **뇌졸중** … 고혈압, 영양불균형, 과로 등이 원인이 되어 발생하며, 노인의 사인으로 1위이다. 치매의 주요 원인이므로 생활환경 및 영양상태를 개선하여 예방하는 것이 최선책이다.

⑤ **심장병** … 젊은층보다 노년층에서 많이 나타나고 있는데, 노화 자체에 의한 면도 있기에 노인에게 심질환의 발생은 어느 정도 불가항력적일 수도 있다.

⑥ **암** … 인체의 정상조직 내에 이상 발육하는 조직을 종양이라 하며, 다른 부위에 전이하는 경우를 악성종양, 즉 암이라고 한다.

❀ 성인병의 발생원인 ❀

성인병	숙주요인	생활습관	환경요인
뇌졸중	가족력, 고혈압, 비만, 동맥경화	음주	동계한냉, 과중노동, 한냉한 주거
심장병 (허혈성 심질환)	고혈압, 당뇨, 비만, 콜레스테롤	흡연, 심리적 스트레스	관리직, 지적 작업
고혈압	가족력, 연령	심리적 스트레스, 식염 과잉 섭취	한냉, 과중노동
동맥경화증	가족력, 연령	다지방식	–
위암	가족력, 위질환	불규칙한 식생활, 흡연	고농도 질산염 토양
폐암	남성	흡연	석면, 6가크롬, 비소
자궁암	가족력	다임신 횟수	–
유방암	가족력, 미혼	다지방식, 무수유	–
간암	간염질환	–	–
당뇨병	유전, 비만	다지방식, 다당식, 심리적 스트레스	–
간경변	간염	알코올의 섭취과다	–

② 노인보건

(1) 노화의 기본현상

체력 저하, 반응의 둔화, 회복 지연, 재생능력의 감퇴 등이 있다.

(2) 노인인구의 비율

① **고령화사회** … 전체 국민 중 노인인구가 7% 이상인 사회를 말한다.

② **고령사회** … 전체 국민 중 노인인구가 14% 이상인 사회를 말한다.

③ **초고령사회**(후기 고령사회) … 전체 국민 중 노인인구가 21% 이상인 사회를 말한다.

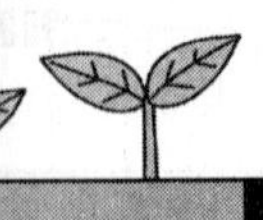

(3) 노인보건의 대책

① **J. Kaplane의 노인보건의 7가지 대책**

　ㄱ 의료 및 정신과적 치료

　ㄴ 생계보장

　ㄷ 정서적 보장

　ㄹ 사회적 소외대책

　ㅁ 노동의 기회 부여

　ㅂ 만성질환에 대한 시설 보장

　ㅅ 휴양소에서 창조적 활동의 기회 부여

② **Beshenfield의 5가지 대책** … 직업, 연금, 주택, 의료, 복지사업을 들고 있다.

③ **우리나라의 노인복지대책** … 노인복지법을 토대로 노인의 보건복지 향상에 주력하고 있다.

　ㄱ 목적 : 이 법은 노인의 질환을 사전예방 또는 조기 발견하고 질환상태에 따른 적절한 치료·요양으로 심신의 건강을 유지하고, 노후의 생활안정을 위하여 필요한 조치를 강구함으로써 노인의 보건복지 증진에 기여함을 목적으로 한다.

　ㄴ 적용대상과 복지사업의 내용 : 국가는 65세 이상의 노인에게 생업지원, 경로우대, 건강진단 실시, 홀로 사는 노인에 대한 지원, 상담 및 복지시설 입소 등의 복지사업을 실시하고 있다.

(4) 노령화의 지표

① **인구 노령화 지표**

　ㄱ 연소인구 지수 $= \dfrac{\text{연소 인구}(0\sim14세)}{\text{생산 연령 인구}(15\sim64세)} \times 100$

　ㄴ 노년인구 지수 $= \dfrac{\text{노년 인구}(65세 이상)}{\text{생산 연령 인구}} \times 100$

　ㄷ 부양인구 지수 $= \dfrac{\text{연소 인구}+\text{노년 인구}}{\text{생산 연령 인구}} \times 100$

　ㄹ 노령화 지수 $= \dfrac{\text{노년 인구}}{\text{연소 인구}} \times 100$

② **평균여명** … '평균수명 − 각각의 나이'로 계산한다.

> **Tip** 2005년 기준 부양비와 노령화 지수[( ) 안은 2000년 지수] … 인구 100명당 총부양비는 39.3(30.4), 유년부양비(연소인구 지수)는 26.7(29.4), 노년부양비(노년인구 지수)는 12.6(10.0), 노령화 지수는 47.4(32.9)이다.
> 2010년 기준 부양비와 노령화 지수 … 인구 100명당 총부양비는 33.3, 유소년부양비 22.2, 노년부양비는 15.2, 노령화 지수는 68.4이다.
> 2011년 기준 부양비와 노령화 지수 … 인구 100명당 총부양비는 36.9, 유소년부양비 21.4, 노년부양비는 15.6, 노령화 지수는 72.8이다.

① 정신보건

(1) 정신보건의 목적

① 발생한 정신질환을 치료한다.

② 치료 후의 사회복귀를 돕는다.

③ 정신장애의 예방을 도모한다.

④ 건전한 정신기능의 유지, 증진을 위해 노력한다.

(2) Maslow의 인간의 기본욕구

① **생리적 욕구** ⋯ 가장 원초적인 욕구로서 수면, 배고픔 등의 해결욕구나 성적욕구

② **애정의 욕구** ⋯ 사랑, 소속감, 타인과의 관계를 맺으려는 욕구

③ **자기존중의 욕구** ⋯ 존중, 존경, 명예, 타인에게 인정받고 싶은 욕구

④ **안전의 욕구** ⋯ 충족된 욕구를 안전하게 유지하고자 하는 욕구

⑤ **사회적 욕구** ⋯ 최상위의 욕구로서, 자신의 능력과 소질을 사회로부터 승인받고자 하는 욕구

(3) 정신질환

① **정신질환의 원인**

　　㉠ 유전적 요인 : 유전이 정신장애를 일으킨다.

　　㉡ 심리적 요인 : 심리적 위축감 및 부적절한 대인관계가 원인이다.

　　㉢ 사회적 요인 : 욕구불만, 적응력의 부족이 원인이다.

　　㉣ 신체적 요인 : 뇌조직의 기질적 · 기능적 이상 등이 정신질환의 원인이다.

② **정신질환의 종류** ⋯ 정신분열증, 조울증, 정신박약, 망상증, 인격장애(편집증, 반사회성, 피동공격성, 자기애), 정신 생리성 장애, 뇌기능 장애, 노이로제와 정신 신경증(불안, 해리장애 등), 각종 중독 등이 있다.

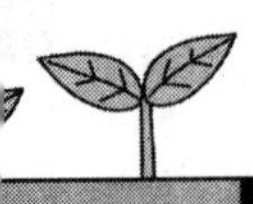

② 우생학

(1) 목적

고도의 의료기술을 이용하여 열성 유전인자를 퇴보시키고, 우성 유전인자를 적극적으로 발굴함으로써 인류의 유전형질을 개선하는 것이다.

(2) 우생대책이 필요한 장애

① **간질**…부모 중 한쪽이 간질이라면 10%가 발병하고, 18.5%가 병적 인격자가 된다.

② **조울증**…기분이 좋아 뜬 상태인 조상태와 우울한 울상태가 이동하면서, 사고와 행동이 변화하는 것으로 양극성 장애라고도 한다. 부모 중 한 쪽이 환자이면 자식의 약 30%가 발병하고 양쪽이 환자이면 약 60%가 발병한다.

③ **정신분열증**…정신 내면계의 분열로서 부모 중 한 쪽이 환자이면 10% 정도, 양친이 환자이면 약 50%가 발병한다. 정신병의 70%를 차지하는 대표적인 질병이다.

④ **정신박약**…정신지체라고도 하며, 여러 원인으로 정신적·신체적 장애가 생겨 지능발달이 낮고, 사회생활에 대한 적응이 곤란한 상태를 말한다. 부모 중 한 쪽이 환자이면 50%, 양쪽이 환자이면 70% 정도가 자식에게 나타난다.

⑤ **병적 인격**…선천적 또는 후천적으로 정신이상상태가 오랫동안 유지되는 것이다.

⑥ **맹목**(盲目)…양쪽 눈 모두 광각을 완전히 잃은 상태로, 실명으로 취급한다.

⑦ **농아**…귀머거리와 벙어리이다.

⑧ **매독**…만성전염성 성병으로 선천적으로 걸리는 경우와 성행위에 의해 옮는 경우가 있다.

⑨ **알코올과 마약 중독**…알코올과 마약으로 인하여 인체가 기능장애를 일으키는 것이다.

⑥ 인구

① 인구문제

(1) 인구의 개념정의

① 이론상 인구의 개념

　㉠ 봉쇄인구(Closed Population) : 인구이동이 전혀 일어나지 않는 인구로서, 단지 출생과 사망에 의해서만 변동하는 인구이다. 이런 인구는 실제로 존재할 수 없다.

　㉡ 안정인구(Stable Population)

　　• 1930년 A.J. Lotka에 의해 이론적으로 증명된 것으로, 인구이동이 없는 사회에서 인구가 일정한 성장률과 연령별 특수사망률에 의해서 고정된 인구분포를 갖는 경우를 말한다.

　　• 남녀의 연령별 출생률과 사망률이 일정한 봉쇄인구를 말하며, 봉쇄인구의 특수한 경우로 볼 수 있다.

　㉢ 준안정인구(Quasi-stable Population) : 안정인구 중 연령별 출생인구만 일정한 경우를 말한다.

　㉣ 정지인구(Stationary Population) : 안정인구 중 성장률(자연증가율)이 0인 경우를 말한다. 즉, 출생과 사망이 동일하며, 따라서 자연증가가 전혀 일어나지 않는다고 가정한 인구이다.

② 귀속(인구결합상)별 인구의 개념

　㉠ 현재인구 : 인구조사의 시점에서 해당지역 내에 실제로 존재하고 있는 인구수를 말한다.

　㉡ 상주인구 : 인구조사의 시점에서 해당지역에 거주하고 있는 인구수로서, 상주인구는 조사일을 기준으로 동일한 장소에서 3개월 이상 거주한 자를 대상으로 한다.

> 상주인구 = 현재인구 + (일시 부재인구) − (일시 현재인구)

　㉢ 법적 인구 : 주민등록인구와 같이 등록된 법정인구로서, 그 지역에 거주 여부와는 상관없는 개념이다. 즉, 특정한 조사시점에서 어떤 법적 기준에 입각하여 특정한 인구집단을 특정지역에 귀속시킨 인구를 말한다.

　　예 본적인구, 유권자인구, 납세인구, 병역인구 등이 있다.

　㉣ 종업지인구(Work-place Population) : 취업자들이 그들이 일하는 장소에 귀속시킬 때의 인구이다. 종업지인구는 특정지역의 종업지인구의 산업별 구조와 현재인구 및 상주인구의 비교를 통하여 지역사회의 경제적인 특성을 파악하고 이를 상주인구와 비교함으로써 주간·야간인구를 간접적으로 파악하고, 나아가서 인구이동을 정태적으로 파악할 수 있다.

ⓜ 출생지인구(Population by Place of Birth) : 출생지의 인구를 말하며 출생지, 상주지, 현재지 간에 있었던 생존기간 이동을 정태적으로 파악할 수 있는 인구개념이다.

③ **통계별 인구의 개념**

 ㉠ 평균인구(Mean Population) : 특정기간 동안의 인구의 평균을 말한다.

 ㉡ 중앙인구(Central Population) : 특정기간의 중앙시점의 인구를 말한다.

 ㉢ 주간인구(Day-time Population) : 한 지역인구의 조사시점이 주간인 경우의 인구이다.

 ㉣ 야간인구(Night-time Population)

  • 조사시점이 야간인 경우의 인구로서, 일반적으로 인구조사는 야간인구의 입장에서 집계되고 있다.

  • 상주인구에 입각한 인구조사는 야간인구로 간주된다.

  • 대도시 도심의 경우는 야간인구와 주간인구 사이에 큰 격차가 있다.

 ㉤ Cohort : 특정기간에 발생한 인구(동시발생 인구집단)로서, Generation이라고도 한다.

(2) 인구이론

① **맬더스(Malthus)의 인구론** ··· 인구는 기하급수적으로 증가하고 식량은 산술급수적으로 증가한다. 따라서 금욕(성 순결)과 만혼으로 인구를 억제해야 한다고 주장하였다.

② **신맬더스(Neo-Malthus)주의** ··· 맬더스 이론 중 만혼과 금욕에 의한 인구억제 대신, 피임에 의한 인구억제를 하여야 한다고 주장하였다.

(3) 인구성장 5단계

① **고위 정지기**(Ⅰ) ··· 고출생 고사망의 인구정지형으로 후진국형 인구성장이다.

② **초기 확장기**(Ⅱ) ··· 고출생 저사망의 인구증가형으로 경제개발 초기단계이다.

③ **후기 확장기**(Ⅲ) ··· 저출생 저사망의 인구성장 둔화형이다.

④ **저위 정지기**(Ⅳ) ··· 최저의 출생률과 사망률로 인구성장이 정지된 형태이며, 일본 등 선진국에서 볼 수 있다.

⑤ **감퇴기**(Ⅴ) ··· 출생률이 사망률보다 낮아 인구가 감소하는 형태로 스웨덴, 유럽, 호주 등에서 볼 수 있다.

> **Tip** 인구의 역도태현상 ··· 영국의 우생학자 렌쯔가 주장한 것으로, 가족계획사업이 지식인층과 상류층에 국한되면 계층간의 출산율 차가 누적되어 인구의 자질이 저하되는 것을 뜻한다.
> ㉠ 능력이 우수한 사람의 자손은 감소하고 열등한 사람의 자손은 증가한다.
> ㉡ 가족계획을 시행하는 나라에서 많이 볼 수 있다.
> ㉢ 결과적으로 전국민의 자질이 낮아진다.

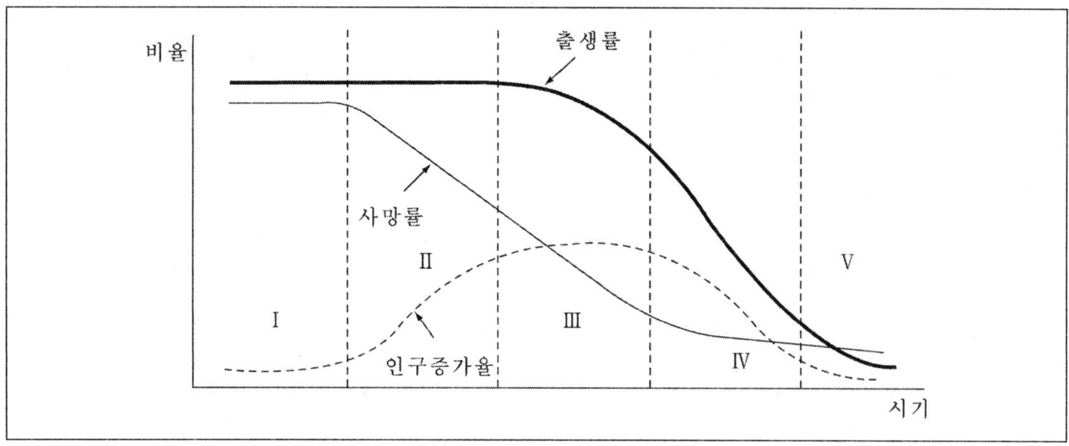

(4) 인구 피라미드

① **피라미드형** … 출생률이 사망률보다 높아 인구가 증가하는 단계로 0~14세 인구가 50세 이 상 인구의 2배를 넘는다.

② **종형** … 출생률과 사망률이 모두 낮은 정지상태에 있고 0~14세 인구가 50세 이상 인구의 2배이다.

③ **항아리형** … 사망률이 낮지만 출생률이 더욱 낮아 인구가 감소하는 형태로 0~14세 인구가 50세 이상 인구의 2배에 미치지 못한다.

④ **별형**(도시형) … 생산연령인구가 많다. 15~49세 인구가 전체의 50%를 넘는다.

⑤ **호로형**(농촌형) … 생산연령인구가 많이 유출되어 15~49세 인구가 전체의 50% 미만이다.

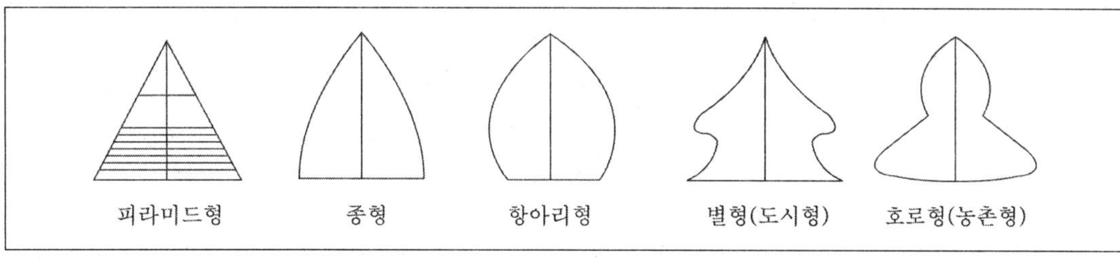

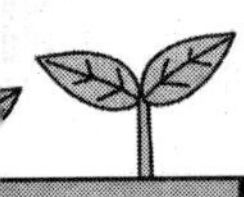

(5) 출생과 사망

$$\text{ⓐ 조출생률} = \frac{\text{연간 총 출생수}}{\text{연앙인구}} \times 1,000(\text{또는 } 100)$$

$$\text{ⓑ 모아비} = \frac{0 \sim 4\text{세 인구}}{\text{가임연령층 여성인구}(15 \sim 49\text{세})} \times 1,000$$

$$\text{ⓒ 합계출산율} = \left[\frac{\text{모의연령별 출생수}}{\text{연령별 여자인구}}\right] 15 \sim 49\text{세까지의 합계}$$

$$\text{ⓓ 총재생산율} = \frac{\text{연령별 여아 출산수}}{\text{각 연령별 여성인구}}$$

$$\text{ⓔ 순재생산율} = \text{연령별특수출산율}\left[\frac{\text{각 연령별 출산수}}{\text{각 연령별 여성인구}}\right] \times \text{연령별 어머니 출산율}$$

※ 순재생산율이 1이면 인구증감이 없고, 1 이하면 감소, 1 이상이면 증가를 나타낸다.

$$\text{ⓕ 조사망률} = \frac{1\text{년간 총 사망자수}}{\text{연앙인구}} \times 1,000(\text{또는 } 100)$$

Tip **연령별 특수 사망률** … 각 연령집단별로 1년간 사망자수를 그 연령집단의 연앙인구로 나눈 것을 천분율로 표시한 것이다.

(6) 인구의 구성

① 성비

$$\text{성비} = \frac{\text{남자수}}{\text{여자수}} \times 100$$

㉠ 1차 성비(남 > 여) : 태아 성비를 말한다.

㉡ 2차 성비(남 > 여) : 출생시 성비로 보통 여아 100에 대해 남아 105 전후이다.

㉢ 3차 성비(남 = 여) : 현재 성비로 영아 사망률이 여아보다 남아가 많아서 15~20세 사이에 남녀 성비가 비슷하게 된다.

② 부양비 … 도시에서는 낮고, 농촌에서는 높게 나타난다.

$$\text{부양비} = \frac{14\text{세 이하의 인구수} + 65\text{세 이상의 인구수}}{\text{경제활동인구}(15 \sim 64\text{세의 인구수})} \times 100$$

(7) 인구조사

① 인구정태조사

㉠ 일정한 시점에서 인구조사를 할 때 그 조사시점에 있는 인구의 상태를 말한다.

㉡ 성별 · 연령별 · 국적별 · 학력별 · 직업별 · 사업별 인구조사 등이 있으며, 우리나라에서 실시하는 인구주택 총조사도 여기에 속한다.

② **인구동태조사** … 일정 기간 동안의 인구변동을 말하며 출생, 사망, 전입, 전출이 여기에 속한다. 조출생률에서 조사망률을 뺀 값이 인구의 자연증가율이다.

$$\text{ⓐ 조출생률} = \frac{\text{연간의 출생수}}{\text{인구}} \times 1{,}000$$

$$\text{ⓑ 조사망률} = \frac{\text{연간의 사망수}}{\text{인구}} \times 1{,}000$$

$$\text{ⓒ 사산율} = \frac{\text{사산수}}{\text{연간의 출산수(출생수} - \text{사산수)}} \times 1{,}000$$

$$\text{ⓓ 혼인율} = \frac{\text{연간의 혼인 건수}}{\text{인구}} \times 1{,}000$$

③ **인구주택 총조사**(Census ; 구 국세조사)

㉠ 개념 : 국가가 주관이 되어 통일된 기준에 따라 조사 대상의 총수와 그 개별적 특성을 일일이 조사하는 전국적 규모의 통계조사를 말한다. 이것은 지정통계 제1호(인구총조사)와 제2호(주택총조사)로 지정되어 있는 것을 하나로 합친 고유명칭으로, 나라살림의 바탕이 되는 국가기본 통계조사이다.

㉡ 목적 : 모든 인구와 주택의 총수는 물론 개별 특성까지 파악하여 각종 경제사회 발전계획의 수립 및 평가와 각종 학술연구, 민간부문의 경영계획 수립에 활용하기 위해 실시하는 전국적 규모의 통계조사이다.

㉢ 유래
- 최초로 국세조사를 실시한 나라는 스웨덴이며, 근대적 의미의 국세조사는 미국에서 최초로 시행하였다.
- 우리나라는 1925년 '간이 국세조사'란 명칭으로 최초로 시행하였고, 이후에 총인구조사, 인구센서스 등으로 다양하게 사용하여 오다가 1990년 총조사부터 센서스에 해당하는 통계조사는 「총조사」로, 기타 통계조사는 「조사(Survey)」로 구별하여 사용하고 있다.

㉣ 실시기관 및 시기 : 통계청의 주관으로 매 5년마다 11월경에 실시하고 있다.

> 📺 Tip 2010년에는 10/22~10/31(인터넷 조사), 11/1~11/15(조사원 면접조사)가 실시되었다.

㉤ 조사대상 : 기준시점 현재 전국에 상주하는 내·외국인 및 이들이 살고 있는 모든 거처를 대상으로 조사한다.

㉥ 조사항목
- 성명, 성별, 나이, 교육 정도, 혼인상태 등 인구에 관한 사항
- 주거시설형태, 점유형태, 거주층 등 가구에 관한 사항
- 연건평, 대지면적, 총방수, 건축연도 등 주택에 관한 사항 등

(8) 인구문제(3P)

① Population(인구)

② Pollution(공해)

③ Poverty(식량)

② 가족계획

(1) 가족계획 내용

① **초산 연령의 결정** ··· 불임증 발견이나 자녀양육 등의 문제로 초산은 빠를수록 좋다.

② **터울** ··· 임신 9개월, 수유기간 6개월, 모태 휴식 및 회복기간 12개월로 터울은 약 3년이 적당하고 횟수는 1~2회가 적당하다.

③ **단산연령**

    ㉠ 여성은 20대의 10년간이 가장 좋은 출산시기이다.

    ㉡ 35세 이후 출산의 문제점

      • 태아의 선천적 이상이나 기형 등이 많이 발생한다.

      • 여성에게도 생식기 질환과 자궁경관 열상, 당뇨병 등의 발생률이 높아 모성과 태아, 영·유아의 사망률이 높다.

      • 신생아에서 선천성 기형 등의 이상이 발생할 가능성이 있고 미숙아, 허약아의 출생빈도도 높다.

④ **균형출산** ··· 가족계획이 상류층이나 지식인층에 국한되어 민족의 자질이 떨어지는 역도태현상이 발생해서는 안 된다.

(2) 피임법

① **콘돔** ··· 피임은 물론, 성병의 예방에도 효과가 크다.

② **세척법** ··· 성교 직후 질내 정자를 초산수·백반수·붕산수 등으로 씻어내는 방법이다.

③ **자궁 내 장치법**

    ㉠ 종류 : Gynecoil, Ring, Loop 등이 있으며, Lippes loop가 세계적으로 가장 널리 사용되고 있다.

    ㉡ 장점

      • 효율성이 높다.

      • 작용의 가역성이 있다.

- 사용이 간편하다.
- 경제적이다.

④ **경구 피임약** … 월경주기의 5일부터 120일간 프로게스테론과 에스트로겐의 혼합제를 매일 일정 시간 복용하는 방법이다.

⑤ **질외 사정법** … 옛부터 사용된 방법이다.

⑥ **살정자법** … 성교 전 살정자제를 질내에 투입하는 방법이다.

⑦ **월경주기법**

　㉠ **오기노법** : 1924년 오기노 학설에 의하면 수태기는 월경시작 전날부터 12~19일 전의 8일간에 해당된다.

　㉡ **기초체온법** : 저온기에서 고온기로 이행할 때 배란이 된다. 확실히 고온기로 이행했다면 배란기가 끝난 것으로 임신의 염려가 없다.

⑧ **주사피임제** … 스테로이드 근육주사 1회로 30일간 효력을 유지한다.

⑨ 다이아프램 및 경관캡 피임법

⑩ 불임수술법

(3) 가족계획사업

① **가족계획사업의 성공요인**

　㉠ 국민 생활수준의 향상

　㉡ 자녀에 대한 사상의 변화

　㉢ 여성의 사회진출 확대

　㉣ 정부와 민간단체 등의 적극적이고 지속적인 연구와 노력

② **우리나라 가족계획사업**

　㉠ 우리나라는 1961년 대한가족계획협회가 발족되어 국제가족계획연맹에 정회원으로 가입하였다.

　㉡ 60년대에는 계몽위주였지만 70년대 초반에는 실천촉구, 70년대 후반에는 생활화하였다.

③ **평가방법** … 조출생률이 감소해야 가족계획사업이 성공했다고 볼 수 있다.

Chapter 02 출제예상문제

1 제2차 성비의 개념으로 옳은 것은?

① 사망시 성비 ② 출생 전 성비

③ 노인의 성비 ④ 혼령기 성비

⑤ 출생시 성비

> **note** 성비의 개념
> ㉠ 제1차 성비 : 태아의 성비를 말한다.
> ㉡ 제2차 성비 : 출생시 성비로 보통 여아 100에 대해 남아 105 전후이다.
> ㉢ 제3차 성비 : 현재 인구의 성비를 말한다.

2 다음 중 학교보건의 업무에 포함되지 않는 것은?

① 질병치료 ② 질병예방

③ 보건교육 ④ 식품위생

⑤ 건강평가

> **note** ① 질병치료는 의료기관의 역할이다. 학교보건에는 환경위생, 식품위생, 보건관리, 질병예방, 전염병 관리, 보건교육, 건강평가, 건강상담 등이 포함된다.

3 다음 중 임산부에게 특히 필요한 영양소는?

① 칼슘, 철분 ② 지방, 탄수화물

③ 철분, 지방 ④ 단백질, 탄수화물

⑤ 단백질, 티아민

> **note** 임산부 사망의 40%를 차지하는 임신중독증의 3대 원인은 단백질, 티아민(비타민B$_1$)의 부족과 빈혈이다. 물론, 모든 영양소가 다 필요하겠지만 단백질과 티아민, 철분은 부족해서는 안 된다.
> ※ 임산부에게 필요한 5대 영양소 … 칼슘, 비타민, 철분, 단백질, 탄수화물

Answer 1.⑤ 2.① 3.⑤

4 우리나라에서 가장 높은 사망원인은 무엇인가?

① 교통사고   ② 악성 신생물

③ 뇌혈관 질환   ④ 호흡기 질환

⑤ 급성 전염병

> **note** ② 악성 신생물(암)은 조기 발견이 어렵고 재발률이 높아 완치율이 낮으므로 가장 높은 사망의 원인이 되고 있다.

5 다음 중 유전성 정신장애가 아닌 것은?

① 조울증   ② 정신박약

③ 정신지체   ④ 정신분열

⑤ 알코올 중독

> **note** ⑤ 알코올 중독은 알코올로 인하여 인체가 기능장애를 일으키는 것이다.

6 다음 중 인구 노령화 지표에 대한 계산이 잘못된 것은?

① 노령인구 지수 $= \dfrac{\text{노년인구}}{\text{경제활동인구}} \times 100$

② 노령화 지수 $= \dfrac{\text{노년인구}}{\text{성인인구}} \times 100$

③ 유년인구 지수 $= \dfrac{\text{유년인구}}{\text{경제활동인구}} \times 100$

④ 부양비율 $= \dfrac{\text{비생산인구}}{\text{생산인구}} \times 100$

⑤ 종속인구 지수 $= \dfrac{(\text{유년인구} + \text{노년인구})}{\text{경제활동인구}} \times 100$

> **note** 노령화 지수는 연소(유년)인구에 대한 노인인구의 비율이다.
>
> 노령화 지수 $= \dfrac{\text{노년인구}(65\text{세이상})}{\text{연소인구}(0 \sim 14\text{세})} \times 100$
>
> ※ 부양인구, 종속인구는 부양비율과 같은 개념이다.

7 노인인구의 비율에 따라 사회를 분류할 때 전체 인구의 14% 이상을 노년층이 차지하는 사회는?

① 고령화사회　　　　　　　　　　② 초고령화사회
③ 초초고령사회　　　　　　　　　④ 고령사회
⑤ 초고령사회

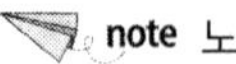 **note** 노인인구의 비율
　㉠ **고령화사회** : 전체 국민 중 노인인구가 7% 이상인 사회를 말한다.
　㉡ **고령사회** : 전체 국민 중 노인인구가 14% 이상인 사회를 말한다.
　㉢ **초고령사회(후기 고령사회)** : 전체 국민 중 노인인구가 21% 이상인 사회를 말한다.

8 보건교육의 방법 중 여러 사람에게 전달이 가능하고 가장 경제적인 방법은?

① 집단토론　　　　　　　　　　　② 대중매체
③ 심포지엄　　　　　　　　　　　④ 가정방문
⑤ 강의

　note ⑤ 강의(강연회)는 여러 사람에게 동시에 전달이 가능하므로 집단접촉법 중에서도 가장 경제적
　이다. 그러나 일방적인 의사의 전달이므로 효과적인 교육방법은 아니다.

9 다음 정신질환 중 부모 둘다 환자일 경우 60% 이상이 발병하고, 한 쪽만 환자일 경우 30%가 발병하는 질환은?

① 정신분열증　　　　　　　　　　② 조울증
③ 신경증　　　　　　　　　　　　④ 정신박약
⑤ 인격장애

　note 조울증 … 기분이 좋아 뜬 상태인 조상태와 우울한 울상태가 이동하면서, 사고와 행동이 변화하
　는 것으로 양극성 장애라고도 한다. 부모 중 한 쪽이 환자이면 자식의 약 30%가 발병하고 양
　쪽이 환자이면 약 60%가 발병한다.
　① **정신분열** : 정신 내면계의 분열로서 부모 중 한 쪽이 환자이면 10% 정도, 양친이 환자이면
　약 50%가 발병한다. 정신병의 70%를 차지하는 대표적인 질병이다.
　④ **정신박약(정신지체)** : 정신발달이 어느 시점에 머무는 것을 말하며, 부모 중 한 쪽이 환자라면
　50%, 양친이 환자라면 70%가 발병한다.

Answer 　7.④　8.⑤　9.②

10 다음 중 모자보건법상 인공임신중절 수술을 할 수 있는 경우가 아닌 것은?

① 임산부가 질병에 걸렸을 때
② 강간 또는 준강간에 의한 임신일 때
③ 법률상 혼인할 수 없는 혈족 또는 인척 간의 임신일 때
④ 본인이 대통령령으로 정하는 전염성 질환에 이환되었을 때

> **note** 인공임신중절 수술의 허용한계 … 의사는 다음에 해당되는 경우에 한하여 본인과 배우자(사실상의 혼인관계에 있는 자를 포함)의 동의를 얻어 인공임신중절 수술을 할 수 있다〈모자보건법 제14조 제1항〉.
> ㉠ 본인 또는 배우자가 우생학적 또는 유전학적 정신장애나 신체질환이 있는 경우
> ㉡ 본인 또는 배우자가 전염성 질환이 있는 경우
> ㉢ 강간 또는 준강간에 의하여 임신된 경우
> ㉣ 법률상 혼인할 수 없는 혈족 또는 인척 간에 임신된 경우
> ㉤ 임신의 지속이 보건의학적 이유로 모체의 건강을 심히 해하고 있거나 해할 우려가 있는 경우

11 다음 중 성인병에 해당되지 않는 것은?

① 간염
② 당뇨병
③ 뇌졸중
④ 고혈압

> **note** 성인병의 종류 … 고혈압, 당뇨병, 뇌졸중, 동맥경화증, 심장병, 각종 암, 간경변 등이 있다.
> ※ 간염은 간경변의 숙주요인이 된다.

12 인구 피라미드 유형 중 농촌형에 해당하는 것은?

① 호로형
② 항아리형
③ 별형
④ 종형

> **note** 농촌형은 15~49세 인구가 전체 인구의 50% 미만인 호로형이고 그 반대가 별형(도시형)이다.

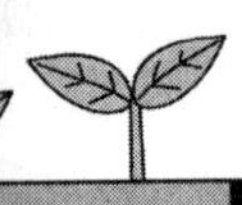

13 다음 보건지표 중 분모가 연간 출생아 수가 아닌 것은?

① 모성 사망률 ② 신생아 사망률

③ 유아 사망률 ④ 영아 사망률

note ③ 유아 사망률 $= \dfrac{1 \sim 4세\ 유아의\ 사망자\ 수}{그\ 해\ 중앙시점의\ 1 \sim 4세\ 인구수} \times 1,000$

14 다음 절충식 보건교육방법 중 단체를 대상으로 하는 것이 아닌 것은?

① 패널 ② 브레인 스토밍

③ 건강상담 ④ 버즈세션

note 보건교육방법
- ㉠ 개인접촉법 : 가정방문, 전화, 편지 등을 활용하는 방법으로, 가장 효과적이지만 많은 시간과 인원이 소요된다.
- ㉡ 집단접촉법 : 동시에 2명 이상의 집단을 대상으로 실시하는 방법으로, 경제적이지만 개별접촉만큼 효과는 없다. 집단토론, 심포지엄, 버즈세션, 롤 플레잉, 강연회, 패널 디스커션 등이 있다.
- ㉢ 대중접촉법 : 특정 집단이 아닌 대중을 위한 교육방법으로 신문, 라디오, TV, 전시, 팜플렛, 포스터 등의 방법이 이용된다.

15 다음 보기 중 인구동태 통계자료로만 묶인 것은?

㉠ 호적부	㉡ 국세조사	㉢ 전입

① ㉠㉡ ② ㉡㉢

③ ㉠㉢ ④ ㉠㉡㉢

note 인구통계자료
- ㉠ 인구정태 통계자료 : 일정시점에서의 인구상태에 대한 통계자료로 성별, 연령별, 국적별, 직업별, 학력별, 사업별 자료와 국세조사가 여기에 속한다.
- ㉡ 인구동태 통계자료 : 일정기간 동안의 인구변동에 대한 통계자료로 출생, 사망, 전입, 전출 등이 여기에 속한다.

16 뇌졸중의 발생원인 중 우리나라에서 가장 큰 비중을 차지하는 것은?

① 혈압   ② 영양 불균형

③ 과로   ④ 당뇨

> **note** 뇌졸중 … 노인의 사인 중 가장 큰 비중을 차지하는 것으로 고혈압, 영양 불균형, 과로 등이 원인이 되어 발생한다. 이것은 더 나아가 치매의 원인이 되기도 한다.

17 법적으로 임신중절이 가능한 것은 몇 주까지인가?

① 임신 24주   ② 임신 25주

③ 임신 20주   ④ 임신 15주

> **note** 인공임신중절 수술의 허용한계〈모자보건법 제14조〉
>   ㉠ 허용사유 : 의사는 다음에 해당되는 경우에 한하여 본인과 배우자(사실상의 혼인관계에 있는 자 포함)의 동의를 얻어(부득이한 경우 본인만의 동의로) 인공임신중절 수술을 할 수 있다.
>   • 본인 또는 배우자가 우생학적 또는 유전학적 정신장애나 신체질환이 있는 경우
>   • 본인 또는 배우자가 일정한 전염성 질환이 있는 경우
>   • 강간 또는 준강간에 의하여 임신된 경우
>   • 법률상 혼인할 수 없는 혈족 또는 인척 간에 임신된 경우
>   • 임신의 지속이 보건의학적 이유로 모체의 건강을 심히 해하고 있거나 해할 우려가 있는 경우
>   ㉡ 허용기한 : 인공임신중절 수술은 임신한 날로부터 24주일 이내에 있는 자에 한하여 할 수 있다〈모자보건법 시행령 제15조〉.

18 다음 중 고혈압의 수치로 옳은 것은?

① 120/80mmHg 이상   ② 100/80mmHg 이상

③ 140/90mmHg 이상   ④ 130/100mmHg 이상

> **note** 고혈압(Hypertension) … 60세 이상층에 가장 유병률이 높고, 여자가 남자보다 많이 발병하는 질병이다.
>   ㉠ 정상수치 : 120/80mmHg 이상
>   ㉡ 고혈압 수치 : 140/90mmHg 이상
>   • 경도 고혈압 : 140~159 / 90~99mmHg
>   • 중등도 고혈압 : 160/100mmHg 이상

Answer   16.①   17.①   18.③

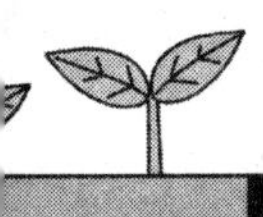

19 노인복지법이 적용되는 나이는 몇 세부터인가?

① 60세 이상
② 65세 이상
③ 70세 이상
④ 75세 이상

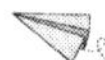 **note** 노인복지법
　㉠ 목적 : 이 법은 노인의 질환을 사전예방 또는 조기 발견하고 질환상태에 따른 적절한 치료·요양으로 심신의 건강을 유지하고, 노후의 생활안정을 위하여 필요한 조치를 강구함으로써 노인의 보건복지 증진에 기여함을 목적으로 한다.
　㉡ 적용대상과 복지사업의 내용 : 국가는 65세 이상의 노인에게 생업지원, 경로우대, 건강진단 실시, 홀로 사는 노인에 대한 지원, 상담 및 복지시설 입소 등의 복지사업을 실시하고 있다.

20 지역보건 수준지표 중 가장 대표적인 것은?

① 영아 사망률
② 모성 사망률
③ 조출생률
④ 출생 사망비

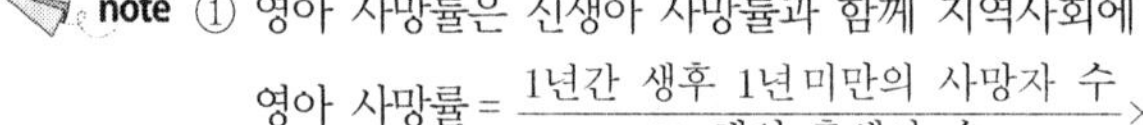 **note** ① 영아 사망률은 신생아 사망률과 함께 지역사회에 중요한 보건수준지표로 작용한다.

$$영아\ 사망률 = \frac{1년간\ 생후\ 1년\ 미만의\ 사망자\ 수}{그\ 해의\ 출생아\ 수} \times 1,000$$

$$② 모성\ 사망률 = \frac{연간\ 모성\ 사망수}{연간\ 출생아\ 수} \times 1,000$$

$$③ 조출생률 = \frac{연간\ 출생아\ 수}{인구} \times 1,000$$

$$④ 출생\ 사망비 = \frac{연간\ 출생수}{연간\ 사망수} \times 100$$

21 다음 중 정신보건사업의 목적으로 맞지 않는 것은?

① 정신건강 증진
② 정신장애 예방
③ 정신질환자의 격리치료
④ 정신질환자 조기발견 및 치료

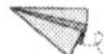 **note** 정신보건사업의 목적
　㉠ 발생한 정신질환을 치료한다.
　㉡ 치료 후의 사회복귀를 돕는다.
　㉢ 정신장애의 예방을 도모한다.
　㉣ 건전한 정신기능의 유지, 증진을 위해 노력한다.

Answer 19.② 20.① 21.③

22 성인당뇨에 대한 설명 중 옳지 않은 것은?

① 췌장의 인슐린 분비저하나 기능저하로 발생한다.
② 당뇨병은 인슐린 의존형과 비의존형으로 구분된다.
③ 성인당뇨는 소아당뇨에 비해 인슐린 치료가 효과적이다.
④ 당뇨병의 주증상은 다뇨, 다음, 다식이다.

> **note** 당뇨병
> ㉠ 우리 몸에서 혈당(포도당)의 농도는 적정한 수준을 유지해야 하는데, 이 역할이 제대로 안 이루어져 생기는 병이 당뇨병이다. 따라서 당뇨병 치료의 기본은 혈당 정상화이고, 포도당을 세포 내로 유입토록 하는 것이 바로 인슐린이다. 이러한 '인슐린의 부족'이 당뇨병의 가장 큰 원인이다.
> ㉡ 소아에서 생기는 제1형 당뇨병은 인슐린 분비가 거의 없기 때문에 반드시 인슐린이 필요하다. 그러나 성인에서 발병하는 제2형 당뇨병은 상당량의 인슐린을 자체적으로 분비할 수 있으므로 제2형 당뇨병의 치료는 인슐린 분비능력을 강화시키거나 인슐린의 작용(포도당의 세포 내 유입능력)을 보강해 주는 것이다.

23 고령화사회란 65세 인구가 전체의 몇 %를 초과할 때인가?

① 5%   ② 14%
③ 7%   ④ 21%

> **note** 노인보건 및 노인통계의 기준은 65세이고, 65세 이상의 노인인구가 전체 국민의 7% 이상이 되면 고령화사회이다.

24 다음 중 1차 보건의료와 상관없는 것은?

① 응급처치 및 급성질환 치료
② 주민의 지불능력에 맞는 의료수가 제공
③ 식량공급과 적절한 영양증진
④ 주요 전염병에 대한 예방접종

> **note** 1차 보건의료의 내용 … 환경위생 및 보존, 식수보존, 주거환경, 식품관리, 영양개선, 적정한 의료수가, 예방접종 등이다.

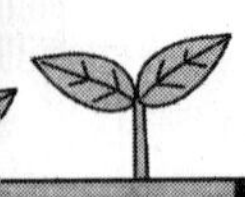

25 지역사회 건강지표로 옳은 것은?

① 모성 사망률   ② 영아 사망률

③ 비례 사망률   ④ 조출생률

> **note** ② 국가사회나 지역사회의 보건수준을 나타내는 대표적인 예이다.
>
> $$※\ 영아\ 사망률 = \frac{연간\ 생후\ 1년\ 미만의\ 사망자\ 수}{연간\ 출생아\ 수} \times 1,000$$

26 다음 중 생존표에 필요없는 것은?

① 생존률   ② 생존수

③ 사망수   ④ 평균수명

> **note** 생존표 … 어느 집단의 연령별 · 남녀별 생존률과 사망률 · 평균여명을 연도별로 나타낸 표이다.

27 다음 국제기구에서 모자보건과 관련된 기구는?

① UNICEF   ② UNESCO

③ WHO   ④ UNEP

> **note** UNICEF … 세계 각국의 어린이들을 위한 기금마련활동을 하는 모자보건기구이다.

28 임산부가 기형아 출산을 유발하는 요인이 아닌 것은?

① 유전적 요인   ② 심장질환

③ 담배(흡연)   ④ 방사선 등의 노출

> **note** 기형아 유발요인 … 유전적 요인, 담배, 방사선 노출 등이 있다.

29 임신부가 우생수술을 받을 수 없는 질병은?

① 색맹 ② 혈우병

③ 유전성 정신분열증 ④ 유전성 정신박약증

⑤ 유전성 간질증

> **note** ②③④⑤ 외에 유전성 조울증 등이 우생수술을 받을 수 있다.

30 다음 중 학교급식의 목적에 맞지 않는 것은?

① 아동의 영양개선 ② 빈곤아동 급식

③ 아동의 편식교정 ④ 아동의 건강증진

⑤ 아동의 식사예절 교육

> **note** 학교급식의 목적
> ㉠ 어린이들의 체력향상을 도모한다.
> ㉡ 같이 식사를 함으로써 공동체의식을 갖게 한다.
> ㉢ 선생님과 함께 식사하면서 식사예법을 터득하게 한다.
> ㉣ 균형잡힌 식사를 함으로써 올바른 식습관을 터득하게 한다.

31 다음 중 인구 피라미드형은 무슨 형인가?

① 증가형 ② 정지형

③ 감소형 ④ 유입형

⑤ 유출형

> **note** ① 피라미드형 ② 종형 ③ 항아리형 ④ 도시형(별형 = 성형) ⑤ 농촌형(호로형 = 기타형)

32 다음 중 조산아(저체중아)의 관리방법이 아닌 것은?

① 소화기 보호 ② 체온관리

③ 호흡관리 ④ 감염관리

⑤ 영양관리

> **note** 조산아 4대 관리 … 체온보호, 감염방지, 영양보급, 호흡관리

33 학교급식의 문제점과 개선점으로 적당하지 못한 것은?

① 학교급식의 정의와 급식제도의 재정비 문제

② 학교급식 대상의 축소문제

③ 급식내용의 질적 개선문제

④ 학교급식의 재정문제

⑤ 학교급식 운영기구의 강화문제

> **note** ② 학교급식의 목적인 체력향상, 공동체 의식, 식사예절, 균형잡힌 식사, 위생교육을 공고히 하기 위해서는 학교급식을 축소해서는 안 된다.

34 다음 중 평균수명이란?

① 0세의 평균여명   ② 60세의 수명

③ 65세의 수명   ④ 77세의 수명

⑤ 80세의 수명

> **note** ① 평균수명은 0세의 평균여명을 말한다.

35 다음은 보건교육의 정의에 대하여 서술한 것이다. 옳은 것은?

① 보건교육을 할 수 있는 장소는 한정되어 있지 않다.

② 개인 또는 집단 및 국민의 건강에 대한 습관, 태도, 지식을 향상시키는 모든 경험의 총합이다.

③ 교육을 통하여 개인이나 집단을 건강한 행동양식으로 바꾸어 놓아야 한다.

④ 초등학교 아동기가 가장 효과적이다.

⑤ 이상 모두이다.

> **note** 보건교육의 정의
> ㉠ Grout의 정의 : 건강에 관한 지식을 교육과정을 통해 개인과 집단을 건강한 행동양식으로 바꾸어 놓는 것이다.
> ㉡ 미국 보건교육 용어제정위원회의 정의 : 개인과 집단의 건강에 관여하는 지식과 태도 및 행동에 영향을 미칠 목적으로 학습경험을 베풀어 주는 과정이다.

Answer   33.②   34.①   35.⑤

36 학교에서의 정화구역 중 절대정화구역을 의미하는 것은?

① 학교 출입문으로부터 50m 이내

② 학교 경계선으로부터 50m 이내

③ 학교 출입문으로부터 200m 이내

④ 학교 경계선으로부터 200m 이내

⑤ 학교 출입문으로부터 300m 이내

> **note** 절대정화구역은 교문으로부터 50m 이내를 말한다.

37 보건교육 중 보건효과가 높은 것은?

① 개인교육

② 집단교육

③ 대중교육

④ 강의

⑤ TV

> **note** 개인접촉은 가장 효과적이지만 많은 시간과 인원이 소요된다는 단점이 있다.

38 다음 보건교육방법 중 수개의 분단으로 나누어 토론하고 전체회의에서 종합하는 분단토의는?

① 심포지엄

② 버즈세션

③ 패널토의

④ 집단토의

⑤ 세미나

> **note** 버즈세션 … 6명의 연사가 6분 동안 발표를 하여 종합하는 방법이다.

39 다음 중 보건교육방법으로 좋지 않은 것은?

① 간단하고 알기 쉬운 말을 사용한다.

② 청중을 두루 보면서 여유있게 말을 한다.

③ 단시간에 많은 내용을 설명해 준다.

④ 요구를 만족시키는 내용을 이야기한다.

⑤ 잘 들릴 수 있도록 음성을 조절한다.

> **note** 보건교육이란 단순한 지식의 전달이 아니라 개인이나 집단의 행동에 영향을 미치는 것이다.
> ※ 보건교육시 주의사항
> ㉠ 피교육자의 주의를 집중시키고, 의욕을 복돋워 준다.
> ㉡ 교육에 대하여 만족을 느끼게 하고 유익하다는 확신을 갖도록 한다.
> ㉢ 이해와 수용능력이 한정되어 있다는 것을 알고 단시간에 많은 내용을 설명하지 않는다.

Answer   36.①   37.①   38.②   39.③

40 보건교육방법 중 가장 효과적인 방법은?

① 실연
② Panel discussion
③ 버즈세션
④ 강연회
⑤ 심포지엄

> **note** ① 실연(실제 연극)은 보건교육방법 중 가장 효과적인 방법이다.
> ② 몇 명의 전문가가 청중 앞에서 사회자의 진행 아래 자기들끼리 대화하는 형식이다.
> ③ 6명의 연사가 6분 동안 발표하는 방법으로, 소집단 분단토의법이다.
> ④ 일방적 의사전달방법이다.
> ⑤ 여러 사람의 전문가가 각각의 입장에서 어떤 일정 주제에 대해 발표하는 것인데, 청중은 이해가 쉬우나 전문적인 지식을 필요로 한다.

41 보건교육 대상자 중에서 교육효과가 가장 큰 집단은?

① 노인
② 초등학생
③ 농민
④ 지역사회 주민
⑤ 노동자

> **note** 보건교육에 있어 학교보건은 1효과가 크기 때문에 가장 효율적이다.

42 보건요원과 주부가 만나서 이야기하는 내용을 청중 앞에서 실연하는 보건교육방법은?

① 심포지엄
② 롤 플레잉
③ 버즈세션
④ 패널 디스커션
⑤ 강연회

> **note** 롤 플레잉 … 가정방문을 해서 보건교육을 하는 보건요원과 주부가 만나서 이야기하는 내용을 청중 앞에서 실연함으로써 보건교육의 효과를 얻는 방법이다.

43 보건교육은 어떤 방법을 택했을 때 가장 효과적인가?

① 전문교육
② 강습회
③ 집단교육
④ 강연회
⑤ 개인교육과 집단교육 병행

Answer   40.①   41.②   42.②   43.⑤

 보건교육은 개인교육과 집단교육을 병행했을 때 가장 효율적이다.

44 보건교육을 계획할 때 고려해야 할 사항이 아닌 것은?

① 일반 공중보건사업과는 별도로 계획　　② 구체적인 목적 설정
③ 보건요원의 팀워크　　④ 전달매체 활용방안 모색
⑤ 피교육자의 입장에서 계획

 공중보건사업은 어느 하나가 별도로 추진될 수 없고, 서로 연관되어 최종목표인 건강과 능률의 향상을 위해 나아간다.

45 학교보건사업 중 최우선적으로 실시해야 할 사업은?

① 학교건강교육 실시　　② 학교보건봉사 실시
③ 학교급식 실시　　④ 학교환경위생 개선
⑤ 학교와 지역사회와의 유대강화

 학교는 학생들이 건전한 생활을 할 수 있고 학습능률을 향상시킬 수 있도록 우선적으로 환경 개선에 힘써야 한다.

46 학교급식을 실시하는 목적으로 맞는 것은?

① 사회적 목적과 보건적 목적　　② 경제적 목적과 보건적 목적
③ 문화적 목적과 교육적 목적　　④ 보건적 목적과 교육적 목적
⑤ 보건적 목적과 문화적 목적

 학교급식을 실시하는 목적
㉠ 보건적 목적 : 체력향상, 균형잡힌 식사
㉡ 교육적 목적 : 공동체 의식을 고취, 예절교육, 위생교육

47 학교환경위생에서 절대정화구역은?

① 출입문에서 50m 이내   ② 출입문에서 300m 이내

③ 학교 경계선에서 50m 이내   ④ 학교 경계선에서 200m 이내

⑤ 학교 경계선에서 300m 이내

> **note** 절대정화구역은 출입문에서 50m 이내로 정하며, 상대정화구역은 학교 경계선에서 200m 이내로 정한다.

48 학교보건법은 언제 공포되었는가?

① 1957년   ② 1967년

③ 1976년   ④ 1977년

⑤ 1983년

> **note** 1967년에 학교보건법은 제정 · 공포되었다.

49 생활수준의 향상에 비례해 차츰 감소하고 있는 질병은?

① 유행성 일본뇌염   ② 충치

③ 독감   ④ 기생충 질환

⑤ 암

> **note** 기생충 질환은 생활수준의 향상과 환경개선으로 감소하고 있다.

50 학교급식의 학생들에 대한 교육적 목적으로 옳지 않은 것은?

① 영양교육   ② 식사 예절교육

③ 편식의 시정   ④ 위생교육

⑤ 건강증진

> **note** ⑤ 보건적인 목적에 해당한다.

Answer   47.①   48.②   49.④   50.⑤

51 다음 중 저소득층의 보건교육방법 중 가장 효과적인 것은?

① 집단토론   ② 잡지

③ 전단지   ④ 강연회

⑤ 가정방문

> **note** 가정방문, 건강상담, 전화, 편지 등의 개인 접촉법은 노인이나 저소득층에 적합하다.

52 다음 중 적극적 우생학에 대한 설명으로 옳은 것은?

① 열등소질자를 격리한다.   ② 열악소질자를 예방한다.

③ 우생결혼을 권장하는 방법이다.   ④ 부모로부터 유전인자를 받는다.

⑤ 열악소질자는 인공중절수술을 시행한다.

> **note** 적극적 우생은 우생결혼의 권장이고 예방적 우생은 열악소질자를 예방하는 것이다.

53 부모 중 한쪽이 정신분열증 환자인 경우 자녀의 발병률은?

① 10%   ② 30%

③ 50%   ④ 80%

⑤ 100%

> **note** 부모 중 한 쪽이 정신분열증이 있는 경우 자녀의 9~10%의 발병률을 보이며, 양친 모두 정신
> 경우 53%의 발병률을 보인다.

54 다음 중 유전과 관계없는 질병은?

① 조울증   ② 간질증

③ 정신분열증   ④ 정신박약

⑤ 중독성 정신병

> **note** ⑤ 후천적 환경에 의한 것으로 심한 중독증상이 있으며, 나약한 심리와 자제력의 부족으로 나
> 타난다.

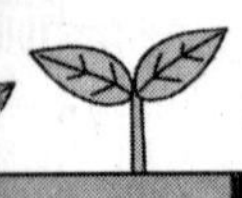

55 정신박약이 경증인 경우 IQ는?

① 50 이하
② 50~65
③ 50~75
④ 60~75
⑤ 75~100

note 정신박약의 정도에 따른 IQ
- ㉠ 정신박약 중증 : 25 이하
- ㉡ 정신박약 중등증 : 25~50
- ㉢ 정신박약 경증 : 50~75
- ㉣ 정신박약 경계치 : 75~90

56 암에 관한 설명이 잘못된 것은?

① 빠르게 성정하고 전이하는 것을 악성 종양, 즉 암이라 한다.
② 남성의 경우 위암이 많다.
③ 암세포는 전이하지 않는다.
④ 서구에서는 폐암이 많다.
⑤ 식생활의 영향으로 전립선암이 급증하고 있다.

note 암(악성 신생물)
- ㉠ 확실한 원인이 규명되지는 않았으나 세포가 주위의 환경요인 등에 자극을 받아 암세포로 작용하는 것으로 추측하고 있다.
- ㉡ 기계적·내분비적 장애를 일으키고 다른 부위로 전이해서 증식하는 질환이다.

57 성인병의 종류가 아닌 것은?

① 동맥경화증
② 뇌졸증
③ 당뇨병
④ 결핵
⑤ 고혈압

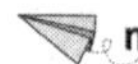
note 결핵
- ㉠ 신체의 장기에 전염되는 전염병이다.
- ㉡ 치료기간이 오래 걸리고, 치료를 중단하면 내성이 생겨 치료가 더욱 어렵다.
- ㉢ 폐결핵이 가장 많이 이환된다.

Answer 55.③ 56.③ 57.④

58 다음 중 노인보건의 대상은?

① 50세 이상   ② 55세 이상

③ 60세 이상   ④ 65세 이상

> **note** 노인보건 … 평균수명 증가, 출생률의 감소, 의학의 발달로 노인인구 수가 급격히 증가하면서 범정부적 차원에서 이들 65세 이상의 노인들에게 일어날 수 있는 보건 등의 문제를 해결하고자 노인보건 문제를 다루기 시작했다.

59 고혈압의 예방대책이 아닌 것은?

① 적당한 안정과 휴식   ② 충분한 수면

③ 저염식   ④ 규칙적인 운동

⑤ 저알코올, 고카페인

> **note** 고혈압의 예방대책
> ㉠ 정상체중을 유지한다.
> ㉡ 염분섭취를 줄이고 균형있는 식생활을 한다.
> ㉢ 금연, 금주 및 적당한 운동과 충분한 휴식을 취한다.
> ㉣ 조기발견과 조기치료를 위해 정기적인 혈압측정을 한다.

60 다음 중 이상체중에 대한 정의로 옳은 것은?

① 표준체중보다 높은 체중을 말한다.

② 평균체중보다 낮은 체중을 말한다.

③ 평균체중을 말한다.

④ 자신이 원하는 체중을 말한다.

⑤ 저연령층에서는 평균보다 높고 그 이후에는 평균보다 낮은 체중을 말한다.

> **note** 이상체중 … 통계자료에 의한 연령에 따른 장수체중을 말한다.

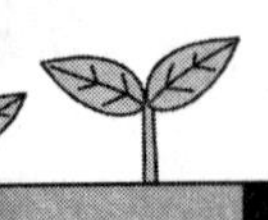

61 공중보건사업 수행을 위한 지역사회 접근법이다. 가장 옳은 것은?

① 보건교육을 통한 접근   ② 행정적 접근

③ 보건조직 확대에 의한 접근   ④ 법집행에 의한 접근

⑤ 보건기술 훈련을 통한 접근

> **note** 보건교육은 공중보건사업을 발전시키고 활용하는 데 가장 우선되어야 한다.

62 부모가 전부 정신분열증 환자라면 자녀에게는 얼마나 발병될 수 있는가?

① 10% 이상   ② 20% 이상

③ 30% 이상   ④ 40% 이상

⑤ 50% 이상

> **note** 부모 중 한 사람이 환자라면 9~10%, 양친 모두 환자라면 53%가 발병한다.

63 다음 중 고혈압증과 관계없는 것은?

① 동맥경화   ② 고염식

③ 백혈병   ④ 혈압항진증

⑤ 수축기 혈압 160mmHg 이상

> **note** 고혈압증과 관련된 증상은 동맥경화, 내분비 장애, 신부전, 신경과민 등이다.
> ※ 백혈병 … 미숙한 백혈구의 수가 증가하는 조혈장기의 악성 종양이다. 급성은 주로 어린이에게, 만성은 성인에게서 주로 발병한다.

64 우리나라 산모사망의 3대 원인 중 그 빈발성의 순서로 옳은 것은?

① 임신중독 > 감염 > 출혈   ② 감염 > 임신중독 > 출혈

③ 출혈 > 감염 > 임신중독   ④ 감염 > 출혈 > 임신중독

⑤ 임신중독 > 출혈 > 감염

> **note** 모성사망의 주요 발생요인은 '분만 후 출혈>산과적 색전증>임신중독증(단백뇨 및 고혈압성 장애)'순이다.

65 세계보건기구에서 규정한 고혈압의 최저, 최고 혈압의 범위는?

① 80~120mmHg

② 90~140mmHg

③ 90~160mmHg

④ 95~165mmHg

⑤ 99~170mmHg

> **note** 혈압의 범위
> ㉠ 세계보건기구
> • 정상 : 80~120mmHg
> • 고혈압 범위 : 95~165mmHg
> ㉡ 한국순환기학회
> • 최저 : 95mmHg
> • 최고 : 160mmHg

66 농촌지역의 전형적인 인구구조는 어느 형에 속하는가?

① 호로형

② 피라미드형

③ 종형

④ 별형

⑤ 항아리형

> **note** ② 출생률이 사망률보다 높다.
> ③ 출생률과 사망률이 모두 낮은 정지상태이다.
> ④ 도시형이다.
> ⑤ 사망률도 낮고, 출생률은 더욱 낮은 인구감소형이다.

67 좁은 뜻의 모성보건관리에 해당되는 범위는?

① 임신, 분만, 산욕기 여성과 영아의 건강관리

② 어머니의 건강관리

③ 전여성 상대의 건강관리

④ 분만시 건강관리

⑤ 임신가능 여성인구의 건강관리

> **note** 협의의 모성보건 … 임신, 분만, 산욕기, 수유기 여성과 영·유아의 보건을 말한다.

68 지역사회 보건수준의 지표가 되며, 1년간 출생수에 대한 1세 미만아의 사망수로 계산되는 것은?

① 신생아 사망률　　　　　　　　② 출생아 사망률

③ 초생아 사망률　　　　　　　　④ 영아 사망률

⑤ 유아 사망률

> **note** 영아 사망률 $= \dfrac{1년간\ 생후\ 1년미만\ 사망자\ 수}{1년간의\ 출생수} \times 1,000$

69 다음 중 출생 후 가장 먼저 실시하게 되는 예방접종의 대상 질병은?

① 결핵　　　　　　　　　　　　② 디프테리아

③ 두창　　　　　　　　　　　　④ 백일해

⑤ B형 간염

> **note** 출생 후 가장 먼저 실시해야 하는 예방접종의 대상 질병에는 BCG와 B형 간염이 있다.

70 총재생산율을 올바르게 정의내린 것은?

① 일정기간의 가임여성 인구

② 일정기간의 여자인구

③ 여자가 일생동안 낳는 여아의 평균수

④ 여자가 일생동안 낳는 자녀수

⑤ 일정기간의 유배우 생식가능 연령의 여자인구

> **note** 총재생산율 $= \dfrac{연령별여아출산수}{각\ 연령별\ 여성인구}$

71 다음 중 영아 사망률을 계산할 때 분자가 되는 것은?

① 생후 1주일 이내 사망자 수　　　② 생후 4주일 이내 사망자 수

③ 생후 4주 이후 1년 이내 사망자 수　　④ 생후 6개월 이내 사망자 수

⑤ 생후 1년 이내 사망자 수

> **note** 영아 사망률 $= \dfrac{1년간\ 생후1년\ 미만의\ 사망자\ 수}{1년간의\ 출생수} \times 1,000$

Answer　　68.④　69.⑤　70.③　71.⑤

72 인구동태조사에 해당되는 것은?

① 인구분포　　　　　　　　　　② 인구크기

③ 출생과 사망　　　　　　　　　④ 국세조사

⑤ 인구밀도

> **note** 인구동태 … 일정 기간 동안의 인구변동을 말하며 출생, 사망, 전입, 전출 등이 이에 속한다.

73 다음 중 인구정태통계에 해당되지 않는 것은?

① 출생 통계　　　　　　　　　　② 성별 통계

③ 직업별 통계　　　　　　　　　④ 학력별 통계

⑤ 연령별 통계

> **note** 인구정태조사 … 일정시점에 있는 인구의 상태를 말하며, 성별·연령별·국적별·학력별·직업별·사업별 인구조사·국세조사 등을 포함한다.

74 다음 중 영아 보건상담의 가장 중요한 목적은 어느 것인가?

① 질병의 조기발견　　　　　　　② 질병치료

③ 영양지도　　　　　　　　　　④ 예방접종

⑤ 체온관리

> **note** 영아는 면역력이 약해 질병의 이환율이 높고 영구적인 장애가 될 수도 있으므로 예방접종을 통해 예방하는 것이 중요하다.

75 다음 중 국민건강보험의 본질적 특성을 잘 나타낸 것은?

① 일시에 과중한 의료비를 경감한다.　　② 영구적인 사고만을 취급한다.

③ 가입자가 적을수록 경제적이다.　　　④ 직영 의료기관에서 진료를 부담한다.

⑤ 누구나 동일한 보험료를 부담한다.

> **note** 국민건강보험의 본질적 특성은 사고로 인한 개인의 과중한 경제적 부담을 덜어주는 것이다.

Answer　72.③　73.①　74.④　75.①

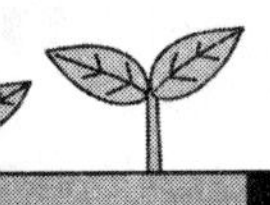

76 다음 중 노인인구에 대한 보건교육방법으로 가장 효과적인 것은?

① 개별접촉 ② 라디오

③ 신문, 잡지 ④ 전문교육

⑤ 토론회

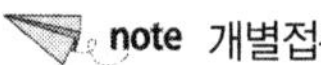 **note** 개별접촉

ㄱ 보건교육방법 중 노인에게 가장 효율적인 방법이다.
ㄴ 저소득층이나 노인층에 적합한 방법으로 보건교육상 가장 효과적이다.
ㄷ 많은 시간과 인원이 소요되는 단점이 있다.
ㄹ 가정방문, 전화, 편지, 건강상담 등의 방법이 있다.

77 모자보건학상 영아기로 옳은 것은?

① 출생 후 1주까지 ② 출생 후 4주까지

③ 출생 후 6개월까지 ④ 출생 후 1년까지

⑤ 출생 후 2년까지

note 영 · 유아의 구분

ㄱ 초생아 : 생후 1주일 이내
ㄴ 신생아 : 생후 4주일 이내
ㄷ 영아 : 생후 1년 미만
ㄹ 유아 : 만 1년~학령기

78 인구를 추계하는 데 있어서 재생산율을 고려하는 바, 이 순재생산율이 1.0이라면 인구는?

① 증가한다. ② 감소한다.

③ 증감이 없다. ④ 감소 후 증가한다.

⑤ 증가 후 감소한다.

note 순재생산율이 1이면 인구증감이 없고, 1 이하이면 감소, 1 이상이면 증가를 나타낸다.

79 다음 중 서로 연결이 잘못된 것은?

① 영아 - 생후 1년 이내

② 유아 - 만 4세까지

③ 초생아 - 생후 1주 이내

④ 조산아 - 체중 2.5kg 이하

⑤ 신생아 - 생후 4주 이내

> **note** 유아 … 만 1세~학령기까지를 말한다.

80 광의의 모자보건 대상으로 맞는 것은?

① 임산부

② 가임여성

③ 만 20세 이전에 결혼한 남·여

④ 30세 이후의 여성

⑤ 6세 이하의 어린이와 모든 가임여성

> **note** 모자보건의 대상
> ㉠ 넓은 의미의 모자보건 : 가임여성과 유아
> ㉡ 좁은 의미의 모자보건 : 임신, 분만, 수유기 여성과 영아

81 출생시에 여아 100명에 대한 남아의 정상적인 성비 범위는?

① 95~99

② 100~103

③ 104~108

④ 109~113

⑤ 114~118

> **note** 출생시 성비는 2차 성비라 하며, 보통 여아 100에 대해 남아 105 전후이다.

82 신맬더스주의에 있어서 인구의 규제방법은?

① 피임

② 독신

③ 만혼

④ 성 순결

⑤ 성적 욕구의 도덕적 억제

> **note** 신맬더스주의는 피임에 의해 인구를 억제해야 한다고 주장하였다.

Answer 79.② 80.⑤ 81.③ 82.①

83 인구피라미드의 정형이 아닌 것은?

① 로켓형
② 피라미드형
③ 종형
④ 별형
⑤ 항아리형

> **note** 인구피라미드의 정형
> ㉠ 피라미드형 : 출생률이 사망률보다 높아 인구가 증가하는 단계로 0~14세 인구가 50세 이상 인구의 2배를 넘는다.
> ㉡ 종형 : 출생률과 사망률이 모두 낮은 정지상태에 있고 0~14세 인구가 50세 이상 인구의 2배이다.
> ㉢ 항아리형 : 사망률이 낮지만 출생률이 더욱 낮아 인구가 감소하는 형태로 0~14세 인구가 50세 이상 인구의 2배에 미치지 못한다.
> ㉣ 별형 : 도시형으로 생산연령인구가 많다. 15~49세 인구가 전체의 50%를 넘는다.
> ㉤ 호로형 : 농촌형으로 생산연령인구가 많이 유출되어 15~49세 인구가 전체의 50% 미만이다.

84 다음 중 정지인구에 대한 설명으로 옳은 것은?

① 자연증가율이 0인 단계를 말한다.
② 현시점에서의 인구를 말한다.
③ 실제로 있을 수 없는 이론적인 인구를 말한다.
④ 전·출입 없이 출생, 사망의 변동만 있는 경우를 말한다.
⑤ 사망, 출생이 불변하며 일정한 연령별 구조를 갖는 인구를 말한다.

> **note** ② 현재인구 ③④ 봉쇄인구 ⑤ 안정인구

85 가족계획사업 중 기초체온법의 특징으로 옳은 것은?

① 새벽 시간은 좋지 않다.
② 편리하다.
③ 체온은 어느 시간이든 관계없다.
④ 월경주기에 관계없다.
⑤ 월경주기가 규칙적일 때 가능하다.

㉠ 오기노법 : 일본의 오기노 규우사쿠가 1924년에 발표한 학설로, 여자의 월경주기에 관계없이 항상 다음 월경이 시작하는 전날부터 셈하여 12~19일 전의 8일간이 수태기에 해당한다는 것이다.

㉡ 기초체온법 : 매일 아침 체온을 측정하는 것으로, 저온에서 고온기로 올라갈 때 배란이 되는 것으로 배란의 시기를 측정하는 것이다. 체온이 확실히 고온기로 접어들면 배란이 끝난 것을 의미하며, 배란이 끝나면 다음 월경까지는 임신의 우려가 없다는 것이다.

86 역사적으로 베이비 - 붐이 일어난 동기는?

① 홍수   ② 전쟁

③ 기아   ④ 화재

⑤ 테러

note 역사적으로 1 · 2차 세계대전을 치루면서, 많은 사상자가 발생하자 세계적으로 베이비 - 붐 현상이 일어났다.

87 인구구성 중 장래인구의 감소를 나타내는 형은?

① 호로형   ② 종형

③ 별형   ④ 항아리형

⑤ 피라미드형

note ① 농촌형 ② 인구증가 정지상태 ③ 도시형 ⑤ 인구증가형

88 인구의 정태통계에 해당하는 것은?

① 총재생산율   ② 자연증가율

③ 순재생산율   ④ 출생률

⑤ 인구주택 총조사

note 인구의 정태통계 … 일정 시점의 인구상태조사로서 성별, 연령별, 국적별, 학력별, 직업별, 산업별 인구조사와 인구주택 총조사가 여기에 속한다.

Answer   86.②   87.④   88.⑤

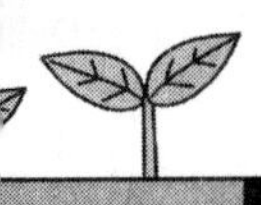

89 여성이 일생 동안 낳은 여아 출생률은 무엇인가?

① 자연증가율
② 총재생산율
③ 조출생률
④ 순재생산율
⑤ 합계출산율

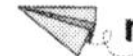 note ① 출생률과 사망률의 차
② 여성의 일생 동안의 여아 출생률
③ $\dfrac{\text{연간 총출생수}}{\text{연앙인구}} \times 1,000(\text{또는} 100)$
④ 일생 동안 여자가 낳은 여아의 평균수
⑤ 여성이 낳는 아이의 총수

90 근대적 의미의 국세조사를 처음 실시한 국가는?

① 미국
② 스웨덴
③ 영국
④ 스위스
⑤ 프랑스

note 국세조사(현, 인구주택 총조사)
㉠ 스웨덴은 국세조사를 최초로 실시한 나라이다(1686년).
㉡ 미국은 근대적 의미의 국세조사를 최초로 실시한 나라이다(1790년).

91 우리나라가 최초로 인구주택 총조사를 실시한 연도와 명칭이 옳게 연결된 것은?

① 1925년, 조선 국제조사
② 1925년, 간이 국제조사
③ 1935년, 조선 국제조사
④ 1935년, 간이 국제조사
⑤ 1945년, 간이 국제조사

note 우리나라는 최초의 인구주택 총조사(구, 국세조사)로 1925년, 간이 국제조사를 실시하였다.

Answer   89.② 90.① 91.②

92 국가가 주관이 되어 통일된 기준에 따라 조사 대상의 총수와 그 개별적 특성을 일일이 조사하는 전국적 규모의 통계조사는 무엇인가?

① 인구주택 총조사

② 사회 총조사

③ 인구동태조사

④ 시민경제조사

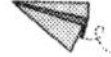 **note** 인구주택 총조사(Census ; 구 국세조사)
       ⊙ 개념 : 국가가 주관이 되어 통일된 기준에 따라 조사 대상의 총수와 그 개별적 특성을 일일이 조사하는 전국적 규모의 통계조사를 말한다.
       ⓛ 목적 : 모든 인구와 주택의 총수는 물론 개별 특성까지 파악하여 각종 경제사회 발전계획의 수립 및 평가와 각종 학술연구, 민간부문의 경영계획 수립에 활용하기 위해 실시한다.

93 우리나라의 인구주택 총조사는 몇 년마다 실시되는가?

① 1년   ② 3년

③ 5년   ④ 10년

    note 인구주택 총조사(Census)는 통계청의 주관으로 매 5년마다 11월경에 실시하고 있다. 2010년에는 11월 1일부터 15일까지 열흘간 전국적으로 일제히 실시되었으며, 전국에 상주하는 내·외국인 및 이들이 살고 있는 모든 거처를 대상으로 한다.

94 조출생률이 21.0이고, 조사망률이 5.0인 해의 자연증가율은?

① 0.16   ② 16.0

③ 0.26   ④ 26.0

⑤ 0.24

    note '자연증가율 = 조출생률 − 조사망률'이므로 21 − 5 = 16이다.

95 Blacker에 의한 인구성장단계 중 사망률 최저, 출생률 감소가 시작되어 인구둔화가 시작되는 시기는?

① 1 단계　　　　　　　　　　　② 2 단계
③ 3 단계　　　　　　　　　　　④ 4 단계
⑤ 5 단계

> **note** Blacker에 의한 인구성장단계
> ㉠ 1단계(고위 정지기) : 고출생 고사망의 인구정지형으로 후진국형 인구성장에 속한다.
> ㉡ 2단계(초기 확장기) : 고출생 저사망의 인구증가형으로 경제개발 초기단계에 속한다.
> ㉢ 3단계(후기 확장기) : 저출생 저사망의 인구성장 둔화형이다.
> ㉣ 4단계(저위 정지기) : 사망률, 출생률 최저(증가정지)형으로 선진국형에 속한다.
> ㉤ 5단계(감퇴기) : 출생률이 사망률보다 낮은 인구감소형으로 스웨덴, 유럽, 호주 등이 여기에 속한다.

96 다음 중 인구정태통계에 관한 설명으로 옳지 않은 것은?

① 어떤 두 시점 간의 인구크기의 변화를 알 수 있는 통계
② 어떤 시점에서 인구의 수량적 크기를 나타내는 통계
③ 어떤 시점에서 인구의 연령별 구성을 알 수 있는 통계
④ 어떤 시점에서 인구의 지역적 분포상황을 나타내는 통계
⑤ 어떤 시점에서 인구의 성별 분포를 나타내는 통계

> **note** 인구정태통계는 일정 시점에서의 인구상태로 성별 · 연령별 · 지역별 인구조사, 인구주택 총조사 등이 있다.
> ※ 인구동태조사 … 일정기간 동안의 인구변동을 말하며 출생, 사망, 전입, 전출 등이 여기에 속한다.

97 인구구조에 영향을 미치지 않는 요소는?

① 출생　　　　　　　　　　　② 사망
③ 전출　　　　　　　　　　　④ 결혼
⑤ 전입

> **note** 인구구조에 영향을 미치는 요소는 출생, 사망, 전입, 전출이다.

Answer　　95.③　96.①　97.④

98 인구의 역도태현상을 설명한 것으로 잘못된 것은?

① 능력이 우수한 사람의 자손은 감소하고 열등한 사람의 자손은 증가한다.

② 가족계획을 시행하지 않는 경우에 많이 볼 수 있다.

③ 결과적으로 전국민의 자질이 낮아진다.

④ 영국의 우생학자 렌쯔가 주장한 것이다.

⑤ 각 계층간의 출산율 차가 누적되어 인구의 자질이 저하된다.

> **note** 인구의 역도태현상 … 가족계획사업이 지식인층과 상류층에 국한되면 계층간의 출산율 차가 누적되어 인구의 자질이 저하되는 것을 뜻한다.

99 보통 출생률이 10.0이고, 사망률이 5.0인 경우 자연증가율은?

① 15.0

② 5.0

③ 2.0

④ 0.5

⑤ 50.0

> **note** '자연증가율 = 출생률 − 사망률'이므로 10 − 5 = 5이다.

100 인구의 성별구조에서 1차 성비는?

① 현재 인구의 성비

② 출생시의 성비

③ 태아시의 성비

④ 노령 인구의 성비

⑤ 결혼적령기의 성비

> **note** 성비
> ㉠ 1차 성비 : 태아의 성비를 말한다.
> ㉡ 2차 성비 : 출생시의 성비를 말한다.
> ㉢ 3차 성비 : 현재 인구의 성비를 말한다.

101 다음 중 3차 성비에 대한 설명으로 옳은 것은?

① 사망시의 성비

② 현재 인구의 성비

③ 태아시의 성비

④ 노령 인구의 성비

⑤ 출생시의 성비

> **note** 3차 성비 … 현재 인구의 성비를 말한다.

102 인구구성의 5가지 기본형 중 도시형의 구조는?

① 종형

② 별형

③ 항아리형

④ 호로형

⑤ 피라미드형

> **note** ① 인구증가 정지상태
> ③ 인구 감소형
> ④ 농촌형
> ⑤ 인구증가형

103 맬더스의 인구론에서 인구의 규제방법은?

㉠ 성 순결	㉡ 피임
㉢ 만혼	㉣ 성적 욕구의 도덕적 억제

① ㉠㉡
② ㉠㉡㉢
③ ㉡㉢㉣
④ ㉠㉢㉣
⑤ ㉠㉡㉢㉣

note 맬더스는 만혼과 금욕을 통해 인구를 억제해야 한다고 주장하였다.

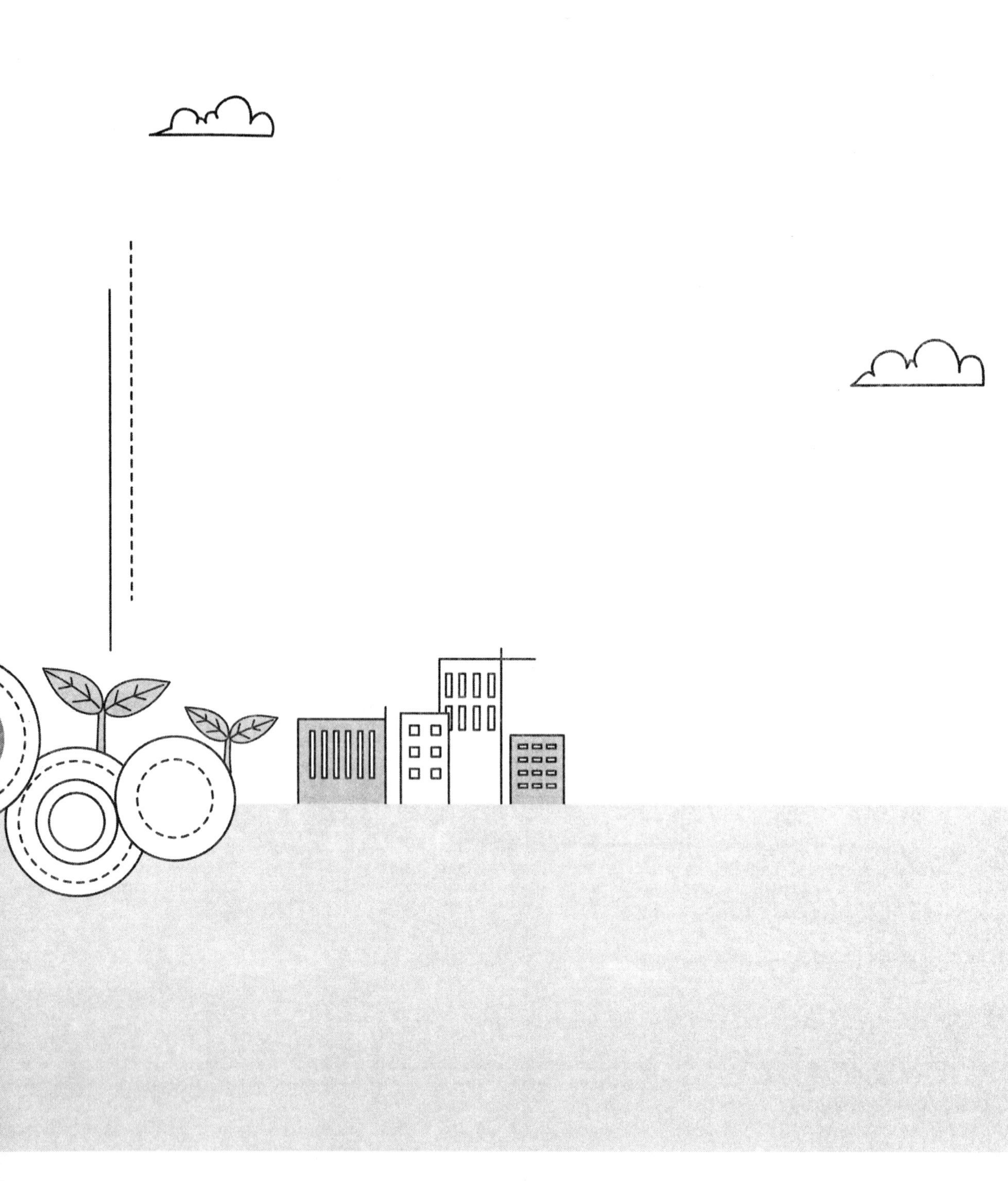

보건행정과 보건통계

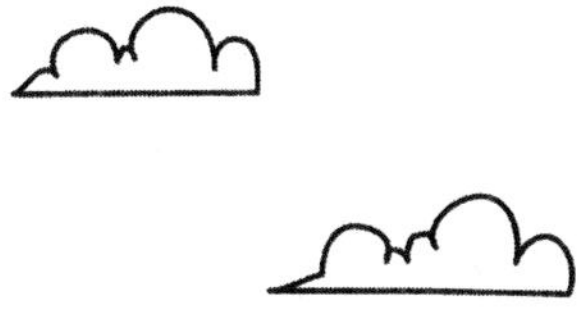

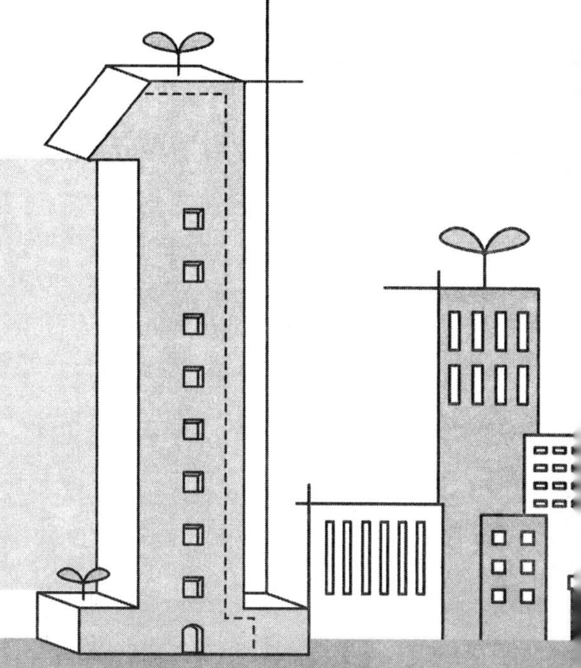

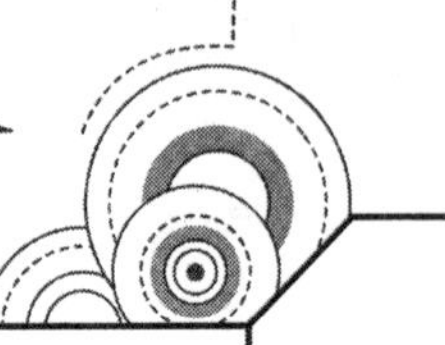

Chapter 01 보건행정

1 보건행정의 개요

① 개념 및 요소

(1) 개념

공중보건의 목적인 질병예방과 수명연장, 건강의 효율증대를 위해 공공기관이 주체가 되어 지역사회 전주민이 상호 협동하여 목적을 수행하기 위해 적극적으로 활동하는 것을 이른다.

(2) 보건행정의 필수요소

① 확고한 목적

② 교육·훈련된 유능한 전문가와 기술자

③ 이용가능한 근대적 설비와 시설

④ 부족한 재정에 대한 충분한 재정지원

⑤ 적절한 행정조직과 인사조치

⑥ 사업의 합리적인 전개

⑦ 실시가능한 정보와 기술

⑧ 모든 분야에 대한 지지와 참여

② 보건행정의 발전

(1) 역사

① **고대기**(기원전~서기 500년)

ㄱ 이집트의 변소시설과 배수관의 흔적이 있다.

ㄴ 그리스의 아스티노미는 급수와 하수사업을 관장했다.

ㄷ 로마는 최초로 상수도를 설치하고 광부에게 위생구를 착용하게 했다.

② **중세기**(500~1500년)

ㄱ 메카순례로 콜레라가 유행했다.

ㄴ 이집트에서 소아시아와 유럽으로 나병이 전파되었다.

ㄷ 유럽과 아시아에 페스트가 전파되었다.

ㄹ 방역과 빈민구제활동이 있었다.

③ **여명기**(16C~19C 중엽)

ㄱ 1802년 : 공장법이 제정되었다.

ㄴ 1798년 : Jenner가 종두법을 개발하였다.

ㄷ 1837년 : 위생법규가 제정되었다.

ㄹ 1842년 : Chadwick이 '근로자의 위생상태에 관한 보고서'를 발표했다.

ㅁ 1848년 : Chadwick에 의한 국립위생국 설립, 공중보건법 제정 등 보건행정의 기초가 확립되었다.

④ **확립기**(19C 중엽~20C)

ㄱ 비스마르크(독일)에 의해 세계 최초로 질병보호법이 제정되었다.

ㄴ Petenkofer에 의해 실험 위생학이 창립되었다.

ㄷ L. Pasteur, Koch, Lister에 의해 세균학, 면역학 등 예방의학의 기초가 확립되었다.

⑤ **발전기**(1900년 이후)

ㄱ 보건행정조직과 WHO의 발족 등 눈부신 발전을 하였다.

ㄴ 스톡홀름의 환경회의에서 인간환경선언을 하였고, 브라질에서 각국 지도자들이 환경선언을 채택하는 등 환경문제에 대한 관심이 높아졌다.

ㄷ 오늘날 1차 보건의료와 건강증진사업 등 여러 복지사업을 시행함으로써 보다 폭넓은 보건사업을 시행하고 있다.

(2) 우리나라 보건복지부의 변천사

① **일제 강점기**(1910~1945년) : 경찰국 산하 위생과를 설치하여 공중위생은 물론 의사, 약사에 관한 모든 업무를 관할했다.

② **과도정부**(1945~1948년) : 위생국을 설치하고, 후에 각 도에 보건후생국을 설치했다. 1946년 보건후생부로 개칭하여 15국 47행정과로 조직되었으나 과도정부 수립 후 7개국으로 축소되었다.

③ **해방 이후**(1948~현재) : 대한민국 정부수립 후 사회부 내 보건국으로 있다가 1949년 보건부로 독립하였으며, 1955년 보건부와 사회부를 합친 보건사회부를 거쳐 1995년 보건복지부로 개칭되었다가 2008년 보건복지가족부를 거쳐 2010년 다시 보건복지부로 개칭되었다.

> **Tip** 보건사업을 정부책임하에 수행하는 이유
> ㉠ 정부부처간 협력으로 가능한 것이 있다.
> ㉡ 지역사회 단위별 사업으로 의미가 없는 것이 있다.
> ㉢ 보건사업의 중첩을 피할 수 있다.
> ㉣ 지역사회 단위별 사업만으로 불가능한 것이 있다.

❸ 보건행정분야 및 조직

① 보건행정

(1) 보건행정의 성격

① **공공성 및 사회성** … 공공의 복지와 공익을 위한 공공성과 사회구성원을 위한 사회행정적 성격의 사회성을 가진다.

② **봉사성** … 국민의 행복과 복지를 위해 직접 개입하고 봉사한다.

③ **교육성** … 지역주민의 교육이 주된 수단으로 자발적인 참여를 조장하여 목적을 달성한다.

④ **과학성 및 기술성** … 과학과 기술을 바탕으로 이루어지는 과학행정과 기술행정이다.

(2) 보건행정의 분야

① **일반 보건행정**

　㉠ 보건행정 : 예방보건행정, 환경위생행정, 보건위생행정
　㉡ 의무행정
　㉢ 약무행정

② 학교 보건행정

③ 산업 보건행정

> **Tip** WHO(세계보건기구)가 규정한 보건행정의 범위
> ⊙ 보건관련 통계의 수집, 분석, 보전
> ⓛ 보건교육
> ⓒ 환경위생
> ⓔ 전염병관리
> ⓜ 모자보건
> ⓗ 의료
> ⓢ 보건간호 등

② 보건행정조직

(1) 조직

① **조직의 일반순서**(POAC) … '기획 → 조직 → 실행 → 관리' 순에 의한다.

② **조직의 7대 원칙** … 조정의 원칙, 목적의 원칙, 분업의 원칙, 명령통일의 원칙, 계층화의 원칙, 일치의 원칙, 통솔범위의 원칙의 7가지이다.

③ **귤릭의 조직관리를 위한 7가지 기능**(POSDCoRB)

⊙ 계획(Planning) : 기획을 세워가는 과정, 즉 기획과정을 거쳐 나온 최종생산물이 계획이다. 활동목표와 수단이 문서로 체계화된 것을 의미한다.

ⓛ 조직(Organizing) : 2인 이상이 목표달성을 위해 노력하는 협동체이다.
  • 고전조직 : 계층화의 원칙, 명령통일의 원칙, 통솔범위의 원칙, 조정의 원칙, 분업의 원칙
  • 현대조직 : 프로젝트조직, 매트릭스조직 등

ⓒ 인사(Staffing) : 행정관리의 중추적인 기능으로 공정한 인사가 핵심이다.

ⓔ 지휘(Directing) : 명령통일의 원칙이 적용되며, 월권행위는 바람직하지 않다.

ⓜ 조정(Coordinating) : 관리자는 자기 부서나 기관의 활동을 조정하고 통합하는 역할을 해야 한다.

ⓗ 보고(Reporting) : 조직 내에서 보고는 생명이다. 보고는 정확하고 신속해야 한다.

ⓢ 예산(Budgeting) : 예산의 계획, 확보, 관리, 사용은 사업의 성패에 중요한 영향을 미친다.

> **Tip** PPBS 보건행정계획 … 미 국방성에서 사업목표 달성을 위한 자원배정을 능률적으로 하기 위한 계획방법으로 계획(Planning), 사업(Programming), 예산(Budgeting), 체계(System)의 4가지를 말한다.

(2) 우리나라의 보건행정조직

① 중앙 보건행정조직

ㄱ) 보건복지부 : 건강증진, 질병관리, 암관리, 정신보건, 구강보건, 모자보건, 기초생활 보장, 노인복지, 장애인복지, 아동복지, 가정복지 등 국민의 보건과 관련된 모든 행정을 수행한다.

ㄴ) 식품의약품안전청(보건복지부 관련기관) : 전향적·예방 중심적인 식품·의약품 체계의 구축·운영을 위하여 설립되었으며 식품행정(허가관리, 식중독 관리, 부정·불량식품 단속 등)과 의약품 행정(의약품의 제조·수입·품목허가, 약사감시, 의약품 동등성 확보대책 등)을 전담한다.

ㄷ) 교육인적자원부(학교보건)

ㄹ) 노동부(산업보건)

② 지방 보건행정조직

ㄱ) 보건소의 발달

- 1956년 12월 처음 보건소법이 제정되었다.
- 1962년 9월 보건소법이 전문개정되어 보건소가 배치되었다.
- 보건소는 시·군·구 단위로 1개소씩, 인구 20만명 이상인 경우 초과인구 10만명당 1개소씩 설치할 수 있다.
- 1995년 보건소법이 지역보건법으로 전문개정되었다.

ㄴ) 보건소의 기능

- 국민건강증진·보건교육·구강건강 및 영양개선사업
- 전염병의 예방·관리 및 진료
- 모자보건 및 가족계획사업
- 노인보건사업
- 공중위생 및 식품위생
- 의료인 및 의료기관에 대한 지도 등에 관한 사항
- 의료기사·의무기록사 및 안경사에 대한 지도 등에 관한 사항
- 응급의료에 관한 사항
- 농어촌 등 보건의료를 위한 특별조치법에 의한 공중보건의사·보건진료원 및 보건진료소에 대한 지도 등에 관한 사항
- 약사에 관한 사항과 마약·향정신성의약품의 관리에 관한 사항
- 정신보건에 관한 사항
- 가정·사회복지시설 등을 방문하여 행하는 보건의료사업
- 지역주민에 대한 진료, 건강진단 및 만성퇴행성질환 등의 질병관리에 관한 사항
- 보건에 관한 실험 또는 검사에 관한 사항
- 장애인의 재활사업 기타 보건복지부령이 정하는 사회복지사업
- 기타 지역주민의 보건의료의 향상·증진 및 이를 위한 연구 등에 관한 사업

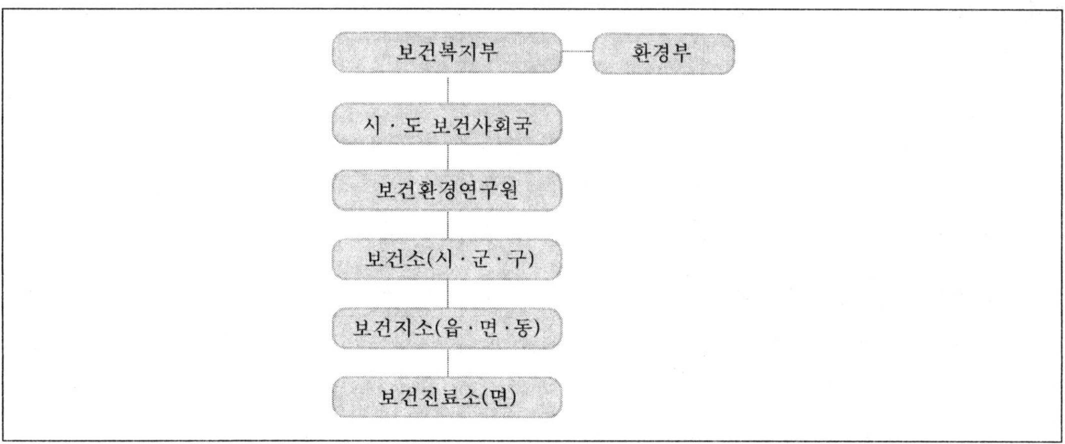

(3) 국제보건기구

① **WHO**

　㉠ 국제보건사업의 지도 · 조정

　㉡ 각국 정부에 기술지원 및 원조

　㉢ 전염병, 풍토병 등의 질병퇴치활동

　㉣ 식품, 약품, 생물학적 제제에 대한 국제표준치 제정 및 개발

　㉤ 모자보건과 정신보건 등 복지증진

　㉥ 보건관계 자료수집 및 의학적 조사와 연구사업

　㉦ 국제질병의 사인 규명

　㉧ 노동 및 환경위생 개선

② **UNICEF**

　㉠ 아동보건과 복지향상을 위한 원조

　㉡ 개발도상국을 대상으로 한 보건사업

　㉢ 아동권리 보호 · 증진

③ IOPH(국제공중보건처)

④ PAHO(범미보건기구)

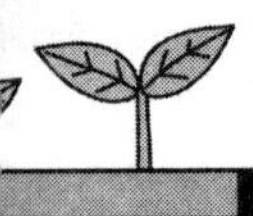

① 개요

(1) 사회보장의 개념

① **제1회 미국사회보장회의의 정의** … "현대의 정신적·도덕적·생리적 수준을 유지·향상시키는 동시에 다음 세대가 지향할 길을 마련해 주고 생산에 참여치 못하는 일부 국민에 대한 구제수단으로서 가치의 합리적인 배분과 적용"이라고 하였다.

② **W. Beveridge의 정의** … "실업, 질병 또는 재해에 의하여 수입중단사태에 대처하고, 노령에 의한 퇴직이나 사망에 의한 부양의 상실에 대비하며, 또한 출생, 사망, 결혼 등과 관련된 특별지출을 감당하기 위한 소득보장"이라고 하였다.

> **Tip** 사회보장
> ㉠ 사회보장제도의 창시자 : 비스마르크
> ㉡ 사회보장법을 최초로 제정한 나라 : 미국(1935)
> ㉢ 사회보장이 가장 발달한 나라 : 영국(최초로 보건소 설치)

(2) 내용

① **사회보험** … 소득보장(복지연금, 실업연금), 의료보장(의료보험, 산재보험)

② **공적부조** … 생활보호, 의료보호

③ **공공서비스** … 사회복지서비스, 보건의료서비스

(3) 우리나라 사회보장제도의 발달사

① **1953년** … 근로기준법 제정

② **1960년** … 공무원연금법, 선원보험법 제정

③ **1961년** … 아동복지법, 생활보호법 제정

④ **1962년** … 재해구호법, 군인보험법 제정

⑤ **1963년** … 사회보장에 관한 법률 제정, 의료보험법 제정

⑥ **1977년** … 영세민 의료보호제도 실시, 의료보험제도 실시

⑦ **1979년** … 공무원 및 교직원 의료보험 실시

⑧ 1981년 … 지역주민 의료보험 시범사업(홍천, 옥구, 군위)

⑨ 1987년 … 한방의료보험 전국 확대 실시

⑩ 1988년 … 농·어촌 주민 의료보험 전면 실시

⑪ 1989년 … 농·어촌 지역주민 의료보험의 실시(전국민 대상 의료보험), 약국 의료보험 실시

⑫ 1997년 … 국민의료보험법 제정(1998년 시행)

⑬ 1998년 … 국민의료보험관리공단 출범(통합주의방식의 의료보험제도로 변경)

⑭ 1999년 … 국민건강보험법 제정(2000년 시행), 국민기초생활보장법 제정(생활보호법은 폐지)

⑮ 2000년 … 국민건강보험공단 설립

⑯ 2001년 … 의료보호법을 의료급여법으로 전면 개정하여 의료보호를 의료급여로 전환

⑰ 2008년 … 기초노령연금제도 실시, 장기요양보험제도 실시

② 의료보험

(1) 의료보험의 정의

예측불가능하고 우발적인 의료사고로 인한 경제적 위험에 대비하기 위해 재정적 준비를 필요로 하는 다수인의 지원을 결합하여 의료수요를 상호 분담하는 것이다.

(2) 의료보험의 본질

① 일시적 사고를 보험사고로 한다.

② 일시적 과중한 부담을 경감시킨다.

③ 다수인을 대상으로 한다.

④ 예측불가능한 질환을 보험사고 대상으로 한다.

(3) 사회보험과 민간보험의 비교

① 사회보험은 국민복지에 목적을 두지만, 민간보험은 영리가 목적이다.

② 사회보험은 강제성을 띠지만, 민간보험은 자발적이다.

③ 사회보험은 개인의 의사와 상관없이 최저한도의 보장을 받는다.

④ 사회보험은 피용자, 사용자, 정부의 3자 부담 혹은 사용자와 정부의 2자 부담이지만, 민간 보험은 본인 부담이다.

⑤ 사회보험은 정부가 독점 운영하고, 민간보험은 시장경제원리에 따른다.

(4) 우리나라 의료보험의 연혁

① **1963년** … 의료보험법 제정

② **1976년** … 의료보험법 전면 개정

③ **1977년** … 500인 이상 사업장에 적용

④ **1983년** … 16인 이상 사업장에 적용

⑤ **1989년** … 전국민 의료보험 적용

⑥ **1995년** … 국민연금 실시

> **Tip** 의료수요 결정요인 … 건강상태, 인구구조, 의료비(가격), 의료비 지불방법 등이 있다.

(5) 의료보험 급여의 종류

① **의료적인 급여** … 요양급여, 분만급여

② **의료외적인 급여** … 장례비, 질병수당

> **Tip** 의료적인 급여는 당연히 의료보험 급여대상이 되나 의료외적인 급여는 그렇지 않다.

③ **법정급여** … 요양급여, 분만급여 등의 의료적인 급여

④ **부가급여** … 장례비, 건강진단, 상병수당 등 의료외적인 급여

> **Tip** 우리나라의 의료보험은 법정급여, 부가급여이다.

(6) 보험료의 보수지불방식

① **행위별 수가제**(Fee-for-service) … 입원한 환자를 대상으로 한 환자가 병원에 입원해 있는 동안 제공된 의료서비스들을 하나하나 그 사용량과 가격에 의해 진료비를 계산, 지급하는 방식을 말한다. 자유경쟁시장 체제하에서 폭넓게 수용되고 있으며 한국, 일본, 프랑스 등에서 채택하고 있다.

② **포괄수가제**(DRG ; Diagnosis Related Group ; 진단명 기준 환자군) … 환자 종류당 총괄보수단 가를 설정하여 보상하는 방식으로, 어떤 질병에 대한 미리 정해진 금액의 치료비 또는 수술비 를 내도록 하는 일종의 진료비 정액제이다. 미국에서 실시되고 있고, 우리나라도 일부 도입하 여 시행 중이며 점차 그 적용범위를 넓혀가고 있다.

③ **인두제** … 등록된 환자 또는 사람수에 따라서 일정액을 보상받는 방식으로, 영국 등에서 개업의 의 진료보수지불제도로 적용되고 있다.

④ **봉급제** … 일정한 진료비를 지급하는 방식으로, 사회주의 국가에서 채택하고 있다.

⑤ **총괄계약제**(독일) … 지불자 측과 진료자 측이 진료보수총액의 계약에 대해 사전에 체결하는 방 식이다.

❀ 보험료 보수지불방식의 장·단점 ❀

보수지불방식	장점	단점
행위별 수가제	• 의사의 재량권이 크다. • 서비스의 양과 질이 최대화된다.	• 행정적으로 복잡하다. • 의료비 상승을 유도한다. • 과잉진료 및 의료서비스가 남용될 수 있다. • 의료인과 보험자 간의 마찰이 생긴다.
포괄수가제	• 경제적인 진료가 가능하다. • 의료기관의 생산성이 증대된다. • 행정적으로 간편하다.	• 서비스가 최소화·규격화된다. • 행정적인 간섭요인이 증대된다.
인두제	• 진료의 계속성이 보장된다. • 비용이 저렴하다. • 질병예방에 관심이 증대된다. • 행정업무절차가 간편해진다.	• 환자의 선택권이 제한된다. • 서비스량이 최소화된다. • 환자후송 의뢰가 증가한다.
봉급제	• 의사의 수입이 안정되고, 직장이 보장된다. • 불필요한 경쟁심이 억제된다.	진료가 형식화·관료화된다.
총괄(총액) 계약제	• 총의료비를 억제할 수 있다. • 의료인단체에 의한 과잉진료의 자율적 억제가 가능하다.	• 첨단 의료서비스의 도입동기가 상실된다. • 진료비 계약을 둘러싼 교섭에 어려움이 있다.

③ 우리나라 의료보장제도의 발달

(1) 의료보험의 발달

① **의료보험**

㉠ **의료보험의 시행** : 의료보험법이 1963년 12월 제정되어 1964년 2월부터 근로자 및 그 부양가족을 대상으로 한 의료보험이 시행되었다.

㉡ **의료보험법의 목적** : 사회보장에 관한 법률에 의하여 의료보험사업을 행함으로써 근로자의 업무 외의 사유로 인한 질병·부상·사망 또는 분만과 근로자의 부양가족의 질병·부상·사망 또는 분만에 관하여 보험급여를 함을 목적으로 한다.

② **국민의료보험**

㉠ **국민의료보험의 시행** : 1997년 12월 국민의료보험법이 제정됨으로써 기존에 근로자에 한정되었던 의료보험이 전 국민을 대상으로 한 국민의료보험으로 그 범위를 확대하여 1998년 10월부터 시행되었다.

㉡ **국민의료보험법의 목적** : 국민의 질병·부상·분만·사망 등에 대하여 보험급여를 실시함으로써 국민 건강을 향상시키고 사회보장의 증진을 도모함을 목적으로 한다.

③ **국민건강보험법**

㉠ **국민건강보험의 시행** : 1999년 2월 국민건강보험법을 제정하여 기존 국민의료보험의 보장수준을 넘어 예방, 재활의 수준까지 그 범위를 더욱 확장한 국민건강보험을 2000년 2월부터 시행해 현재에 이르고 있다.

㉡ **국민건강보험법의 목적** : 국민의 질병·부상에 대한 예방·진단·치료·재활과 출산·사망 및 건강증진에 대하여 보험급여를 실시함으로써 국민보건을 향상시키고 사회보장을 증진함을 목적으로 한다.

(2) 의료보호의 발달

① **의료보호**

㉠ **의료보호의 시행** : 1977년 12월 의료보호법을 제정하여 생활능력이 없는 자에 대한 국가의 의료구조를 제도화하였다.

㉡ **의료보호법의 목적** : 생활유지의 능력이 없거나 생활이 어려운 자에게 의료보호를 실시함으로써 국민보건의 향상과 사회복지의 증진에 기여함을 목적으로 한다.

② 의료급여

   ⊙ 의료급여의 시행 : 2001년 기존의 의료보호법을 의료급여법으로 법명을 바꾸고 전면개정하여 2001년 10월 1일부터 시행하고 있다.

   ⓛ 의료급여법의 목적 : 생활이 어려운 자에게 의료급여를 실시함으로써 국민보건의 향상과 사회복지의 증진에 이바지함을 목적으로 한다.

(3) 생활보호의 발달

① 생활보호

   ⊙ 생활보호의 시행 : 생활유지의 능력이 없는 자 등에 대한 보호를 위해 1961년 생활보호법을 제정하여 1962년부터 시행하였다.

   ⓛ 생활보호법의 목적 : 노령, 질병 기타 근로능력의 상실로 인하여 생활유지의 능력이 없는 자 등에 대한 보호와 그 방법을 규정하여 사회복지의 향상에 기여함을 목적으로 한다.

② 국민기초생활 보장

   ⊙ 국민기초생활 보장의 실시 : 기존의 생활보호법을 폐지하고 1999년 국민기초생활 보장법을 제정하여 2000년 10월부터 시행하고 있다.

   ⓛ 국민기초생활 보장법의 목적 : 노령, 질병 기타 근로능력의 상실로 인하여 생활유지의 능력이 없는 자 등에 대한 보호와 그 방법을 규정하여 사회복지의 향상에 기여함을 목적으로 한다.

   ⓒ 국민기초생활 보장의 내용

   • 최저생계비의 정의 : 국민이 건강하고 문화적인 생활을 유지하기 위하여 소요되는 최소한의 비용으로서 보건복지부장관이 공표하는 금액을 말한다.

   • 급여의 기본원칙 : 급여는 수급자가 자신의 생활의 유지·향상을 위하여 그 소득·재산·근로능력 등을 활용하여 최대한 노력하는 것을 전제로 이를 보충·발전시키는 것을 기본원칙으로 한다.

   • 수급권자의 범위 : 수급권자는 부양의무자가 없거나, 부양의무자가 있어도 부양능력이 없거나 부양을 받을 수 없는 자로서 소득인정액이 최저생계비 이하인 자로 한다.

   • 급여의 종류 : 생계급여, 주거급여, 의료급여, 교육급여, 해산급여, 장제급여, 자활급여가 있다.

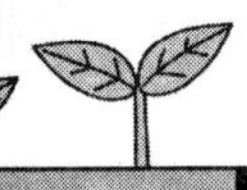

① 국민건강보험사업

(1) 국민건강보험법

① **적용범위** ⋯ 국민의 질병·부상에 대한 예방·진단·치료·재활과 출산·사망 및 건강증진에 대하여 보험급여를 실시한다.

② **관장** ⋯ 건강보험사업은 보건복지부장관이 관장한다.

③ **용어의 정의**

　㉠ 근로자 : 직업의 종별에 불구하고 근로의 대가로서 보수를 받아 생활하는 자(법인의 이사 기타 임원을 포함)로서 공무원과 교직원을 제외한 자를 말한다.

　㉡ 사용자
- 당해 근로자가 소속되어 있는 사업장의 사업주
- 당해 공무원이 소속되어 있는 기관의 장으로서 대통령령이 정하는 자
- 당해 교직원이 소속되어 있는 사립학교를 설립·운영하는 자

　㉢ 사업장 : 사업소 또는 사무소를 말한다.

　㉣ 공무원 : 국가 또는 지방자치단체에서 상시 공무에 종사하는 자를 말한다.

　㉤ 교직원 : 사립학교 또는 그 학교경영기관에서 근무하는 교원 및 직원을 말한다.

(2) 보험급여(「보건행정」에서 상세히 설명)

① **요양급여** ⋯ 가입자 및 피부양자의 질병·부상·출산 등에 대하여 진찰·검사, 약제·치료재료의 지급, 처치·수술 기타의 치료, 예방·재활, 입원, 간호, 이송 등의 급여를 실시한다.

② **임의급여** ⋯ 공단은 요양급여 외에 대통령령이 정하는 바에 의하여 장제비·상병수당 기타의 급여를 실시할 수 있다.

③ **건강검진** ⋯ 국민건강보험공단은 가입자 및 피부양자에 대하여 질병의 조기발견과 그에 따른 요양급여를 하기 위하여 건강검진을 실시한다.

② 국민건강증진사업

(1) 국민건강증진법

① **목적** … 국민에게 건강에 대한 가치와 책임의식을 함양하도록 건강에 관한 바른 지식을 보급하고 스스로 건강생활을 실천할 수 있는 여건을 조성함으로써 국민의 건강을 증진함을 목적으로 한다.

② **용어의 정의**

　㉠ **국민건강증진사업** : 보건교육, 질병예방, 영양개선 및 건강생활의 실천 등을 통하여 국민의 건강을 증진시키는 사업을 말한다.

　㉡ **보건교육** : 개인 또는 집단으로 하여금 건강에 유익한 행위를 자발적으로 수행하도록 하는 교육을 말한다.

　㉢ **영양개선** : 개인 또는 집단이 균형된 식생활을 통하여 건강을 개선시키는 것을 말한다.

(2) 국민건강의 관리

① **건강생활의 지원**

　㉠ 국가 및 지방자치단체는 국민이 건강생활을 실천할 수 있도록 지원하여야 한다.

　㉡ 국가는 혼인과 가정생활을 보호하기 위하여 혼인 전에 혼인 당사자의 건강을 확인하도록 권장하여야 한다.

② **금연 및 절주운동** … 국가 및 지방자치단체는 국민에게 담배의 직접흡연 또는 간접흡연과 과다한 음주가 국민건강에 해롭다는 것을 교육·홍보하여야 한다.

③ **보건교육의 관장 및 실시**

　㉠ 보건복지부장관은 국민의 보건교육에 관하여 관계중앙행정기관의 장과 협의하여 이를 총괄한다.

　㉡ 국가 및 지방자치단체는 모든 국민이 건강생활을 실천할 수 있도록 그 대상이 되는 개인 또는 집단의 특성·건강상태·건강의식 수준 등에 따라 적절한 보건교육을 실시한다.

④ **보건교육의 평가** … 보건복지부장관은 정기적으로 국민의 보건교육의 성과에 관하여 평가를 하여야 한다.

⑤ **보건교육의 개발** … 보건복지부장관은 한국보건사회 연구원으로 하여금 보건교육에 관한 정보·자료의 수집·개발 및 조사, 그 교육의 평가 기타 필요한 업무를 행하게 할 수 있다.

⑥ **영양개선** … 국가 및 지방자치단체는 국민의 영양상태를 조사하여 국민의 영양개선 방안을 강구하고 영양에 관한 지도를 실시하여야 한다.

⑦ **국민영양조사** … 보건복지부장관은 국민의 건강상태 · 식품섭취 · 식생활조사 등 국민의 영양에 관한 조사를 정기적으로 실시한다.

⑧ **구강건강사업** … 국가 및 지방자치단체는 국민의 구강질환의 예방과 구강건강의 증진을 위하여 다음의 사업을 행한다.
  ㉠ 구강건강에 관한 교육사업
  ㉡ 수돗물 불소농도 조정사업
  ㉢ 구강건강에 관한 조사 · 연구사업
  ㉣ 기타 구강건강의 증진을 위하여 대통령령이 정하는 사업

⑨ **건강증진사업**
  ㉠ 국가 및 지방자치단체는 국민건강증진사업에 필요한 요원 및 시설을 확보하고, 그 시설의 이용에 필요한 시책을 강구하여야 한다.
  ㉡ 시장 · 군수 · 구청장은 지역주민의 건강증진을 위하여 보건소장으로 하여금 다음의 사업을 하게 할 수 있다.
   • 보건교육 및 건강상담
   • 영양관리
   • 구강건강의 관리
   • 질병의 조기발견을 위한 검진 및 처방
   • 지역사회의 보건문제에 관한 조사 · 연구
   • 기타 건강교실의 운영 등 건강증진사업에 관한 사항

⑩ **검진** … 국가는 건강증진을 위하여 필요한 경우에 국민에 대하여 건강검진을 실시할 수 있다.

Chapter 01 — 출제예상문제

1 다음 보기 중 사회보장의 기본개념에 포함되는 것은?

> ㉠ 국가가 책임을 진다.　　　　　　㉡ 국민 전체를 대상으로 한다.
> ㉢ 의료보장과 소득보장을 내용으로 한다.　㉣ 최저생활을 보장한다.

① ㉠㉡
② ㉡㉣
③ ㉠㉡㉣
④ ㉡㉢㉣
⑤ ㉠㉡㉢㉣

> **note** 사회보장의 기본개념 … 국가가 질병·장애·노령·실업·사망 등의 사회적 위험으로부터 모든 국민을 보호하고 빈곤을 해소하며 국민생활의 질을 향상시키기 위하여 제공하는 제도적 장치, 즉 사회보험·공공부조·사회복지서비스 및 관련 복지제도를 말한다.
> ㉢은 사회보장의 개념 중 사회보험, ㉣은 공공부조의 내용에 해당한다.

2 다음 보기 중 POSDCoRB에 해당하는 조직관리의 기능을 모두 고른 것은?

> ㉠ 조직　　　　　　㉡ 보고
> ㉢ 지휘　　　　　　㉣ 실행
> ㉤ 통제　　　　　　㉥ 조정
> ㉦ 인사　　　　　　㉧ 예산

① ㉠㉡㉢㉣㉤
② ㉠㉢㉥㉦㉧
③ ㉠㉢㉤㉥㉦㉧
④ ㉡㉢㉣㉥㉦㉧
⑤ ㉠㉡㉢㉥㉦㉧

> **note** ㉣㉤은 제외되고 계획까지 포함해 7가지이다.
> ※ 귤릭의 조직관리를 위한 7가지 기능(POSDCoRB) … 계획(Planning), 조직(Organizing), 인사(Staffing), 지휘(Directing), 조정(Coordinating), 보고(Reporting), 예산(Budgeting)

Answer　1.⑤　2.⑤

3 우리나라에서 건강보험이 전국적으로 시행된 해는 언제인가?

① 1988년

② 1989년

③ 1998년

④ 1999년

⑤ 2000년

> **note** 우리나라 의료보험의 발달
> ㉠ 의료보험 : 1964년 2월부터 근로자 및 그 부양가족을 대상으로 시행되었다.
> ㉡ 국민의료보험 : 기존에 근로자에 한정되었던 의료보험이 전 국민을 대상으로 한 국민의료 보험으로 그 범위를 확대하여 1998년 10월부터 시행되었다. 국민의료보험은 국민의 질병·부상·분만·사망 등에 대하여 보험급여를 실시하였다.
> ㉢ 국민건강보험 : 2000년 2월부터 시행되었고, 국민의 질병·부상에 대한 예방·진단·치료·재활과 출산·사망 및 건강증진에 대하여도 보험급여를 실시함으로써 기존 국민의료보험의 보장수준과 범위를 더욱 확장하여 현재에 이르고 있다.

4 중앙행정조직 중 학교의 환경위생 및 식품위생을 관장하는 부서는 어디인가?

① 노동부

② 보건복지부

③ 교육인적자원부

④ 재정경제부

⑤ 행정자치부

> **note** ③ 학교의 보건과 관련된 환경위생과 식품위생은 학교의 장이 학교보건법과 교육인적지원부(장관)의 지휘하에 행한다.
> ※ 보건복지부는 국민의 보건과 복지정책을 수립·관장하고, 노동부는 근로자의 보건과 복지, 산업보건을 관장한다.

5 국민건강증진법상 건강증진사업으로 규정된 것이 아닌 것은?

① 질병예방

② 보건교육

③ 영양개선

④ 전염병 관리

㉠ 목적 : 국민에게 건강에 대한 가치와 책임의식을 함양하도록 건강에 관한 바른 지식을 보급하고 스스로 건강생활을 실천할 수 있는 여건을 조성함으로써 국민의 건강을 증진함을 목적으로 한다.

㉡ 국민건강증진사업 : 보건교육, 질병예방, 영양개선 및 건강생활의 실천 등을 통하여 국민의 건강을 증진시키는 사업을 말한다.

• 보건교육 : 개인 또는 집단으로 하여금 건강에 유익한 행위를 자발적으로 수행하도록 하는 교육을 말한다.

• 영양개선 : 개인 또는 집단이 균형된 식생활을 통하여 건강을 개선시키는 것을 말한다.

6 다음 중 의료개방을 하게 된 계기가 된 협약은?

① 바젤협약

② 아동의 권리에 관한 협약

③ 도하개발아젠다협약

④ 협약 선원의 건강보호 및 의료보호에 관한 협약

㉠ 의의 : WTO의 최고 의사결정기구인 각료회의는 2001년 11월 카타르 도하에서 개최된 제4차 각료회의에서 새로운 다자간 무역협상출범을 선언하면서 '도하개발아젠다(Doha Development Agenda ; DDA)'로 명명하였다. UR에서는 공산품의 무역협정만이 주로 다루어졌다면 DDA에서는 공산품뿐만 아니라 농산품과 의료분야를 포함한 서비스분야의 협정이 본격적으로 진행되었다.

㉡ 서비스무역의 4가지 공급방식(Modes of Supply) : 보건의료분야를 포함하는 서비스분야에 대한 협상은 Mode 1부터 Mode 4까지 설정되어 있다.

• Mode 1(국경간 공급) : 한 국가에서 다른 국가로 공급되는 서비스로서, 원격진료서비스를 예로 들 수 있다.

• Mode 2(해외 소비) : 한 국가의 개인 또는 기업이 다른 나라에서 서비스를 이용하는 것으로 환자가 해외에 나가 치료를 받는 것을 예로 들 수 있다.

• Mode 3(상업적 주재) : 외국기업이 다른 국가에 자회사나 지사를 설립하여 서비스를 공급하는 것을 의미하는 것으로, 해외 의료기관의 설립(자본의 진출)을 예로 들 수 있다.

• Mode 4(자연인의 이동) : 어떤 국가의 개인이 다른 국가로 이동해서 공급하는 것을 의미하는 것으로, 의료인이나 의료기관 경영진 등 인력의 이동을 예로 들 수 있다.

Answer 6.③

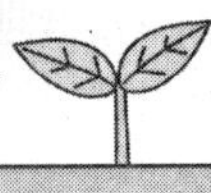

7 보험료 보수지불방식 중 과잉진료를 최소화할 수 없는 보수지불방식은?

① 인두제

② 포괄수가제

③ 총괄계약제

④ 행위별 수가제

> **note** 행위별 수가제 … 입원한 환자를 대상으로 한 환자가 병원에 입원해 있는 동안 제공된 의료서비스들을 하나하나 그 사용량과 가격에 따라 진료비를 계산·지급하는 방식으로, 과잉진료 및 의료서비스의 남용과 더불어 의료비의 상승을 유도한다. 나머지 보수지불방식은 의료서비스가 최소화·규격화되어 의료비의 감소가 가능하다.

8 다음 보기 중 의료수요를 결정짓는 요인으로 바르게 묶인 것은?

㉠ 건강상태	㉡ 인구구조
㉢ 의료비(가격)	㉣ 의료비 지불방법

① ㉠㉡

② ㉢㉣

③ ㉠㉢

④ ㉠㉡㉢㉣

> **note** 모두 의료수요의 결정요인에 속한다.

9 다음 중 건강보험의 급여범위에 포함되는 것은?

① 자기공명 촬영(MRI)

② 상급 병실료 차액

③ 특진료

④ 초음파

> **note** 의료비 중 본인 전액부담 항목(비급여 항목) … 특진료(선택진료비), 상급 병실료 차액, 100/100 전액 본인부담진료, 초음파 등은 본인부담액상한제가 적용되지 않아 본인이 전액을 부담한다.
> ※ 건강보험의 확대실시
> ㉠ 희귀·난치성 질환 가운데 척추갈림증 등 25개 질환에 대해선 환자부담액이 줄어들었다.
> ㉡ 농어민에 대해 제공되는 건강보험료 지원이 총보험료의 30%에서 40%로 확대되었다.
> ㉢ 척추질환을 제외한 MRI(자기공명 영상촬영)와 소이증, 안면화상, 연골무형성증, 인공와우 등이 2005년부터 보험적용대상에 신규로 포함되었고, 자연분만과 미숙아 입원진료 등에 대해서 환자가 진료비의 20%를 내던 것을 면제하였다.
> ㉣ 2005년부터 골다공증 치료제의 급여기간이 90일에서 180일로 연장되었다.
> ㉤ 2005년 하반기부터 중증환자(암환자, 중증심장질환, 중증뇌혈관질환)의 치료비에 대한 환자부담이 20%에서 10%로 축소되었다.

Answer   7.④   8.④   9.①

10 의료보험 급여가 중단되는 경우가 아닌 것은?

① 외국여행 중

② 자기 잘못으로 인한 상해

③ 교도소 안에서 수감 중일 때

④ 국외에서 업무에 종사하고 있는 경우

> **note** ② 자기의 잘못이라도 고의가 아니면 보상급여를 받을 수 있다.
>
> ※ 급여의 정지사유… 급여를 받을 수 있는 자가 다음에 해당하게 된 때에는 그 기간 중 보험급여를 하지 않는다. 다만 ⓒⓔ은 요양급여를 실시한다〈국민건강보험법 제49조〉.
> ㉠ 국외에 여행 중인 때
> ㉡ 국외에서 업무에 종사하고 있는 때
> ㉢ 병역법의 규정에 의한 현역병, 전환 복무된 사람 및 무관후보생
> ㉣ 교도소 기타 이에 준하는 시설에 수용되어 있는 때

11 다음 중 의료서비스가 증가될 수 있는 보험료의 보수지불방식은?

① 인두제

② 봉급제

③ 행위별 수가제

④ 포괄수가제

> **note** 행위별 수가제… 입원한 환자를 대상으로 한 환자가 병원에 입원해 있는 동안 제공된 의료서비스들을 하나하나 그 사용량과 가격에 의해 진료비를 계산, 지급하는 방식으로 의사의 재량권이 크고 서비스의 양과 질의 최대화를 기할 수 있다. 한편 의료비의 상승을 유도할 수 있고, 과잉진료 및 의료서비스의 남용, 행정의 복잡성, 의료인과 보험자 간의 마찰이 발생할 수 있다.
> ① 인두제 : 등록된 환자 또는 사람수에 따라서 일정액을 보상받는 방식으로, 진료의 계속성 보장, 저렴한 비용, 행정업무절차의 간소화를 기할 수 있으나 환자의 선택권 제한, 서비스량의 최소화, 환자후송 의뢰의 증가 등의 단점이 있다.
> ② 봉급제 : 일정한 진료비를 지급하는 방식으로, 의사의 수입이 안정되고 불필요한 경쟁심을 억제할 수 있으나 진료의 형식화 및 관료화의 우려가 있다.
> ④ 포괄수가제 : 환자 종류당 총괄보수단가를 설정하여 보상하는 방식으로, 어떤 질병에 대해 미리 정해진 금액의 치료비 또는 수술비를 내도록 하는 일종의 진료비 정액제이다. 경제적인 진료실시, 의료기관의 생산성 증대, 행정이 간편화되는 한편, 서비스가 최소화·규격화되고 행정직의 간섭요인이 증대된다.

12 WHO에서 규정한 보건행정의 내용이 아닌 것은?

① 환경위생 ② 전염병관리

③ 환경오염관리 ④ 모자보건사업

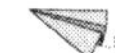 **note** WHO(세계보건기구)가 규정한 보건행정의 범위
  ㉠ 보건관련 통계의 수집, 분석, 보전
  ㉡ 보건교육
  ㉢ 환경위생
  ㉣ 전염병관리
  ㉤ 모자보건
  ㉥ 의료
  ㉦ 보건간호 등

13 다음 중 보건의료자원이 아닌 것은?

① 보건의료시설 ② 보건의료제도

③ 보건의료인력 ④ 보건의료지식

note 보건의료자원
  ㉠ 인적 요소 : 보건의료인력(조직)
  ㉡ 물적 요소 : 보건의료시설, 보건의료장비, 보건의료재정(예산), 보건의료지식

14 영국에서 공중보건법에 근거하여 공중보건국과 지방보건국이 설치됨으로써 보건행정의 기틀이 마련된 시기는?

① 고대기 ② 중세기

③ 여명기 ④ 확립기

⑤ 발전기

note 1848년(여명기) 영국의 Chadwick에 의해 국립위생국 설립, 공중보건법의 제정 등 보건행정의 기초가 확립되었다.

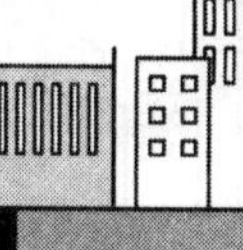

15 사회보장에 대한 설명으로 옳지 않은 것은?

① 보건의료시설 및 의료수혜의 확충 ② 교육기회의 확충

③ 사회보장의 안전망 구축 ④ 최저생활의 확충

⑤ 강제성이나 임의의 가입

> **note** ⑤ 사회보장은 강제적 가입이지만, 민간보험은 자발적이다.

16 보건소의 역할이 아닌 것은?

① 국민건강증진, 보건교육, 구강보건 및 영양개선사업

② 전염병의 예방·관리 및 진료

③ 모자보건 및 가족계획사업

④ 지역주민에 대한 진료, 건강진단 및 만성퇴행성 질환 등의 질병관리에 관한 사항

⑤ 암환자 치료

> **note** 보건소는 질병의 예방과 관리에 관한 사항을 담당하는 기관으로 전문적인 치료는 전문병원에서 담당한다.

17 다음 중 보건사업을 하향식으로 운영시 잘못된 내용은?

① 지역사회의 특성에 맞는 사업을 할 수 있다.

② 지역사회 단위별 사업으로 의미가 없는 것이 있다.

③ 정부부처 간의 협력으로 가능한 것이 있다.

④ 보건사업의 중첩을 피할 수 있다.

⑤ 지역사회 단위별 사업만으로는 불가능하기 때문이다.

> **note** 정부의 일방적인 지시를 따르므로 지역사회의 특성과는 거리가 멀다.

18 세계보건기구와 미국보건협회가 규정하고 있는 보건행정의 범위로 가장 주요한 공통사항은?

① 보건교육과 홍보　　　　　　　　　② 전염병관리

③ 보건검사　　　　　　　　　　　　④ 모자보건

⑤ 의료인력관리

> **note** "공중보건은 하나에서 열까지 보건교육이다."라는 말이 있을 정도로 보건교육은 중요하다.

19 국민건강증진법의 목적과 용어의 정의를 나열한 것이다. 맞는 것은?

① 국민건강증진법의 목적은 국민에게 건강에 대한 가치와 책임의식을 함양하도록 건강에 관한 바른 지식을 보급하고 건강생활을 실천할 수 있는 여건을 조성함으로써 국민의 건강을 증진하는 데에 있다.

② '국민건강사업'이라 함은 보건교육, 질병예방, 영양개선 및 건강생활의 실천 등을 통하여 국민의 건강을 증진시키는 사업을 말한다.

③ '보건교육'이라 함은 개인 또는 집단으로 하여금 건강에 유익한 행위를 자발적으로 수행하도록 하는 교육을 말한다.

④ '영양개선'이라 함은 개인 또는 집단이 균형된 식생활을 통하여 건강을 개선시키는 것을 말한다.

⑤ 위의 내용 모두 옳다.

> **note** ⑤ 국민건강증진법의 목적과 용어의 정의로 모두 옳다.
>
> ※ **국민건강증진법** … 국민에게 건강에 대한 올바른 지식을 보급하고, 스스로가 건강생활을 실천할 수 있는 여건을 조성함으로써 국민의 건강을 증진할 목적으로 제정된 법률로서 1995년 1월 5일 법률 제4914호로 제정되었다.

20 조직의 일반적인 순서 중 우선순위는?

① 목적　　　　　　　　　　　　　　② 계획

③ 조정　　　　　　　　　　　　　　④ 지휘

⑤ 예산

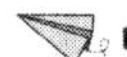 **note** 조직의 일반적인 순서(POAC) ··· 기획 → 조직 → 실행 → 관리

    ※ 귤릭의 조직관리를 위한 7가지 기능(POSDCoRB)

       ㉠ 계획(Planning)

       ㉡ 조직(Organizing)

       ㉢ 인사(Staffing)

       ㉣ 지휘(Directing)

       ㉤ 조정(Coordinating)

       ㉥ 보고(Reporting)

       ㉦ 예산(Budgeting)

21 보건행정조직상 보건소의 기능은?

① 사업평가   ② 정책수립

③ 예산책정   ④ 사업실시

    note 보건소는 보건행정조직상 하위조직으로 정책에 맞게 사업을 실행한다.

22 우리나라의 보건소가 설치되어 있는 행정단위는?

① 시, 도   ② 읍, 면

③ 농·어촌   ④ 구, 시, 군

    note 보건소는 시, 군, 구 단위로 1개씩, 인구 20만 명 이상인 경우 초과인구 10만 명당 1개소씩 설치할 수 있다.

23 다음 중 의료전달체계를 가장 잘 설명한 것은 어느 것인가?

① 의료는 의사가 환자의 질병을 치료해 주는 것이므로 이를 학술적으로 표현한 것이다.

② 제한되어 있는 가용자원을 최대한으로 활용하여 효과적이며 효율적으로 의료를 전달하려는 제도를 말한다.

③ 의사가 없는 무의지역에 이동진료차를 보내는 것을 말한다.

④ 의료요원들 간의 의사전달을 위한 제도이다.

⑤ 고가의 약으로 환자를 치료하는 제도이다.

    note 의료전달체계 ··· 보건의료체계의 하위개념으로 가용자원을 최대한 활용하여 양질의 급여를 민주적·효율적으로 전달하려는 제도이며, 모든 국민에게 동등하고 당연하게 적용되어야 한다.

Answer   21.④ 22.④ 23.②

24 다음 중 공중보건사업 수행의 최소단위는?

① 지역사회　　　　　　　　　　② 직장
③ 개인　　　　　　　　　　　　④ 가족
⑤ 학교

　　　note 공중보건사업의 기본단위는 지역사회이다.

25 의료법상 의료인이 아닌 것은?

① 의사　　　　　　　　　　　　② 간호사
③ 약사　　　　　　　　　　　　④ 한의사
⑤ 치과의사

　　　note 의료인 … 보건복지부장관의 면허를 받은 의사, 치과의사, 한의사, 조산사 및 간호사를 말한다
　　　〈의료법 제2조〉.

26 보건행정은 "보건적 기술을 행정이라는 (　　)을 통하여 주민생활 속에 도입시키는 것이다."라고
한다. (　　)안에 들어갈 말은?

① 기획　　　　　　　　　　　　② 학문
③ 형식　　　　　　　　　　　　④ 기관
⑤ 조직

　　　note 보건행정은 보건적 기술을 행정이라는 형식을 통하여 주민생활 속에 도입시키는 것이다.

27 보건행정의 원리에 대한 설명 중 옳지 않은 것은?

① 보건행정은 봉사성과 과학성을 가지고 있다.
② 공중보건학에 기초를 두고 응용하는 과학이다.
③ 예방의학에서 총괄적인 의료서비스로 변화되고 있다.
④ 세계보건기구가 정한 보건행정의 범위는 모자보건만 포함된다.

Answer　24.①　25.③　26.③　27.④

note ④ 보건행정의 범위는 모자보건에만 국한되지 않으며, 공중보건의 목적을 달성하기 위한 모든 활동을 포함한다.

28 세계최초의 사회보장법은 언제, 어느 나라가 공포하였는가?

① 1935년, 미국

② 1935년, 프랑스

③ 1935년, 영국

④ 1945년, 미국

note 사회보장법을 최초로 제정한 나라는 1935년 미국이다.

29 조직의 원칙에 해당하지 않는 것은?

① 조정

② 예산

③ 목적

④ 계층제

⑤ 일치

note 조직의 7대 원칙 … 조정, 목적, 분업, 명령통일, 계층화, 일치, 통솔범위의 원칙

30 세계에서 최초로 보건소를 설치한 나라는?

① 스웨덴

② 독일

③ 미국

④ 프랑스

⑤ 영국

note 세계 최초로 보건소를 설치한 나라는 영국이며, 사회보장이 가장 발달하였다.

31 의료기관이라고 할 수 없는 것은?

① 접골원

② 조산소

③ 한방병원

④ 치과의원

note 의료기관의 구분 … 종합병원, 병원, 치과병원, 한방병원, 요양병원, 의원, 치과의원, 한의원 및 조산원으로 나눈다.

Answer 28.① 29.② 30.⑤ 31.①

32 우리나라의 보건소는 어떻게 설치되는가?

① 인구 10만명에 1개소씩 설치

② 읍, 면, 동에 1개소씩 설치

③ 시, 군, 구에 1개소씩 설치

④ 필요할 때 마다 설치

> **note** 시, 군, 구별로 1개소씩 설치한다. 다만, 시장·군수·구청장이 지역주민의 보건의료를 위하여 필요하다고 인정하는 경우에는 필요한 지역에 보건소를 추가로 설치·운영할 수 있다.

33 산업보건분야에서 세계보건기구와 긴밀한 유대관계를 맺고 있는 국제기구는?

① FAO ② UNCTAD

③ FDA ④ ILO

⑤ EU

> **note** ① FAO(세계식량농업기구)
> ② UNCTAD(유엔무역개발회의)
> ③ FDA(미국식품의약국)
> ④ ILO(국제노동기구)
> ⑤ EU(유럽연합)

34 정부수립 후 중앙 보건행정조직의 명칭변경 순서로 옳은 것은?

① 사회부 – 보건부 – 보건후생부 – 보건사회부 – 보건복지부

② 사회부 – 보건부 – 보건사회부 – 보건복지부

③ 위생국 – 보건후생국 – 보건후생부 – 보건복지부

④ 위생국 – 보건후생국 – 보건사회부 – 보건복지부

> **note** 중앙 보건행정조직의 명칭변천

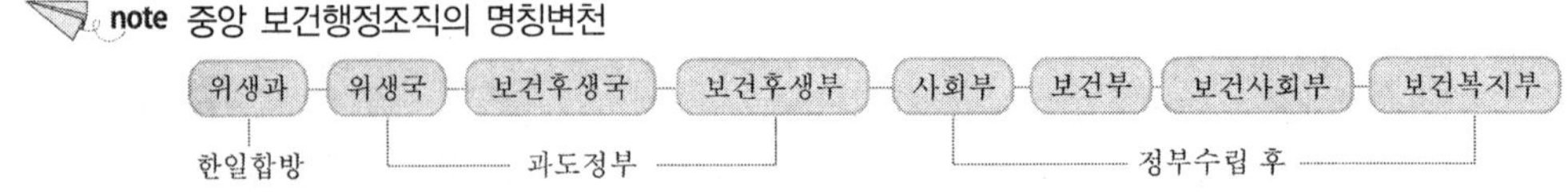

Answer 32.③ 33.④ 34.②

35 우리나라의 의료보험사업 시행년도는?

① 1967년　　　　　　　　　　② 1975년

③ 1977년　　　　　　　　　　④ 1980년

⑤ 1981년

> **note** ③ 1977년 500인 이상 사업장에 적용하였다.

36 다음 중 건강보험 급여대상에 포함되지 않는 것은?

① 부상　　　　　　　　　　② 질병

③ 장제　　　　　　　　　　④ 분만

⑤ 의료급여 대상자

> **note** 의료급여 대상자는 건강보험 급여대상이 아니라 의료급여의 대상이다.

37 비스마르크에 의해 세계 최초로 질병보호법이 제정된 시기는?

① 고대기　　　　　　　　　　② 중세기

③ 여명기　　　　　　　　　　④ 발전기

⑤ 확립기

> **note** 세계 최초로 질병보호법이 비스마르크에 의해 제정된 시기는 확립기이다.

38 우리나라에서 현대적 의미의 보건행정을 시작한 곳은?

① 의료보험국　　　　　　　　　　② 보건정책국

③ 보건복지부　　　　　　　　　　④ 위생국

⑤ 연금보험국

> **note** 1945년 위생국을 설치하여 현대적 의미의 보건행정이 시작되었다.

Answer　35.③　36.⑤　37.⑤　38.④

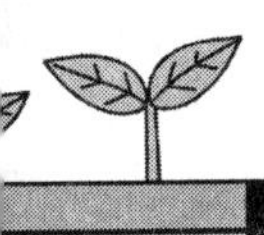

39 시, 군의 보건소장을 직접 지휘, 감독하는 자는?

① 구청장   ② 도지사

③ 시장, 군수   ④ 보건복지부장관

⑤ 지방경찰청장

> **note** 보건소는 시, 군, 구에 1개소씩 설치하며, 각 장의 지휘·감독을 받는다.

40 보건행정이 발전해 온 시대별 순서로 옳은 것은?

① 고대기 → 중세기 → 여명기 → 확립기 → 발전기

② 고대기 → 여명기 → 중세기 → 확립기 → 발전기

③ 여명기 → 고대기 → 중세기 → 확립기 → 발전기

④ 여명기 → 중세기 → 고대기 → 확립기 → 발전기

⑤ 고대기 → 확립기 → 중세기 → 여명기 → 발전기

> **note** 보건행정의 시대별 발전순서 … 고대기 → 중세기 → 여명기 → 확립기 → 발전기

41 ( )안에 들어갈 말로 적당한 것은?

> 보건소에는 소장 1인을 두되, 소장은 의사의 자격을 가진 자 중에서 임명한다. 다만, 의사의 자격을 가진 자로 충원하기 곤란한 경우에는 (   )을(를) 임명할 수 있다.

① 약사   ② 보건직 공무원

③ 구청 과장   ④ 환경직 공무원

⑤ 시장, 군수가 지정하는 자

> **note** 보건소장의 임용
> ㉠ 보건소장은 의사의 면허를 가진 자 중에서 시장, 군수, 구청장이 임용한다.
> ㉡ 의사의 면허를 가진 자로서 보건소장을 충원하기가 곤란한 경우에는 지방공무원임용령에 의하여 보건의무직군의 공무원을 보건소장으로 임용할 수 있다.

Answer   39.③   40.①   41.②

42 의료에 관한 중요한 사항을 조사, 심의하는 보건복지부장관의 자문기구는?

① 의료자문심의회 ② 의료심의위원회
③ 의료자문위원회 ④ 의료심사위원회
⑤ 의료위원회

> **note** 의료심사위원회는 보건복지부장관의 자문기관이다.

43 보건행정계획에 있어서 PPBS에 포함되지 않는 것은?

① 목표 ② 체계
③ 사업 ④ 계획
⑤ 예산

> **note** PPBS … Planning(계획), Programming(사업), Budgeting(예산), System(체계)

44 다음 중 조직의 원칙과 거리가 먼 것은?

① 명령통일의 원칙 ② 분업의 법칙
③ 조정의 원칙 ④ 통합의 원칙
⑤ 목적의 원칙

> **note** 조직의 원칙 … 조정의 원칙, 목적의 원칙, 분업의 원칙, 명령통일의 원칙, 계층제의 원칙, 일치의 원칙, 통솔범위의 원칙

45 산업혁명으로 대중에 대한 보건문제가 새로운 인식을 가지게 된 시기는?

① 고대기 ② 여명기
③ 확립기 ④ 중세기
⑤ 발전기

> **note** 산업혁명 이후 공장법 제정 등의 보건문제가 새로운 인식을 가지게 된 시기를 여명기라 한다.

Answer 42.④ 43.① 44.④ 45.②

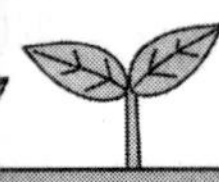

46 "보건소 설치의 목적은 (　　)의 합리적 운영과 (　　)향상에 기여하는 데 있다."에서 괄호 안에 들어갈 말은?

① 공중위생, 국민보건　　　　② 환경위생, 산업보건

③ 보건행정, 국민보건　　　　④ 의료정책, 국민보건

⑤ 보건행정, 보건의료

> **note** 보건소 설치의 목적은 보건행정의 합리적 운영과 국민보건 향상에 기여하는 데 있다.

47 공중보건사업은 누구에게 실시되어야 원만하게 이루어지는가?

① 질병이 발생될 우려가 있는 자　　② 전염병을 가지고 있는 자

③ 빈민층이나 중류층　　　　　　　④ 개별적 방문이 필요한 사람

⑤ 모든 지역사회 주민

> **note** 공중보건사업의 기본단위는 지역사회 전체 주민이다.

48 다음 중 보건교육에 대한 것으로 옳은 것은?

① 대중교육　　　　　　　　② 학교교육

③ 집단교육　　　　　　　　④ 전문교육

⑤ 개인교육

> **note** 보건교육 … 전 국민을 대상으로 하는 대중교육이다.

49 우리나라의 가족계획사업에 있어서 저해요인은?

① 정부의 지원부족　　　　　② 도시인구 과다

③ 경제적인 풍요　　　　　　④ 남아선호사상

⑤ 무지

> **note** 남아선호사상으로 인해 다산을 하는 경우가 많다.

Answer　　46.③　47.⑤　48.①　49.④

50 다음 중 세계보건기구가 관장하고 있는 사업이 아닌 것은?

① 영양개선사업　　　　　　　　　　　② 정신보건
③ 국제질병의 사인규명　　　　　　　　④ 전염병, 풍토병 등 질병퇴치활동
⑤ 의료봉사활동

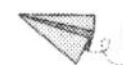 **note** 세계보건기구의 관장사업
　　ㄱ 모자보건 및 영양개선사업
　　ㄴ 식품·약품·생물학적 제제에 대한 국제표준치 제정 및 개발
　　ㄷ 결핵 및 성병관리사업
　　ㄹ 전염병 및 풍토병 등 질병퇴치활동
　　ㅁ 공중보건, 의료, 사회보장
　　ㅂ 의료봉사 지원
　　ㅅ 보건분야의 조사, 연구사업
　　ㅇ 정신보건
　　ㅈ 국제질병의 사인규명
　　ㅊ 노동 및 환경위생 개선

51 보건행정계획의 순서로 옳은 것은?

① 계획 – 예산 – 사업 – 체계　　　　　② 예산 – 계획 – 사업 – 체계
③ 계획 – 사업 – 예산 – 체계　　　　　④ 사업 – 계획 – 예산 – 체계
⑤ 계획 – 사업 – 체계 – 예산

note 보건행정계획(PPBS) … 계획(Planning) – 사업(Programming) – 예산(Budgeting) – 체계(System)

52 보건사업을 정부책임하에 수행하는 이유와 가장 거리가 먼 것은?

① 정부 부처간의 협력으로 가능한 것이 있다.
② 지역사회 단위별 사업으로 의미가 없다.
③ 지역사회의 특성에 맞는 사업을 할 수 있다.
④ 지역사회 단위별 사업만으로는 불가능하기 때문이다.
⑤ 보건사업의 중첩을 피할 수 있다.

note 정부에 의한 보건사업은 정부책임하에 하면 지역특성에 맞추기 어렵다.

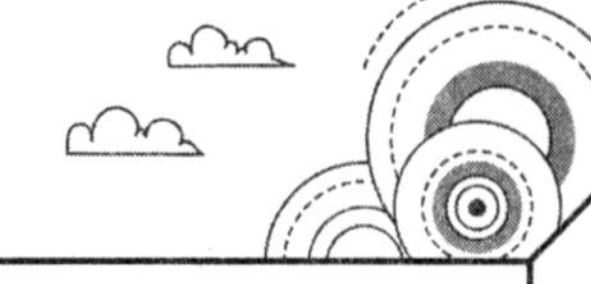

Chapter 02 보건통계

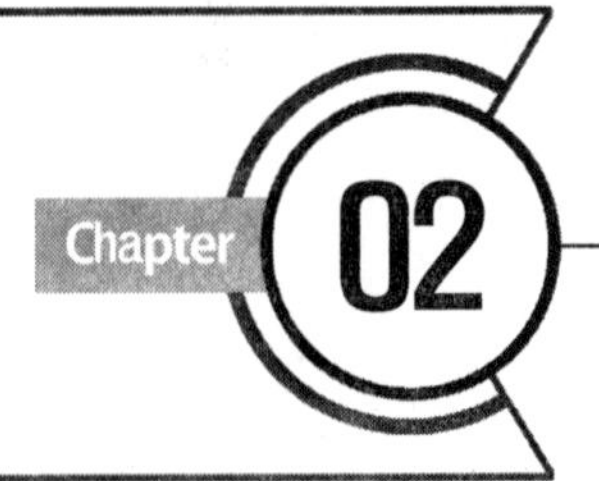

1 개요

① 보건통계

(1) 의의

① King은 통계에 대해서 "정확한 자연적·사회적 현상을 파악, 판정하는 방법으로서 관찰치의 누적 혹은 수립을 분석하여 얻은 결과"라고 정의하였다.

② 보건통계는 보건에 관한 여러 가지 현상과 대상물을 대략적으로 관측 또는 계측하여 얻은 숫자를 집계, 정리해서 결론을 얻는 과학적 방법이다.

(2) 기능

① 지역사회, 국가의 보건수준 및 보건상태를 평가한다.

② 보건사업의 필요성을 결정해준다.

③ 보건사업의 기초자료를 제공한다.

④ 보건사업의 우선순위를 결정하는 데 도움을 준다.

⑤ 보건입법을 촉구, 보건사업에 대한 공공지원을 촉구한다.

② **대표치**

(1) 평균치

① 산술평균

> ⓐ 단순산술평균
> $$\overline{x}=\frac{x_1+x_2+\cdots+x_n}{n}=\frac{1}{n}\sum_{i=1}^{n}x_i\ (\overline{x}:\text{산술 평균치},\ x_i:i\text{번째 관측치},\ n:\text{관측된 개체수})$$
> ⓑ 가중산술평균
> $$\overline{x}=\frac{x_1+x_2+\cdots+x_n}{n}=\frac{1}{n}\sum_{i=1}^{n}x_i\ (x_i:i\text{번째 급의 중앙치},\ f_i:i\text{번째 급의 도수},\ k:\text{급수})$$

② 기하평균

> $$G=\sqrt[n]{x_1\cdot x_2\cdot\,\cdots\,x_n}$$

③ 조화평균

> $$H=\frac{n}{\dfrac{1}{x_1}+\dfrac{1}{x_2}+\cdots\cdots+\dfrac{1}{x_n}}$$
> (단, $\overline{x},\ G,\ H$ 사이에는 항상 $H\leq G\leq\overline{x}$ 가 성립한다)

(2) 중앙치

위치적 평균으로, 크기순서상 중앙에 위치하는 빈도에 해당하는 측정치를 말한다.

> $$M_{dn}=\left[\frac{Lc+i(N/2-C_f)}{f}\right]$$
>
> ° L_C : 중앙치가 들어 있는 급간의 정확한 합계
> ° C_f : 중앙치가 들어 있을 바로 아래 누적도수
> ° f : 중앙치가 들어 있을 급간의 빈도

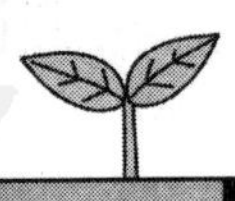

(3) 최빈치

한 분포에 있어서 가장 자주 나타나는 측정치를 말한다.

$$M_0 = x_0 + \left(\frac{f_2}{f_1 + f_{-1}} + \frac{1}{2} \right) W_0$$

- x_0 : 최빈치를 포함한 계급의 중앙수
- W_0 : 계급 간격
- f_2 : 도수
- f_{-1} : 하나 적은 계급의 도수
- f_1 : 하나 많은 계급의 도수

※ 단, 비대칭일 경우, $M_0 = \bar{x} - 3(\bar{x} - M_d)$로 계산한다.

2 산포도 및 보건지표

① 산포도

(1) 의의

① 한 변수의 측정값들의 분포상태를 알 수 있다.

② 신뢰성은 떨어지나 쉽고 빠르게 산출할 수 있다.

(2) 계산식

① **4분편차** … 관측치들을 크기의 순으로 나열한 것이다.

$$\theta = \frac{\theta_{75} - \theta_{25}}{2}$$

- θ_{75} : 누적 도수 25%에 해당하는 관측치
- θ_{25} : 누적 도수 75%에 해당하는 관측치

② **평균편차**(AD) … 평균치 $(\bar{x})$로부터 편차의 절대치의 평균이다.

$$AD = \frac{\sum |(x - \bar{x})|}{N}$$

③ **표준편차**(SD) ··· 편차의 제곱의 평균을 분산이라 하며, 분산의 제곱근이 표준편차이다. 산포도 계산에 가장 많이 이용된다.

$$SD = \sqrt{\frac{\sum x^2}{N} - \left(\frac{\sum x}{N}\right)^2} \quad or \quad S = \sqrt{\frac{\sum fx^2}{N} - \left(\frac{\sum fx^2}{N}\right)^2}$$

④ **변동계수**(V) ··· 표준편차를 평균으로 나눈 값을 백분율로 표시한다. 변이계수라고도 한다.

$$V = \frac{S}{X} \times 100$$

(3) 통계적 추정 추출법

① **단순확률(임의)추출법** ··· 가장 기본적인 방법으로 난수표를 이용하여 뽑는 것을 말한다.

② **층화확률추출법** ··· 모집단을 몇 개의 부분집단으로 분류하고, 이 부분집단에서 단순확률추출법으로 뽑는 것을 말한다.

③ **집락추출법** ··· 모집단 중 조사대상의 표본이 너무 클 때 행정구역이나 조사구역으로 나누어 표본추출단위로 조사하는 방법이다.

④ **계통확률추출법** ··· 모집단이 일렬순서로 나열되어 있을 때 추출하려는 표본의 크기만큼 간격으로 등분하여 추출하는 것을 말한다.

② 보건지표

(1) 목적

공중보건학의 목표는 국민건강의 수준을 진단하는 것이다. 개인의 건강문제 측정도 어려운데 인구집단의 건강수준을 측정하기란 쉽지 않다. 따라서, 여러 가지 보건지표를 통해 국민건강의 수준을 파악할 수 있다.

(2) 종류

대부분의 국가가 건강지표로 이용하고 있는 것은 다음과 같다.

ⓐ 조출생률 $= \dfrac{\text{연간 출생아 수}}{\text{인구}} \times 1{,}000$

ⓑ 일반출산율 $= \dfrac{\text{연간 출생아 수}}{\text{임신가능 여자인구수}} \times 1{,}000$

ⓒ 배우 출생률 $= \dfrac{\text{연간출생아 수}}{\text{가임연령의 유배우 여자인구 수}} \times 1{,}000$

ⓓ 연령별출산율 $= \dfrac{\text{그 연도 } x \text{세 여자가 낳은 출생아수}}{\text{어떤 연도의 } x \text{세 여자인구}} \times 1{,}000$

ⓔ 비례사망지수 $= \dfrac{\text{연간 50세 이상 사망자 수}}{\text{연간 총 사망자 수}} \times 100$

ⓕ 조사망률 $= \dfrac{\text{연간 사망자 수}}{\text{그해의 인구}} \times 1{,}000$

ⓖ 영아 사망률 $= \dfrac{\text{1년간의 생후 1년 미만의 사망자수}}{\text{그 해의 출생아 수}} \times 1{,}000$

ⓗ 보정영아 사망률 $= \dfrac{\text{어떤 기간 내 출생한 자 중 1년미만의 사망자 수}}{\text{동일 기간의 출생아 수}} \times 1{,}000$

ⓘ 신생아사망률 $= \dfrac{\text{1년간의 생후 28일 미만의 사망자 수}}{\text{그해의 출생아 수}} \times 1{,}000$

ⓙ 주산기 사망률 $= \dfrac{\text{임신 28주 이후사산아 수} + \text{초생아(출생 1주 이내) 사망수}}{\text{출생아 수(28주 이상)}} \times 1{,}000$

ⓚ 모성사망률 $= \dfrac{\text{연간모성 사망수}}{\text{연간 출생아 수}} \times 1{,}000$

ⓛ 후기 신생아 사망률 $= \dfrac{\text{연간 생후 28일부터 1년미만의 사망수}}{\text{연간 출생아 수}} \times 1{,}000$

ⓜ 유아사망률 $= \dfrac{\text{1}\sim\text{4세 유아의 사망자 수}}{\text{그 해중앙시점의 1}\sim\text{4세 인구수}} \times 1{,}000$

ⓝ 출생 사망비 $= \dfrac{\text{연간 출생수}}{\text{연간 사망수}} \times 100$

ⓞ 사망 성비 $= \dfrac{\text{남자 사망수}}{\text{여자 사망수}} \times 100$

ⓟ 재생산율
- 총재생산율 = 합계출산율 × 여아출생 구성비
- 순재생산율 = 총재생산율 × 출생여아의 생잔율

③ 의료전달체계 및 의료법

(1) 의료전달체계

제한된 인적·물적 자원을 최대한으로 활용하여 효과적이며 효율적으로 의료를 전달하려는 제도를 말한다.

(2) 의료법

① **목적** … 모든 국민이 수준 높은 의료혜택을 받을 수 있도록 국민의료에 필요한 사항을 규정함으로써 국민의 건강을 보호하고 증진함에 있다.

② **기관**

    ㉠ 의료인 : 보건복지부장관의 면허를 받은 의사·치과의사·한의사·조산사 및 간호사를 말한다.

    ㉡ 의료기관 : 의료기관의 종별은 종합병원·병원·치과병원·한방병원·요양병원·의원·치과의원·한의원 및 조산원으로 나눈다.

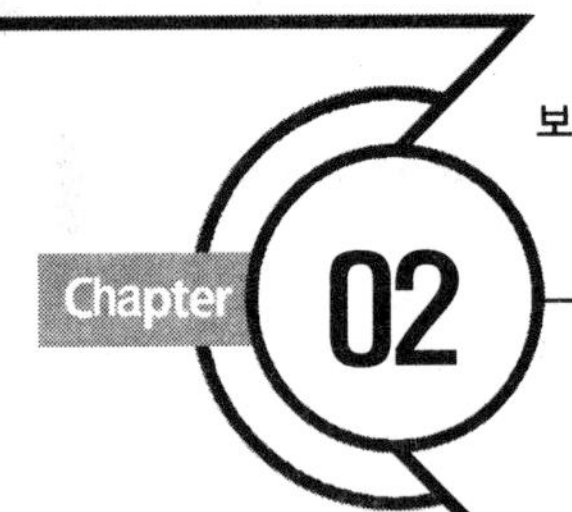

출제예상문제

1 다음 중 산포도의 계산에 가장 많이 이용되는 것은?

① 변이계수   ② 평균편차
③ 표준편차   ④ 4분편차
⑤ 최빈치

> **note** 표준편차 … 편차의 제곱의 평균이 분산이고 분산의 제곱근이 표준편차이다. 산포도의 계산식은 많으나 표준편차가 가장 많이 이용된다.

2 다음 보건통계 중 분모가 연간 출생아로 계산되지 않는 것은?

① 영아 사망률   ② 모성 사망률
③ 신생아 사망률   ④ 조사망률
⑤ 주산기 사망률

> **note**
> $$조사망률 = \frac{연간\ 사망자\ 수}{그\ 해의\ 인구} \times 1,000$$
>
> ※ 분모가 출생수로 계산되는 것
>
> ㉠ $영아\ 사망률 = \dfrac{그\ 해의\ 영아\ 사망수}{연간\ 출생수} \times 1,000$
>
> ㉡ $모성\ 사망률 = \dfrac{그\ 해의\ 모성\ 사망수}{연간\ 출생수} \times 1,000$
>
> ㉢ $신생아\ 사망률 = \dfrac{그\ 해의\ 신생아\ 사망수}{연간\ 출생수} \times 1,000$
>
> ㉣ $초생아\ 사망률 = \dfrac{그\ 해의\ 초생아\ 사망수}{연간\ 출생수} \times 1,000$

3 보건지표 중에서 그 치수가 클수록 보건상태가 양호함을 나타내는 것은?

① 영아 사망률　　　　　　　　　　② 신생아 사망률
③ 비례사망지수　　　　　　　　　　④ 모성 사망률

> **note** 비례사망지수(PMI) … 전체 사망자 가운데 50세 이상에서 사망한 경우의 백분율로서, 그 수치가 높을수록 건강수준이 높다. 이 지표는 WHO가 한 나라 및 지역의 건강수준을 제시하면서 다른 나라와 비교할 수 있는 종합적인 건강지표로서 보통사망률 및 평균수명과 함께 사용하고 있는 중요지표이다.

4 다음 중 대표값이 아닌 것은?

① 평균치　　　　　　　　　　　　② 중앙치
③ 최빈치　　　　　　　　　　　　④ 산술평균
⑤ 산포도

> **note** 대표값에는 평균치, 중앙치, 최빈치, 산술평균, 기하평균, 조화평균이 있다.
> ※ 산포도의 대표값은 측정값의 크기만 설명한다. 즉, 측정값의 변화를 설명하기에 곤란하다.

5 측정값의 산술평균 둘레에 분포되는 분포상태를 표시하는 산포성은 어느 것인가?

① 분산　　　　　　　　　　　　　② 범위
③ 중앙치　　　　　　　　　　　　④ 최빈치
⑤ 조화평균

> **note** ① 한 변수의 측정값들의 분포상태를 알 수 있으나 신뢰성은 떨어진다.
> ② 관측치들 중에서 최대치와 최소치의 차이를 말한다.
> ③ 위치적 평균으로 크기순서상 중앙에 위치하는 빈도에 해당하는 측정치를 말한다.
> ④ 한 분포에 있어서 가장 자주 나타나는 측정치를 말한다.
> ⑤ 각 측정치의 역수의 산술평균이다.

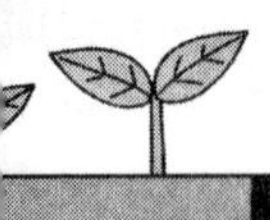

6 도수분포에서 제일 먼저 넣는 것은?

① 자료를 수집한다.

② 급의 수(No. of Class)를 정한다.

③ 표의 제목을 정한다.

④ 도수(Frequency)를 정한다.

⑤ 급의 간격(Interval of Class)을 정한다.

> **note** 도수분포 순서
> ㉠ 자료를 수집한다.
> ㉡ 수집된 자료의 크기 대로 순서표를 만든다.
> ㉢ 급의 수(No. of Class)를 정한다.
> ㉣ 급의 간격(Interval of Class)을 정한다.
> ㉤ 도수(Frequency)를 정한다.
> ㉥ 표의 제목을 정한다.

7 보건통계학에서 5~9세 인구로 옳은 것은?

① 4세 이상~9세 이하 인구

② 만 4세 이상~만 9세 미만 인구

③ 만 5세 이상~만 10세 미만 인구

④ 만 4세 이상~만 8세 미만 인구

⑤ 만 5세 이상~만 10세 이하 인구

> **note** 보건통계학에서의 5~9세 인구는 만 5세 이상~만 10세 미만 인구를 말한다.

8 모성 사망률을 산출할 때 분모로 사용되는 것은?

① 연간 가임 여성수 ② 연간 출생수

③ 연간 모성 사망자 수 ④ 전체 여성수

⑤ 연간 출산수

> **note** $$모성\ 사망률 = \frac{연간\ 모성\ 사망수}{연간\ 출생수} \times 1,000$$

9 다음 용어 중 대표값이라고 볼 수 없는 것은?

① 표준편차   ② 산술평균
③ 조화평균   ④ 중앙값
⑤ 최빈치

> **note** ① 표준편차는 분산, 평균편차, 범위, 변이계수 등과 함께 측정치의 산포성을 나타낸다.

10 보건통계의 의의라고 볼 수 없는 것은?

① 보건사업에 대한 공공지원 촉구   ② 보건사업의 행정활동지침
③ 보건사업의 우선순위 결정   ④ 보건행정 관리기술의 향상
⑤ 지역사회의 보건수준 평가

> **note** 보건통계의 의의
> ㉠ 보건수준 및 상태 평가
> ㉡ 보건사업의 필요성 결정
> ㉢ 보건사업의 기초자료 제공
> ㉣ 보건사업의 우선순위 결정
> ㉤ 공공지원의 촉구

11 다음 중 표준편차에 관한 설명과 거리가 먼 것은?

① 산포성을 나타내는 데 잘 사용된다.
② 분산의 제곱근을 나타낸다.
③ 한 집단의 측정값을 대표하는 값이다.
④ 표본 평균치의 표준편차가 작으면 신뢰성이 높다.
⑤ 측정값들이 산술평균 둘레에 모여있는 정도를 표시한다.

> **note** ③ 표준편차는 산포도를 나타내는 것이지 대표하는 것이 아니다.

12 어떤 측정치가 4, 5, 6, 3, 8, 11인 경우 범위는 얼마인가?

① 4 ② 5
③ 7 ④ 8
⑤ 11

> **note** 범위 = 최대치 − 최소치
> = 11 − 3 = 8

13 변이계수를 구하는 공식은?

① 표준편차 ÷ 분산 × 100 ② 표준편차 ÷ 산술평균 × 100
③ 표준편차 ÷ 산술평균 × 1,000 ④ 중앙값 ÷ 분산 × 100
⑤ 표준편차 ÷ 분산 × 1,000

> **note** 변이계수 $= \dfrac{\text{표준편차}}{\text{산술평균}} \times 100$

14 보건수준이 높은 지역에 있어서 비례사망지수는 다음 중 어느 것에 가까운가?

① 0 ② 1
③ 10 ④ 100
⑤ 1,000

> **note** 비례사망지수 $= \dfrac{\text{연간 50세 이상사망자 수}}{\text{연간 총 사망자 수}} \times 100$ 이므로 보건수준이 높다는 것은 질병에 의한
> 사망이 적고 전체 사망자수가 50세 이후의 노령자 사망수와 거의 같다는 것을 의미한다.
> ※ 비례사망지수가 높다는 것은 그 지역의 보건수준이 높다는 것을 의미한다.

15 인구통계에서 0세 인구는 무엇을 의미하는가?

① 출생수 ② 영아수
③ 사산수 ④ 태아수
⑤ 신생아수

> **note** 0세 인구는 출생 후 1년 미만의 영아를 가리킨다.

Answer 12.④ 13.② 14.④ 15.②

16 발병률과 유병률이 거의 같은 경우는?

① 질병이환기간이 짧을 때

② 질병이환기간이 불규칙할 때

③ 특정기간 동안 새로 발생된 환자수가 같을 때

④ 어느 시점에서 어떤 병에 걸려 있는 환자수가 같을 때

⑤ 만성질환이 유행해 치명률이 높을 때

> **note** 발병률과 유병률이 거의 같다는 것은 질병의 이환기간이 짧다는 것을 의미한다.

17 가족계획사업의 효과를 판정하는 데 가장 좋은 지표는?

① 조사망률　　　　　　　　② 영아 사망률

③ 유병률　　　　　　　　　④ 초생아 사망률

⑤ 조출생률

> **note** 조출생률은 가족계획사업의 효과판정상 중요한 지표이다.

18 2006년도 결핵 유병률 계산에서 분자가 되는 것은?

① 2006년도에 결핵건수 발생 총수

② 2006년도에 객담환자 양성자 총수

③ 2006년도에 새로 발생한 결핵환자 총수

④ 2006년도에 결핵으로 사망한 자의 총수

⑤ 2006년도에 현존하는 결핵환자 총수

> **note** $$유병률 = \frac{어느\ 시점에\ 있어서의\ 환자수}{인구} \times 1,000$$

19 다음 중 백분율(%)로 표시되는 것은?

① 치명률　　　　　　　　　　② 이환율

③ 발생률　　　　　　　　　　④ 유병률

⑤ 발병률

> **note** 치명률 $= \dfrac{\text{연내 어떤 질병에 의한 사망수}}{\text{그 질병의 환자수}} \times 100$

20 영·유아 사망률의 대인구 기본수는?

① 1　　　　　　　　　　　② 10

③ 100　　　　　　　　　　④ 1,000

⑤ 10,000

> **note** 영아 사망률 $= \dfrac{\text{1년간의 생후 1년 미만의 사망자수}}{\text{그 해의 출생아 수}} \times 1,000$

21 연간 사망자 중에서 50세 이상의 사망자 수를 백분율로 나타내는 자료는?

① 주산기 사망률　　　　　　② 조사망률

③ 보통사망률　　　　　　　④ 비례사망지수

⑤ 사망 성비

> **note** 비례사망지수 $= \dfrac{\text{연간 50세이상 사망자 수}}{\text{연간 총 사망자 수}} \times 100$

22 보건통계지표 중 분모로서 연간 출생수를 사용하지 않는 것은?

① 출생 사망비　　　　　　　② 영아 사망률

③ 신생아 사망률　　　　　　④ 모성 사망률

⑤ 후기 신생아 사망률

> **note** 출생 사망비 $= \dfrac{\text{연간 출생수}}{\text{연간사망수}} \times 100$

Answer　19.① 20.④ 21.④ 22.①

23 현재 인구의 출산율과 사망률이 계속될 때 다음 세대 인구의 양적인 변동을 알 수 있는 통계자료는?

① 모성 사망률
② 합계 출생률
③ 조출생률
④ 재생산율
⑤ 출산수

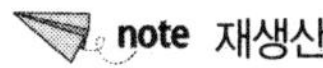 **note** 재생산율

  ㉠ 의의 : 다음 세대에 인구가 증가하는가 혹은 감소하는가를 비교하는 것으로 잠재력을 계산하는 것이다.
  ㉡ **총재생산율** : 한 여인이 일생 동안 낳은 여아의 수를 말한다.
  ㉢ **순재생산율** : 한 여인이 일생 동안 낳은 여아의 수 가운데 출산가능 연령에 도달한 생존여아의 수를 말한다.

24 치명률을 계산할 때 분자로 옳은 것은?

① 그 질병의 환자수
② 조사기간의 해당 질병에 의한 사망수
③ 조사기간의 모든 질병에 의한 사망수
④ 그 해에 해당 질병에 의한 사망수
⑤ 그 해의 모든 질병에 의한 사망자

note $$\text{치명률} = \frac{\text{연내 어떤 질병에 의한 사망수}}{\text{그 질병의 환자수}} \times 100$$

25 모집단 중 조사대상의 표본이 너무 클 때 행정구역이나 조사구역으로 나누어 표본추출단위로 조사하는 방법은?

① 집락추출법
② 층화확률추출법
③ 계통확률추출법
④ 단순확률추출법
⑤ 임의추출법

note ① 집락추출법에 대한 설명이다.

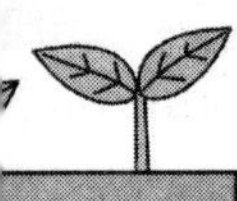

26 WHO의 건강상태를 비교하는 대표적인 3가지 보건지표는?

① 영아사망률, 10대 사인, 평균수명

② 영아사망률, 신생아사망률, 평균수명

③ 조사망률, 비례사망지수, 평균수명

④ 영아사망률, 비례사망지수, 평균여명

> **note** WHO의 건강상태를 비교할 때 쓰이는 대표적인 보건지표는 조사망률, 비례사망지수, 평균수명이다.

27 지역보건수준 건강지표 중 가장 대표적인 것은?

① 영아사망률 ② 10대사인

③ 조사망률 ④ 1차성비

> **note** 영아사망률은 일정 연령군으로 통계적 유의성이 높고, 질병이환이 취약한 시기이기 때문에 지역사회 보건수준을 가장 잘 나타내는 대표적 지표로 쓰인다.

28 표본조사에 대한 설명으로 옳지 않은 것은?

① 표본오차는 수학적으로 추정이 가능하다.

② 비용, 시간, 노력 등의 경제적 효과가 있다.

③ 자료처리와 분석이 어렵다.

④ 적절히 추출된 표본은 모집단을 대표할 수 있다.

> **note** 표본조사는 모집단에서 일부를 추출하여 얻은 자료이므로 전수조사에 비해 자료처리와 분석이 용이하다.

29 아래 내용은 WHO가 제안한 3대 보건수준평가지표 중 하나인 〈A〉에 관한 설명이다. 옳지 않은 것은?

가. 조사망률	나. 〈A〉	다. 평균수명

① 평균수명이 높아지면 〈A〉도 높아진다.

② 영아사망률이 높아지면 〈A〉도 낮아진다.

③ 건강수준이 높아지면 〈A〉도 낮아진다.

④ 저출산·고령화 사회가 되면 〈A〉는 높아진다.

> **note** 〈A〉는 비례사망지수이다. 비례사망지수가 높아지면 건강수준이 높아진다.

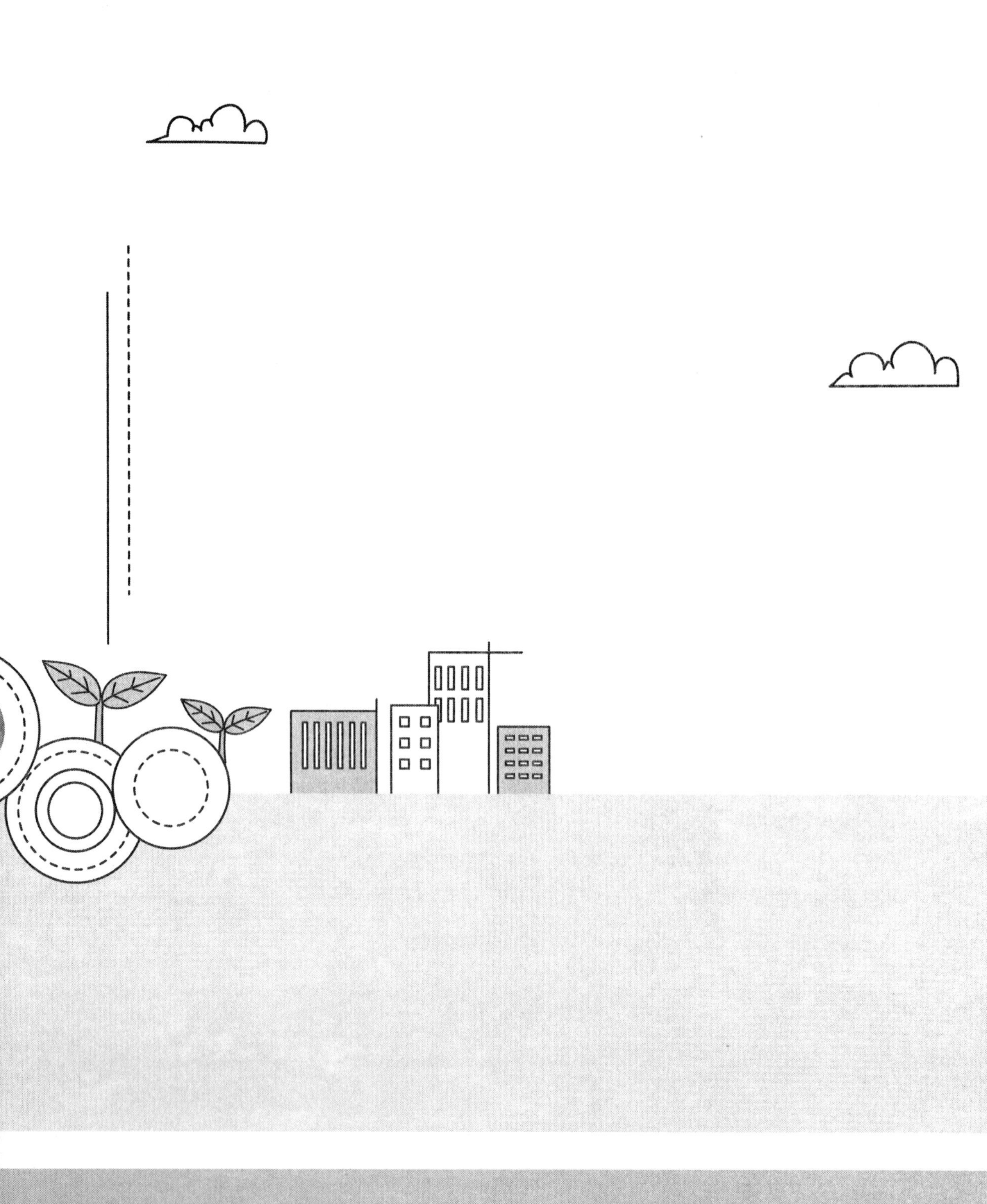

최근기출문제분석

2015. 6. 13 서울특별시 시행

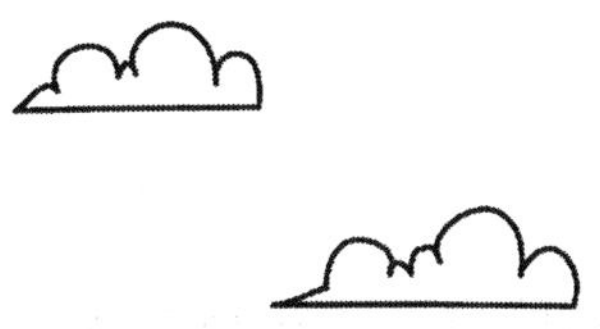
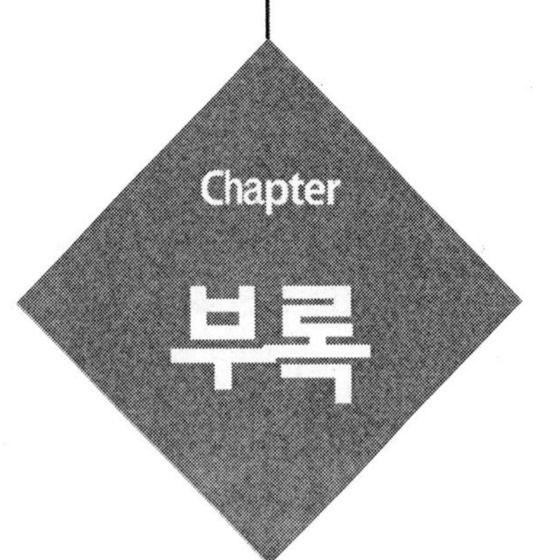
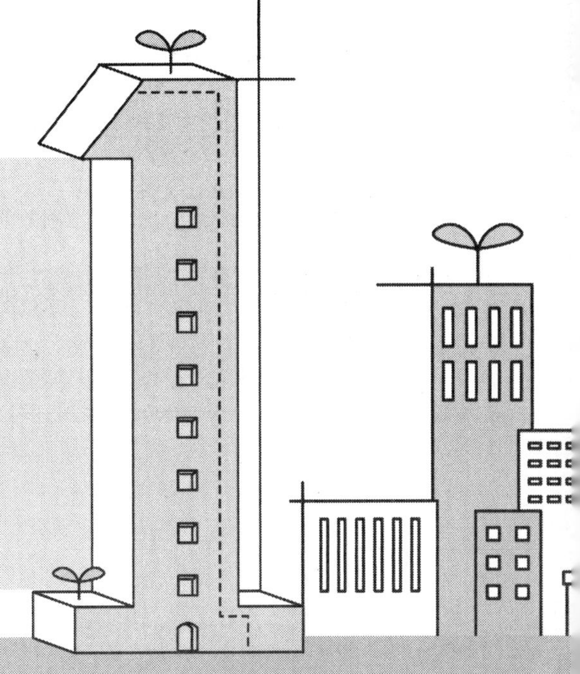

2015. 6. 13 서울특별시 시행

1 보건복지부에서 제3차 국민건강증진종합계획(Health Plan 2020)을 발표하였다. 주요 내용 중 건강생활 실천 확산 분야로 옳은 것만 묶인 것은?

① 금연, 건강검진

② 암관리, 운동

③ 신체활동, 절주

④ 비만, 정신보건

> **note** 건강생활 실천 확산 분야의 중점과제로는 금연, 절주, 운동 및 신체활동, 영양이 있다.

2 인구증가율을 가장 정확하게 나타낸 것은?

① $\dfrac{출생수}{사망수} \times 100$

② $\dfrac{연말인구 - 연초인구}{연초인구} \times 1,000$

③ $\dfrac{자연증가 - 사회증가}{인구} \times 1,000$

④ $\dfrac{자연증가 + 사회증가}{인구} \times 1,000$

> **note** 인구증가율은 자연증가(출생률−사망률)에 사회증가(전입율−전출율)를 더한 값을 인구로 나누고 1,000을 곱해서 구할 수 있다.

Answer 1.③ 2.④

3 건강행위 변화를 위한 보건교육이론 중 '개인차원'의 교육이론이 아닌 것은?

① 건강신념모형(Health Belief Model)

② 프리시드-프로시드 모형(PRECEDE-PROCEED Model)

③ 귀인이론(Attribution Theory)

④ 범이론적 모형(Transtheoretical Model)

> **note** ② 프리시드-프로시드 모형은 건강행동과 환경적 요인에 대해 설명한 이론으로 개인차원의 교육이론으로 보기 어렵다.

4 신맬더스주의를 더욱 발전시켜 인구의 과잉을 식량에게만 국한할 것이 아니라 생활수준에 둠으로써 주어진 여건 속에서 최고의 생활수준을 유지할 때에 실질소득을 최대로 할 수 있다는 적정인구론을 주장한 사람은?

① J.R. Malthus   ② Francis Place

③ J. Frank   ④ E. Cannan

> **note** E. Cannan의 적정인구론 … 신맬더스주의를 더욱 발전시켜 인구의 과잉을 식량에게만 국한할 것이 아니라 생활수준에 둠으로써 주어진 여건 속에서 최고의 생활수준을 유지할 때에 실질소득을 최대로 할 수 있다는 적정인구론을 주장하였다.

5 다음 중 만성질환의 특징으로 올바르게 기술한 것을 모두 고르면?

> ㉠ 만성질환은 일반적으로 다양한 위험요인이 복잡하게 작용하여 발생한다.
> ㉡ 제2형 당뇨병은 성인형 당뇨병으로 불리며, 주로 인슐린 저항성이 생겨 발생한다.
> ㉢ 본태성 고혈압 환자보다 속발성 고혈압 환자가 더 많다.
> ㉣ 2010년 기준 우리나라 10대 사망원인 1위는 암이다.

① ㉠㉢   ② ㉠㉡㉢

③ ㉠㉡㉣   ④ ㉠㉡㉢㉣

> **note** ㉢ 속발성 고혈압 환자보다 본태성(원인 불명) 고혈압 환자가 더 많다.

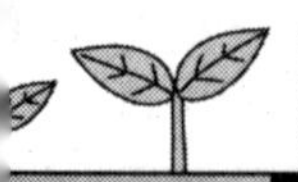

6 다음 내용으로 알 수 있는 것은?

> 어느 학자의 연구에 의하면 강물을 여과없이 공급하는 것보다 여과하여 공급하는 것이 장티푸스와 같은 수인성 감염병 발생률을 감소시킬 뿐만 아니라 일반 사망률도 감소시킨다는 결과를 가져왔다.

① 밀스-라인케(Mills-Reincke) 현상　　　　② 하인리히(Heinrich) 현상
③ 스노우(Snow) 현상　　　　④ 코흐(Koch) 현상

> **note** 제시된 내용은 밀스-라인케(Mills-Reincke) 현상에 대한 설명이다.

7 흡연과 폐암과의 관련성을 알아보기 위해 폐암군 100명과 정상군 100명을 조사하여 과거 흡연력에 대해 조사하였다. 이 조사를 통해 흡연과 폐암과의 관계를 밝혀냈다면 이때 사용된 역학적 연구방법은 무엇인가?

① 후향성연구　　　　② 단면연구
③ 전향성연구　　　　④ 사례연구

> **note** 후향성연구 … 역학조사분류의 한 방법으로 조사내용이 그 시점보다도 과거의 일인 경우 후향성연구에 해당한다.

8 다음 내용으로 알 수 있는 시간적 현상(time factor)은?

> • 외국에서 신종 H7N9형 조류 인플루엔자(AI) 감염자가 계속 확산
> • 국내 외국 여행객을 통해 국내 반입 가능
> • 한국에 조류인플루엔자(AI)가 들어와 돌연 국내에 유행

① 추세변화(secular trend)　　　　② 계절변화(seasonal trend)
③ 범발적 변화(pandemic trend)　　　　④ 불규칙변화(irregular trend)

> **note** ④ 돌발적 변화
> 　① 장기적 변화
> 　② 계절적 변화
> 　③ 지역적 변화

9 환자-대조군 연구결과인 다음 표를 이용하여 교차비(odds ratio)를 산출할 때, 계산식으로 옳은 것은?

질병여부 노출여부	환자	비환자	합계
노출	A	D	G
비노출	B	E	H
합계	C	F	I

① A/G − B/H　　　　　　　　　② AH/BG

③ AE/BD　　　　　　　　　　　④ AF/CD

> **note** 교차비(odds ratio)는 상호 대응하는 배타적 두 사건 간의 관계에 활용한다.
>
> 교차비를 구하는 공식은 $\dfrac{\text{노출 환자}}{\text{노출 비환자}} \div \dfrac{\text{비노출 환자}}{\text{비노출 비환자}}$ 이다.

10 심한 설사로 탈수 상태와 위 경련 등 전신 증상을 보이고, 동남아시아에서 많이 발병하며, 전파되는 제1군 감염병이자 검역감염병인 질병은?

① 콜레라　　　　　　　　　　② 장티푸스

③ 파라티푸스　　　　　　　　④ 장출혈성대장균감염증

> **note** 심한 설사로 탈수 상태와 위경련 등 전신 증상을 보이고, 동남아시아에서 많이 발병하며, 전파되는 제1군 감염병이자 검역감염병인 질병은 콜레라이다.
>
> ※ **검역감염병** … 콜레라, 페스트, 황열, 중증급성호흡기증후군, 조류인플루엔자 인체감염증, 신종인플루엔자 인체감염증 등

11 후천성면역결핍증 또는 그것과 관련된 요인에 대한 설명으로 옳은 것은?

① 한국에서는 동성간 성접촉에 의한 감염자가 이성간 성접촉에 의한 감염자보다 많다.

② 합병증보다는 감염 그 자체가 주 사망원인이다.

③ 차별을 막기 위해 익명 검사(anonymous testing)를 활용할 수 없다.

④ 항HIV제제 병합요법은 HIV의 전파력을 억제시킬 수 있다.

> **note** ① 우리나라에서는 동성간 성접촉보다 이성간 성접촉에 의한 감염자가 많다.
>
> ② 감염 그 자체보다는 합병증이 주 사망원인이다.
>
> ③ 차별을 막기 위해 익명 검사를 활용할 수 있다.

Answer 　9.③　10.①　11.④

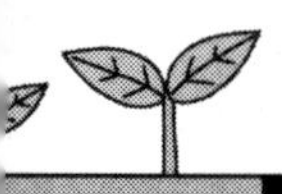

12 유행병 조사의 과정과 주의 사항에 대한 설명으로 옳은 것은?

① 유행병이 발생한 후 유행 여부의 판단과 크기를 측정하여야 한다. 이때 비슷한 질환군이면 동일질환 여부 확인은 중요하지 않다.

② 유행질환을 조사할 때는 먼저 원인 물질이 무엇인지에 대한 분석역학 조사를 시행한 후 차분하게 기술역학 조사를 시행한다.

③ 유행병의 지리적 특성을 파악하는 것은 유행의 원인을 추정하는 데 도움이 되므로 지도에 감염병 환자를 표시하는 점지도(spot map) 작성이 필요하다.

④ 역학조사의 시작은 이미 질병 유행이 모두 일어난 시점에 시작되기 때문에 시간적으로 전향적 조사라는 특성을 가진다.

> **note** ① 비슷한 질환군도 동일질환 여부 확인을 해야 한다.
> ② 기술역학 조사는 추이를 보는 것으로 분석역학 조사와는 다른 분야이다.
> ④ 역학조사는 일반적으로 후향적 조사라는 특성을 가진다.

13 인체의 고온순환(acclimatization) 현상으로 옳지 않은 것은?

① 땀 분비 감소
② 맥박수의 감소
③ 땀의 염분농도 감소
④ 심박출량 증가

> **note** ① 땀 분비 양은 동일하지만 땀의 염분농도가 감소한다.

14 다음 온실가스 중 온난화지수가 가장 높은 것은?

① 이산화탄소(CO_2)
② 메탄(CH_4)
③ 아산화질소(N_2O)
④ 육불화황(SF_6)

> **note** 온난화지수(GWP) … 단위 질량당 온난화 효과를 지수화한 것으로 이산화탄소가 1이면 메탄은 21, 아산화질소는 310, 육불화황은 23,900이다.

Answer 12.③ 13.① 14.④

15 다음 중 한국인 영양섭취기준에 대한 설명으로 옳지 않은 것은?

① 평균필요량은 건강한 사람들의 50%에 해당하는 사람들의 1일 필요량을 충족시키는 값이다.

② 권장섭취량은 대다수 사람의 필요 영양섭취량을 말하는 것으로 평균필요량에 2배의 표준편차를 더해서 계산된 수치이다.

③ 충분섭취량은 권장섭취량에 안전한 양을 더한 값이다.

④ 상한섭취량은 인체 건강에 독성이 나타나지 않는 최대 섭취량이다.

> **note** ③ 충분섭취량은 필요량에 대한 정확한 값을 알 수 없을 때 역학조사를 통해 건강한 사람들의 먹는 양을 평균적으로 계산한 것이다.

16 보건의료체계의 운영을 위한 것으로 기획, 행정, 규제, 법률 제정으로 분류할 수 있는 것은?

① 관리　　　　　　　　　　② 경제적 지원
③ 의료서비스 제공　　　　　④ 자원의 조직화

> **note** ① 보건의료전달체계 중 관리의 세부 내용에 기획, 행정, 규제, 법률 제정이 포함된다.

17 상관계수(r)에 관하여 옳지 않은 것은?

① 상관계수는 변수의 선형관계를 나타내는 지표이다.

② $r = -1$인 때는 역상관이라 하고, 2개의 변수가 관계없음을 의미한다.

③ 상관계수의 범위는 $-1 \leq r \leq 1$이다.

④ $r = 1$인 경우는 순상관 또는 완전상관이라 한다.

> **note** ② $r = -1$인 때는 역상관이라 하고, 2개의 변수가 음의 상관관계에 있음을 의미한다.

Answer　15.③　16.①　17.②

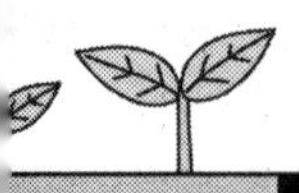

18 식품위해요소중점관리기준(HACCP)에 대한 설명으로 옳지 않은 것은?

① 식품 생산과 소비의 모든 단계의 위해요소를 규명하고 이를 중점관리하기 위한 예방적 차원의 식품위생관리방식이다.

② 국내에 HACCP 의무적용대상 식품군은 없다.

③ HACCP시스템이 효율적으로 가동되기 위해서는 GMP와 SSOP가 선행되어야 한다.

④ 1960년대 미항공우주국(NASA)에서 안전한 우주식량을 만들기 위해 고안한 식품위생관리 방법이다.

 **note** 식품안전관리인증기준 대상 식품〈식품위생법 시행규칙 제62조〉
　　㉠ 어육가공품 중 어묵·어육소시지
　　㉡ 냉동수산식품 중 어류·연체류·조미가공품
　　㉢ 냉동식품 중 피자류·만두류·면류
　　㉣ 과자류 중 과자·캔디류·빙과류
　　㉤ 음료류
　　㉥ 레토르트식품
　　㉦ 김치류 중 배추김치
　　㉧ 빵 또는 떡류 중 빵류·떡류
　　㉨ 코코아가공품 또는 초콜릿류 중 초콜릿류
　　㉩ 면류 중 국수·유탕면류
　　㉪ 특수용도식품
　　㉫ 즉석섭취·편의식품류 중 즉석섭취식품

19 다음 보기 중 합계출산율의 개념을 바르게 설명한 것은?

① 해당 지역인구 1,000명당 출생률

② 가임 여성인구(15-49세) 1,000명당 출생률

③ 여성 1명이 가임기간(15-49세) 동안 낳은 평균 여아 수

④ 여성 1명이 가임기간(15-49세) 동안 낳은 평균 자녀 수

　　note 합계출산율은 출산력을 나타내는 국제적인 지표이다.
　　① 조출생률
　　② 일반 출산율
　　③ 총재생산율

20 국제 환경협약에 대한 내용 설명으로 옳은 것은?

① 바젤협약은 유해 폐기물의 수출입과 처리를 규제할 목적으로 맺은 협약

② 기후변화 방지협약은 오존층 파괴 물질인 염화불화탄소의 생산과 사용 규제 목적의 협약

③ 몬트리올 의정서는 지구 온난화를 일으키는 온실가스 배출량을 억제하기 위한 협약

④ 람사협약은 폐기물의 해양투기로 인한 해양오염 방지를 위한 국제협약

> **note** ② 기후변화 방지협약은 지구 온난화를 일으키는 온실가스 배출량을 억제하기 위한 협약이다.
> ③ 몬트리올 의정서는 오존층 파괴 물질인 염화불화탄소의 생산과 사용 규제 목적의 협약이다.
> ④ 람사협약은 습지대 보호와 관련된 협약이다.

Answer 20.①

상식키우기

서원각과 함께하는 상식키우기!

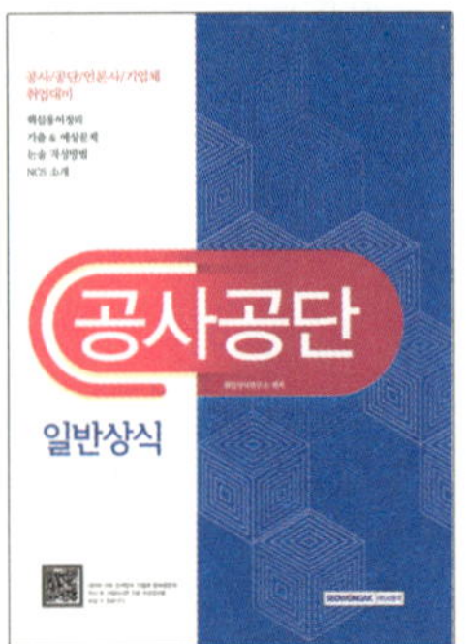

▲ 공사공단 일반상식

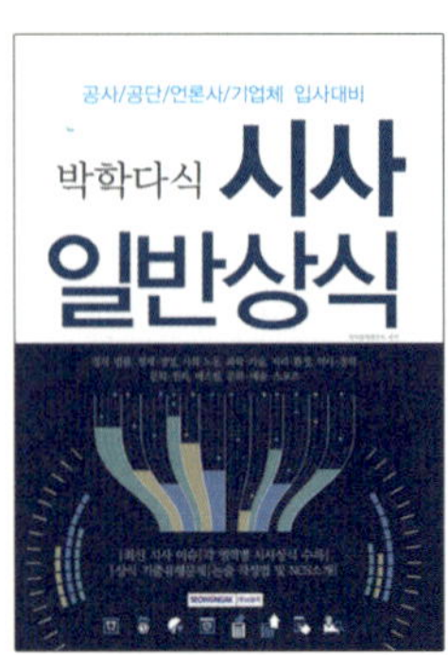

▲ 시사일반상식

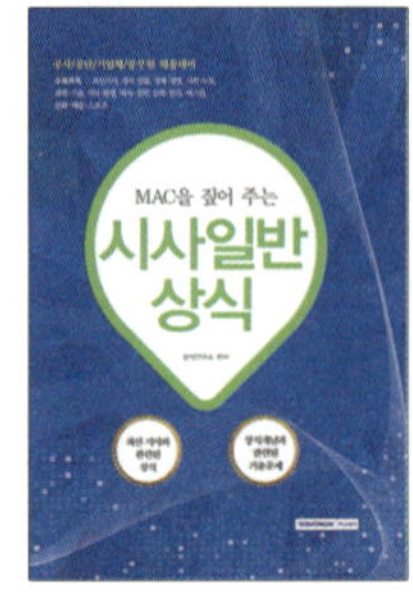

▲ MAC을 짚어 주는
시사일반상식

▼ **공사/시사 일반상식**

정치·법률, 경제·경영, 사회·노동, 과학·기술, 지리·환경, 세계사·철학, 문학·한자, 매스컴, 문화·예술·스포츠 관련 상식을 중요한 것만 모아 수록하였다.

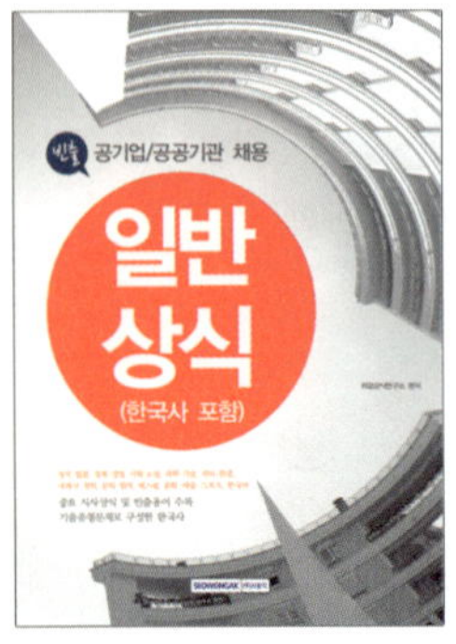

▲ 공기업/공공기관 채용
빈출 일반상식

▼ **공기업/공공기관 채용 시리즈**

공기업과 공공기관 채용시험에 나올 법한 상식만을 모았다!
정치·법률, 경제·경영, 사회·노동, 과학·기술, 지리·환경, 세계사·철학, 문학·한자, 매스컴, 문화·예술·스포츠 관련 상식을 중요한 것만 모아 수록하였다. 또한 한국사의 기출유형문제를 정리하여 포함하였다.

빈출 일반상식 – 중요 시사상식 및 빈출용어 수록
간추린 일반상식 – 출제가 예상되는 문제와 해설 수록

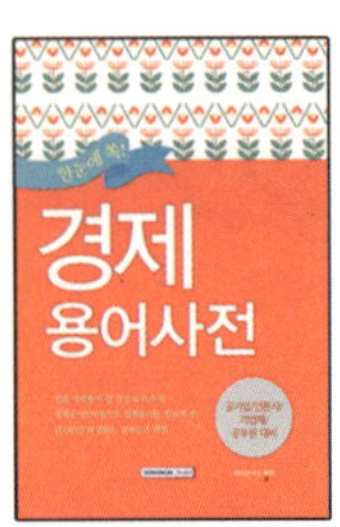

▲ 경제용어사전

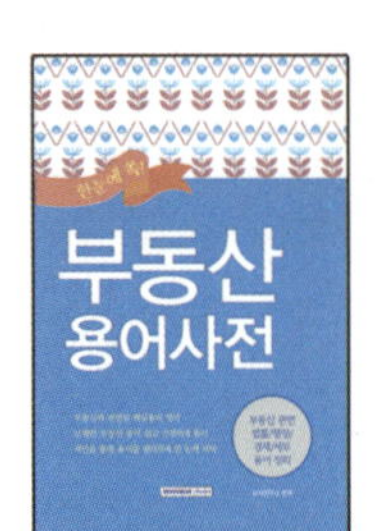

▲ 부동산용어사전

▼ **한눈에 쏙! 시리즈**

경제용어사전 – 단기간에 완성하는 경제용어 및 금융상식
시사용어사전 – 시사용어 및 시사 상식을 한눈에 쏙
부동산용어사전 – 부동산과 관련된 핵심 용어를 쉽고 간결하게 정리